基因诊断
在临床中的应用

主　编　王　晶

副主编　李　川　卢　洁

编　者　（按姓氏笔画排序）

刁智娟　马丽娟　王　晶　卢　洁
冯冠英　李　川　李丛研　吴　萍
辛静静　张柳燕　张莹莹　陈　红
房柯池　郭黎媛　黄　茹　梁　伟
舒小婷　魏丽娜

人民卫生出版社
·北　京·

图书在版编目（CIP）数据

基因诊断在临床中的应用 / 王晶主编．—北京：人民卫生出版社，2024.12

ISBN 978-7-117-35574-2

Ⅰ. ①基… Ⅱ. ①王… Ⅲ. ①基因诊断 Ⅳ. ①R446.7

中国国家版本馆 CIP 数据核字（2023）第 214368 号

人卫智网	www.ipmph.com	医学教育、学术、考试、健康，购书智慧智能综合服务平台
人卫官网	www.pmph.com	人卫官方资讯发布平台

基因诊断在临床中的应用

Jiyin Zhenduan zai Linchuang zhong de Yingyong

主　　编：王　晶
出版发行：人民卫生出版社（中继线 010-59780011）
地　　址：北京市朝阳区潘家园南里 19 号
邮　　编：100021
E - mail：pmph @ pmph.com
购书热线：010-59787592　010-59787584　010-65264830
印　　刷：北京顶佳世纪印刷有限公司
经　　销：新华书店
开　　本：850 × 1168　1/16　　印张：17
字　　数：468 千字
版　　次：2024 年 12 月第 1 版
印　　次：2025 年 2 月第 1 次印刷
标准书号：ISBN 978-7-117-35574-2
定　　价：89.00 元

打击盗版举报电话：010-59787491　E-mail：WQ @ pmph.com
质量问题联系电话：010-59787234　E-mail：zhiliang @ pmph.com
数字融合服务电话：4001118166　E-mail：zengzhi @ pmph.com

内容简介

随着分子遗传学研究不断取得新进展,生物信息和大数据科学交叉应用的发展突飞猛进,基因诊断技术在疾病诊断、治疗相关领域的研究极大地推动了临床精准诊疗的飞速发展,在疾病的风险预测方面也产生巨大的应用价值。这不仅使得患者在就诊和治疗方面实现利益最大化,同时也极大程度地节约了医疗资源。

《基因诊断在临床中的应用》一书全面系统地介绍了基因诊断技术在遗传病、感染性疾病、肿瘤等临床工作中的实际应用,并对基因诊断技术的未来发展前景进行了展望。

目前,基因诊断的发展正处于上升期,但国内关于基因诊断的书籍尚少。尤其对于基层实验室来说,学习资料非常有限,而且对于基因诊断技术在临床工作中的应用方面也鲜有涉及。同时,近些年基因诊断技术的飞速发展,对临床工作产生的影响颇为显著,在很大程度上影响医生的决策乃至疾病治疗的方案。因此,该书的出版对于推动基因诊断技术在临床工作中的应用意义重大。

本书由国内外长期从事遗传病基因诊断领域工作的研究学者和医学专家共同撰写,内容系统,制作精良,可作为基因检测在临床工作中的重要参考书籍。

前　言

随着医学技术的发展，人类对于疾病的防治手段越来越丰富，而基因检测技术犹如一颗冉冉升起的新星，目前已开始应用于医疗各个领域，包括生殖健康、遗传病检测、新药研发、肿瘤诊断及治疗、心血管疾病以及医学基础研究等，对现代医学的发展和进步起到了重要的推动及引导作用。在这样的大背景下，亟须关于全面阐述基因检测技术与临床应用的专业书籍为医学领域内的同仁及相关从业者提供参考。应此需求，特集结有丰富临床经验与精通基因检测技术的技术专家共同耗费数年心血编撰本书，为业内人士提供基因检测技术在疾病诊治应用中的最新进展，以飨读者。

本书前三章主要陈述了基因检测的发展历史，并对其最新技术进行了全面介绍，对此技术有一定基础的读者亦可从中获得进一步的了解。第四章开始详尽介绍了基因检测在遗传相关的各类疾病、肿瘤和感染性疾病等中的具体应用，包括其发展现状与检测指标。特别是基因检测在遗传相关疾病的应用，本书涵盖了目前大部分疾病，明确了检测指标与每种疾病的意义及重要性。对于较复杂的基因指标，均选取自最新、最权威的参考文献并进行了总结，力求高准确性和权威性，以防误导读者。第八章专门介绍了宏基因组测序在感染性疾病中的应用。宏基因组测序是基因测序技术和生物信息学发展到一定阶段后应用于临床的技术，具有独特的应用前景，未来在除感染性疾病的其他疾病种类中也可能有广泛应用。第九、十两章主要从临床实践和技术发展趋势方面进行了阐述，提出了目前基因检测技术存在的局限性，为临床及科研人员明晰了未来发展与探索的方向。

技术发展日新月异，研究结果更迭飞速，本书力求对最前沿的相关研究进行客观陈述，不可避免地会呈现个别不一致的结论，在此仅供业界同仁学习参考。同时，本书也力争对基因检测及相应临床应用进行较为全面与系统的阐述，希望广大读者从中有所裨益。

王晶

2024 年 10 月

目 录

第一章
基因检测概述

基因诊断通过基因检测来实现，即通过分子生物学方法在基因水平及转录水平对基因结构和功能进行分析，从而对特定的疾病进行判断。基因诊断现已广泛应用于遗传性疾病、肿瘤、感染性疾病等的辅助诊断和预后判断。

基因检测是指通过相应的仪器设备对人类的血液、体液、组织等样本中的 DNA 或 RNA 进行检测，并对检测后的数据进行生物信息学分析，它不仅能够追踪感染性疾病的致病病原体，还能预测个体化疾病风险，为受检者提供疾病风险预测、疾病诊断、疾病精准治疗相关的信息。如许多遗传性疾病表现出相似的症状，临床上很难进行鉴别诊断，通过基因检测，从基因层面找出疾病的真正致病原因，从而辅助临床医生对疾病进行精准诊疗。目前在临床上，多个疾病领域（遗传性疾病、肿瘤、感染性疾病、心血管疾病、神经退行性病变等）迫切希望通过基因检测进行临床辅助诊断、疾病早筛、疾病全程监控以及个体化用药、生物制药研发等工作。

基因诊断打破了常规诊断方式，不再以患者的临床表型作为主要依据，而是采用基因检测相关的技术，直接检测受检者特定基因的结构或功能是否正常，从而对相关的疾病进行诊断。相对于常规诊断，基因诊断更关注受检者的基因情况，不仅可以对患者所患疾病做出判断，也可以对表型正常但携带有某种特定疾病相关基因或者特定疾病的易感人群做出预测。

第一节　基因检测的发展历史

自 20 世纪 40 年代 DNA 作为遗传物质被发现以来，基因检测技术得到了飞速发展。DNA 检测技术已经从靶向发展至非靶向的全基因组检测、从单基因到多基因的高通量检测、从定性到定量乃至绝对定量的精准检测。期间由美、中、日、英、法、德六国共同完成的人类基因组计划“工作图谱”绘制是基因检测的最大催化剂，标志着人类生命科学进入基因应用时代。聚合酶链反应（polymerase chain reaction，PCR）检测、测序技术以及生物信息学的发展，不但是实现基因检测的技术关键，更是促使基因检测能更好地服务于临床诊疗和相关研究。

一、基因组学计划

（一）人类基因组计划

人类基因组计划（human genome project，HGP）旨在破解人类体内遗传信息，是生命科学史上最为宏大的科学工程。1990 年 10 月 1 日，美国国会批准 HGP 正式启动。

1. 四张图谱　从1987年提出HGP到1990年正式实施，研究的具体内容表现在4张图上：遗传图谱、物理图谱、序列图谱和转录图谱。其主要目的是绘制人类基因组序列框架图。从技术角度来说，遗传图谱、物理图谱和转录图谱除了自身的研究价值以外，都可以看作构建序列图谱的基础。从科学角度来说，这四张图谱构成了一个完整的研究和技术体系。

1993年马里兰州Hunt，Valley会议上，经美国人类基因组研究中心修订后的HGP内容包括：人类基因组作图及序列分析；基因的鉴定；基因组研究技术的建立、创新与改进；模式生物（主要包括大肠埃希菌、酵母、果蝇、线虫、小鼠、水稻、拟南芥等）基因组的作图和测序；信息系统的建立，信息的储存、处理及相应的软件开发；与人类基因组相关的伦理学、法学和社会影响与结果的研究；研究人员的培训；技术转让及产业开发；研究计划的外延等方面。这些内容构成了20世纪到21世纪最大的系统工程。

2. 技术路线　HGP采用的是定位克隆霰弹法。这种技术是结合了“重叠克隆”和“霰弹法”的双重策略，是将初步定位的克隆逐个用霰弹法进行测序的技术路线。而全基因组霰弹法，又称为全基因组鸟枪法，是将靶基因组DNA随机打断成大小不同的片段，再在大克隆和全基因组规模上直接将这些片段的序列拼接、组装起来的测序路线。国际HGP由6个国家、至少16个中心的3 000多名工作人员，耗时13年，耗资至少30亿美元，才完成了一个匿名欧裔的全基因组序列图谱（最终的精确图序列的一小部分DNA模板来自多个不同个体）。

3. HGP对医学发展的推动作用　人类基因组序列、基因组密码的破译推动了新的医学革命和生物学革命，对我们的社会与生活都产生了巨大的影响。

（1）奠定了“精准医学”的基础：测定人类全部的核酸序列，不仅可以在理论层面上为分子诊疗提供充足的依据，也有助于我们理解多种遗传性疾病、肿瘤等的致病机制。除了遗传性疾病与基因之间的关系外，许多恶性肿瘤、心血管疾病等也与携带的基因变异有密切的关系。人类基因图谱的绘制，能够帮助研究者们更好地探索引发疾病的基因变异，使人类对致病机制的理解深入到分子层面。另外，研究序列的差异，有助于发现不同个体之间对环境易感性的差异，以及疾病抵抗能力的差异。通过基因检测和遗传咨询，找到致病的遗传变异，无论是在疾病的诊断，还是在疾病风险预测方面，都发挥着很大作用。

（2）推动了测序技术的发展：HGP的顺利完成，基因组测序技术取得了长足的进步，这直接导致测序成本的大幅下降以及检测的基因组数量越来越多。人们对基因组的复杂性深感震惊，这也引导着测序技术的进一步发展。最近的一些突破性技术使得测序技术在更短的时间内可以获得更多的数据量。与之对应的是，还有一些技术的进步使得单条序列的测序读长变得更长，这对解析结构性的复合区段是极其必要的。这些进展给科研人员以及医疗诊断人员提供了一个绝佳的平台使得人们对基因组变异导致的表型变化以及疾病发生有了进一步的了解。

（3）推动了生物信息学的发展：HGP的实施，推动了生物信息学的迅速发展。生物信息学的研究对象主要为生物大分子DNA、RNA和蛋白质等，该学科以数学及计算机科学为支撑，对海量的生物学数据进行收集、存储、加工，然后进行分析和解读。生物信息学技术将神秘的遗传代码转化为具有明确生物意义的信息，包括基因的编码和调控信息，以及其产物-蛋白质的结构功能信息，甚至是基因和蛋白质二者之间的相互联系等信息。HGP在取得了巨大成功的同时，它所产生的大量的、复杂的遗传数据，迫切需要生物信息学这样的学科去充分挖掘和解读。基因组学和蛋白质组学的发展，极大地推动了生物信息学的发展，反过来，生物信息学的发展，也为基因组学和蛋白质组学的深入探寻，提供了技术上的保障。

（4）伦理、法律与社会影响：人类基因组密码的破译不可避免地带来了基因歧视、基因隐私等社会伦理问题。医生以及卫生管理机构应谨慎对待患者的基因信息。一方面，医生可以对疾病预防与生活保健提供科学的指导；另一方面，在整个过程中，医生需要遵守严格的保密协议，不能在当事人不知情的情况下将基因信息透漏给他人。在基因组研究过程中，科学家在不断取得新突破之时，在社会结构、道德伦理方面从未停止过对其进行理性客观的思考。人没有高低贵贱之分，不能用基因的优劣评判人的价值，让每个人幸福快乐、自由平等地生活，才是 HGP 的最高追求目标。

人类基因组计划是造福人类的伟大事业。我们在用基因之笔描绘生命科学的多彩蓝图之时，也应该理性客观地认识到，每一次科学研究、相关技术的突破，有可能破坏生命蓝图的美好。因此，如何让基因研究的每一笔，都成为绘制人类伟大蓝图的浓墨重彩的一笔，这需要我们用更多的时间与精力去探索。

（二）人体微生物组计划

人体内有两个基因组，一个是从父母那里遗传来的人自身基因组，包含大约 2.5 万个基因，另一个则是出生以后才进入人体，特别是肠道内多达 1 000 多种的共生微生物，其遗传信息的总和叫微生物组。两个基因组相互协调，保证了人体的健康。因此，在研究基因与人体健康关系时，一定不能忽略共生微生物的研究。人体微生物组计划（human microbiome project，HMP）是 HGP 的延伸，又称为第二 HGP，由美国国立卫生研究院（NIH）资助，于 2007 年 12 月 19 日正式启动，计划用 5 年时间耗资 1.5 亿美元完成 900 个人体微生物参考基因组测序。其目标是探索研究人类微生物组的可行性，研究人类微生物组变化与疾病、健康的关系，同时为其他科学研究提供信息和技术支持。

HMP 分为两个阶段。第一阶段主要是指 2007 年启动至 2016 年。在该阶段，重点研究了人体 5 个部位（口腔、鼻腔、阴道、肠道和皮肤）的微生物特征，探究固定部位的微生物是否与人体的特定疾病存在联系。在此阶段中，HMP 制定了这 5 个部位的临床样本标准，建立了各类微生物的全基因组序列，目前这些序列在美国国立生物技术信息中心（National Center for Biotechnology Information，NCBI）上都能直接获取。同时，HMP 发现这 5 个部位的微生物群体特征与身体代谢相关的信号通路会受到不同种群微生物的控制，尤其是这些部位具有疾病的人群，它们疾病区域的微生物都与正常人不同，比如克罗恩病患者肠道菌群就明显与正常人有很大差别，微生物代谢通路也不相同。除此之外，HMP 发现人体中寄居着数千种微生物（细菌、病毒、真菌），并且对人类生存有极大的积极意义。除了上述微生物与疾病相关的研究，HMP 也揭示了肠道细菌在受到纤维素的刺激下会产生许多信号分子，比如短链脂肪酸就被认为对人体健康有重要作用。另外肠道细菌移植，可以有效地解决胃肠道细菌反复感染的问题。

第一阶段最大的收获就是，我们已经了解与人类共生的微生物群体会与人体各部位的疾病产生联系。但留下的问题也非常多，比如科学家还需要更好地了解人体疾病与微生物群体相联系的背后机制，究竟是疾病会影响微生物群体的生活，还是微生物的变化让人类产生了疾病？个体之间特异性的菌群又是怎样参与到人体代谢、免疫、生化分子活动中去的？于是在 2013—2016 年，HMP 开始了第二阶段的研究项目——人类微生物组整合计划（integrative human microbiome project，iHMP 或 HMP2），旨在建立一个更完整的微生物研究数据库，探索微生物与疾病之间的深层机制。2019 年 5 月 30 日，*Nature* 杂志公布了 iHMP 的完成。该计划包括了微生物组与早产、微生物组与炎症性肠病、微生物组与前驱糖尿病三部分研究内容，即三种与微生物组关联性最为紧密的生理或病理状态。

HMP 项目成果研究表明，微生物群落是人体生物学不可缺少的组成部分，在健康和疾病方面起着重要的作用。伴随着 HMP 结束的同时，它也带来了更多亟需解答的问题：许多免疫和生化反应似乎与特定菌株有关，这对于一个或几个单独的个体是独一无二的，但目前尚不清楚这些菌株与疾病的关系。人类相关的微生物组在最近的十几年从传染疾病和胃肠疾病发展到更广阔的领域之中，包括代谢、肿瘤、母婴健康以及中枢神经系统的功能等方面。随着 HMP 项目的结束，我们也期待从该项目的资源中获得更多的新发现。

二、基因检测技术的发展

纵观基因检测兴起和发展的整个进程，几个里程碑式的大事件，助力基因检测技术的飞速发展（图 1-1）。

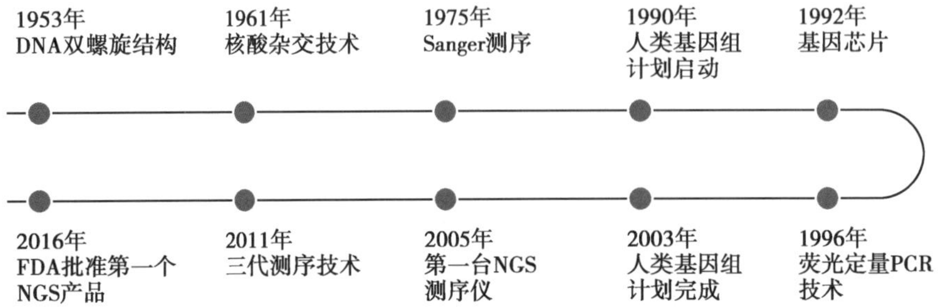

图 1-1　基因检测技术发展大事件

1953 年 James Watson 和 Fnancis Crick 提出了“DNA 分子双螺旋模型”。该模型指出 DNA 分子是由两条反向平行的互补链组成的。基于 Chargaff 的碱基互补配对原则，他们发现 DNA 双链通过嘌呤和嘧啶碱基之间形成氢键来进行配对。由此解决了一直困扰科学家们的 DNA 分子结构问题，并由此开启了人类对 DNA 分子展开深入研究的大门，预示着分子生物学时代的真正到来。

半个多世纪以来，基因检测技术经历了分子杂交、PCR 技术、高通量测序等几个阶段。以分子杂交为基础的检测技术，包括荧光原位杂交（fluorescence in situ hybridization，FISH）、基因芯片等。PCR 技术是临床应用最广泛的技术，特别是荧光定量 PCR 在临床检测中发挥了巨大作用。测序技术更是发生了革命性的变化，从传统的一代测序，发展到高通量的二代测序，再到通量更高、读长更长的三代测序。

（一）分子杂交技术的产生与发展

1961 年液相杂交法诞生。这是一项由 Hall 等发明的核酸分子杂交技术，虽然该方法费时费力且精确性较差，但它开启了核酸分子杂交的先河。紧接着 Bolton 等人在 1962 年开发了固相杂交法。与液相杂交相比，固相杂交法能更容易洗脱未结合探针的游离靶序列，从而提高了杂交检测的精确度。后续又出现了斑点杂交、菌落原位杂交、Southern 印迹杂交、FISH 和夹心杂交等技术。

其中斑点杂交主要用于基因缺失或拷贝数改变的检测，但是现在已经很少使用。而 1975 年英国的 E.M.Southern 发明的 Southern 印迹杂交可以实现克隆基因 DNA 的酶切图谱分析、单基因的遗传诊断、基因点突变、样品中的 DNA 含量检测等。FISH 是 1981 年发明的一种分子细胞遗传技术，该技术主要用来检测和定位染色体上特定 DNA 序列的存在与否。荧光显微镜可以用来观测荧光探针在细胞中的具体位置。FISH 通常用于在 DNA 中寻找特定的特征，用于遗传咨询、医学和物种鉴定。FISH 还可以用来检测和定位细胞内特定的 RNA 靶标（信使 RNA、长链非编码 RNA 及微 RNA）、循环肿瘤细胞和组织样本的 RNA 靶标。生物芯片技术依据生物大分子之间特异性相互作用的原理，通过微加工和模仿微电子技术将分子生物学、遗传学的分析过程集成于固体载体表面，从而实现对 DNA、RNA、多肽、蛋白质以及其他生物成分准确、快速、高通量的检测。它是后基因组时代基因研究的重要技术之一。目前常见的生物芯片主要分为三大类：基因芯片、蛋白质芯片和芯片实验室。

（二）核酸扩增技术的产生与发展

1983 年美国的 Mullis 发明了 PCR 技术，利用 DNA 在体外高温下变性成单链产物，在低温时引物与单链产物结合，然后在最适反应温度下通过 DNA 聚合酶的作用可合成互补链的原理实现了 DNA 分子的体外扩增。除传统 PCR 反应外，还发展出了实时荧光定量 PCR、数字 PCR 和以核酸序列扩增法（nucleic acid sequence-based amplification，NASBA）和环介导等温扩增技术（loop-mediated isothermal amplification，LAMP）等为主的等温扩增技术。

目前，实时荧光定量 PCR 已经得到了广泛的应用，是传统 PCR 技术的进化和改良。该技术利用荧光标记的引物或者探针，通过荧光检测仪对核酸分子合成过程中的荧光信号进行实时监测，做到了对被测样本中目标 DNA 片段的定量检测。常用的荧光标记物包括 Taq Man 荧光探针和 SYBR 荧光染料两种。

NASBA 技术是于 1990 年由 Guatelli 提出，由一对引物引导的连续均一的体外特异性核苷酸序列等温扩增的酶促反应。该反应有赖于禽源成髓胞瘤逆转录酶（AMV-RT）、RNase H 和 T7 RNA 聚合酶。在 3 种酶的共同作用下，以单链 RNA 为模板进行核苷酸序列的扩增。NASBA 最适合于单链 RNA 的扩增、检测及测序。LAMP 能在等温（60~65℃）条件下，短时间内进行核酸扩增，操作简便、快速且成本较低，从上样到完成扩增仅需要 1 小时左右，被广泛应用于病原微生物的检测。该技术利用链置换反应，在针对靶序列六个区域的四个引物（FIP、F3、BIP、B3）作用下，扩增产物呈现哑铃形状态。

（三）核酸测序技术的产生与发展

1. 第一代测序技术　核酸测序技术的萌芽期可以追溯到 20 世纪 50 年代，即 Whitfeld 等使用化学降解法测定无支链的 RNA 序列。该方法利用磷酸单酯酶的脱磷酸作用和高碘酸盐的氧化作用从多聚核苷酸链末端逐一解离寡核糖核酸，并用色谱法测定其种类。但是由于操作复杂，并未被广泛应用。20 世纪 60 年代，Robert 等利用小片段重叠法，首次完成对酵母丙氨酸 tRNA 序列 76 个核苷酸序列的测定。该方法过程烦琐、操作难度较大。20 世纪 70 年代初，华裔分子生物学家吴瑞提出位置特异性引物延伸策略，并于 1971 年成功测定了 λ 噬菌体 12 个碱基的黏性末端序列，这是文献记录的最早的 DNA 序列分析方法，但仅限于测定 DNA 短序列。1973 年，Gilbert 和 Maxam 利用化学降解法测定出 Lac 抑制子结合区 24 个碱基的 DNA 序列。1975 年，Sanger 报道了更为简易的加减测序法。1977 年，Sanger 在加减测序法的基础上创建了双脱氧链终止测序法，该方法将 2’，3’- 双脱氧核糖核苷三磷酸（ddNTP）添加到 DNA 复制的反应体系中，由于核酸碱基不能结合到不具备 3’-OH 的 ddNTP 上形成 3’，5’- 磷酸二酯键而提前终止 DNA 分子的继续合成。在对测序引物 5’ 端进行 ^{32}P（后来改进为 ^{35}S 或 ^{3}H）放射性标记的基础上，通过聚丙烯酰胺凝胶电泳（polyacrylamide gel electrophoresis，PAGE）胶分离、放射自显影，实现对 DNA 序列的直接读取。与之前的测序技术相比，Sanger 测序操作步骤简单，所用试剂安全无毒性，实验设备简单，所以很快在世界范围内流行起来，并且被称为第一代测序技术。20 世纪 80 年代，荧光素标记替代 ^{32}P 或 ^{35}S 单一放射性核素标记开启了 DNA 测序自动化的大门，荧光信号接收器和计算机信号分析系统替代放射自显影技术。Leroy Hood 利用四种不同的荧光来标记四种 ddNTP 替代传统的放射性标记，提高了测序通量和分辨率。对测序结果的解读也变成了对四色峰图的识别，识别软件由最初的 Phred-Phrap 发展到今天的 Chromas、Analysisi 5.2 和 Sequence Scanner 等。1986 年，美国应用生物系统公司（Applied Biosystems，ABI）推出首台商用自动测序仪 ABI Prism 370A，每天可读取 1 000 个碱基，但该测序仪仍然使用板凝胶作为电泳的基质。1992 年，美国加利福尼亚大学伯克利分校 Mathies 等首先提出阵列毛细管电泳（array capillary electrophoresis，ACE），DNA 序列的分析速度可达 6 000bp/h。1995 年 ABI 公司推出第一台单道毛细管电泳测序仪 ABI Prism 310，采用毛细管电泳技术替代传统的聚丙烯酰胺凝胶电泳。

DNA 自动化测序仪的出现使测序数据的产出呈现指数增长，至 1986 年，GeneBank 中的数据就已经接近 1 000 万。自动化测序的应用使人类基因组计划提前于预期完成。目前，DNA 测序已经实现了从加样到结果报告的全程自动化，大大减少了测序的时间和劳动强度。虽然不同自动化测序系统之间的差异显著，但大都沿用 Sanger 测序双脱氧链终止原理进行反应，主要差别在于荧光标记物的使用，反应产物的标记方式及测序通量。

2. 二代测序技术　二代测序也称下一代测序（next generation sequencing，NGS），包括焦磷酸测序、连接酶测序法、杂交测序法等。2005 年，454 Life Science 公司（2007 年 3 月份被美国罗氏公司收购）推出了基于焦磷酸测序原理的 Genome Sequencer 20（GS 20）测序系统，成为高通量测序（即第二代测序技术）的先行者。Illumina 公司和 Life Technologies 公司分别于 2006 年和 2007 年相继推出 Solexa 高通量测序系统和 SOLiD 高通量测序系统。上述 3 种高通量测序系统的出现标志着新一代高通量测序技术的诞生。

3. 第三代测序技术　理想的测序方式应该是对原始的 DNA 模板进行直接、准确测序且不受读长限制。早在 20 世纪 80 年代，研究人员已经开始为实现这个目标而努力。虽然其中的很多尝试都失败了，但是单分子实时（single molecule real-time，SMRT）测序技术和纳米孔（nanopore）测序技术最终实现长读长、单分子测序。以单分子测序和长读长为标志的测序技术称为第三代测序，这些技术一次可读取长达数万碱基的片段，大大降低了拼接难度，更重要的是减少了过去无法定位的漏洞。

经过 30 多年的发展，测序技术出现百家争鸣的景象，测序行业的发展也蒸蒸日上。虽然二代测序在成本和通量方面具有很大优势，但二代测序需要先对样本进行扩增，增加了错误率。同时二代测序读长短，对于没有基因组序列的全新物种进行测序还需要一代和三代测序的补充。通过测序技术的发展历史我们可以看出，新一代的测序技术应该满足通量、准确度、读长、测序成本等硬性指标，才能满足现代科技发展的要求，才能在测序行业中占有一席之地。

三、生物信息学技术的发展

高通量测序检测流程可分为实验室操作（又称为“湿实验”）和生物信息学分析（又称为“干实验”）两个部分。生物信息学分析不但是高通量测序检测技术的重要组成部分，同时也促进了高通量测序技术在临床中的应用。随着各种新的生物信息学分析软件算法的开发，高通量测序检测在临床应用的准确性和应用范围也在不断增加。

概括地讲，生物信息学是一门建立在数学、计算机科学及生物学等基础上的交叉学科。该学科的主要任务是通过对海量生物数据处理、分析，深入挖掘数据背后的生物学意义，将数据转化为可以应用的信息或知识。生物信息学不仅仅是一门学科，它更是一种重要的研究开发工具。生物信息学已在多种不同疾病的诊断、治疗、新药设计中有着广泛应用。从研究的主要内容看，基因组信息学、蛋白质的结构模拟以及药物设计是生物信息学的三个重要组成部分，并有机地结合在一起。目前生物信息学的发展大致可分为人类基因组计划时期的基因组信息学与后人类基因组时代的基因组信息学。

1. 生物信息学技术在人类基因组计划时期的应用　人类基因组计划时期的基因组信息学主要是核苷酸序列的测定、新基因的发现和鉴定，以及与之相应的基因组信息的收集、存储、管理。大量基因组数据的获得促进了数据库、分析工具等的快速发展。

2. 生物信息学技术在后人类基因组时代的应用　在后基因组时代，高通量测序技术快速发展，随着成本逐渐降低，测序技术逐渐走出实验室，服务于大众，诞生了单基因遗传病检测、肿瘤液体活检、健康体检等产品，数据呈现爆炸式的增长。生物信息学在序列比对、变异预测及功能注释中发挥重要作用。截至目前，积累的大量基因组数据和对应的表型数据，是属于人类遗传信息的原始数据。随着人工智能算法的发展，生物信息学利用基因组数据、临床资料以及个人特质，并结合深度学习算法，将会在破解人类奥秘之源的路上继续砥砺前行。除此之外，一些成熟稳定的检测方法及分析方法，会逐渐走入大众，独立形式的生物信息学技术服务也会涌现出来，以云服务的形式让生物信息学技术惠及更多的人。

第二节　基因检测在临床诊断中的应用

随着现代分子生物学技术的飞速发展、人类基因组计划的顺利完成、药物基因组学及各组学领域的深入研究，基因检测可用于医疗健康、农业育种、司法鉴定等多个领域。本章节重点介绍基因检测在医疗健康领域的临床应用。目前基因检测以其高灵敏度、高特异度、自动化、信息化、安全化等特点，已在疾病预防、诊断、治疗等方面发挥越来越重要的作用，为个体化医疗提供了全新的技术支持与契机。

一、基因检测的临床应用

基因检测在临床上的应用主要体现在三个层面：①精准预防层面，如出生缺陷防控、疾病早期筛查等；②精准诊断层面，如遗传性疾病、肿瘤、感染性疾病等的辅助诊断；③精准治疗层面，如个体化用药等（图 1-2）。

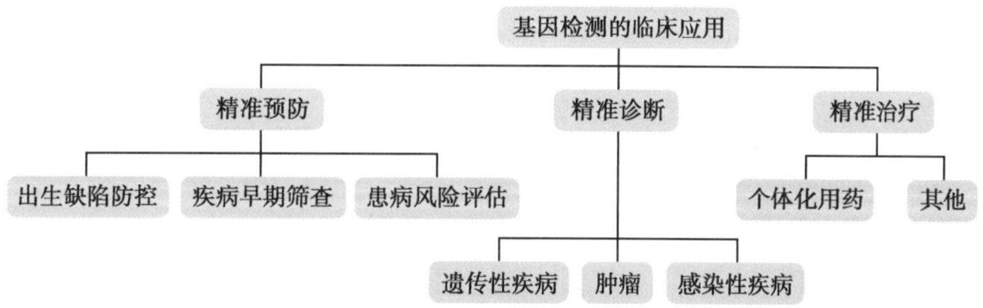

图 1-2　基因检测的临床应用

1. 精准预防　主要包括出生缺陷预防、疾病早期筛查与患病风险评估等疾病防控应用。在预防出生缺陷、保障生育健康方面，由于新生儿缺陷主要来自父母方或者是在胚胎期的基因突变，故这类疾病最好的解决方式是在婚前、孕前、产前及早诊断，达到早发现、早治疗的效果。应用于常见染色体异常疾病（如三体综合征）产前诊断与筛查的基因检测技术目前已经比较成熟，国内基于二代测序的无创产前筛查（noninvasive prenatal testing，NIPT）是基因检测临床应用领域最先达到百亿级的细分市场。此外，基因检测在保障生育健康方面的应用也包括夫妇孕前基因检测、胚胎植入前遗传学筛查与诊断、新生儿遗传病筛查等。

在疾病早期筛查与患病风险评估方面，基因检测对于遗传性疾病（如遗传性肿瘤、地中海贫血、先天性耳聋等罕见病）的发病概率预测与致病基因筛查是必需手段。随着大规模肿瘤组织样本库的建设，肿瘤基因组学大数据资源日益丰富，生物信息分析与临床解读能力逐步提升，针对高危人群的肿瘤易感基因筛查与患病风险评估也将更具参考价值。同时，基于基因捕获与测序的液体活检技术在肿瘤早期筛查与患病风险估测方面的应用也正在加速临床验证，开始商业化应用。另外，人类基因组学与微生物组学、代谢组学等多组学的快速发展和整合，也促进了基因检测在慢性疾病早期筛查及发病风险评估和预防中的应用。

2. 精准诊断　主要包括遗传性疾病的筛查与诊断、肿瘤的分子分型及分子病理诊断，感染性疾病的诊断等临床诊断应用。在遗传病的筛查诊断领域，以单基因遗传病诊断最为成熟，主要针对婚孕前/早孕期夫妇、遗传病疑难杂症患者进行常见单基因遗传病的基因检测，为指导生育、临床诊断与治疗提供依据。此外，新生儿遗传代谢病、其他复杂疾病（多为罕见病）的基因检测由于疾病类型众多，单种疾病患者人群数量较少，其临床诊断应用相对分散。

在肿瘤的分子分型及分子病理诊断方面，应用场景明确，即针对疑似肿瘤患者进行基因检测辅助临床诊断，针对恶性肿瘤确诊患者的基因检测可分析其肿瘤在分子医学层面的病因及进展状态。分子病理诊断在病理学诊断中的重要意义在于为肿瘤的诊断及鉴别诊断提供依据，并成为肿瘤个性化治疗的前提。针对肿瘤患者的少数疑难病例和罕见类型，当采用形态学鉴别和免疫组化分析仍然难以确诊时，需要通过分子诊断技术来鉴别诊断，寻找基因水平的异常改变，为确诊病变的性质或类型提供依据，如克隆性基因重排检测用于鉴别诊断淋巴造血系统病变的良恶性及T、B分型等。分子靶向治疗是当前肿瘤治疗的热点，患者在采用靶向治疗前必须对相应的分子靶点进行分子病理检测，如乳腺癌 *HER2* 基因状态检测等。这些分子病理检测都是选择相应的分子靶向药物治疗的前提，直接关系到治疗方式和临床疗效。

在感染性疾病病原体筛查中，基因检测亦称核酸检测。目前，感染性疾病病原体检测的临床需求仍存在较大缺口，实验室检测仍主要按照传统的病原鉴定-药敏试验程序为主，辅以常规免疫分析检测。对于重大疫情或者难以体外培养的病原体，则主要采用核酸检测技术进行筛查，如新型冠状病毒感染疫情暴发以来，核酸检测发挥了巨大的作用。目前采用基因检测技术，通过微生物核酸的扩增和测序可以实现可疑人群发病前预防、快速检测细菌感染、快速诊断病毒感染、发现新病种等目的。

3. 精准治疗　主要针对药物在代谢、转运与作用靶点等方面的个体差异，制订个体化治疗/用药方案，包括药物选择、用药时间和剂量调整、不良反应预测等。上述针对药物反应性的个体差异多由基因多态性导致，所以基因检测技术通过检测相关基因多态性在个体化精准治疗方面有重要的应用价值，这也是药物基因组学研究的主要内容。由此，产生了伴随诊断（companion diagnostic，CDx）个体化治疗领域的新概念，即通过基因检测等手段提供患者特定治疗药物的作用靶点的信息。基因检测作为 CDx 工具趋于成熟，不仅获得美国食品药品监督管理局（FDA）鼓励将其与新药联合开发，也受到多国临床指南推荐用于指导分子靶向药物治疗肿瘤。随着血液循环肿瘤 DNA（circulating tumor DNA，ctDNA）无创基因检测、循环肿瘤细胞（circulating tumor cell，CTC）等液体活检技术的发展，其在肿瘤治疗效果和预后评价、复发监控及康复管理等方面具有巨大应用潜力。

基因检测技术也可指导新药研发，尤其在对于成本最高的临床试验环节，检测药物相关生物标志物，可筛选靶向药物作用靶点或驱动基因阳性患者，监控与评价药物治疗反应。

二、基因检测的局限性

基因检测作为一种新型检测技术，可以在一定程度上预知疾病风险，通过有针对性地规避健康危险因素，达到控制或延缓疾病发生及延长寿命的目的，也可为临床医生提供一定的诊断依据，辅助临床进行诊疗。但基因检测在开展过程中也面临一系列局限性，这些局限性需进一步讨论和研究。

（一）基础医学理论局限性

基础医学对基因功能的研究推进尚需时日，现在所能明确的基因功能只占到全部基因的一部分，还有很多基因功能未知，或者部分未知。生物通路等极其复杂，又相互关联影响，同时还有非编码区，基因的翻译后修饰等功能尚未完全明确，导致在基因检测中出现的一些意义未明的变异位点（VUS），难以用已有的知识和观点去解释。

（二）技术局限性

基于现有技术，得到 99.9% 准确的 DNA 序列并不困难，但这些序列组合与疾病的相关性如何才是关键问题所在，所以基因型与表型的关联性是基因检测的一大挑战。根据目前的研究，大部分单基因遗传病的基因型和表型关系已经确定，单基因遗传病相对简单，研究相对容易。但是大部分单基因遗传病都是罕见疾病，单个病种的发病率也相对较低，因此人们往往更关注一些复杂疾病，如肿瘤、糖尿病、心血管疾病等，这些复杂疾病通常是多个基因相互作用的结果，包括环境因素的影响，所以很难用几个基因的检测结果进行全面解释，在复杂疾病中基因检测的局限性更为明显。

（三）社会伦理问题

基因检测的快速发展及其在临床上的广泛应用也带来了诸多社会伦理问题，是当前无法回避和值得深入探讨的问题。

1. 伦理与法律局限性　主要指疾病预知与处理的两难问题，这方面问题越来越突出。比如通过基因检测确定胎儿携带某种遗传病相关基因或缺陷，有可能在未来某个时间发病或导致死亡，面对这样的基因检测结果，父母及家属该如何选择？随着医学的快速发展，目前无法治愈的疾病可能会在未来几十年可以治疗，那么现在该如何选择，是提前放弃还是等待将来进行治疗？凡此种种，都需要伦理和法律合理地解决。

2. 无后续健康干预服务　基因检测的目的在于通过检测结果，对受检者进行健康指导、诊疗干预等后续服务。但是，目前的基因检测仅提供检测报告，或是通过电话热线进行检测结果咨询，而诸如定期随访进行健康督导、体检及发病后的咨询等均未涉及，这对检测结果阳性的受检者来说，可能造成一定的心理负担。所以需要建立起相应的遗传医学和遗传咨询服务，完善基因检测的后续健康干预服务。

针对上述问题，亟须国家卫生行政监管部门以及行业内的专家制定相关的指南共识或提出相关建议促进基因检测在医疗领域的规范应用和良性发展。

小　结

人类基因组学计划的完成、基因检测技术的飞跃式发展以及生物信息学技术的应用加速了基因检测在疾病诊疗中的广泛应用，该技术对疾病的筛查、诊断、预后、用药等具有重要的指导意义。但在促进个性化医疗发展的同时，基因检测引发的社会伦理问题也不容忽视。因此，怎样有效规范基因检测的应用，是当前无法回避和值得深入探讨的问题。

第二章
基因检测技术

随着分子生物学和分子遗传学的发展,基因检测技术也迎来了高速发展期。从 1911 年摩尔根染色体遗传理论的提出,到人类基因组计划完成,再到二代测序产品的获批合规化,越来越多的基因检测技术应用于疾病诊疗。特别是高通量测序技术的快速发展使个人基因组测序成为可能,同时生物信息学与大数据交叉学科的快速发展并逐渐应用到临床,都标志着人类已进入了精准医疗的时代。日趋成熟的基因检测技术进入临床疾病的诊疗应用阶段,在生殖生育、遗传病检测、肿瘤诊治、感染性疾病检测等领域发挥着越来越大的作用。技术进步的同时带动了检测平台的革新,逐渐建立了各种体系化的检测及测序平台。本章重点讨论常用的基因检测技术和临床应用,包括核酸分离与纯化、核酸杂交技术、核酸扩增技术、测序技术。

第一节　核酸的分离与纯化

核酸是脱氧核糖核酸(DNA)和核糖核酸(RNA)的总称,为生命的最基本物质之一,是基因检测技术的靶标。高质量的核酸是基因检测成功的前提,但是临床样本中的蛋白质、脂类、核酸酶等往往会干扰检测结果。为了保证检测结果的准确性,需要在基因检测前对样本核酸进行分离和纯化。本节将对核酸分离与纯化的基本方法、注意事项以及质量检测进行阐述。

一、核酸分离与纯化技术

核酸分离与纯化的一般步骤,包括细胞裂解、核酸与其他生物大分子物质分离、核酸纯化三个步骤。每个步骤可由一种或多种方法单独或联合操作。

(一) 细胞裂解

核酸分离前,首先需要将核酸从生物或细胞中释放出来,这个过程称为细胞裂解。细胞裂解的方法可分为三大类:机械裂解、化学裂解与酶裂解。

1. 机械裂解　机械裂解包括颗粒破碎、超声裂解、低渗裂解、冻融裂解、微波裂解等物理裂解方法。是通过机械力使细胞破碎释放核酸。但机械力会造成核酸链断裂,若下游技术应用要求高完整性的核酸,则机械裂解方法不适用。

2. 化学裂解　化学裂解指的是细胞在一定的变性条件和酸碱度缓冲液中破裂,使蛋白质变性,核酸释放到缓冲液中。裂解缓冲液主要成分包括表面活性剂、离液盐、金属离子螯合剂和缓冲 pH 的盐。表面活性剂(如 SDS、Triton X-100、Tween 20、NP-40 等)的作用是与细胞膜上的磷脂作用而破坏细胞膜；离液盐，如盐酸胍、尿素，能够降解核酸酶或者使核酸酶变性，同时提供核酸结合到基质的化学环境；金属离子螯合剂，如乙二胺四乙酸（EDTA）等，可螯合核酸酶活性区域的二价金属离子，从而抑制核酸酶的活性。

3. 酶裂解　酶裂解是在酶的作用下使细胞破裂，比如溶壁酶能够消化酵母和丝状真菌的细胞壁，溶菌酶能够消化革兰氏阳性菌细胞壁的肽聚糖，而蛋白酶 K 不仅能降解细胞膜上的蛋白，灭活核酸酶（DNase 和 RNase），还能消化核酸与蛋白形成的复合体使核酸释放到水相中。

在实际应用中，机械裂解、化学裂解和酶裂解常联合使用。需要根据样本类型、待分离的核酸类型和实验目的来确定细胞裂解方式。

（二）核酸分离纯化

细胞裂解后，核酸分子处于细胞裂解混合物中，需要从中分离并纯化出完整性高、纯度高的核酸分子。核酸分离纯化的策略常包括酚抽提与沉淀法、柱提取和磁珠法提取。以下是这三种方法的基本原理和操作过程。

1. 酚抽提与沉淀法　核酸分离的经典方法是酚抽提与沉淀法。细胞裂解后，采用有机试剂（如酚氯仿、异硫氰酸胍）反复抽提，离心后分层，核酸位于上层水相，而变性的蛋白大多在中间层，下层有机相含有脂类等杂质。小心吸取水相后，加入乙醇沉淀核酸。70% 乙醇清洗后可得到较纯的核酸，加入 Tris-EDTA（TE）缓冲液或无核酸酶水溶解即得到核酸。

2. 柱提取　柱提取的核心材料是硅胶膜。硅胶膜在高盐低 pH 时选择性吸附核酸，而在低盐高 pH 时释放核酸，利用硅胶膜的这种特性可实现核酸的分离纯化。细胞裂解后，裂解物转移到离心柱中进行离心，样本中的核酸吸附到离心柱上；然后加入漂洗液清洗离心柱，去除蛋白质或高盐等杂质；加入 TE 或无核酸酶水将核酸从离心柱上洗脱。

3. 磁珠法提取　磁珠法提取的核心材料是磁珠。带有修饰基团的磁珠可以作为固相载体吸附核酸，磁珠可通过磁场分离而无需离心操作，结合在磁珠上的核酸可用 TE 或无核酸酶水洗脱。

用于核酸提取的商品化试剂盒，以柱提取和磁珠法提取为主。柱提取法更适合手工提取，样本数目不多时吸附柱操作比较方便。而磁珠提取法更适合自动化，配合核酸提取自动化仪器设备可进行高通量核酸提取。其中 RNA 核酸提取对环境和耗材要求较高，RNA 提取过程中要严格防止 RNA 酶的污染。提取 RNA 时操作人员需要戴手套、口罩、帽子等，严格防护；用 70% 乙醇清洁台面和移液器；实验使用无 RNA 酶的耗材等。

二、核酸质量检测

核酸提取完成后需要对其浓度、纯度和完整度进行检测，核酸的提取质量对于后续检测至关重要。

（一）核酸浓度检测

核酸浓度的检测方法有紫外分光光度计法和 Qubit 荧光染料法。紫外分光光度计法的主流仪器是 Nanodrop，只需 1μl 样本即可检测核酸浓度，是目前核酸定量最常用的方法，但对于浓度低于 20ng/μl 的样本浓度检测不准确。

Qubit 荧光染料法基于荧光染料特异性结合核酸的特性进行核酸浓度检测。Qubit 荧光染料法的检测范围是 0.01~100ng/μl，适合低浓度核酸样本定量。Qubit 荧光染料法对双链 DNA、单链 DNA 和 RNA 有不同的定量试剂，可避免其他物质干扰，准确定量。

（二）核酸纯度检测

核酸纯度常采用紫外分光光度计（如 Nanodrop）进行检测，A260/A280、A260/A230 是核酸纯度的指示值。纯净的样品 A260/A280 大于 1.8（DNA）或者 2.0（RNA）。如果比值低于 1.8（DNA）或者 2.0（RNA），表示存在蛋白质或酚类物质。A230 表示样品中存在污染物，如碳水化合物、胍盐等，较纯净的核酸 A260/A230 比值大于 2.0。

（三）核酸完整度检测

1. 琼脂糖凝胶电泳　琼脂糖凝胶电泳是核酸分离和纯化的常用技术，是以琼脂糖凝胶作为介质的电泳方法，兼有分子筛和电泳的双重作用。迁移率与核酸分子大小及构型有关，分子量较小的迁移较快。

琼脂糖凝胶浓度通常在 0.5%~2% 之间，低浓度的凝胶用于大片段核酸的电泳，高浓度的凝胶用于小片段分析。完整的人基因组 DNA 电泳检测应条带清晰，且分子量大于 20kb，若条带弥散或分子量小于 20kb，则提示基因组 DNA 降解。总 RNA 的完整度可根据核糖体 RNA（rRNA）是否降解判断，完整的人总 RNA 样本电泳检测时应有清晰的 28S 和 18S 条带，条带亮度比例为 2∶1，若 28S 和 18S 条带模糊或条带比例不符，则提示 RNA 可能降解。

2. 片段分析仪　片段分析仪基于毛细管电泳中核酸分子的迁移速度不同而对核酸进行分离，可同时对一个片段进行长度精确测定和浓度定量。和琼脂糖凝聚电泳相比，片段分析仪更加高效、快速和精确，仅需要微量核酸即可自动化检测核酸的分子量和浓度。使用 RIN 值评估 RNA 完整性已经成为 RNA 质量评估的“金标准”，如 Agilent 2100 生物分析仪。

总之，核酸的质量对基因检测有直接的影响，具体检测项目需要对核酸的质量检测给出标准和适用方法，以保证提取的核酸质量适合进行后续的检测。

第二节　核酸杂交技术

核酸分子杂交是指具有一定同源序列的两条核酸单链（DNA 或 RNA），在一定条件下经过退火处理，按照碱基互补配对原则形成异源双链的过程。利用标记的一条核酸单链（又称为探针）与待检测核酸进行杂交，达到核酸定性或定量分析的目的。

核酸分子杂交过程是高度特异性的，可以根据所使用的探针已知序列进行特异性的靶序列检测。其基本原理就是应用核酸分子的变性和复性的性质，使变性形成的单链 DNA，与其他来源的单链 DNA 或 RNA 片段，按碱基互补关系形成双链分子。杂交可以在 DNA 与 DNA 之间，也可在 RNA 与 DNA 之间形成。分子杂交的一般过程包括：①待检测核酸样本和探针制备及标记；②杂交过程，待检测核酸与探针通过变性、退火和复性形成靶 DNA 与探针复合体，其中变性可以通过高温、pH、有机溶剂或变性剂实现；③去除杂交后非特异杂交分子；④结果显示（显色、发光、显色自显影）（图 2-1）。

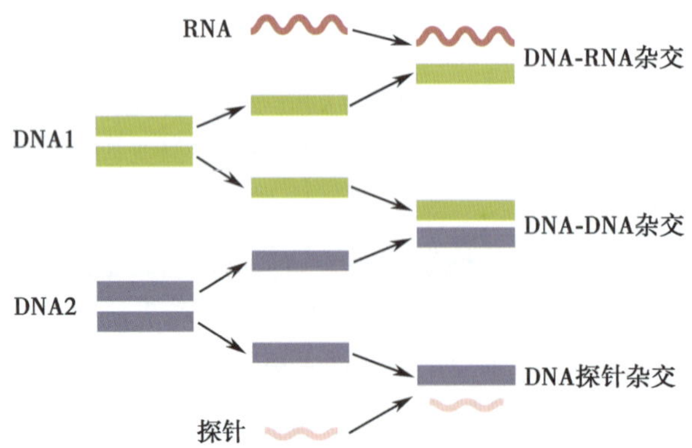

图 2-1　核酸分子杂交原理示意图

分子杂交根据杂交介质的不同分为液相杂交、固相杂交（Southern 印迹杂交、Northern 印迹杂交）、荧光原位杂交以及基因芯片技术。

一、液相杂交

1961 年 Hall 等人开发了液相核酸杂交技术，待测核酸样本与杂交探针可在液相进行杂交。目前液相探针杂交技术一般采用亲和吸附杂交，采用生物素化抗体标记的 DNA 探针与待测核酸样本进行杂交，杂交物可吸附到链霉亲和素磁珠上进行磁性分离，从而捕获目标核酸进行后续的定性或定量分析（图 2-2）。

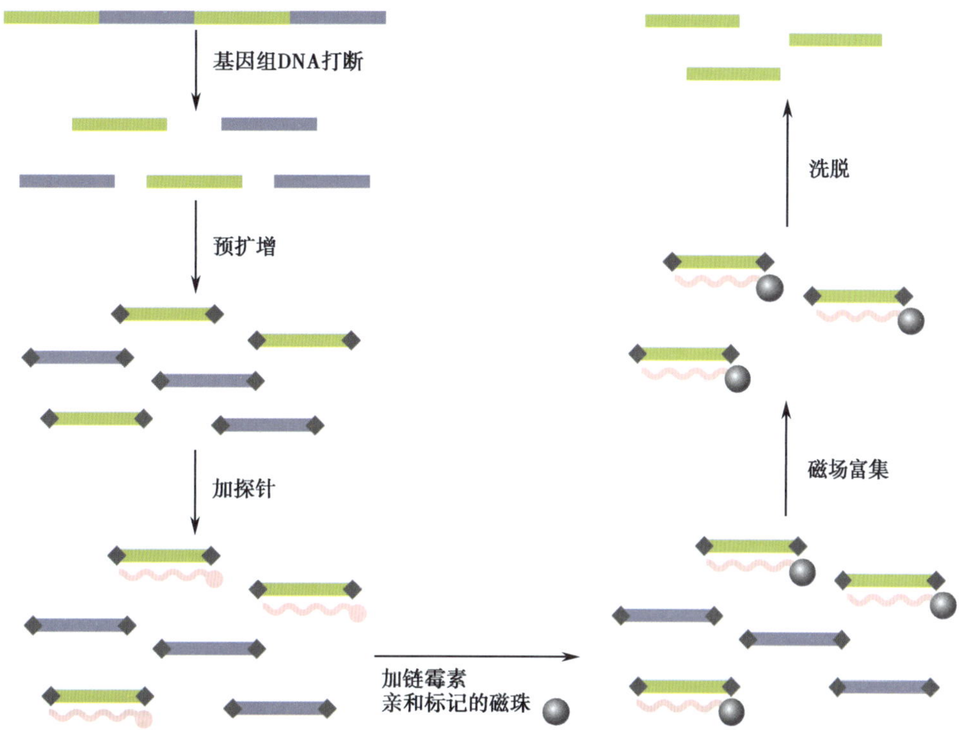

图 2-2　液相杂交原理示意图

二、固相杂交

固相杂交是将待测核酸固定在固相表面（硝酸纤维素膜、尼龙膜、化学活化膜），与处在液体中的已知序列的标记探针进行杂交的方法。

1975 年英国的 E.M.Southern 发明了 Southern 印迹杂交。Southern 印迹杂交是最常见的固相杂交技术，是基因组 DNA 特定序列定位的通用方法。其基本原理是：具有一定同源性的两条核酸单链在一定的条件下，可按碱基互补的原则特异性地杂交形成双链。通常利用琼脂糖凝胶电泳分离经限制性内切酶消化的 DNA 片段，将胶上的 DNA 变性并在原位将单链 DNA 片段转移至尼龙膜或其他固相支持物上，经干烤或者紫外线照射固定，再与相对应结构的标记探针进行杂交，用放射自显影或酶反应显色，检测特定 DNA 分子的含量。该方法的检测对象为 DNA，探针为特异性标记 DNA，也可以是 RNA。利用这一技术可以实现克隆基因 DNA 的酶切图谱分析、了解基因的状态（是否有点突变等）、检测样品中的 DNA 含量等，在镰状细胞贫血、苯丙酮尿症、进行性假肥大性肌营养不良、血友病、亨廷顿病等产前诊断方面有广泛应用。

与 Southern 印迹杂交相对应，Northern 印迹杂交的检测对象为 RNA，探针为 DNA 或 RNA，可对细胞或组织中的 mRNA 进行定性或定量分析，应用于 RNA 病毒的检测和基因表达水平检测。

三、荧光原位杂交

荧光原位杂交是标记荧光探针与样本核酸按照碱基互补原则特异性地结合形成杂交体，在荧光显微镜下对 DNA 进行定性、定量或相对定位分析的技术。该技术分辨率为 3~20Mb，对样本无特殊要求，应用广泛。在医学诊断中常用于检测染色体数目变化、染色体易位和大片段缺失等变异，但不能检测小的序列重复、缺失以及涉及着丝粒和端粒的异常。

荧光原位杂交技术是一种重要的非放射性原位杂交技术。它的基本原理是：在载玻片固定样本后，加入标记了生物素、地高辛等报告分子的探针，与待测样本的靶标核酸，经变性—退火—复性通过碱基互补配对形成靶标核酸与探针的杂交体；探针上的报告分子通过荧光检测可实现待测靶标核酸的定性、定量或相对定位分析。

1. 荧光原位杂交技术在产前诊断中应用　染色体的异常可引起 1 000 多种遗传病。晚婚晚育导致胎儿染色体异常的概率越来越高，对胎儿进行产前诊断，及时发现异常并采取措施极其重要。荧光原位杂交技术可检测筛查唐氏综合征（21 三体综合征）、18 号染色体三体综合征、13 号染色体三体综合征、克兰费尔特综合征（47，XXY）、特纳综合征（45，X）、超雌综合征（47，XXX）、超雄综合征（47，XYY）等。

2. 荧光原位杂交技术在肿瘤中的应用　肿瘤的发生与体细胞基因变异相关。涉及变异类型有基因拷贝数变化，大片段缺失、重复、基因重排等，肿瘤基因变异的检测对肿瘤分型、用药有重要指导意义。如乳腺癌 *HER2* 基因扩增水平是决定是否用靶向药物治疗乳腺癌的“金标准”，荧光原位杂交技术可用于检测 *HER2* 基因扩增水平，指导乳腺癌的药物治疗。又如，荧光原位杂交技术也已用于血液肿瘤变异基因的检测，如 BCR/ABL 融合基因、费城染色体等，对血液肿瘤的分型和预后疗效有重要意义。

四、基因芯片

基因芯片技术是在荧光原位杂交技术基础上发展起来的高通量基因检测技术。基因芯片主要是指通过微加工技术和微电子技术，在芯片上构建微型化学或生物反应。其基本过程是一方面将大量核酸分子探针固定于玻璃、磁性微球等芯片表面，另一方面将待测样本中的靶标核酸进行扩增和荧光标记。荧光标记的扩增产物与芯片表面序列匹配的探针进行互补杂交，通过计算机荧光扫描系统检测分析荧光信号强弱，实现对核酸高通量检测的目的。基因芯片因其所需样本量少、高通量和高分辨率已经被用于科学研究和临床研究中（图 2-3）。

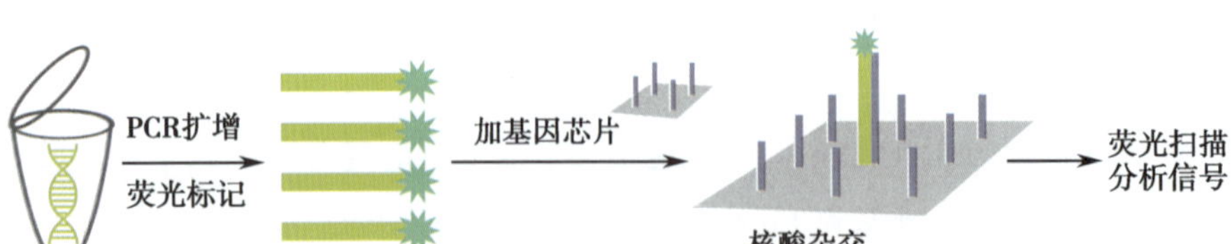

图 2-3　基因芯片技术原理示意图

1. 基因芯片技术在检测基因表达、基因突变中的应用　将待测样本的 DNA、互补 DNA（cDNA）或者合成的寡核苷酸标记为探针后，与已知的基因芯片进行序列杂交，应用于基因表达、基因突变及多态性分析等。通过荧光信号采集和计算机软件对数据处理分析，可得到待检测样本的每种基因对应的表达量。相对于常规检测方法，基因芯片最大优势在于自动、快速平行检测成千上万的基因表达情况。世界上首个被 FDA 批准上市基因芯片产品是 MammaPrint 基因表达谱芯片，用于乳腺癌的术后复发风险评估，辅助临床精准治疗。

2. 基因芯片技术在比较基因组杂交中应用　比较基因组杂交技术，是自 1992 年后发展的一种分子细胞遗传学技术。通过单一的一次杂交可检测肿瘤整个基因组的染色体拷贝数的变化。其原理是用不同的荧光染料通过缺口平移法分别标记肿瘤组织和正常细胞组织制成探针，与正常的染色体进行共杂交，通过分析在染色体水平上肿瘤与正常对照的荧光强度，检测肿瘤基因组染色体拷贝数量的变化。该技术使用的样本量少，适用于外周血、新鲜组织样本等。比较基因组杂交能检测到的最小的 DNA 扩增或缺失是在 3~5Mb，但不能检测染色体易位。

3. 基因芯片在 DNA 甲基化应用　DNA 甲基化是表观遗传学的重要组成部分，在维持正常细胞功能、遗传印记、胚胎发育以及人类肿瘤发展中起着重要作用。基于甲基化图谱分析，DNA 甲基化芯片加速了 DNA 甲基化相关疾病（肿瘤、心血管疾病、糖尿病）的研究进展，将成为有效的诊断和防治工具。

4. 染色质免疫沉淀 - 芯片技术在蛋白与基因组相互作用的应用　染色质免疫沉淀 - 芯片（ChIP-chip）技术将基因组 DNA 芯片（chip）技术与染色质免疫沉淀（chromatin immunoprecipitation，ChIP）技术相结合形成专门研究蛋白与基因组互作用的技术。ChIP-chip 技术通过标记染色质免疫沉淀富集的 DNA 片段，与标记不同探针的对照组一起与 DNA 芯片杂交，研究体内 DNA 与蛋白质的作用机制。免疫共沉淀与微阵列相结合广泛应用于研究染色质修饰机制在基因调控、肿瘤心血管代谢通路等诸多方面。

第三节　核酸扩增技术

聚合酶链反应（polymerase chain reaction，PCR）是一种在体外扩增特定的 DNA 片段的分子生物学技术。1985 年，美国 Mullis 等人发明了 PCR 技术，并在 1993 年凭借这一技术获得诺贝尔奖。从 PCR 技术发明至今已有 30 余年，在传统 PCR 技术基础上已发展出第二代荧光定量 PCR 技术、第三代数字 PCR 技术等，对生命科学的发展做出了不可磨灭的贡献。等温扩增技术是近年发展起来的核酸扩增技术，能在恒温条件下扩增 DNA 或 RNA，反应快速，对仪器要求低，可满足即时现场检测（point-of-care testing，POCT）的需求。在本部分重点介绍这几种核酸扩增技术，包括普通 PCR、荧光定量 PCR、数字 PCR，以及等温扩增技术。

一、普通 PCR

PCR 技术作为一种体外基因扩增技术，是现代分子生物学发展的重要基石。可以在几小时内将样品中基因扩增放大几百万倍。因此，采用 PCR 技术可从极微量生物样本扩增出足够多的 DNA，用于后续研究。

PCR 的反应要素：① DNA 模板，模板为待测样本中的目标 DNA 片段，其量的多少和纯度高低是 PCR 成功与否的关键环节之一。② DNA 聚合酶，主要有 Taq DNA 聚合酶和高保真 DNA 聚合酶。Taq DNA 聚合酶扩增效率高，但 Taq DNA 聚合酶没有校正功能易发生错配。高保真 DNA 聚合酶有纠错能力，保真度比 Taq DNA 聚合酶高数十倍。③引物，由 PCR 反应的实验目的决定，引物是 PCR 反应的特异性的关键。引物浓度一般为 0.1~0.5μmol/L。④反应缓冲液，可保证 DNA 聚合酶的活性和 PCR 反应，镁离子是必需的，各厂家的缓冲液成分都有所不同。⑤ dNTP，dNTP 是 dATP、dTTP、 dCTP 和 dGTP 四种脱氧核苷酸的混合物，常为 200~250μmol/L。

PCR 技术的基本原理即模拟 DNA 的天然复制过程。其特异性取决于与靶序列两端互补的寡核苷酸引物。PCR 包括三个基本反应：①模板变性，DNA 双链在高温 95℃左右时解离，成为 DNA 单链；②引物退火，将反应温度降低到 55℃左右时，引物与 DNA 单链进行配对结合；③新链延伸，DNA 模板 - 引物结合物在 72℃、DNA 聚合酶（如 Taq DNA 聚合酶）的作用下，以 dNTP 为反应原料，靶序列为模板，按碱基互补配对原理，合成一条与模板 DNA 链互补的半保留复制链，重复循环变性—退火—延伸这三个过程就可获得更多的“半保留复制链”，而且这种新链又可成为下次循环的模板。每个 PCR 循环需 2~4 分钟，PCR 反应在 1~2 小时内就能实现靶基因百万倍扩增。

引物设计原则：①引物长度为 15~30bp，常为 20bp。② G+C 含量在 40%~60%，ATCG 最好随机分布。③避免引物出现内部二聚体。④引物 3' 端的碱基应严格配对。常用的引物设计软件，包括 Primer Premier、Oligo（引物评价）、Vector NTI Suit、DNAstar、Primer3（在线 PCR 引物设计）、Primer-Blast（NCBI）等。

基于 PCR 原理，根据实验目的的不同陆续发展出一些适用于基因检测的 PCR 技术。

1. 多重 PCR　在鉴定病原微生物或与多个基因变异相关的遗传病时，常常需要同时检测多个基因位点。多重 PCR 是在常规 PCR 反应基础上改进和发展起来的新型 PCR 扩增技术，可在一个 PCR 反应体系加入两对以上引物，同时扩增多个核酸片段。和常规 PCR 相比，多重 PCR 更加经济快捷。多重 PCR 对引物设计有更高要求，要保证多重 PCR 反应体系中引物扩增的特异性，需要优化反应条件，尽量减少不同基因扩增效率之间的差异。

2. 扩增阻滞突变系统　又称为等位基因特异性 PCR。其原理是 Taq DNA 聚合酶缺乏 3' → 5' 外切酶活性；根据已知基因变异，通过设计位点特异性引物，当引物 3' 端碱基与模板不匹配时，不能生成 PCR 产物，而与模板匹配的引物有 PCR 产物生成，从而确定基因变异情况。和常规 PCR 相比，扩增阻滞突变系统有更高的特异性，多可用于基因的点突变检测。

3. 巢式 PCR　当模板浓度比较低时，采用常规 PCR，其产物浓度低，易产生非特异性扩增，因而常用巢式 PCR 进行产物的扩增。巢式 PCR 又名增效 PCR，采用内外嵌套两对 PCR 引物进行两轮 PCR 扩增，第一轮扩增采用外引物产生扩增产物，此产物在内引物的存在下进行第二轮扩增。巢式 PCR 采用内外嵌套引物两轮 PCR 扩增，提高了 PCR 扩增的灵敏度和特异度。

二、荧光定量 PCR

1996 年美国 ABI 公司开发了荧光定量 PCR 技术。荧光实时定量 PCR 采用荧光信号来指示 PCR 每一个循环扩增产物的变化，实时监测 PCR 进程。每个 PCR 反应管荧光信号到达设定的阈值所需的循环数（Ct 值），与模板的起始拷贝数存在反向线性关系。利用已知起始拷贝数的标准品做出此反向线性关系的标准曲线，结合待测样品中 PCR 扩增的 Ct 值，计算待测样品模板的初始浓度，从而实现对起始模板定量分析。与传统 PCR 相比，实时荧光定量 PCR 具有以下优点：①检测结果既可以定性，也可以定量；②检测灵敏度高；③无需进行后续的凝胶电泳，节省时间，提高效率。根据反应中荧光的来源，荧光定量 PCR 可分为染料法和探针法。

荧光定量 PCR 技术应用范围广，涉及 mRNA 表达分析、物种区分、核酸定量、等位基因分型等。基于该技术所开发的分子诊断产品在遗传疾病、感染疾病、肿瘤基因检测、耐药基因检测等多个领域均有广泛的应用。

1. 染料法　染料法是指在 PCR 反应体系中，加入非饱和荧光染料 SYBR Green。SYBR Green 是一种可以结合双链 DNA 小沟的荧光染料，游离的 SYBR Green I 几乎没有荧光信号，但结合双链

DNA 后，其荧光信号可呈数百倍地增加。因此，在 PCR 扩增过程中随着 PCR 产物的指数扩增，每个循环的延伸阶段，染料结合到双链 DNA 中，其荧光信号强度与 PCR 产物的数量呈正相关(图 2-4)。染料法的优点是只需要设计特异性较好的引物即可完成；其缺点在于扩增的非特异性，当 PCR 反应中有引物二聚体或非特异性扩增时，也可发出荧光。因此，为确定扩增产物的特异性，染料法荧光定量 PCR 需要在扩增完成后对产物进行熔解曲线分析。在温度较低，染料结合在双链 DNA 的情况下，通过温度缓慢升高使 DNA 样品缓慢变性(熔化)，从而生成熔解曲线。随着温度升高，当两条链变性时释放染料，荧光信号将逐渐降低。这种荧光信号降低的速率是不定的，在 PCR 产物的熔解温度(melting temperature，Tm)附近，荧光降低的速率通常最大。Tm 定义为总的双链 DNA 降解一半的温度称为熔解温度。不同序列和长度的 DNA 的熔解曲线和 Tm 值都是不同的，可以用于确定扩增产物的特异性。

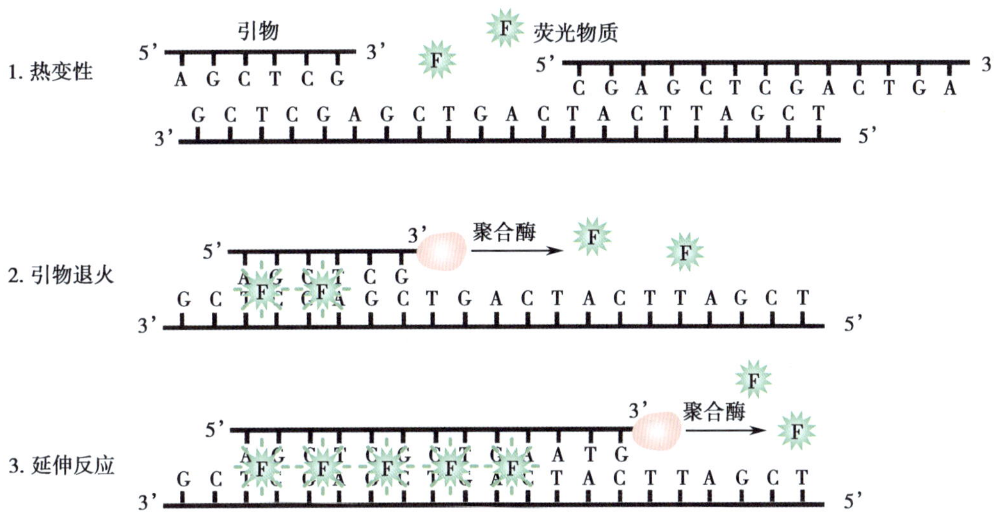

图 2-4 染料法荧光定量 PCR 原理示意图

2. 高分辨熔解曲线法 高分辨率熔解曲线分析技术(high resolution melting，HRM)是指使用饱和染料进行扩增和熔解曲线检测，实现基因分型和物种鉴定。荧光染料包括饱和荧光染料和非饱和荧光染料。非饱和荧光染料在实验时使用浓度低，浓度高会抑制 PCR 反应，非饱和染料不能占据 DNA 双链上的所有位置，这导致采用非饱和染料形成的熔解曲线不能精确反映双链的解链情况。相反，饱和荧光染料在体系中处于高浓度，不抑制 PCR 反应，染料与 DNA 的结合呈饱和状态。采用饱和染料得到的熔解曲线可以精确反映 DNA 双链随温度变化的解链情况，精度可以实现单碱基的分辨率。HRM 经常使用的饱和荧光染料是 EvaGreen、SolisGreen 和 LC Green Plus 等。HRM 进行基因检测的原理是不同序列的核酸分子由于其长度和 GC 含量的差异在不同温度下双链的结合和解开的比例不同，单个碱基的差异就会产生不同的熔解曲线，HRM 软件根据熔解曲线位置和形状的相似性进行结果聚类进行判读，因此，HRM 能够通过检测熔解曲线的微小变化实现单碱基差异的分辨。需要注意的是，HRM 技术对 qPCR 仪有较高要求，常用的 7500 实时荧光定量 PCR 仪器就不具有做 HRM 的功能，而 7500 Fast、7900HT Fast、Light Cycler 480 Ⅱ 就可以进行 HRM 程序；另外仪器自带的软件通常无法进行 HRM 分析，还需要配置单独的 HRM 分析软件才能对得到的数据进行分析。

3. Taq Man 探针法 20 世纪 90 年代开发的 Taq Man 荧光探针定量技术，是定量 qPCR 的重要里程碑。该技术在探针 5' 端标记荧光报告基团，3' 端标记荧光淬灭基团，探针完整的情况下两个基团的空间距离很近，报告基团发射的荧光信号被淬灭基团吸收而不能发出荧光；当探针和目标序列互补配对后，在 PCR 延伸过程中由于 DNA 聚合酶 5’→3’ 外切酶活性将探针酶切降解，荧光报告基团与淬灭基团分离，从而发出荧光信号；检测到的荧光分子数与 PCR 产物的数量成正比。因此，根据 PCR 反应体系中的荧光强度即可计算出初始 DNA 模板的数量（图 2-5）。该方法较 SYBR 染料法特异性高，更适合用于基因的定量分析。后续 MGB（minor groove binder oligodeoxynucleotide conjugate）探针的出现，提高了探针 Tm 值，缩短探针长度；3’ 端采用非荧光性淬灭基团，降低背景荧光信号，提高检测特异性。与 MGB 原理类似，锁核酸（LNA，一种人工合成的核酸类似物）探针是将 A、T、C 和 G 修饰成对应的 LNA 核苷酸，从而提高探针的特异性。

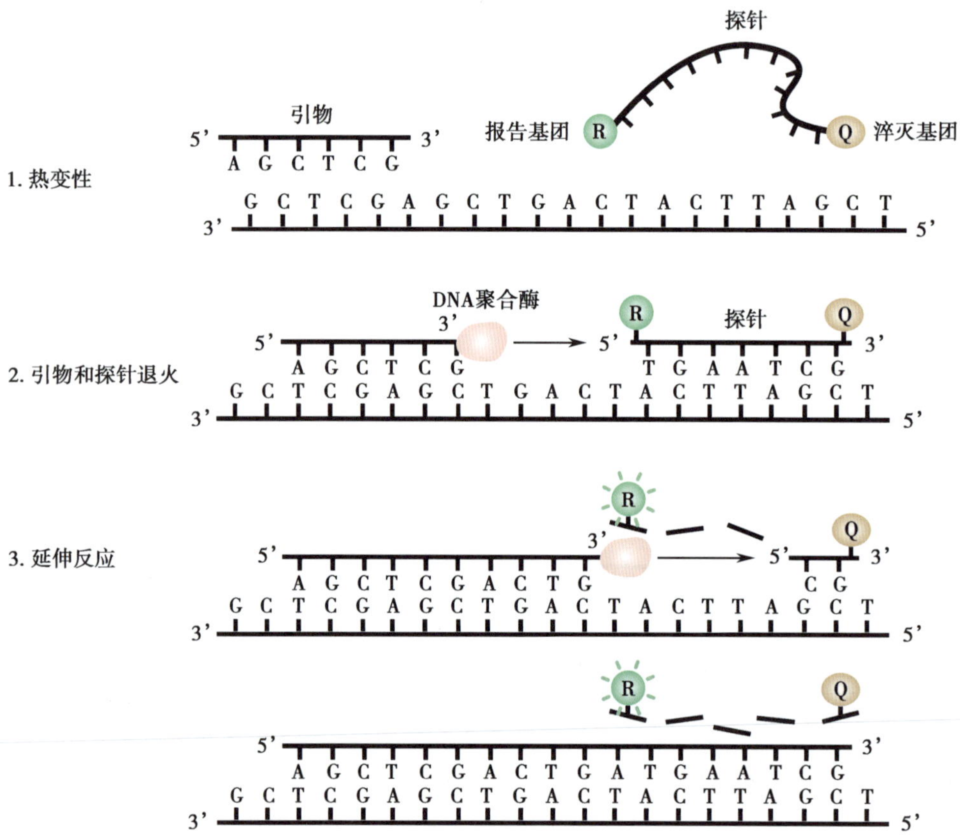

图 2-5 Taq Man 探针法荧光定量 PCR 原理示意图

三、分子信标法

分子信标是发夹结构的寡核苷酸链，其 5’ 端带有荧光报告基团，3’ 端带有荧光淬灭基团，在复性温度下，且模板不存在时，探针形成具有茎环结构的发卡状，荧光基团与淬灭剂相邻，5’ 端和 3’ 端互相靠近抑制了荧光的发出。在 PCR 扩增过程中，当加热变性时，互补配对的茎环双链解开，该分子信标与靶序列结合，使得发夹结构打开，3’ 端的淬灭基团远离了 5’ 端的荧光报告基团从而释放荧光。荧光强度与溶液中模板的量成正比，所以可以用于 PCR 定量分析（图 2-6）。

四、Light Cycler 双杂交探针法

Light Cycler 双杂交探针包括两条相邻的探针，两条探针相邻端一条上标记了荧光供体，而另一条标记了荧光受体。两荧光基团的光谱有一定程度的重叠，根据荧光共振能量转移的原理，当两条探针同时与模板序列结合时由于两个基团临近，可发生能量传递产生另一种荧光信号，荧光强度和 PCR

反应中 DNA 合成量成正比。由于两个不同的探针必须杂交到正确的靶序列时，才能检测到荧光，因此，该方法特异性好，适用 Light Cycler 实时荧光 PCR 仪（图 2-7）。

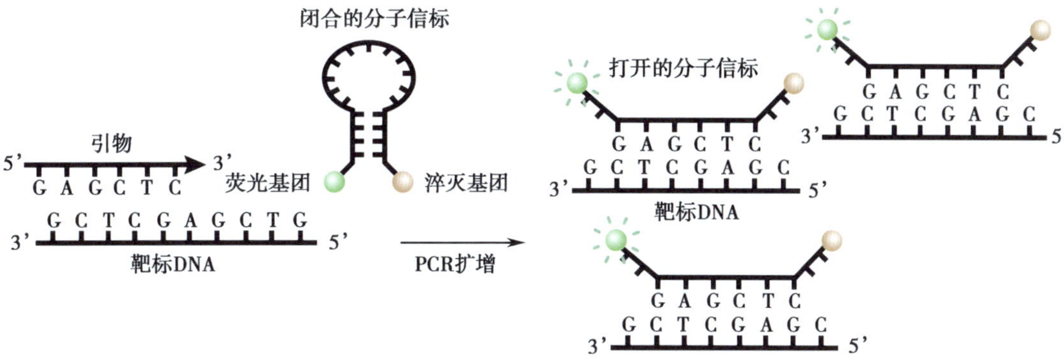

图 2-6　分子信标探针法原理示意图

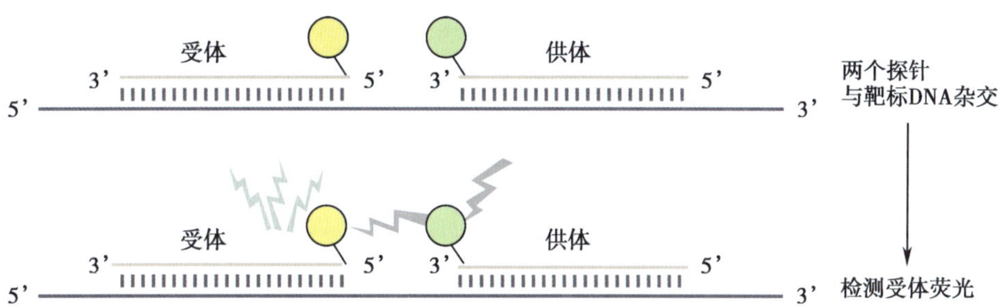

图 2-7　Light Cycler 双杂交探针原理示意图

五、数字 PCR

数字 PCR 技术是近年来发展起来的一种定量分析新技术。与荧光定量 PCR 技术不同，数字 PCR 不依赖扩增曲线的循环阈值（Ct 值）进行定量，不受扩增效率的影响，也不必采用参照基因和标准曲线，即可对起始样品的核酸进行绝对定量。其基本原理如下：数字 PCR 将含有目标基因、引物、聚合酶等的溶液稀释后，分成几十到几十万份微小、独立的纳升级或皮升级微滴反应体系，每个微滴含有 1 个或者 0 个目标基因，经过荧光 PCR 扩增之后，含有目标基因的微滴其荧光信号被检测到。统计每个样本中含有荧光信号的微滴数目，根据泊松分布统计方法进行数据处理，利用分析软件计算待测分子浓度和拷贝数，实现绝对定量。数字 PCR 通过单分子水平 PCR 反应体系制备和检测，实现了目标基因的绝对定量。

数字 PCR 的灵敏度很大程度上取决于反应单元的数目，反应单元的数目越多，数字 PCR 的灵敏度越高。根据反应单元形成的不同方式，数字 PCR 仪主要包括三大类：微反应室 / 孔板数字 PCR、微流控芯片数字 PCR 和微滴 PCR 系统。

（一）微反应室 / 孔板数字 PCR

1999 年，Bert Vogelstein 等创造了“数字 PCR”一词。采用 96/384 孔板作为反应单元，称为微反应室 / 孔板模式数字 PCR 技术。利用该技术发现了肿瘤罕见基因突变。数字 PCR 的灵敏度取决于反应单元数，随着反应单元数的增加，反应体积从微升级到纳升级，但该方法无法实现快速加样，需借助高通量加样设备，仪器成本和操作复杂度高。

（二）微流控芯片数字 PCR

随着微流体技术、纳米制造技术和微电子技术等的发展，微流控芯片数字 PCR 应运而生。该技术是利用微流控芯片技术将样品的制备、反应、分离和检测等集成到一块芯片上完成。2013 年，QuantStudio ™ 3D 数字 PCR 仪被推出。该仪器的核心就是高密度纳米流体芯片，最多可产生 20 000 个数据点，可满足大部分数字 PCR 应用的需求。

（三）微滴数字 PCR

微滴数字 PCR 源于乳液 PCR 技术，在扩增前进行微滴化处理，以极低的浓度包裹于数万个乃至数百万个油包水微滴中，每个微滴就是一个反应体系。液滴式数字 PCR 技术具有灵活性强、操作简单、检测灵敏度高等特点，应用范围比较广泛。

数字 PCR 技术开拓了新的技术思路和手段，具有成本低、灵敏度高、准确度高等优点，在病原微生物检测、肿瘤基因变异检测、遗传病变异检测等领域显示出巨大的优势和应用前景。

1. 病原微生物检测　核酸扩增技术是病原微生物检测的一个重要方法。但很多时候病原微生物拷贝数低使得 qPCR 定量的结果不理想。由于数字 PCR 在绝对定量上有着非常大的优势，自商业化后，就快速应用在病原微生物的检测上，尤其在病毒载量的检测上应用广，对指导临床治疗起到重要作用。同时，数字 PCR 技术成倍提高了检出灵敏度，能更早发现是否感染 HIV 病毒、HBV 病毒、人博卡病毒、人乳头瘤病毒等危害极大的传染病，及早治疗，降低病毒传播风险。

2. 肿瘤基因变异检测　数字 PCR 可以实现拷贝数变异分析、低频变异检测、甲基化含量鉴定，在肿瘤相关基因变异检测中应用广泛，如针对血浆中的游离 DNA（cell-free DNA，cfDNA），可采用数字 PCR 检测药物敏感性和药物抗性相关基因突变。与 qPCR 平台检测技术相比，数字 PCR 技术对肿瘤低频变异检测有更高的检测灵敏度。

3. 遗传病变异检测　产前诊断可以在出生前对胎儿的发育状态、患有的疾病等进行检测。传统的侵入方法如羊水穿刺和绒毛取样，存在孕妇流产的风险。利用数字 PCR 技术可对孕妇外周血游离 DNA 进行唐氏综合征的检测和镰状细胞贫血的检测等。

数字 PCR 是一个全新的绝对定量方式，目前成熟发展的数字 PCR 技术提供了前所未有的准确性和灵敏度，开启了一场核酸定量技术的革命。同时数字 PCR 也存在许多问题需要解决和探讨。相信随着科技的进步与技术的革新，该技术将广泛地应用在生命科学的各个领域。

六、等温扩增技术

PCR（包括定量 PCR）具有特异性强、灵敏度高、通量高，且支持多重检测、定量检测等优势，是目前主流的核酸检测技术。但该技术热循环过程对仪器有较高要求，在基层、野外难以实现。等温扩增核酸检测技术是近年发展起来的技术，可以在等温条件下进行核酸扩增，反应时间快、对仪器要求低，在即时现场检测（point-of-care testing，POCT）中有很高的应用价值。

等温扩增技术分成两类：第一类是扩增反应依赖特异性引物延伸，包括依赖核酸序列扩增技术（nucleic acid sequence-based amplification，NASBA）、环介导等温扩增（loop-mediated isothermal amplification，LAMP）、依赖解旋酶扩增技术（helicase-dependent amplification，HDA）、重组酶聚合酶扩增（recombinase polymerase amplification，RPA）等；第二类是扩增反应依赖限制性内切酶，包括链置换扩增技术（stranddisplacementamplification，SDA）、切口酶扩增反应（nicking enzyme amplification reaction，NEAR）等。恒温扩增技术的实现方式各不相同（如表 2-1 所示），下面将这些等温技术的原理、方法和应用进行简要介绍。

表 2-1　不同核酸扩增技术比较

扩增技术	蛋白种类	引物条数	反应温度 /℃	反应时间	是否适合 POCT
PCR	DNA 聚合酶	2	55~98	1~2 小时	否
NASBA	逆转录酶、RNase H、T7 DNA 聚合酶	2	42	1~2 小时	是
SDA	限制性内切酶、链置换 DNA 聚合酶	4	37	1~2 小时	否
LAMP	Bst DNA 聚合酶	4/6	65	1 小时	是
HDA	解旋酶、单链结合蛋白、DNA 聚合酶	2	37	1 小时	是
RPA	重组酶、单链结核蛋白、DNA 聚合酶	2	37	15 分钟	是
NEAR	切口内切酶、DNA 聚合酶	2	54	15 分钟	是

1. 依赖核酸序列扩增法　依赖核酸序列扩增法于 1991 年首次公布，是以 RNA 为模板，由逆转录酶、RNase H、T7 DNA 聚合酶以及两个引物介导的循环等温扩增的酶促过程，又称自主序列复制系统或再生长序列复制技术(图 2-8)。这是一个需要特定引物序列的 RNA 循环合成过程。靶标 RNA 在带有 T7 启动子序列的引物作用下逆转录成 cDNA，通过另一条引物可形成双链 DNA，在 T7 DNA 聚合酶作用下该模板能产生更多的 RNA。这些 RNA 又能作为模板再次形成 cDNA，从而循环，实现指数级扩增。

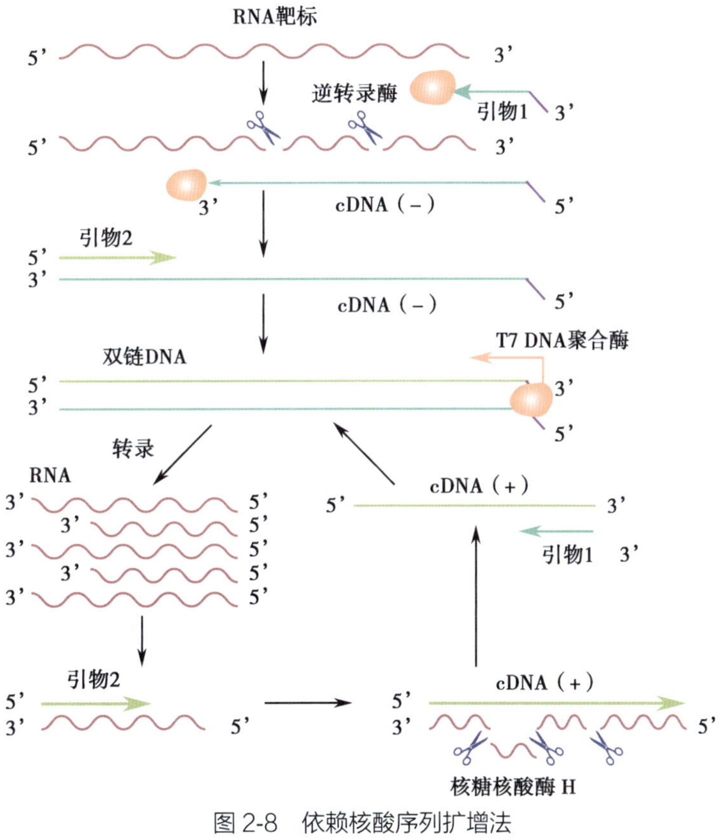

图 2-8　依赖核酸序列扩增法

该技术的优点是特异性很好，适合单链 RNA 检测。缺点是需要的酶种类较多，成本高，反应时间相对其他等温扩增方法较长。经过近 20 年的发展，该技术相对成熟，已广泛应用于病原体检测领域。比如产品 “NucliSENS EasyQ MRSA Assay” 使用该技术检测鼻拭子样本的耐甲氧西林金黄色葡萄球菌。

2. 环介导等温扩增技术　环介导等温扩增是日本 Notomi 等在 2000 年开发。该技术针对目的靶点的 6 个区域设计了 4 条特异性引物,仅需一个具有链置换特征的 DNA 聚合酶,通过产物形成的环结构可引发后续的扩增反应,即可实现等温下的不断循环扩增(图 2-9)。反应起始是通过 FIP 结合到 DNA 的 F2c 区域,DNA 聚合酶从 FIP 延伸 DNA。引物 F3 结合到 DNA 的互补区域并置换新合成的 DNA 链。同样的反应由 BIP 和 B3 进行,导致置换出来的链形成哑铃形结构。FIP 和 BIP 结合到这些哑铃形结构上并合成新的一条 DNA 链,这条链由于其序列互补性能形成环状。这个环状延伸能形成双茎 DNA 环并置换原 DNA 链,进而又形成哑铃形结构并进行下一轮扩增。BIP 和 FIP 结合至双茎 DNA 环并起始下一轮链置换。这样步骤的循环能从原有的靶标 DNA 产生大量不同大小的 DNA 产物,实现指数扩增。

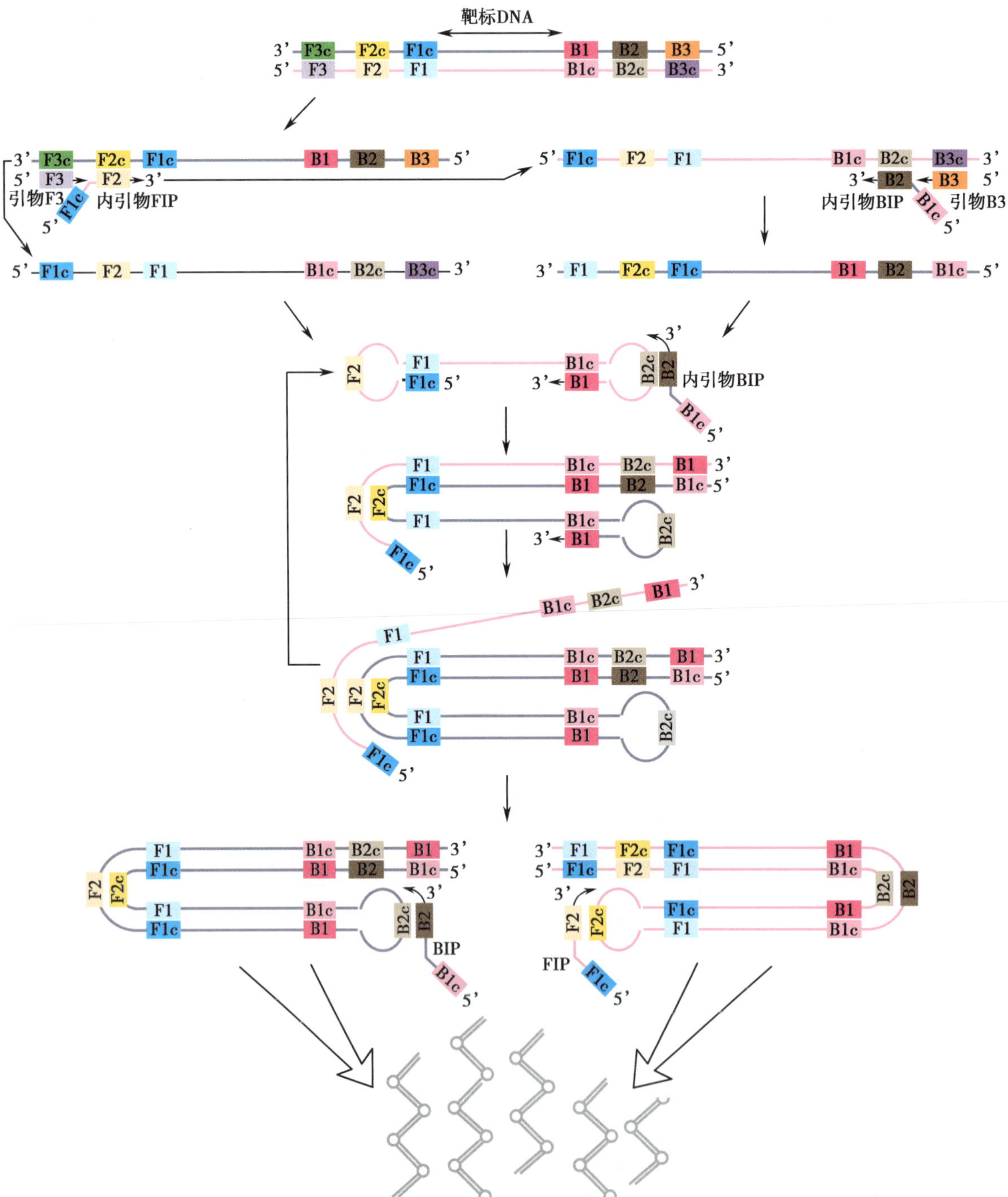

图 2-9　环介导等温扩增技术

该技术优势显著，体系中仅需要一种酶，成本低、稳定性强、特异性高。该方法可以用浊度检测扩增结果，适合应用于 POCT 产品。该技术的限制主要在设计方面，靶序列长度较短且需要设计跨 6 个区域的 4 条特异性引物，因此引物设计难度很大。该技术由于其显著的优势，已有了多种应用，例如结核分枝杆菌复合群核酸检测试剂盒（特异性检测结核分枝杆菌复合群）、沙门菌检测试剂盒、军团菌检测试剂盒等。

3. 依赖解旋酶扩增　依赖解旋酶扩增技术由 Vincent 等在 2004 年提出，该技术是模拟动物体内 DNA 复制机制的一种体外等温扩增技术。该技术相当于用解旋酶替代高温来解开双链 DNA，再依靠单链 DNA 结合蛋白保持模板单链状态，于是引物结合到 DNA 链上靠具有链置换功能的 DNA 聚合酶进行延伸。指数扩增的原理与 PCR 反应相同，该反应在 37℃ 0.5~2.0 小时完成。

该技术的优点是和 PCR 原理接近，引物设计简单、扩增简单有效，可以实时定量。用该技术开发了多款产品并已在临床应用，包括单纯疱疹病毒、艰难梭状芽孢杆菌、百日咳鲍特菌等病原体的核酸检测。

4. 重组酶聚合酶扩增　2006 年科学家参考 T4 噬菌体 DNA 复制系统开发出重组酶聚合酶扩增技术（RPA），RPA 与 HDA 原理相似，主要区别在于打开 DNA 双链使用的酶不同，RPA 使用重组酶，HDA 使用解旋酶。重组酶与引物形成复合物作用于靶标 DNA，利用重组酶使得引物侵入双链 DNA，与一条链的 3' 端结合并通过具有链置换功能的 DNA 聚合酶进行延伸，同时另一条链的 5' 端依靠单链 DNA 结合蛋白保持模板单链状态，后者又能作为模板被引物延伸形成双链进行下一轮的扩增反应。该反应在 37℃进行 20 分钟 ~2 小时完成。

RPA 技术的显著优势是检测速度快，一般 10 分钟内即可完成，引物设计简单方便；其劣势主要是引物非特异结合。快速诊断试剂技术 SHERLOCK（2017 年报道）和 DETECTR（2018 年报道）都是利用 RPA 技术对病原体核酸进行等温扩增，然后利用成簇的规律间隔的短回文重复序列（CRISPR）系统检测扩增产物。

5. 链置换扩增技术　链置换扩增技术（SDA）是 1992 年美国研究者 Walker 等提出的一种置换扩增技术。SDA 反应主要依赖一种限制性核酸内切酶（对半硫代磷酸化碱基对应互补链的切割）、一种具有链置换活性的 DNA 聚合酶、2 对引物实现等温扩增（图 2-10）。该技术需要 4 条引物，2 条扩增引物分别对应 2 条 DNA 链并带有限制性酶切位点，另外 2 条碰撞引物互补在扩增引物的外侧。一种带有链置换功能的 DNA 聚合酶用于进行引物延伸。内切酶将扩增引物上的限制性内切酶位点切开形成切口，使得 DNA 聚合酶能够从切口进行延伸与链置换。由于延伸得到的双链有限制性酶切位点可以被切开进行再次延伸，因此该反应实现了指数扩增。SDA 反应需要最开始的 95℃变性，然后加酶后在 37℃反应约 2 小时。

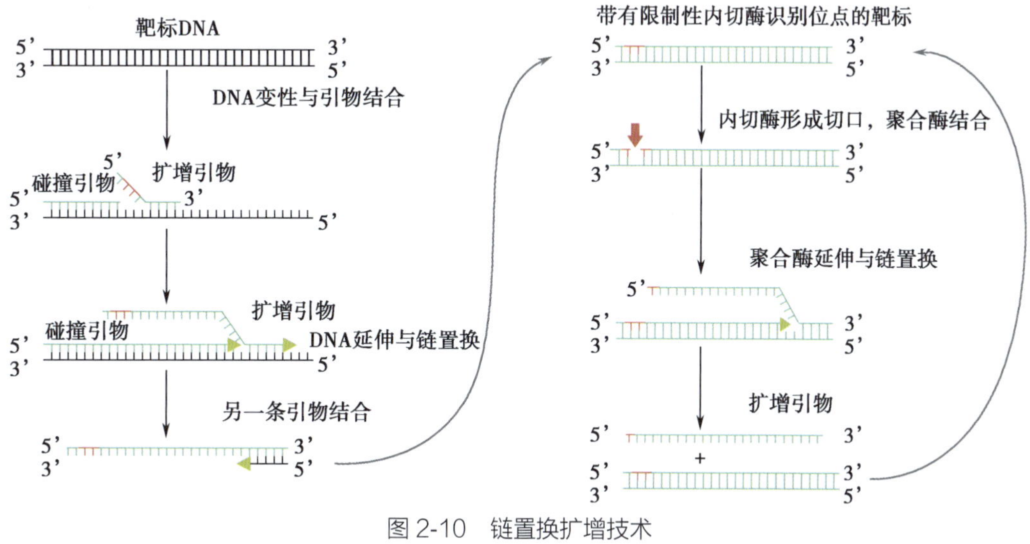

图 2-10　链置换扩增技术

该方法的优点是特异性高,但缺点也较多。首先,该体系使用的限制性内切酶识别的是半硫代磷酸化碱基,即需要特殊核苷酸;其次,由于该体系的酶不耐高温,DNA 需要变性后再加入反应体系,操作不便,易造成污染。该技术已应用到病原体检测领域,如 Probe Tec ET 系统有多款基于此原理并在 FDA 获批的产品,可以检测核酸中淋球菌、沙眼衣原体等病原体。

6. 切口酶扩增反应　该技术在 2008 年由 Ionian 科技公司的研究人员开发并申请了专利。NEAR 的原理是在核酸切口酶形成的切刻处,在聚合酶的作用下从切刻处的 3' 端聚合延伸,置换出相同序列的 DNA 链,切下释放出的单链 DNA 互相结合继续延伸出互补链,由此又形成了新的完整的含有切口酶识别位点的 DNA 序列。原始模板序列和新产生的序列都能再次被核酸切口酶识别,进而产生循环,形成了指数级扩增(图 2-11)。图 2-11A 是 NEAR 扩增形成双链的原理:T2 的识别区域结合到互补的靶标上并延伸(1a、2a);另一条 T2 也结合到相同靶标上延伸时将之前延伸的链置换掉(3a);T1 的识别区域结合到被置换链上并延伸,形成了带有切刻酶识别位点的双链(4a);切刻酶结合到该位置并进行切割形成切口(5a);DNA 聚合酶从被切口处延伸置换掉原链,得到的双链两端都具有切刻酶识别位点。该 DNA 双链能启动后续的指数扩增反应。图 2-11B 是 NEAR 指数扩增

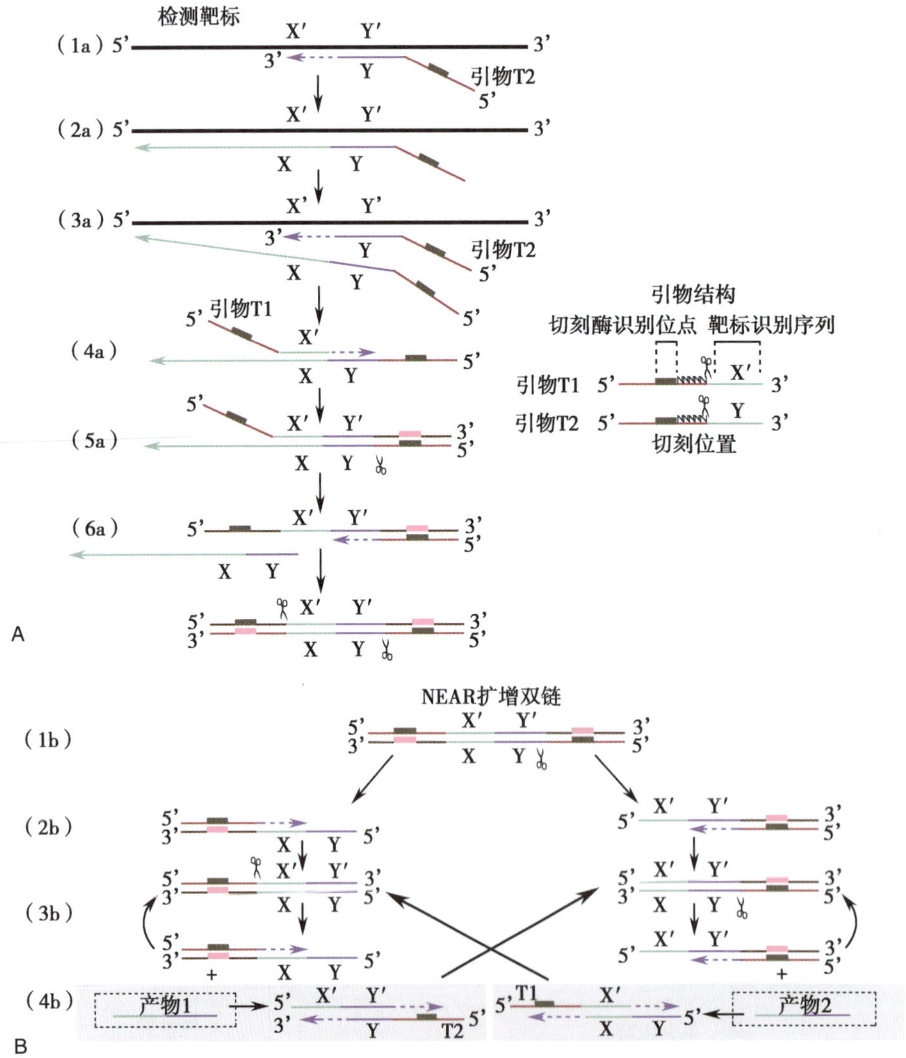

图 2-11　切口酶扩增反应

A. NEAR 扩增形成双链的原理;B. NEAR 指数扩增的原理。

的原理：切刻酶识别上述的DNA双链并进行切割，DNA两边的位点被切开后分别延伸形成了两个各自带有一个切刻酶识别位点的DNA以及一条被切下的单链（1b和2b）。带有切刻酶识别位点的DNA分子不断被切开、延伸、链置换，得到了大量的产物1和产物2。而产物1和产物2能和T1与T2互补，从而双向延伸得到带有可切刻位点的双链（3b和4b）。因此，一个带有切刻酶识别位点的DNA双链一轮能够产生两个带有切刻酶识别位点的DNA，不断循环实现指数扩增。

NEAR技术的最显著优势是速度非常快，设计较简单，但由于检测的是短片段，NEAR产品假阳性较高。利用NEAR技术开发的诊断试剂盒与配套仪器甲型流感病毒和乙型流感病毒检测试剂盒在市场上的认知度较高。2020年利用NEAR技术快速推出的新型冠状病毒检测试剂盒获得了美国FDA批准。这些检测产品在ID NOW仪器上运行，最快5分钟可出阳性结果，阴性检出则需要约13分钟。

第四节　基因测序技术

基因测序是对遗传物质核酸序列的分析，将人类遗传物质DNA化学信号转变成计算机可处理的数据信号，为分子生物学研究带来重要的变革。自1975年Sanger等开创的链终止法测序技术标志人类第一代DNA测序技术的诞生，经历了近半个世纪的技术更迭，尤其是21世纪以后测序技术进入了快车道，第二代和第三代测序技术相续问世，测序读长由长到短，再由短到长。2005年，以454技术、Solexa/HiSeq技术和SOLID技术为标记的第二代测序技术诞生了。测序的规模化进程取得突破性的进展和测序成本的降低，引发生命科学研究大变革。2008年，纳米孔（nanopore）测序技术和单分子实时（single molecule real-time，SMRT）测序技术实现了单分子和超长读长，弥补了二代测序技术的读长短的缺陷，标志第三代测序技术应运而生。

一、一代测序

Sanger测序是最经典的一代测序技术，是大规模基因组测序的基础，至今仍是基因序列测定的“金标准”。Sanger法的核心原理是采用双脱氧核苷酸末端终止法，在4个DNA合成反应体系中分别加入一定比例带有荧光标记的双脱氧核苷酸ddNTP，PCR延伸过程中会随机掺入ddNTP；由于在该双脱氧核苷酸后无法继续延伸，部分DNA延伸到对应碱基会停止。测序仪通过毛细管电泳能够区分不同长度的DNA分子，从而依次检测由短到长的核酸3'端的荧光标记信息，由于每个荧光代表不同的碱基，因此能将荧光信息和序列信息对应就能实现DNA分子的每个碱基的序列读取（图2-12）。

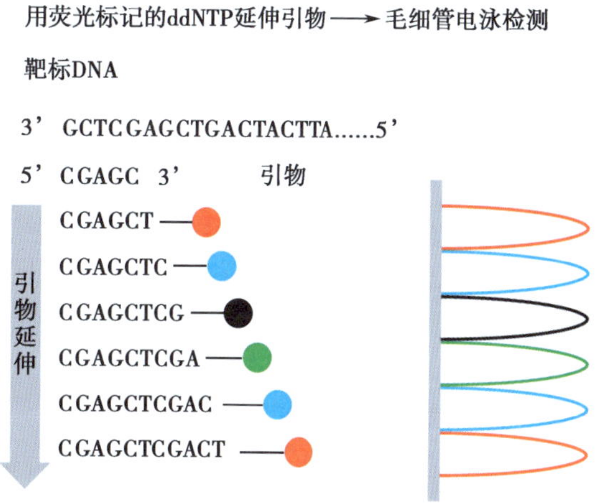

图2-12　Sanger测序原理

该技术最大的特点是直观地获取序列信息，可以检测未知序列，也可以判读基因型和对应突变，如基因点突变以及较小的缺失、插入等变异。1986年推出了第一台全自动测序仪，后来又陆续推出了通量更高、读长更长的仪器，最新的3730XL能够一次进行96个样本的检测，2小时即可完成测序，一个反应单向能准确检测800bp左右。虽然一代测序读长可达1 000bp，准确性可到99.99%，但是成本高、耗时久、通量低等缺点，严重影响其大规模应用。

Sanger测序的流程如下：①模板制备，Sanger

测序的模板一般有 PCR 产物、质粒等。通过扩增获得 PCR 产物，并对产物进行纯化、定量，即为测序前模板；质粒则需要对单克隆进行摇菌培养，进行质粒提取纯化，并定量作为测序模板。模板中不要有 EDTA，否则将会抑制测序反应。②测序反应，即 DNA 体外合成的变性、退火和延伸。模板变性后和单引物结合，在 DNA 聚合酶的作用下进行退火延伸，引物延伸片段在每个循环都可能因末端加入荧光双脱氧核苷酸而终止延伸，最后得到末端带荧光标记的相差一个碱基的待测序混合物。③测序反应后纯化，测序反应结束后，需要进行产物纯化，去除酶、引物、底物等杂质，只留下目标核酸片段，以免毛细管电泳过程中杂质影响峰图质量。④毛细管电泳，把 DNA 片段混合物，加到有聚丙烯酰胺凝胶的毛细管一端，在毛细管两端加上电压，DNA 片段就在电场的作用下，从负极向正极电泳。在毛细管正极的末端，用激光检测各种单链 DNA 走出凝胶的荧光类型，软件将示踪信号翻译成序列，即为 DNA 的核苷酸序列。⑤数据分析，每个测序反应会提供两个结果，一个是序列，一个是峰图。序列可以用 Word、DNAStar、写字板等软件打开；峰图可以用 Chromas 软件及其他综合性软件打开，一般认为峰越高、主峰越尖锐，与别的峰的交错越少，则这个碱基判读准确性越高。测序合格的峰图，根据研究目的，进行单核苷酸多态性（SNP）、小片段插入缺失的分析和判读。

二、二代测序

二代测序，又称为高通量测序，其可以对几十万到几百万条核酸分子进行大规模并行测序，是近几年发展最快的技术。自 2005 年至今，多家高通量测序系统逐渐问世，二代测序流程日趋成熟化，使得对物种的基因组的深度测序成为可能。除对二代测序的流程进行介绍，本部分还将对 Solexa、Ion Torrent 和 DNBSEQ™ 三大主流二代测序平台和二代测序的常见方法进行简要概述。

（一）二代测序流程

二代测序的基本流程，包括核酸提取、文库构建、文库质控、上机测序、数据分析。

1. 核酸提取　包括 DNA 提取和 RNA 提取。根据检测目的和检测项目不同，样本提取方法也不尽相同。具体提取方法及注意事项，可参考本章第一节"核酸的分离与纯化"内容，此处不再赘述。

2. 文库构建　DNA 文库构建方法根据检测目的、检测样本类型不同而有所差异。以全基因组文库制备为例，文库制备包括以下几个步骤：DNA 片段化、末端修复、末端加 A、接头连接和 PCR 扩增。DNA 片段化是将基因组 DNA 通过物理超声或者酶切方法打断成 200~300bp 的片段。片段化后的 DNA 末端可能有突出的碱基，因此末端修复是将片段化的 DNA 模板剪切或补齐，形成平齐末端，并进行 5' 端磷酸化。末端修复后会进行 3' 末端加 A，便于加接头时 T 和 A 碱基配对，但有些建库试剂盒将末端修复和加 A 过程合并在一起，减少了操作的复杂性。接头连接是将一段固定的双链 DNA 通用序列连接到每一条 DNA 片段的两端，引入 PCR 扩增和测序的序列元件。最后 PCR 扩增对接头产物进行富集，并完成磁珠纯化，即制备成为用于上机测序的文库（图 2-13）。

常规文库制备时长约为 5 小时。为缩短建库时间，各个公司推出了快速建库方法，可以 2 小时内完成建库。该方法通过转座酶反应将基因组 DNA 片段化，并连接上接头序列，完成 DNA 片段化到接头连接只需一步，大大节省了建库时间（图 2-14）。转座酶建库所需的酶量与 DNA 投入量相关，适用于低起始量（小于 50ng）基因组 DNA；另外转座酶整合反应并不是完全随机，对基因组的序列有一定的偏好性（GC 含量偏高的序列）。

目前市面上有多种 DNA 建库试剂盒。例如：有针对不同基因组起始量、不同建库策略的试剂盒；针对不同应用方向开发的不同的建库试剂盒，使用效果好，但价格比较昂贵；近几年，国内生物技术公司也开发了不同用途的建库试剂盒，由于性价比高、质量可靠，逐渐获得市场认可。

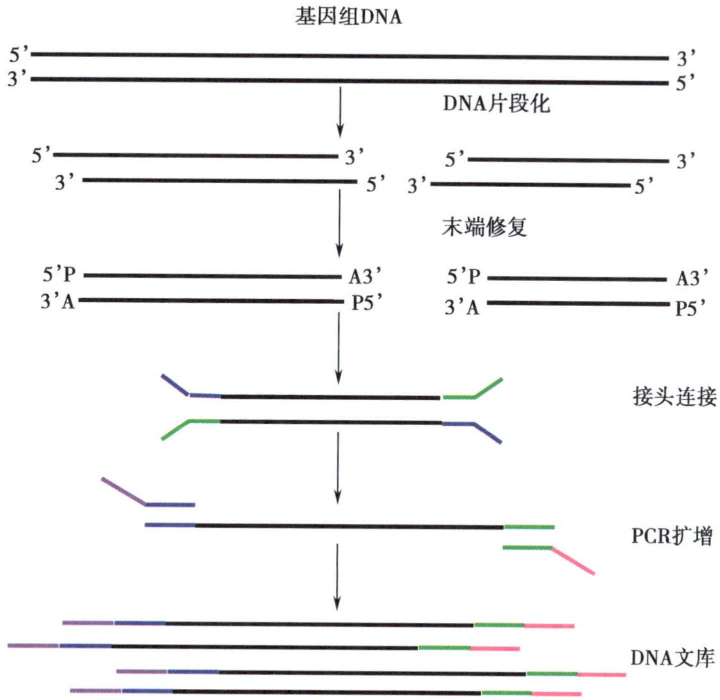

图 2-13　常规 DNA 建库步骤

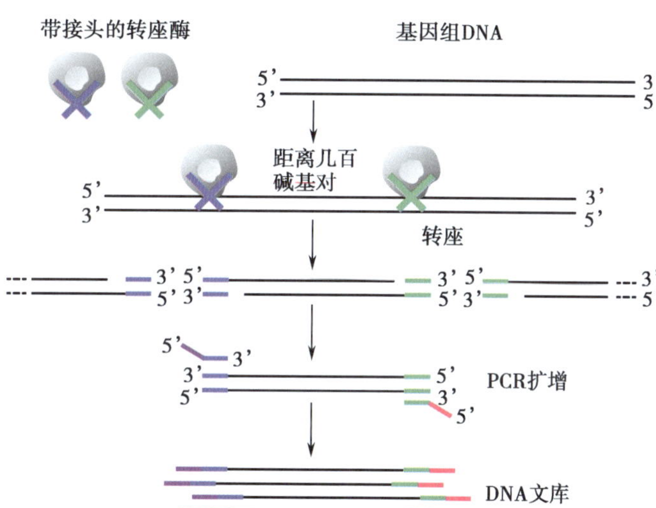

图 2-14　转座子 DNA 建库步骤

RNA 文库制备根据不同检测目的流程差异较大，在实际检测中根据对应的 RNA 建库试剂盒说明书操作进行即可。RNA 一般的建库流程为逆转录合成一链，再以一链为模板进行二链合成，合成为双链 DNA 后，其建库方法与 DNA 类似，可以进行打断建库或转座酶建库。根据研究目的不同，有的 RNA 建库在一链合成之前，需要对 mRNA 进行富集纯化。mRNA 纯化的方法主要包括两种：Poly(A)纯化法和去除 rRNA 法，Poly(A)纯化法主要应用在真核生物的 mRNA 纯化，大部分真核生物的 mRNA 3' 端具有 Poly(A)尾巴结构，因此可选用 Oligo(dT)磁珠直接进行靶向杂交富集。针对原核生物中没有 Poly(A)结构的 mRNA 和部分样品降解的总 RNA 样本，无法直接富集，只能通过去除 rRNA 的方法来达到富集 mRNA 的目的。

3. 文库质控　制备好的文库在上机测序前要进行文库质控。文库质控主要包括文库片段分布和文库定量。一般通过微流控芯片技术，如 Agilent 生物分析仪，检测文库的片段分布大小和范围。通常文库大小为几百个碱基、峰形呈圆滑尖锐的正态分布。文库定量主要包括 Qubit 和 qPCR，Qubit 检测文库的质量浓度，qPCR 则对文库的摩尔浓度进行定量检测。文库片段大小和其摩尔浓度都对后续的上机测序有重要影响，即文库质量决定测序数据的质量。

4. 上机测序　上机测序是对质控合格的文库进行测序。为了同时检测多个样本时可以区分不同样本的测序数据，每个样本在建库过程中会标记上 6~8 碱基的标签序列，每个标签序列是固定的，通过不同的标记序列即可获得不同样本的测序数据。

5. 数据分析　测序完成的数据通常以 fastq 格式文件存储，需要通过多步数据分析过程得到最终的检测结果。根据检测目的不同，数据分析流程也有差异，但总体包括如下步骤：①原始数据按照标签序列拆分出每个样本的数据；②测序序列进行数据过滤，去掉测序质量低的序列及测序过短的序列；③将经过上述质控的序列比对到参考基因组；④之后的分析流程根据目的不同而异，比如找胚系突变就进行变异检出，然后对变异进行注释和分类，再对所属基因进行注释。数据分析对于二代测序来说是可变性很强的环节，也对最终结果具有重要影响，因此每个分析流程需要用标准品测序分析或者模拟数据的方式确定其流程的准确度、灵敏度和特异度。

（二）二代测序平台

1. Solexa/Illumina 测序系统　Illumina 的 Solexa 核心技术是边合成边测序。为了达到能够检测的信号强度，在测序芯片的固相表面，每个 DNA 模板分子会经过桥式扩增（bridge PCR）形成 DNA 模板簇。固相上一个 DNA 模板簇中的所有模板分子序列一样，它们同时进行每一轮的 DNA 的合成并每一轮同时释放荧光信号，达到了可以检测的信号强度。测序过程中，DNA 模板的互补链合成时，四种 dNTP 分别带有不同荧光，每一轮只新合成一个核苷酸，测序时的每一个点的荧光信号代表反应的核苷酸的类型。测序过程中的核心技术是循环可逆终止技术，每一个循环都包括核苷酸掺入、荧光成像和终止基团切除。每簇 DNA 分子在荧光成像时对应不同的位置，故 n 个循环即能检测该固相上所有 DNA 簇的前 n 个碱基，由此实现高通量测序（图 2-15）。测序前 DNA 文库加入流动槽中，文库中的每个 DNA 分子会和流动槽表面的引物序列杂交；每个 DNA 分子经过桥式扩增形成一簇同样序列的 DNA。测序时，每一轮碱基的检测都经过带有荧光的核苷酸掺入、清洗与荧光成像和荧光基团切除并清洗几个步骤。四种颜色荧光分别标记 C、A、T、G 四种碱基，每一张图来自一轮循环，不同图中某一个点的位置是同簇 DNA 分子。

Illumina 独特的桥式扩增使得每条 DNA 模板能够从两个方向进行测序（pair-end sequencing，双端测序），这样的测序策略对于后续数据分析时的序列比对、分析插入缺失和重排非常方便，并且能够提高测序的质量值。桥式扩增测序数据的准确性较高，测序通量大时测序成本低，但由于其测序过程的每个循环需要切除荧光基团和高清晰成像，其测序速度相对较慢。

目前 Illumina 有多种测序机型，从小巧、测序时间较短、数据量产出少的 Miniseq 和 Miseq 到数据量产出较高的 NextSeq、Hiseq 以及 NovaSeq 系列都有不同的应用特点（表 2-2）。2018 年 Illunina 又新推出了单次运行时间 10 小时左右、数据产出相对于以往仪器更少的 iSeq100 测序仪。这种小型测序仪测序通量低，价格低，运行时间短。不同测序仪配套的测序芯片各不相同，读长也不同，但其长度较一代测序的 800bp 都更短，除了通量较小的 Miseq 系列最长能读 300bp 外，其他测序仪最长都只有 150bp。在这些测序仪中，MiseqDx 系统是第一个获得中国国家药品监督管理局（NMPA）批准用于临床应用的测序机型，此外，2020 年 10 月 NextSeq 550Dx 获得 NMPA 的批准，成为 Illunina 在中国第二款获临床应用批准的测序产品。

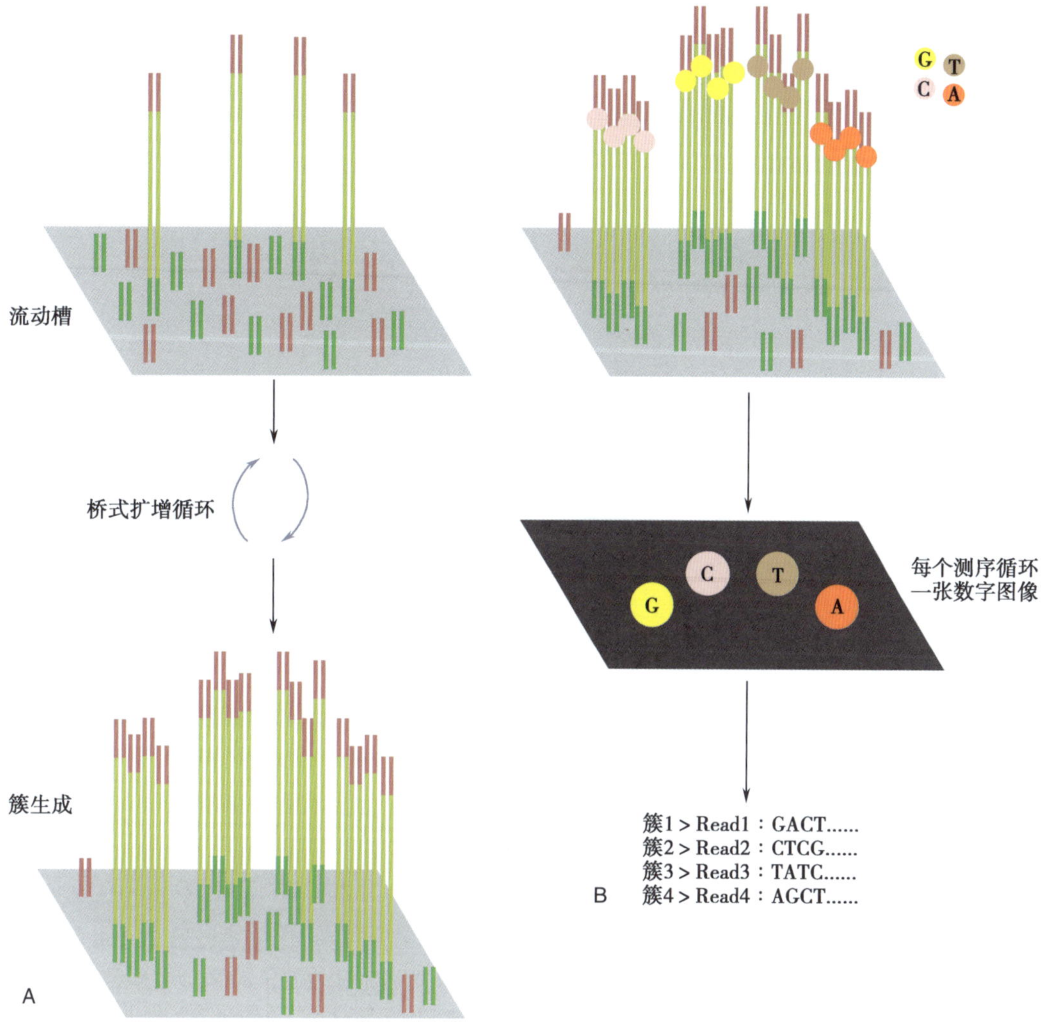

图 2-15　Illumina 测序原理示意图
A. 原位桥式扩增生成 DNA 簇；B. 测序循环中的荧光成像与碱基识别。

表 2-2　Illumina 不同测序仪运行时间、数据量、读长

仪器名称	iSeq100	MiniSeq	Miseq 系列	NextSeq 550	NextSeq 2000	HiSeq 系列	NovaSeq
运行时间 /h	9~17.5	4~24	4~55	12~30	24~48	24~84	19~40
最大数据量 /Gb	1.2	7.5	15	120	300	1 800	6 000
最大 reads 数	4M	25M	25M	400M	1B	6B	20B
最长读长 /bp	2 × 150	2 × 150	2 × 300	2 × 150	2 × 150	2 × 150	2 × 150

2. Ion Torrent 测序系统　Ion Torrent 测序平台是基于半导体技术，利用非光学信号进行测序。其原理是检测 DNA 合成中每个碱基掺入时释放氢离子，而非以往的利用荧光信号分辨不同碱基。半导体芯片有成千上万的小孔，每个小孔中是同一条模板扩增的簇，DNA 聚合酶以待检测 DNA 单链为模板进行互补链合成时，每轮核苷酸掺入 DNA 链中时都会发生聚合反应，并释放一个氢离子，整个小孔中多条模板同时释放会导致体系局部的 pH 发生变化，这种变化被离子传感器检测到后转化为数字信号。测序过程中，每一轮只有一种核苷酸（比如 dATP）释放到反应体系中，在所有待测模板分子中，某些分子的下一个碱基与该核苷酸对应，其周围会释放出 pH 变化的信号；四种核苷酸这样循环加入从而进行测序（图 2-16）。

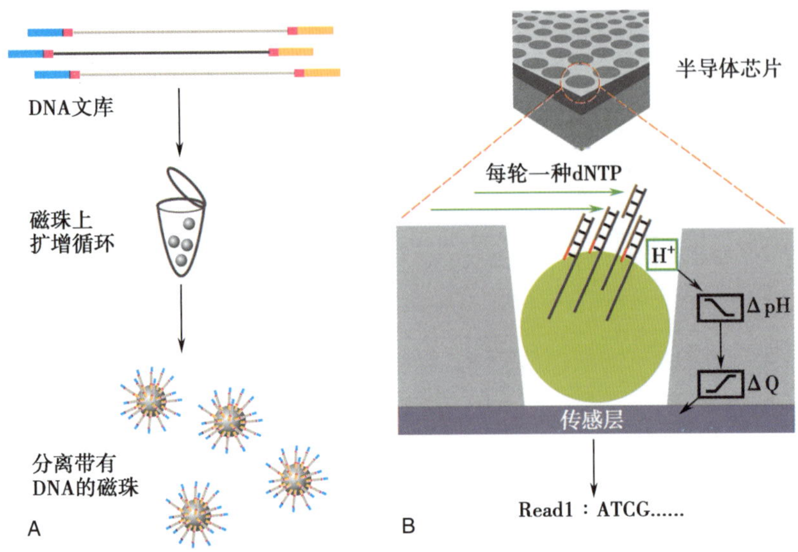

图 2-16　Ion Torrent 测序平台原理示意图

A. Ion Torrent 测序前，通过 PCR 扩增并在磁珠上富集 DNA 片段，以便进行后续的芯片测序；B. Ion Torrent 测序平台利用半导体芯片，将 DNA 聚合酶催化反应中释放的离子信号直接转换为数字信号。

Ion Torrent 测序平台使用非修饰的核苷酸，且信号检测为 pH 传感器，因此测序过程中不需要对底物 dNTP 进行化学保护，并且检测速度相对 Illumina 有了极大提高。此外，pH 传感器检测装置相对于 Illumina 的光学成像装置成本也更低。但是 pH 信号变化在连续碱基处很难有效区分，在检测连续相同的碱基时，如连续的 AAAAA，聚合酶掺入错误的可能性也会增加，导致 Ion Torrent 测序有着较高的错误率。

Ion Torrent 平台有多种仪器，包括较灵活的 Ion PGM 系统和自动化程度较高的 Ion Proton 和 Ion GeneSudio S5（表 2-3）。其中的 PGM-Dx 得到了 NMPA 的临床使用许可。Ion Torrent 的测序仪器体积相对较小、测序时间较短，并且读长能达到 400bp；此外，配套仪器有服务器以及对应的自动化数据分析流程，可供临床使用。

表 2-3　Ion Torrent 不同测序仪运行时间、数据量、读长

仪器名称	Ion PGM	Ion Proton	Ion GeneStudio S5
运行时间 /h	2~7	2~4	2.5~24
最大数据量	2Gb	10Gb	50Gb
最大 reads 数	5.5M	80M	130M
最长读长	400bp	200bp	400bp

3. DNBSEQ™ 测序系统　DNBSEQ™ 测序技术是 DNBSEQ™ 测序平台以联合探针锚定聚合技术（cPAS）为核心技术，可快速获得样本碱基序列。检测流程包括：①核酸的获取与打断；②核酸片段的扩增（单链 DNA 链获得，滚环扩增形成纳米球）；③核酸序列的识别（纳米球附着芯片，利用组合探针锚定连接法测序）；④数据分析与处理。具体来讲，首先将经过滚环复制形成的纳米球（DNA nanoball，DNB）被仪器的气液系统泵入规律阵列芯片（Patterned Array）并固定，之后测序模板与纳米球接头互补杂交，在激发器的作用下，形成光信号。经高分辨率相机捕捉光信号，之后处理转化为数字信号，通过算法优化，实现了图像处理与碱基识别的实时化，提高了测序芯片的效率。该平台现有 BGISEQ-500、BGISEQ-50、MGISEQ-200、MGISEQ-2000 以及 DNBSEQ-T7 等测序平台（表 2-4）。

DNBSEQ™ 测序平台具有以下优势：①滚环扩增技术与 PCR 扩增不同，扩增产生的碱基错误不

会积累，SNP 和 INDEL（插入缺失型变异）检测准确性更高；② DNB 大小与芯片上活性位点的大小相匹配，每个位点固定一个 DNA 纳米球，保证信号之间互不干扰；③将 DNB 的低错误率和规则阵列芯片的高信号密度，提高了检测准确度。

表 2-4 华大智造不同测序仪运行时间、数据量、读长与主要应用

产品型号	DNBSEQ-T7	MGISEQ-2000	MGISEQ-200	MGISEQ-2000 FAST
芯片类型	FC	FCL & FCS	FCL & FCS	FCS
最大通量	6T	1 440G	150G	330G
有效 reads 数 /M	5 000	1 500~1 800	100~500	550
运行时间 /h	24	38	10~66	12~37
最大读长	PE150	SE400	PE150	PE150
主要应用	大中型测序项目	全集基因组、外显子组、转录组测序	小型基因组测序、靶向测序、低深度全基因组测序	全外显子组、肿瘤检测、宏基因组测序

目前市场常见二代测序平台的数据量和成本的总结详见下表（表 2-5），在选择测序平台时，需对以下几个方面综合考虑。

（1）测序通量：根据检测项目选择合适的测序平台，科研项目测序量一般较高，如人种测序，动植物基因组测序等，数据量要求从几 G 到几十 G 不等；而临床应用项目，如特定区域测序等一般数据量要求低。在选购测序仪时，可根据开展的项目，选择不同通量的仪器。

（2）样本体量：依据实验室检测体量，选择合适的测序仪器，开展项目检测。

（3）序列读长：即单次测序反应产生的碱基数目；NGS 平台和芯片的技术原理不同，产生的测序读长也有差异，读长范围为 50~400bp。更长的读长会增加机器运行时间和测序成本，但可以提高序列比对的准确性，需根据实际开展项目情况进行选择。

（4）成本：NGS 的检测成本包括测序设备成本、单次运行试剂成本和下机数据分析费用。在大多情况下，检测通量高的仪器单次运行成本高，检测的样本多，折合到每个样本的成本相对降低。因此在仪器选择时，成本运行应作为一项重要指标。

（5）运行时间：单次运行生成数据的时间。仪器的通量越高，运行时间越长。一般临床项目都有检测周期要求，需要根据实际情况选择。

（6）测序首次成功率：NGS 产品整个产品周期比较长，首次成功率也是需要考虑的重要因素，包括测序数据量，数据质量等。

表 2-5 市场主流二代测序平台数据量与成本总结

仪器	单次数据量	每次运行成本	每 G 数据成本
Illumina Miseq v3	13G	$1 500	$110
Illumina Hiseq 2500	90G	$4 000	$45
Illumina Nextseq 500	120G	$4 000	$33
Illumina Hiseq X	1 800G	$13 000	$7
Ion Torrent PGM	2G	$900	$460
Ion Torrent Proton Ⅲ	85G	$1 000	$12
MSI SEQ-2000	55G	$1 000	$18
DNB SEQ-77	6T	$19 000	$3

（三）靶向捕获测序

二代测序能够同时对几百万个模板进行检测的特征，使得我们现在能够对单一个体的整个基因组进行测序和分析；然而对于基因组很大且很复杂的物种（如人基因组），全基因组测序的成本以及数据分析所需时间依然较多。人的基因组有 3×10^9 个碱基，若要达到平均 30× 覆盖度就需要测 90G 数据量，仅测序成本就达到上万元。对于这么大的数据量来说，测序之后的数据分析即使使用性能很好计算机也需要很长时间才能处理完成，所以目前临床应用的项目多采用靶向捕获的方法，针对具有临床价值的目标区域进行富集后测序，这样可以用较低的成本和最短的时间有目的性地检测靶标区域，获得有用信息。

目前靶向基因测序的主流方法有两个：杂交捕获测序和扩增子测序。杂交捕获测序使用能够结合到磁珠的寡核苷酸探针特异性地捕获目标基因 / 区域，洗去无关的序列；扩增子测序使用多重 PCR 的方法特异性地扩增感兴趣的基因 / 区域，使得这些目标序列的分子数远远高于其他无关序列。长期以来，Illumina 平台主要与杂交捕获技术配套，近几年也可兼容扩增子测序；Ion Torrent 以扩增子测序技术为主。

1. 杂交捕获测序　杂交捕获测序技术的优点是捕获区域大（如全部外显子），并且偏好性相对较小，其缺点是起始 DNA 使用量高（常规是 1μg）且操作较耗时。杂交捕获技术最早于 1991 年被报道，但它在 NGS 中的大规模应用起始于 2006 年安捷伦的 SureSelect 技术。由于现在疾病与基因组相关的信息集中在基因组中编码蛋白质的外显子中，而外显子占整个基因组的比例很小（1%~2%），杂交捕获技术最常用的就是全外显子测序（whole exome sequencing，WES）。目前该领域主流的捕获芯片包括安捷伦的 SureSelect、Illumina 的 TruSeq Exome 以及罗氏 NimbleGen SeqCap EZ。这三款捕获产品原理都是生物素标记的寡核苷酸探针与基因组文库特异性杂交后，用链霉亲和素磁珠将外显子目标区域富集下来，但三者的靶标、探针性质和探针密集程度是不同的（图 2-17）。其中，安捷伦使用的是 RNA 探针，而 Illumina 和罗氏 Nimblegen 使用的是 DNA 探针。安捷伦的探针是一个一个相接覆盖外显子；Illumina 的探针只覆盖部分外显子靠双端 reads 测序填补未覆盖的区域；而 Nimblegen 的探针则是叠瓦式重复覆盖外显子。对于目标区域，安捷伦约 52Mb、Illumina 约 62Mb、Nimblegen 约 64Mb，加 UTR 96Mb，其中三者重复的是人类保守编码区域（RefSeq coding region；约 29Mb），各自特异性目标区域安捷伦覆盖了更多的 Ensembl 数据库的基因，Illumina 覆盖了较多的 UTR 区域，而 Nimblegen 则在 miRNA 覆盖上较多。

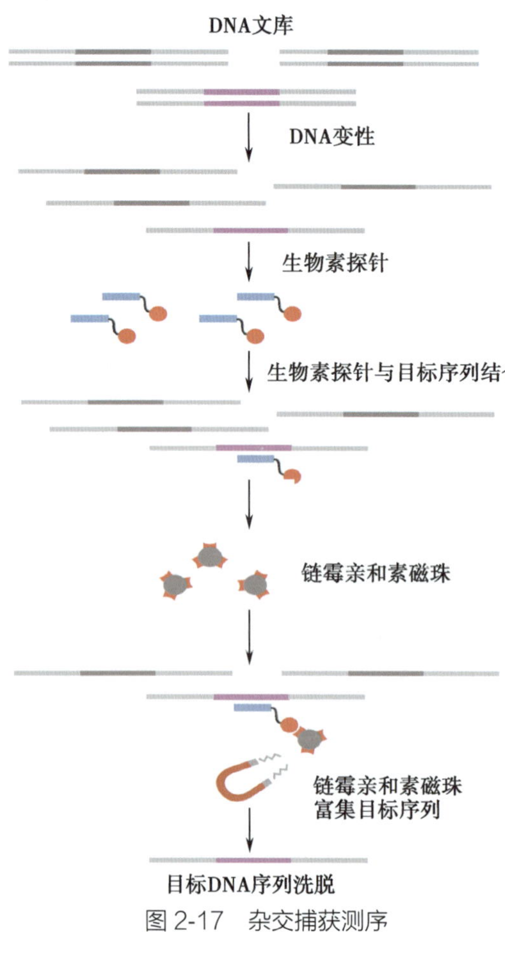

图 2-17　杂交捕获测序

2. 扩增子测序　扩增子测序是一种常用的特异性序列富集测序方法。它是 Ion Torrent 测序平台的旗舰产品。该技术的优点是较低的 DNA 起始量（1~10ng），测序时间短；缺点是会有 PCR 偏好性以及可能形成引物二聚体浪费测序量。扩增子测序的建库首先是将目的基因通过超多重 PCR 扩增出来，然后通过酶切降解掉引物序列，最后再连接上接头序列。测序时只测这些扩增的区域，称为扩增子测序（图 2-18）。扩增子测序用很低的测序成本对感兴趣的基因片段测足够的深度，极大降低了检测成本。Ion Torrent 根据扩增子测序技术有针对性地开发了多款 NGS 产品（比如肿瘤研究领域的 Oncomine Comprehensive Assay、Oncomine cfDNA assay、Oncomine Immune Response Research Assay）对肿瘤、遗传病和传染病领域的相关基因的单碱基突变、插入缺失、拷贝数变异和基因融合进行检测。

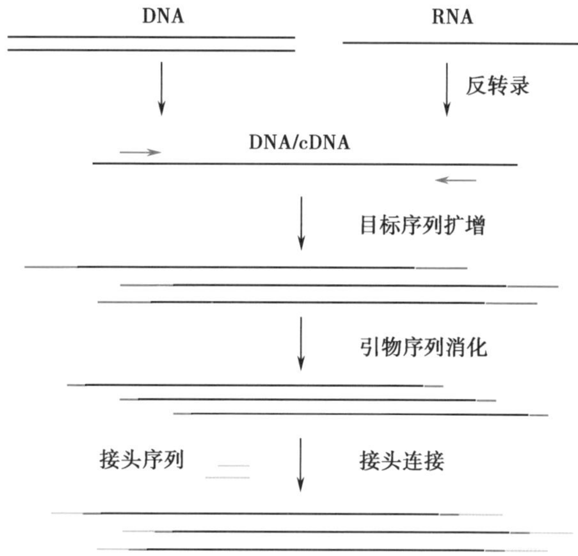

图 2-18　扩增子测序

目前有 NGS 产品获得 FDA 或者 CE 批准上市，主要应用于肿瘤易感基因检测和肿瘤靶向用药的指导，例如用于筛选卵巢癌患者中适合用 Clovis 新药 Rubraca 治疗的患者。2017 年 6 月，FDA 批准了第二个基于 NGS 的 Oncomine DX Target Test 试剂盒用于检测非小细胞肺癌患者中三个基因的变异情况来诊断吉非替尼、克唑替尼（crizotinib）、曲美替尼（trametinib）和达拉非尼（dabrafenib）这 4 种药物的最佳治疗患者。之后，FDA 又于 2017 年下半年批准了多个产品，包括①基于 MiSeqDx 测序平台的 Extended RAS Panel 试剂盒，用于对 *KRAS* 和 *NRAS* 基因的 56 个变异检测分析，以确定患者能否受益于抗癌药物帕尼单抗（panitumumab）；②纪念斯隆 - 凯特琳癌症中心基于 NGS 的肿瘤基因检测分析平台 MSK-IMPACT，检测 468 个肿瘤相关基因的突变，为个性化肿瘤治疗提供依据；③ Foundation Medicine 公司用于泛肿瘤伴随诊断产品的 FoundationOne CDx（F1CDx），覆盖 324 个基因突变，这是涉及各种实体瘤的产品，以此筛查对 FDA 已批准的 15 种抗癌靶向药受益的患者。

三、三代测序技术

三代测序指的是单分子实时测序技术。三代测序的超长读长和单分子测序，与二代测序相比在某些方面具有明显优势：①从头测序基因组，组装更加容易；②能够检测基因组中大片段重复序列或者结构变异，这是一代测序和二代测序无法直接检测的；③检测 RNA 可变剪切导致的异构型（isoform）；④直接检测 DNA 和 RNA 的核苷酸修饰。随着技术的改进和测序成本的降低，在未来的基因检测领域中三代测序会有更多的应用。目前基于三代测序的技术主要是两个：一是基于边合成边测序原理的 SMRT 技术，二是基于纳米孔电流信号检测的测序技术，其测序仪因体积小、成本低而备受期待。

SMRT 技术还是边合成边测序，该技术有两个关键点：①零膜波导孔（zero-mode waveguides，ZMW）使得激光从孔底物照上去时只会到达底部的正在反应的分子，不会穿透到上方溶液处，因此小孔外的游离核苷酸等不会产生背景信号；②荧光标记在 dNTP 的 3' 磷酸键处，DNA 合成的过程中 3' 磷酸键会断裂，从而释放荧光得到正常的 DNA 分子，而不需要二代测序中的淬灭等化学反应步骤，这使得该反应接近自然情况的 DNA 复制过程。测序时，每个 ZMW 容纳了一个单分子 DNA，孔底物固定了一个 DNA 聚合酶，测序反应时每个孔在单分子 DNA 模板上延伸一个碱基对时产生的脉冲峰被检测，由此实现单分子实时检测（图 2-19）。如图所示为一个 ZMW 小孔，孔的底物固定了 DNA 聚合酶，待测 DNA 和荧光标记的核苷酸从孔的上方添加。由于孔的直径比光的波长小，光从孔下射向孔底时不会有光进入孔内从而极大减少了荧光背景。SMRT 技术一个很大的问题是测序错误率比二代测序高很多，因此采取了 DNA 模板环化的方法进行多次重复测序，从而根据统计学分析降低错误率。成本上，SMRT 技术测序仪产出数据的平均成本比二代测序仪高很多。SMRT 技术现在有两个测序平台，一个是 2013 年推出的 PacBio RS Ⅱ，另一个是 2015 年推出的 PacBio Sequel，后者的通量更高，数据成本更低。

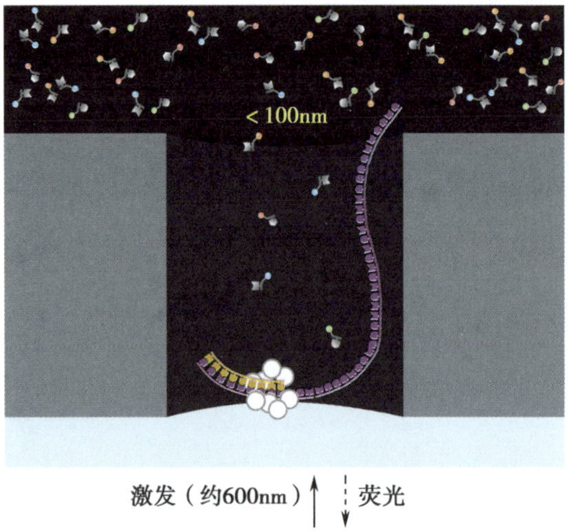

图 2-19　PacBio 测序仪 SMRT 技术原理图

2012 年报道了将纳米孔（nanopore）用于测序的技术。该测序技术突破了传统测序需要进行 DNA 合成的需求。它的原理是待检测的不同物质（这里是 A、T、C、G 四种核苷酸）通过纳米孔时对膜的电流产生的扰动形式不同，即通过检测电流变化实现测序（图 2-20）。然而，目前的纳米孔并不能让单一的核苷酸通过，而是同时有四个核苷酸；"4^4=256"，即需要建立 256 种不同的电流变化模型用于反映通过的四个碱基分别是什么。要将几百种模式区分开对电流检测以及数据分析的要求都非常高，因此，Nanopore 技术的测序错误率是相当高的。为了降低错误率，Nanopore 使用的纳米孔蛋白和试剂都在不断进行升级和优化。即便如此，目前 Nanopore 的测序错误率仍然比 Pacbio 更高。不过，Nanopore 测序仪由于不需要复杂的 DNA 合成过程，使得整个测序装置体积非常小，只有一个手掌的大小，这种便捷携带的特征有很好的临床应用前景。目前，该技术的商品化仪器主要为通量较小的 MinION 和 GridION X5 以及通量较大的 PromethION。

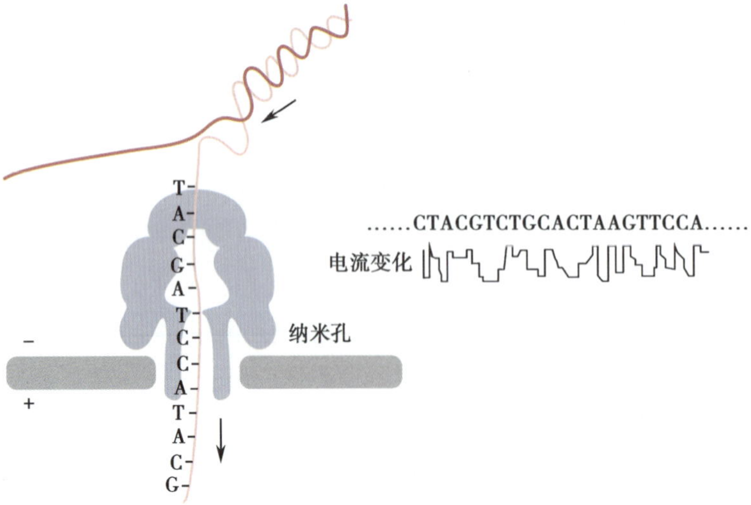

图 2-20　Nanopore 测序仪原理图

三代测序的优势表现为其具有均一覆盖度的最长平均读长，SMRT 的平均读长为 15kb 以上，最长可超过 100kb；Nanopore 的 MinION 读长在 5~10kb，都远远超过一代和二代测序读长，超长读长使其在全基因组范围内结构变异的检测具有更可靠的结果。然而，较高的错误率仍是阻碍三代测序技术应该的关键，如 SMRT 技术产生的测序错误可在序列中随机分布，影响测序的准确率。而且，三代测序目前仍处于起步阶段，从测序原理到制造工艺都存在许多问题，很多问题也只停留在理论阶段，需要继续努力研究才能发挥其真正的应用价值。

基因测序技术的发展，代表了技术的革新与进步，从一代测序到二代测序，再到三代测序，其各自的技术特点为应用奠定了基础，表 2-6 比较了三种测序技术的特点。

表 2-6　一代测序、二代测序和三代测序比较

测序技术	核心原理	检测对象	大约读长	优势	局限性
一代测序	链终止法	荧光	800bp	读长较长，准确性高	通量低
二代测序	边合成边测序	荧光	50~300bp	通量高	样本处理和数据分析过程复杂；仪器昂贵
三代测序	边合成边测序 / 纳米孔测序	ZMW/ 荧光 / 电信号	10~100kb	读长最长	错误率高；成本高

小　结

随着分子生物学技术的发展，基因检测技术进入了高通量测序时代。二代测序实现了当初 1 000 美元一个基因组的宏伟预想，个人基因组时代悄然而至。基因检测技术的进步和飞速发展将改变现有的诊断、治疗模式，为医学发展带来一场变革。本章主要介绍了各种基因检测技术的原理及特点，包括：核酸的分离与纯化，例如 DNA 提取、RNA 提取等；核酸杂交技术，例如液相杂交、固相杂交、荧光原位杂交技术、基因芯片技术等；核酸扩增技术，例如 PCR、等温扩增反应和数字 PCR 等；基因测序技术，例如一代测序、二代测序和三代测序。

基因检测的各种技术均依赖核酸的分离和纯化技术，高质量的核酸是基因检测的必需条件。基因检测各种技术的检测原理和技术特点不同，因而这些检测技术均有不同的临床应用场景，不能简单地替代。例如：基因芯片技术是中通量基因检测技术，成本低、可操作性强，有很高的灵敏度和特异度，适用于已知靶点的基因检测和疾病的基因诊断；PCR 扩增技术操作简单、快速，灵敏度高，但只适用于已知靶点的基因检测，检测通量低，临床广泛应用于感染性疾病、肿瘤及遗传病的基因诊断；二代测序技术是基于 PCR 和基因芯片发展而来的 DNA 测序技术，可实现高通量的基因检测，已知和未知的靶点均可被检测，但样本处理和数据分析过程复杂，时间周期长，目前在临床无创产前筛查、肿瘤基因检测、遗传病基因检测等病原体检测方面有日趋广泛的应用。

基因检测也面临一些问题与挑战，如在天赋检测、健康风险等消费级基因检测领域，消费者对基因检测产品很难分清优劣，亟须建立建全监管机制。另外，二代测序和三代测序技术有待进一步成熟，在数据分析和结果解读方面国际上尚未建立统一的规范和标准，缺少成熟的数据库和权威分析软件，易造成检测结果的分析和解读不一致等。我们相信，随着分子生物学技术的发展和测序技术的成熟，必将提高基因检测在临床中的应用，基因检测相应的规范指南和法规管理体系也会建立和完善，在疾病的预防、精准诊断和精准治疗上发挥重要作用。

第三章
基因检测的生物信息学技术

生物信息学是一门连接生物学、数学和计算机科学的交叉学科。随着高通量测序方法的不断改进发展，其在面向临床应用的基因检测中发挥了越来越多的作用。如前文介绍，高通量测序方法所得到的基因检测结果体现为体量庞大、难以直接解读的海量序列信息。要将这些信息应用于临床辅助诊断，必须配合使用适宜的生物信息学技术方法，将所得序列比对至参考基因组，进行变异检出，最后通过变异生物学意义的注释来判定是否存在潜在致病突变。因此在基因检测过程中，序列比对、基因组组装、变异预测算法和功能注释发挥通用及重要的作用。在这一领域目前已有多个数据工具或软件被广泛应用，本章将就相关技术方法及工具软件进行介绍。

第一节　遗传学的生物信息学分析

测序下机数据通常以 fastq 格式文件存储，需要通过多步数据分析过程得到最终的检测结果。这类生物信息学数据分析主要应用在变异检测、小片段组装等方面。根据不同的应用目的，数据分析流程也有差异，一般包括数据质控、序列比对、变异检测、变异注释等关键步骤和方法。下文对这些步骤的实现方法、主要质量要求和常用软件等进行介绍。

一、数据质控

以 Illumina 为代表的 NGS 测序技术基本原理是边合成边测序，而碱基的合成又往往依靠化学合成。在合成过程中随着 5' 端到 3' 端的合成链的增长，DNA 聚合酶的效率也会下降，从而导致特异性变差，进而导致了碱基合成错误率的增加。测序数据的质量高低决定了后续分析结果的可靠性。因此，在拿到测序数据之后，首先应该进行测序数据的质控，去除低质量的碱基序列，再利用剩余的高质量的测序数据进行基因组的组装或者后续分析。

判定测序数据质量高低的参数如下。① reads 的质量：Phred33 质量体系下，质量值低于 5 的碱基个数需低于 reads 总碱基数的 50%、整条 reads 碱基平均质量需高于 10 分。②文库总体测序质量值分布：Q20（碱基被测错的概率为 1%）的碱基须维持在 95% 以上，最差不低于 90%；Q30（碱基被测错的概率为 1‰）需大于 80%。③文库 GC 含量分布：是否在所测序物种基因组的 GC 含量范围左右。④ reads 中 N 碱基含量：N 碱基个数需低于 reads 长度的 10%。⑤ reads 是否包含测序的接头序列：如果包含有接头序列，后期需去除掉接头序列。⑥ reads 重复率：如果两条 reads 比对到基因组上的位置一致，则两条 reads 为重复序列，重复序列在整个文库中的占比为 reads 重复率，如果重复率过高,则需要考虑重新测序。

常用的测序质量评估软件如表 3-1 所示。

表 3-1　测序质量评估软件

软件	描述	下载地址
FastQC	可快速的对于测序数据进行质量评估	http: //www.bioinformatics.babraham.ac.uk/projects/fastqc/
fastp	用于处理 fastq 文件,支持多线程,包含 FastQC 和 Trimmomatic 的一些功能	https: //github.com/OpenGene/fastp
Cutadapt	在一定容错率的情况下对高通量测序的数据进行识别 / 剪切 / 去除 adapters/primers/poly_(A)等序列	https: //cutadapt.readthedocs.io/en/stable/
SOAPnuke	针对 fastq 文件的过滤软件,主要功能有 adapter 过滤、低 quality 过滤和高比例 N 过滤	https: //github.com/BGI-flexlab/SOAPnuke
Trimmomatic	可以用来切除 illumina 测序平台的接头序列,也可去除指定的特定接头序列、过滤 reads 末尾的低质量序列	http: //www.usadellab.org/cms/? page=trimmomatic
FASTX-Toolkit	用于处理 Short-Reads fasta/fastq 文件的程序,里面包含了丰富的 fasta/fastq 文件格式转换、统计等命令	https: //github.com/agordon/fastx_toolkit
AfterQC	可自动过滤、去除错误碱基,进行质量控制	https: //github.com/OpenGene/AfterQC

二、序列比对

在基因检测的技术手段中,序列比对是传统且重要的一个分支,其算法的发展对基因检测在医学应用中具有非常重要的意义。同时,在基因检测服务的其他技术领域中,如一代测序、二代测序、转录组测序、甲基化分析技术等,也都应用到序列比对。

序列比对是将两个或多个序列按照其自身碱基排列进行比较的过程,其目的是寻找两个或多个片段之间的相似性并阐明它们的同源性。序列比对过程主要是将未知来源的核酸或蛋白质序列与已知序列进行比较,对突变、插入缺失或遗传重组等变异情况进行分析,并以此为基础,进一步得到结构功能和进化的拓展研究。

根据研究对象的具体情况,可对常用的序列比对算法进行以下的分类:①依据分析序列的多少,可分为双序列比对与多序列比对;②依据比对范围的多少,可分为全局比对与局部比对;③依据比对序列的长短,可分为长序列比对(>200~300bp)与短序列比对。每种比对算法的选择依据具体研究目的而异。一般而言,双序列比对可进行简单而快速的相似性序列查看;而多序列比对,因其涉及比较的序列更多,更能发现某些位点上的固有模式与结构,常被用于分子进化、蛋白质高级结构预测或折叠结构模型等分析上。与全局比对算法相比,局部比对的应用相对较多,提出的动态规划算法可用于识别序列间的相似程度。

1. 序列比对的基本概念　序列比对的实现主要是对给出的两条序列进行所有位置的碱基 / 氨基酸匹配。比对时会依次将待比对序列不断与后台相关数据信息相比较并返回比对结果。以 DNA 比对为例,序列比对中有三种情况会导致序列间的不同:①单核苷酸多态性(single nucleotide polymorphism,SNP),即该位点的碱基被替换成其他碱基的情况,如 ACT->AAT;②插入(insertion),即该位点之后新增了碱基,如 ATCT->ACCTCT;③缺失(deletion),即该位点之后的碱基减少了,如 ATCT->ACT。

因此，序列在每个位点上比对通常会出现三种结果：匹配、不匹配、插入缺失。但真实的比对过程中不仅需要考虑各个子序列比对得分，更需要考虑序列的整体情况。其中涉及的影响因素众多，最重要的两个影响因素是比对矩阵与空位罚分。

比对矩阵是用来对序列比较过程中发生的“残基相同”或“残基不同”进行量化的数学矩阵。比对矩阵主要分为两大类：打分矩阵和替换矩阵。在打分矩阵中，匹配位置会被赋予一个正值，错配或者空位会赋予一个负值或低分。空位罚分主要针对可能发生的插入、缺失变异情况而设计。此类变异情况的发生会使得匹配操作中出现“空位”现象，因而需进行“罚分”操作而对相似性结果进行修正。通常对变异发生的初始位置进行重罚，而对由此引发的延伸进行轻罚，如若一个序列上发生了插入变异，则对插入的第一个空位罚分10~15，而对后面引发的系列延伸空位罚分1~2。根据分析对象不同可采用赋值不同的比对矩阵。在真实情况中某些替换发生的频率会高于另一些替换发生的频率，如转换（嘌呤与嘌呤或者嘧啶与嘧啶之间的替换）发生的频率比颠换（嘧啶与嘌呤之间的替换）高，因此还会引入替换矩阵来增加统计模型的准确性及复杂性。氨基酸的替换矩阵比核苷酸的替换矩阵更为复杂。例如，由于氨基酸之间存在相似的理化性质，一种氨基酸更容易被具有相似性质的其他氨基酸替换，因此比对时错配的赋值会相对较高；而不同理化性质的氨基酸之间的替换可能导致结构和功能的缺失，这种替换在进化过程中更不容易被保留，比对时错配的赋值会更低。

常用的比对矩阵包括PAM和BLOSUM，其中PAM矩阵是通过进化模型得到，而BLOSUM矩阵完全采用观测值，因此PAM矩阵常用来构建系统发育树，BLOSUM矩阵更加适用于搜索及寻找保守区域。

2. 序列比对常见算法　DNA和蛋白质的序列比对方法主要采用以下三种算法实现：点阵方法、动态规划方法和启发式算法。点阵方法通常用于双序列比对，另两种方法可用于多序列比对。而启发式算法常用于长序列比对中。

动态规划方法常用的算法是基于全局匹配的内德勒曼 - 温施算法（Needleman-Wunsch algorithm）和基于局部匹配的史密斯 - 沃特曼算法（Smith-Waterman algorithm）算法。这两种方法都会首先构造一个二维矩阵，引入空位罚分来代表插入和删除。两种算法除了评分方法和回溯的起点不一样，其他过程基本相同。Needleman-Wunsch算法从终点回溯，必须从头到尾进行计算，对局部的相似序列可能得不到理想的比对结果；而在Smith-Waterman算法中，矩阵不存在负分（负分被替换为零），回溯会从分数最高的矩阵元素开始，直到遇到分数为零的元素停止，因此分数最高的局部比对结果会在此过程中产生。两种算法都使用了空位罚分、得分矩阵以及回溯的方法，具有一定的相似度。但这两种算法的应用场景不同，因此研究者在选择算法时要根据实际需求来决定。此外，在多序列对比任务中，动态规划算法可以得到最优解，但计算量及耗时非常严重，因此实际应用过程中比较少见。

启发式搜索算法主要分为以下几类：渐进式（blast、clustal、MUSCLE等算法）、迭代法（如PRRP）和其他（如HMM、meta-methods等算法）。启发式算法根据经验获得，其最终解与全局最优解之间存在一定的差距，但此类算法消耗的计算及时间资源相对较少。以blast算法为例，首先会将待测序列打断，然后将打断的序列与目标序列进行比对，将打分较高的匹配位置作为种子，开始进行双向延伸并持续打分。当延伸到一定程度后，打分低于某一阈值则终止延伸，最终会获得一系列的高分比对结果。

依据数学模型得到的序列比对结果可作为两序列间相似性的一种说明，但因其涉及参数较多（比对字母表，序列长度等），且依据研究目的的不同可主观设置不同的阈值（罚分大小），很可能对同样的序列比对得到不同的相似性结果。同时，判断“相似程度”的数值标准也难以定论。因而在实际应用中，常在分析的最后阶段采用统计学方法来对结果加以说明。例如，将得到的相似性结果，与相同条件下随机序列实验所得结果进行平行比较，并以统计学上的显著性数值给出最终的建议。

3. 序列比对的输入与输出文件　序列比对需要输入序列信息，常用的保存序列信息的文件为

fastq 或 fasta 格式文件。fastq 格式的序列一般以四行为一组：第一行由 @ 开始，包含序列的描述信息；第二行是序列；第三行由 “+” 开始，也可以跟着序列描述信息；第四行为序列的测序质量评价，与第二行的序列一一对应。

fastq 示例：

@A00159:452:HTKY2DSXX:1:1101:2682:1000:N:0:CGCTCATT+CAGGACGT
TNGCCCCCACAATCCTAGGCCTACCCGCCGCAGTACTGATCATTCTATTTCCCCCTCTAT
TGATCCCCACCTCCAAATATCTCATCAACAACCGACTAATCACCACCCAACAATGACTA
ATCAAACTAACCTCAAAACAAATGATAGCCA
+
F#FFFFFFFFFFFFFFFFFFFFFF:FFFFFFFFFFFFFFFF:FF:FFFFFFFF:FFFFFFFFF,FFFF,FF:FFF
FFF:,,FFF,:FFFFF,FFFF,FFFFFFFFFFFF:FFFFFFFFFFFFFFFFFFFF:F:FFFFFF:F,,FFF:FFF

fasta 格式的序列又称为 pearson 格式。第一行以 “>” 符号开头，包含序列的描述信息。第二行起为序列信息，每行字母一般不超过 80 个字符。序列中允许存在空格、换行、空行等情况，直到下一个大于号或文件结束，表示该序列的结束。

fasta 格式示例：

>NC_012963.1 Komagataella phaffii GS115 chromosome 1, complete sequence
CATCCAGCATCCAGCATCCAGCATCCAGCATCCAGCATCCAGCATCCAGCATCCAGCATCCAGC
ATCCAGCATCCAGCATCCAGCATCCAGCATCCAGCATCCAGCATCCATTCATTTGGCGATGTTTA
ATTCCAACTGA

序列比对的输出结果一般存放于两类文件中：SAM 文件或 aln 文件。SAM 文件为 BWA 软件的开发者 Heng Li 于 2009 年提出 BWA 第一个算法（BWA-backtrack）时，同时提出的用于存放比对结果的文本文件，并伴随发布了处理 SAM 文件的软件工具 SAMtools。aln 文件则常见于 Clustal 系列软件输出的多重比对结果，可用于多重比对结果的可视化。

4. 常见比对软件　序列比对相关软件数量众多（≥ 50 种），基于各软件应用的实际效果、算法模型或实现偏重等，目前常用的序列比对软件见表 3-2。

表 3-2　常用的序列比对软件及其介绍

软件	介绍
BLAST 系列	包括 blastn、blastp、blastx、tblastn、tblastx 等。其采用启发式搜索算法，主要用于序列的局部比对
Bowtie 系列	常用的短序列比对工具，bowtie2 中融合了新的索引方法对算法进行了升级，可适用于 50bp~1Mbp 长度的序列比对。其比对速度极高，且占用内存较少
BWA 系列	采用启发式搜索算法，适用于 70bp~1Mbp 长度的序列比对
SOAP 系列	华大基因开发的一系列短序列比对软件，SOAP2 升级版对大数据量的短序列比对效率有所提升，并且支持更多的序列长度
Clustal 系列	包括 ClustalX 和 ClustalW、Clustal_Omega 等，采用渐进式的比对方法，是一种常用的经典多序列比对软件
MEGA	功能强大的遗传分析软件，不仅可以用来做序列比对还可以用来实现保守序列分析、构建进化树等功能
MUSCLE	采用渐进式算法的序列多重比对工具，在多序列比对方面平均速度要超过 Clustal 系列。在进行多序列比对的时候，大多数情况下可以优先使用 MUSCLE
minimap2	BWA 作者开发的可以对三代测序的长序列进行较好比对的工具，其比对速度优于 BWA-MEM，而且还可以用于 RNA-seq 的比对

三、小片段序列组装

(一) 基因组组装

基因组组装技术在人类基因组计划起到了举足轻重的作用,同时人类遗传图谱的完成为基因组尺度上基因检测奠定了基础。组装技术在加速了基因检测技术发展的同时,也拓宽了其应用范围,至此通过组装技术与遗传图谱,基因检测不再局限于小区段、单基因等小尺度基因检测。

1. 基因组组装基本概念　在测序平台下直接得到一定长度的测序片段(reads)。reads 的两端是连续的碱基,虽然 reads 与 reads 之间的距离无法确定并直接连接,但可以通过 reads 之间重叠区域(overlaps),通过复杂的算法将 reads 组装成较长的片段(contigs)。利用各种方法确定 contigs 之间的顺序和距离,也就能确定两个 contigs 在同一条染色体上的顺序位置,以及两个 contigs 之间的距离,就能将这两个 contigs 组装成更长的序列基因支架(scaffold)。因此,我们可以发现 scaffolds 之间有漏洞(gap),而序列拼接需要不断填补 gap,得到完整的基因组序列。

2. 基因组组装策略　目前基因组序列组装算法大致可以分为基于参考基因组的重测序(re-sequencing)和没有参考基因组的从头测序(de novo sequencing)两类。很多物种通过第一代测序方法,消耗了很多人力物力以及时间,测定了基因组序列,它们的基因组可以作为相同物种的其他个体进行序列拼接时候的参考基因组。对于未进行完整一代测序的物种或新的、未知的基因组测序,即从头测序是高通量测序技术的一个关键应用,通过测序仪读出的序列片段拼接组装得到基因组序列。

一代测序得到的序列片段较长,容易找到序列之间的重叠关系从而进行组装。对一代测序得到的长读段提出的片段组装算法,用重叠 - 连接 - 一致性模型(overlap-layout-consensus model,OLC 模型)。该模型的思路是检测任意两个片段之间的重叠关系,来构建序列连接的布局(layout),再对这些重叠片段进行多序列比对得到的一致性结果。OLC 模型的特点是涉及片段化和重新组织,且计算规模相当大。可以把 OLC 模型看成是图论问题,每一个 reads 看作是一个节点,两条 reads 之间的一次重叠是一个连接节点的边。理想的组装是图中存在一条唯一的路径可以连接所有的节点,同时每个节点只经过 1 次,那么沿着这条路径就可以读出最后的组装序列。OLC 模型适用于长读段序列的小区域组装,但不适用于短 reads 的完整基因组序列组装。因为如果连接两个序列片段所需的重叠碱基个数很小,那么有可能每一个序列片段都会发现许多小片段的重叠,从而导致错误的组装。同时如果所需重叠片段太长又容易错过许多小于阈值但是真实的重叠片段,而不能完成完整的基因组组装。

二代测序采用鸟枪法对从头测序的基因组进行测序。这种方法随机打断目标基因组序列,对产生的片段进行测序,然后利用计算机算法和程序组装这些片段,从而得到原始的基因组序列。因此,二代测序的读长长度相对较短,这使得寻找读长之间的重叠关系较难。为了解决这一挑战,研究人员运用生物信息学方法提出了适用于二代测序读长的组装算法——建立 de Brujin 有向图。在这一算法中,首先将 reads 打断成定长为 k 的核酸片段 k-mer,然后利用这些 k-mer 片段之间的重叠关系构建 de Brujin 图。这个图中所形成的最长有向路径即为拼接后的基因组序列(图 3-1)。该算法中最关键的是测试并选择最适合的 k-mer 大小,这需要根据基因组大小和基因组具体情况来确定。不同 k-mer 的选择对组装结果有很大的影响。

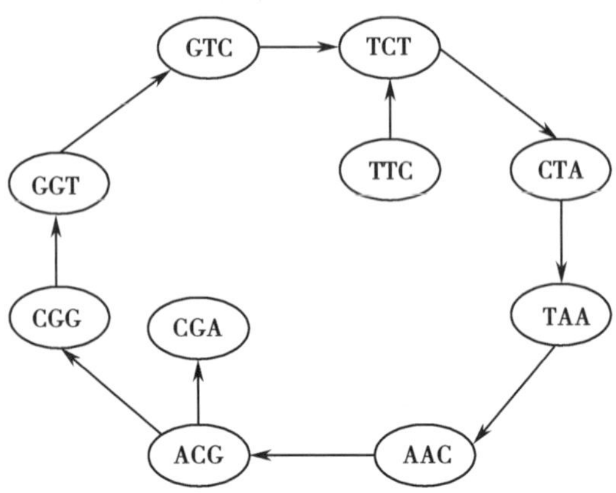

图 3-1　de Brujin Graph 算法示意图

三代测序组装的主流软件（如 Canu 和 Falcon）所使用的算法也大多集中在 DBJ、OLC 或者基于优化后的算法，所采用的组装策略主要分为 PacBio-only de novo assembly、Hybrid de novo assembly、Gap filling 和 Scaffolding 四种。其中 PacBio-only de novo assembly 只利用 PacBio 测序仪产生的三代长 reads 进行拼接，其采用的算法主要是 OLC 算法；Hybrid de novo assembly 组装策略则采用三代测序仪 PacBio 产生测序数据进行组装，然后利用二代测序数据进行纠错；Gap filling 组装策略则优先采用二代测序数据拼接得到较长的 scaffold 后，再利用 PacBio 的三代数据进行补洞；Scaffolding 则是采用二代的测序数据进行拼接得到 contig 和 / 或 scaffold，再利用三代数据确定拼接得到的 contig 和 / 或 scaffold 的位置关系。

3. 基因组组装的常用软件　不同软件的组装结果差别可能很大，跟物种的基因组复杂度也有关系。所以如果自行搭建分析流程，建议使用几个软件组合进行组装。最经典或使用频率最高的短序列基因组组装软件为 Allpaths-LG 和 SOAPdenovo2，而长 reads（三代测序）常用的软件有 Canu 和 Falcon。目前生物信息学分析中常见的组装软件如表 3-3 所示。

表 3-3　常见的组装软件及适用的测序平台数据

软件	适用平台	下载地址
SOAPdenovo2	Illumina	https://github.com/aquaskyline/SOAPdenovo2
SPAdes	Illumina	http://cab.spbu.ru/software/spades/
ABySS	Illumina	https://github.com/bcgsc/abyss
DISCOVAR	Illumina（MiSeq or HiSeq 2500）	https://software.broadinstitute.org/software/discovar/blog/
DNASTAR	Illumina、Ion Torrent	https://www.dnastar.com/t-sub-solutions-genome-solutions-de-novo-assembly.aspx
Plass	Illumina	https://github.com/soedinglab/plass
SPAdes	Illumina、PacBio、Nanopore	http://cab.spbu.ru/software/spades/
HGAP	PacBio reads	https://github.com/PacificBiosciences/Bioinformatics-Training/wiki/HGAP
Falcon	PacBio	https://github.com/PacificBiosciences/FALCON
Canu	PacBio、Nanopore	https://github.com/marbl/canu
MaSuRCA	Illumina、PacBio、Nanopore	https://github.com/alekseyzimin/masurca
Hinge	PacBio、Nanopore	https://github.com/HingeAssembler/HINGE

4. 评价指标和方法　将 reads 拼接后获得的不同长度的片段长度进行相加得到所有片段的总长度，然后再按照片段长度由长到短的顺序将片段依次相加，当这个长度和为片段总长度一半的时候，最后一个被加上的片段的长度称为 contig N50，而 contig N50 可以用来评价基因组序列拼接结果的好坏。同样的方法得到 scaffold N50，也可以作为一个评定基因组序列组装结果好坏的标准。同时，还需要评估 reads 比对到整个基因组的覆盖度情况，组装得到的基因组序列对基因区域的覆盖度情况和保守基因组区域的组装情况等几个方面来评估序列组装的完整性和正确性。

（二）转录组组装

不同的拼接任务需要采用不同的策略，其原因在于它们产生的德布鲁因图（de Brujin graph，DBG）结构和覆盖度各异。以转录组拼接为例，假设一个转录组只有两个基因且这两个基因没有重复区域，则只需构建两个没有关联的 DBG 即可。然而，实际数据中一个转录组可能包含了成千上万个基因，而大多数基因之间没有重叠。因此，构建的 DBG 实际上是许多不相关图的集合，每个图都代表一个基因或者一个基因家族。转录组拼接的主要挑战在于 k-mer 在基因中的覆盖情况与该基因的表达量密切相关。如果将 k-mer 阈值设置得较高，那么低表达的基因可能无法完整拼接成基因序列。这种多样性和复杂性使得转录组拼接需要更加灵活的处理方式，以适应不同基因表达水平的情况。常用的转录组组装软件如表 3-4 所示。

表 3-4 常用的转录组组装软件

软件	软件介绍	网址
Cufflinks	适用于有参转录组组装	http://cole-trapnell-lab.github.io/cufflinks/
Trinity	适用于无参转录组组装	https://github.com/trinityrnaseq/trinityrnaseq/wiki
SOAPdenovo-Trans	适用于无参转录组组装	https://sourceforge.net/p/soapdenovotrans/wiki/Home/
Trans-ABySS	适用于无参转录组组装	https://www.bcgsc.ca/resources/software/trans-abyss
bridger	适用于无参转录组组装	https://sourceforge.net/projects/transcriptomeassembly/files/

四、变异检测

利用实验技术对于待检测的目标（如病变样本、血液样本）进行测序及数据比对后，变异检测是基因检测分析中至关重要的环节。人类基因组上的变异主要分为两类：一类是基于位点的变异，包括单核苷酸变异（single nucleotide variant，SNV）和小的插入缺失型变异（insertion and deletion，INDEL）。INDEL 指的是在基因组的某个位置上所发生的小片段序列的插入或者删除，其长度通常在 50bp 以下。另一类为是染色体水平的结构变异（structural variation，SV）和拷贝数变异（copy number variation，CNV）。CNV 指较大片段的重复或缺失变异；SV 一般指除了 CNV 以外结构变异，例如序列的倒位，染色体内部或者染色体之间的序列易位。而变异检测的方法从诞生之初如同生物进化般迅速发展。检测方法从最开始的所见即所得，到现在所得不一定所见，呈现一种急速的发展状态。

目前已经有大量的方法及工具可对 NGS 数据进行变异检测。这些方法不仅仅是计算工具，而是与实验方法密不可分的。下面就从几类较为常用的检测算法进行介绍。

（一）遗传变异检测

通常指遗传自父亲或母亲的变异，即胚系变异。一般在个体的所有体细胞中都存在。

1. 基于位点变异检测软件　目前常用的主要是基于 SAMtools 和 GATK 的方法。此外，DeepVariant 也被越来越多地使用。

（1）SAMtools+BCFtools：SAMtools 是一款强大的位点突变的检测工具。它是一款可以从比对结果（SAM/BAM 格式）中发现 SNP 和 INDEL 的软件，有许多可调节的参数。SAMtools 可以通过考察覆盖度、包含参考碱基及变异碱基 reads 数来评价并过滤 SNP 和 INDEL。其检测原理很像是将变异 reads 展现到人的眼前，然后使用硬性的指标来进行判断是否属于变异。该方法较为依赖比对算法，并且对于一些较长的插入 / 缺失无法进行检测。

（2）基因组分析工具包（genome analysis tool kit，GATK）：GATK 软件中常用的专门用来检测遗传突变的方法有 UnifiedGenotyper 和 HaplotypeCaller。UnifiedGenotyper 方法主要是基于贝叶斯理论的统计模型来判断位点是否为真实变异，利用同一个位置变异及非变异的碱基数目构建贝叶斯统计模型。

$$P(G|D)=\frac{P(D|G)P(G)}{P(D)}=\frac{P(D|G)P(G)}{\sum_{i=1}^{n}P(D|G_i)P(G_i)}$$

其中，D 表示观察到的数据，也就是比对的 reads；G 表示被计算的基因型；G_i 表示一共有 n 种基因型的第 i 种基因型。整个公式理解起来就是，在观测到的数据 D 的条件下，基因型为 G 的可能性。而假设的一般情况 G（基因型）有 AA（二倍体，未发生突变）、AB（杂合突变）和 BB（纯合突变）这三种情况。而根据条件概率可以将 $P(G|D)$ 转化为 $(P(D|G)P(G))/(P(D))$，也就是在假设的某一种基因型下，得到观察到的数据的可能性最大的那个基因型就是预测结果。

GATK3 中的 UnifiedGenotyper 只能检测短小的插入或缺失，GATK4 中遗传变异检测改由 HaplotypeCaller 来完成遗传突变的检测。HaplotypeCaller 能通过对活跃区域（与参考基因组不同处较多的区域）局部重组装，同时寻找 SNP 和 INDEL。换句话说，当 HaplotypeCaller 检测出一个活跃区域，就放弃之前的比对结果，直接对这个地方进行重新组装，所以就比传统的基于位置的工具，如 GATK3 的 UnifiedGenotyper 准确率高很多。

（3）DeepVariant：该软件主要依据的模型是卷积神经网络（convolutional neural network，CNN），CNN 通常应用在图像识别领域。而 DeepVariant 开发团队创新性地将其利用到变异检测中，通过对于标准数据的学习、训练模型，最终使得模型能够很好地进行预测。

2. 染色体结构变异检测　目前结构变异检测的工具虽然很多，但其实归纳起来，基于 NGS 数据的结构变异检测算法并不多。总的来说主要有以下 4 种不同的策略和方法。

（1）基于 Read Pair（RP）的方法：Read Pair 方法是根据 pair-end 两端之间距离（插入片段）与参考基因组上差异来确认结构变异。利用这样的原理，Read Pair 方法理论上能够检测到的变异类型可以包含如下 6 种：序列删除、序列插入、序列倒置、染色体内部和染色体之间的易位、序列串联重复 / 倍增、序列在基因组上的散在重复。代表软件有 Delly 和 Breakdancer。

（2）基于 Split Read（SR）的方法：Split Read 是基于比对文件中 soft-clipped 的结果来判断结构性变异的断点。比对软件（比如 BWA）会尝试把没能够正常比上基因组的 reads 在插入片段长度的波动范围内，使用更加宽松的 Smith-Waterman 局部比对方法，尝试搜索这条 reads 最终可能比对得上的位置。如果这条 reads 有一部分能够比上，那么 BWA 会对其进行软切除形成 soft-clip（CIGAR 序列中包含 S 的那些 reads）。通过分割的信号来判断结构变异的类型。代表软件是 Pindel。

（3）基于 Read Depth（RD）的方法：Read Depth（也称 Read Count）简称 RD，是目前解决基因组拷贝数变异（CNV）检测的主要方法。拷贝数变异通常包括序列丢失和序列重复或倍增两个大类。目前有两种利用 Read Depth 信息检测 CNV 的策略。一种是通过检测样本在参考基因组上 reads 的深度分布情况来发现 CNV，适用于单样本，也是用得比较多的一个方法；另一种则是通过识别并比较两个样本在基因组上存在丢失和重复倍增的区域，以此来获得彼此相对的 CNV，适用于 case-control 模型的样本。代表软件有 CNVnator、Control-FREEC、gatk-cnv、cnvCaller。

（4）基于 *de novo* Assembly（AS）的方法：结构变异（SV）检测面临的主要挑战是读取序列的长度限制，导致在比对过程中无法跨越基因组重复区域和获取大型插入序列的信息。通过从头组装序列的方法，可以克服读取序列过短的问题。从头组装被认为是目前获取基因组上各种变异的最佳方法。然而，由于二代测序读取序列长度的限制，该方法的应用在一定程度上受到限制。FermiKit 是其中代表性的软件工具之一。

从目前的结果看，并没有哪一款软件能够一次性地将基因组上的各种不同情况变异类型都获得。因此，就目前短 reads 高通量测序技术来说，最合适的方案应是结合多个不同的策略，将结果合并在一起，这样可以最大限度地将假阳性和假阴性降低。Lumy 和 Speedseq 应该是这方面的一个典范。

（二）体细胞变异检测

随着肿瘤基因组学的发展，检测体细胞变异成为描述肿瘤基因组的一个至关重要的环节。但是由于体细胞变异与遗传变异有重要差异，所以并不能直接使用遗传变异检测算法进行体细胞变异检测。例如基于贝叶斯统计模型的检测算法，对于遗传突变我们可以假设其基因型是三种：野生型、杂合突变、纯合突变。而这三种基因型反映到数据上就是变异的 reads 比例大约在 0%、50%、100%。然而对于体细胞变异则变化更多，reads 的比例可以从 0.01% 到 100%。而且对于体细胞变异的检测，需要达到非常高的准确性，而且需要对照样本。判断一个变异是否为体细胞变异不能仅仅从突变频率进行判断。更准确的应该是确定这个变异不存在其他正常细胞中，而只存在于这些特殊样本中。常用的体细胞变异检测算法有如下几种。

1. MuTect　MuTect 是一种利用贝叶斯分类器来进行体细胞变异检测的工具。对于基因组的每个位点的原本碱基（参考基因组）用 $r \in \{A,C,G,T\}$ 来表示，b_i 表示覆盖这个位点的第 i 条 reads 在这个位置的碱基，e_i 表示这个位点的错误可能性，每个碱基都有碱基质量值表示其测序错误的可能性 $e_i=10^{-\frac{q_i}{10}}$。MuTect 用两种模型来描述数据：第一，模型 M_0，该位点没有发生变异，所看到的不同的碱基都是由于测序错误导致；第二，模型 M_f^m 描述 m 变异确实存在，并且频率为 f。然后构建第二种模型的似然率，公式如下：

$$L(M_f^m)=P(\{b_i\}|\{e_i\},r,m,f)=\prod_{i=1}^{d}P(b_i|e_i,r,m,f)$$

该公式假设不同 reads 之间的测序错误是独立的（所以联合概率才能表示为单独概率的乘积）。如果所有的替换错误都是相等，那么可得到下面的公式。

$$P(b_i|e_i,r,m,f)=\begin{cases} f*e_i/3+(1-f)(1-e_i) & 如果\ b_i=r \\ f(1-e_i)+(1-f)*e_i/3 & 如果\ b_i=m \\ e_i/3 & 否则 \end{cases}$$

变异的检测需要同时计算两种模型的似然率，然后计算 LOD score（对数比分值），计算公式如下。

$$LOD_T(m,f)=\log_{10}\left\{\frac{L(M_f^m)P(m,f)}{L(M_0)[1-P(m,f)]}\right\} \geqslant \log_{10}\delta_T$$

通过此模型 MuTect 达到检测变异的目的，然而要彻底获得体细胞变异，还需要对对照样本进行检测，如果同一个位点在对照中也检测出来，则说明，这个位点更可能是遗传变异而不是体细胞变异。

2. Varscan　Varscan 与其他软件相比最大的差异就是其输入文件需为 SAMtools 软件处理过后 pileup 格式文件。Varscan 需以待测样本及对照样本的相关测序数据作为输入，并通过以下几步进行预测：①待测样本及对照样本均达到覆盖度要求（默认值：至少 3 条 reads 的碱基质量 ≥ 20）。②根据观察到的碱基数据确定样本基因型（默认值：至少 2 条 reads 支持变异，频率 ≥ 8%）。③没有样本达到上述要求，则认为该位点为野生型；如果变异的频率 ≥ 75%，则认为该位点为纯合变异；其他情况均认为为杂合变异。④对于至少一个样本（待测样本或对照样本）检测出变异的位点进行样本之间的比较，参照如下规则：如果基因型不一致，则利用 reads 数来进行单尾 Fisher 精确检验，当检验结果 P 值显著（默认为 0.1）时，则认为是体细胞变异或杂合缺失（前提是对照样本为杂合）否则为遗传变异；如果基因型一致，则变异直接被认为是遗传变异。

五、变异注释

检测出变异（variant）后，通常会将变异结果存储成 VCF 格式。变异检测的信息通常以 VCF 文件格式进行存储。VCF 全称为 Variant Call Format，是一种纯文本文件，主要包含三部分内容：①主体信息，以 “##” 开头，格式为 key=value，主要用来描述 INFO、FORMAT、FILTER 等字段的具体含义。

②表头信息，以“#”开头，制表符分割，至少含有以下 8 个字段：CHROM（染色体名字）、POS（染色体的位置）、ID（变异位点在数据库中的 ID，如果是 dbSNP 数据库则使用 rs 号，如果没有 ID 则用点号表示）、REF（参考基因组上的碱基）、ALT（变异之后的碱基）、QUAL（变异位点的质量，质量值越高，为真实的变异位点的概率越大）、FILTER（过滤信息，PASS 代表通过了过滤，对于过滤失败的位点，会给出对应的过滤失败的原因）和 INFO（额外补充信息）。③数据行，每一行记录一个变异位点的信息，具体的内容参照表头中的解释。

下一步就是对这些变异进行注释，解读出该变异位点是否发生在基因组外显子、剪接位点或转录调控位点等功能区域，同时也需要预测位点的变异类型（同义突变或非同义突变）、变异频率（常见变异或罕见变异）、致病性等。通常一个人的全基因组测序数据可以挖掘到四百万个 SNV（跟参考基因组不一样的单碱基位点），还有 50 万的 INDEL（插入或缺失），大量的 CNV（重复或丢失）和 SV（插入、倒位或易位），基于注释信息从海量变异中筛选出真正有意义的变异仍然是基因检测面临的挑战。常用的变异注释软件及数据库见表 3-5 ~ 表 3-7。

表 3-5　常用的变异注释软件

软件	软件简介	用途
GATK	由 broad institute 开发的，可以检测 SNP/INDEL 的著名变异检测工具	变异检测
SAMtools	使用较 GATK 方便，主要用于变异频率比较高的突变检测，如胚系突变	变异检测
Annovar	基于 perl 的命令行注释工具，支持多种基因组（包括 hg18、hg19、hg38，也有小鼠、虫等物种）；能够注释的变异类型包括 SNP、INDEL 及 CNV；支持多种变异文件类型，能关联其他数据库对 variants 进行注释	变异注释
VEP	基于 perl 的命令行注释工具，同时也支持 Web 应用，由 ENSEMBL 开发并维护，可进行序列变异和结构变异注释	变异注释
SnpEff	基于 Java 语言的注释工具包，现已整合到 Galaxy，支持在线注释，也可在本地以命令行形式运行，与 GATK 兼容；其衍生工具 SnpSift 用于过滤和操作 SnpEff 的结果文件（VCF 格式）	变异注释
Oncotator	基于 Python 实现的注释工具，主要用于肿瘤特异性突变位点的注释；能够注释的变异类型包括 SNP、INDEL。该工具整合了 14 个公共数据库资源，并支持扩展其他数据源	变异注释
SeattleSeq	支持在线注释；够注释的变异类型包括 SNP、INDEL；注释的结果内容较 SnpEff 丰富，但不及 Annovar 全面	变异注释

表 3-6　常用的变异注释数据库

数据库名称	数据库简介
dbVar	基因组结构变异数据库，储存了大规模基因组变异相关的信息，包括大片段的插入、缺失、易位和倒位。除了分类突变之外，dbVar 还存储已定义突变与表型信息的关联
DGV	提供人类染色体结构变异的概况信息，数据库记录了一系列基因变异与表型相关的信息。收录了健康样本中大于 50bp 以上的基因组结构变化信息
ClinGen	致力于建立权威的中央资源，定义基因和变异的临床相关性，用于精准医疗
Decipher	由 200 多个临床中心和 1 600 多个遗传学家和实验室构成的联盟，从各种生物信息资源中进行数据整合，提供了一套全面的工具来识别与患者表型相关的基因组结构变异，挖掘潜在的致病基因

表 3-7 生物信息分析中常用的疾病相关数据库

数据库名称	数据库简介	网址
HGMD	全面收集了人类疾病相关的基因突变和表型信息，是比较权威的基因变异数据库	http://www.hgmd.cf.ac.uk/ac/index.php
OMIM	人类基因和遗传疾病的分类数据库，收集了已知的人类基因及相关的遗传疾病，为医学遗传学最权威的数据库	http://www.ncbi.nlm.nih.gov/omim
dbSNP	由 NCBI 与人类基因组研究所合作建立，包括 SNP、小范围的插入 / 缺失、多态重复单元和微卫星变异（短串联重复）	http://www.ncbi.nlm.nih.gov/SNP
ClinVar	NCBI 医学数据库，主要包含临床表型与遗传变异相关性信息，并对变异的临床相关性提供了评级及证据	http://www.ncbi.nlm.nih.gov/clinvar
Orphanet	为所有用户提供罕见病和罕见病药物信息，目的在于提高罕见病的诊断、护理和治疗效果	http://www.orpha.net

六、数据库与软件

利用生物信息技术进行基因检测的过程中，数据库与软件是必不可少的材料与工具，常用的核酸、蛋白质、非编码 RNA 及人类基因组数据库见表 3-8 ~ 表 3-11。

表 3-8 生物信息分析中常用的核酸序列数据库

数据库名称	数据库简介	网址
Genebank	NCBI 建立和维护，包含了所有已知的核酸序列和蛋白质序列，以及相关的文献注释和生物学注释	https://www.ncbi.nlm.nih.gov/genbank/
EMBL	由欧洲分子生物学实验室维护，可进行核苷酸序列检索及序列相似性查询	https://www.ebi.ac.uk/services
DDBJ	日本 DNA 数据库（DNA Data Bank of Japan，DDBJ）由日本遗传学研究所信息生物学中心建立和维护	http://www.ddbj.nig.ac.jp

表 3-9 生物信息分析中常用的蛋白质数据库

数据库名称	数据库简介	网址
UniProt	信息最丰富、资源最广的蛋白质序列数据库，整合 Swiss-Prot、TrEMBL 和 PIR 三大数据库的数据而成	https://www.uniprot.org/
PIR 蛋白序列数据库	由蛋白质信息资源（PIR）、慕尼黑蛋白质序列信息中心（MIPS）和日本国际蛋白质序列数据库（JIPID）共同维护的国际上最大的公共蛋白质序列数据库	https://proteininformationresource.org
PROSITE	通过 ExPASy 数据库维护，收集了生物学有显著意义的蛋白质位点和序列模式，可快速进行蛋白质家族的分类	https://www.expasy.org/resources/prosite

表 3-10 生物信息分析中常用的非编码 RNA 数据库

数据库名称	数据库简介	网址
miRBase	由曼彻斯特大学的研究人员开发的 miRNA 数据库，是目前最全面的关于 miRNA 的数据库	http: //www.mirbase.org/index.shtml
piRNAbank	网络分析系统和资源，可提供有关三种广泛研究的哺乳动物(人、小鼠、大鼠和一种果蝇)中 piRNA 的全面信息	http: //pirnabank.ibab.ac.in/
SILVA	提供了生命的所有三个域(细菌、古细菌和真核生物)的小亚基(16S/18S、SSU)和大亚基(23S/28S、LSU)核糖体 RNA(rRNA)序列	https: //www.arb-silva.de/
LncRNAdb	真核生物长非编码 RNA 数据库，不仅是整理实验支持的 lncRNA-疾病关联数据的资源，还是整合了用于预测新型 lncRNA- 疾病关联的工具的平台	http: //www.cuilab.cn/lncrnadisease
LncRNAwiki	人类长非编码 RNA 数据库，是基于 Wiki 的，可公开编辑的开放内容平台，用于社区人类 lncRNA 知识库的人类长非编码 RNA(lncRNA)的社区管理	http: //lncrna.big.ac.cn/index.php/Main_Page
Rfam	使用多序列比对、共有二级结构和协方差模型(CM)对 RNA 及顺式元件进行评估后进行 RNA 家族分类的 RNA 家族注释数据库	http: //rfam.xfam.org/
RNAcentral	由 EBI 开发，整合了包括 Ensembl、GENCODE、Greengenes、HGNC、LNCipedia、lncRNAdb、miRbase、NONCODE、RDP、RefSeq、Rfam、SILVA 在内的多个数据库	https: //rnacentral.org/

表 3-11 生物信息分析中常用的人类基因组数据库

数据库名称	数据库简介	网址
GDB	由美国约翰·霍普金斯大学于 1990 年初建立的专门用于存储人类基因组数据的数据库，主要包含有人类基因组(基因克隆断裂点、细胞遗传标记物及重复片段)、人类基因组示意图(细胞遗传图、关联图、辐射杂交图和综合图等)、人类基因组内的变异(包括基因突变和基因多态性还有等位基因发生频次等数据)三部分的内容	http: //www.gdb.org
Ensembl	与 NCBI 的 NCBI Map Viewer 和 UCSC 是最为常用基因组检索数据库	http: //www.ensembl.org/
CNGB	继美国的 NCBI、日本的 DDBJ 和欧盟 Ensembl 之后，全球第四国家级基因库，也是目前为止世界最大的基因库	https: //www.cngb.org/index.html

第二节 宏基因组学的生物信息分析

微生物在支撑地球上的物质循环和生命延续的角色中扮演着重要的作用，它除了可以作为新的物种为生态系统带来新的基因资源之外，还会为人类提供有价值的活性物质。近年来，NGS 技术的发展和测序成本的降低促进了基因组学、转录组学和表观遗传学等组学研究的发展，宏基因组学(metagenomics)应运而生，开启了微生物组学研究的新纪元。

2005 年，宏基因组被定义为“应用现代的基因组学研究技术对自然环境中的微生物群落进行研究，绕过对微生物个体进行分离培养”的学科。宏基因组学研究策略区别于传统培养途径，宏基因组学的研究过程包括从样品中提取微生物基因组 DNA、载体连接、转化宿主细胞从而形成一个重组的

DNA 文库和筛选目的克隆四个步骤。NGS 技术正在革新微生物生态学领域,并且最近已被用于研究多种微生物生态系统。通过宏基因组测序,我们可以了解微生物体系的群落组成、微生物与宿主之间的相互作用关系、功能基因及其丰度、不同处理对物种和基因的影响等信息。宏基因组研究的样本可以来源于土壤、水体、粪便、肠道微生物、瘤胃、植物内生菌、物体表面等多种途径,根据不同的研究目的宏基因组可以分为比较宏基因组、单一宏基因组、16S 宏基因组以及多组合结合的研究。

NGS 技术的发展为研究与人体有关的复杂微生物群落提供了前所未有的机会,它首次提供了详细的时间和空间分析的基础,并有可能彻底改变我们对许多临床重要系统的理解。近几十年来,肠道微生物群在改变宿主健康状态中的潜在作用引起了相当的关注。新兴的证据表明肠道微生物组与各种疾病之间存在联系,包括结直肠癌、孤独症、肝硬化、关节炎和动脉粥样硬化等疾病。许多与这些疾病有关的微生物生物标志物已被发现,并且围绕粪便微生物组为目标的策略也被建议成为早期诊断和治疗不同疾病的有力工具。更重要的是,通过粪便转移实验和肠道微生物(GM)重塑,肠道微生物组进一步被指出有助于多种疾病的发病机制。其次,通过使用这些技术可获得的有关微生物多样性,种群结构和种群动态的知识对于改进食品和发酵食品的监测和操作至关重要。

目前,宏基因组测序主要以 Nextseq/Hiseq2500/3000/4000、DNBSEQ(MGISEQ50/200/2000)等二代测序平台为代表被广泛使用。宏基因组测序技术应用于科研时主要的生物信息分析内容包括:①数据质控;②物种鉴定;③宏基因组组装;④基因预测和功能注释等。宏基因组测序技术应用于临床时生物信息分析流程一般包括:①序列质控;②物种鉴定;③结果判读(对注释结果进行鉴定)。

一、数据质控

对测序质量控制内容与“遗传学的生物信息学分析”章节中的数据质控基本相同,包括去除低质量序列、剪切掉模糊碱基(“N”序列)、剪切掉接头序列、过滤掉过短序列等。此外,宏基因组的数据质控还包括去除宿主序列,即测序数据与人源序列比对,去除比对结果中大于比对阈值的序列,获得非人源序列用于后续进一步分析。

二、物种鉴定

(一) 物种分类

分类系统是阶元系统,通常包括七个主要级别:界、门、纲、目、科、属、种。种(物种)是基本单元,近缘的种归合为属,近缘的属归合为科,科隶于目,目隶于纲,纲隶于门,门隶于界。亚种(subspecies)是次于种的一个种级分类等级,为国际动物命名法规所承认的最低分类等级,临床上一般会将病毒鉴定到亚种水平。

(二) 参考基因组数据库

随着来源于公共数据库的微生物参考基因组数目的增加,基因组来源良莠不齐,质量较差基因组所占比例也越来越大,因此在构建宏基因组检测微生物数据库的过程中,不仅仅需要考虑到可能存在的组装水平低、组装过程出现错误、注释信息错误等情况,还需要考虑到所使用的基因组的确切版本信息。虽然理论上本地数据库所包含的微生物的基因组的数目越多越好,但是也需要考虑到基因组的质量、数据库的大小等因素。因此,宏基因组数据库分为下述几种数据库:背景微生物数据库(由正常菌落或者实验室污染组成的背景微生物数据库,用于去除测序数据中背景微生物的 reads)、临床参考基因组数据库[来源于 NCBI 等公共数据库、FDA-ARGOS 或者 FDA Reference Viral Database (RVDB)等专业数据库],用于测序数据中微生物种类的鉴定。目前构建本地参考基因组数据库的来源主要有下述三种。

1. 权威数据库网站　常用的用于构建微生物基因组数据库的主要网站有 NCBI 的 GenBank 和 RefSeq、J.Craig Venter 研究所的微生物宏基因组数据库（https：//www.jcvi.org）和美国能源部联合基因研究所的 IMG/M 数据库（https：//img.jgi.doe.gov）。其中，IMG/M 数据库作为新一代的基因数据库代表，其包含了很多古菌、细菌、真核生物、质粒、病毒、基因组片段、宏基因组等不同子集，其部分数据也来源于美国能源部联合基因研究所、NCBI 等公共数据库。研究人员可从该网站下载相关的基因组进行本地数据库的构建。

2. 软件自带的基因组数据库　很多软件为了软件的使用体验等原因会提供一些软件附属的数据库，这些数据库往往由软件开发者通过特定的筛选方法对公共数据库中的某些基因组进行处理得到，例如微生物宏基因组常用软件 Kraken2，其网站提供了 Kraken 数据库、MiniKraken 数据库、蛋白数据库、16S 数据库，用户可以根据自己的实际需求进行数据库的选择，方便了一些简易微生物分析的用户。同时有些软件（例如 Kranken）也具有根据用户的实际需求添加外源数据库的相关功能。

3. 研究机构 / 医院特有的数据库　该方法适用于已经有了一定测序数据的实验室或者机构，利用自己实验室或机构特有的病原体测序、数据组装，构建成特有的数据库。该类数据库具有一定的专有性、特定性、保密性等。

宏基因组分析中常用的数据库见表 3-12。

表 3-12　病原微生物基因组数据库

数据库名称	数据库简介	网址
RefSeq	NCBI 提供的具有生物意义上的非冗余的基因和蛋白质序列。用于构建宏基因组数据库的主要是 archaea、bacteria、fungi、protozoa、invertebrate、viral 类别的病原类型基因组	https：//ftp.ncbi.nlm.nih.gov/genomes/refseq/
GenBank	GenBank 属于一个序列数据库的国际合作组织，包括 EMBL 和 DDBJ。包含了 viral、fungi、bacteria、protozoa 等不同病原类型基因组	https：//ftp.ncbi.nlm.nih.gov/genomes/genbank/
NCBI_Virus	NCBI 官方病毒数据库，其中的序列来源于 RefSeq、GenBank 及 NCBI 中其他数据库。该数据库同时也收录了流感病毒数据库（Influenza Virus Database）中的相关基因组	https：//www.ncbi.nlm.nih.gov/labs/virus/vssi/#/
VIPR	由 NIH/NIAID 资助的一站式的数据库和分析资源，提供了人类重大病毒性病原体数据的搜索、分析、可视化、在线保存和共享功能，基因组序列来源 NCBI 的 GenBank 和 Refseq	http：//www.viprbrc.org
PATRIC	由美国国家过敏与感染疾病研究所和美国疾病预防控制中心等相关机构提供资助搭建，主要涉及与致病细菌相关的病原体基因组信息	https：//patricbrc.org/
EuPathDB	该数据库为 Kraken2 软件自带的数据库，主要收录真核病原微生物	http：//ccb.jhu.edu/data/eupathDB/
GDB	专门汇集存储人类基因组数据的数据库，包括全球范围内致力于人类 DNA 结构和 1 000 种人类基因序列研究的分析成果	http：//www.gdb.org
CARD	包含了与抗生素抗性基因，抗性机制，抗生素和靶相关的内容	https：//card.mcmaster.ca/
VFDB	由中国医学科学院研发，收集整理了 24 个属 100 多种重要医学病原菌已知毒力因子的组成、结构、功能、致病机理、毒力岛、序列和基因组信息等内容，被广泛应用于毒力因子基因鉴定	http：//www.mgc.ac.cn/VFs/main.htm

（三）物种鉴定数据库

现有的构建本地物种鉴定数据库的方法有下述几种。

1. 直接使用软件自带的数据库　如果对于分析没有特定的要求，可以直接使用软件自带的数据库进行微生物的鉴定，该方法的优点在于省去了人工构建数据库的时间，软件自带数据库质量往往高于自建数据库。缺点也很明显，软件自带数据库并非实时更新，从而难以保证微生物鉴定结果的时效性，完整性也难以保证。

2. 利用下载的数据基因组构建本地数据库　如果对于分析有一定的时效性、准确性等的要求，则通常会利用下载的网络基因组资源构建本地数据库。该方法的优点在于可以实时进行数据库的更新，保证了微生物鉴定的时效性。但缺陷性也很明显，如果不进行任何处理会导致数据库太大，进而影响鉴定速度，如果去除方法不当会将高质量的基因组去除、低质量的基因组保留，从而影响后续微生物鉴定。并且，下载基因组处理的算法、流程也会对最终的微生物鉴定造成一定的影响。因此，本地构建数据库需要结合实际情况进行基因组的筛选。

3. 将下载的数据作为外源数据库添加至软件自带的数据库　有一些软件可以在自身所带的数据库中添加外源数据作为补充数据库，例如 Kraken。该类数据库构建策略的优点在于，丰富了数据库中病原体微生物的种类，解决了软件自带数据库覆盖不全面的问题。但是缺点在于外源添加的基因组质量好坏会影响最终的病原体鉴定的结果，同时数据库过大也会造成鉴定时间过长等。

作为一个病原体检测的数据库，其核心数据的维护和定期更新也不可避免。只有做到定期追加新增物种基因组、去除冗余或者低质量的基因组、增加高质量基因组，才可以保证检测结果的全面性、准确性及可靠性。数据库的具体更新频率依据各个研究机构、实验室的具体情况而定，但是比较推荐的数据库更新频率为每半年 1 次，各研究机构、实验室可根据实际情况进行调整。

（四）物种鉴定

宏基因组主要是研究微生物的群落组成和功能情况，研究宏基因组的物种组成时根据待分析数据的类型可以分为两种：第一种为直接将质控后的 reads 与微生物参考基因组比对，获得各个物种的比对结果；第二种是将质控后的序列进行宏基因组组装并进行基因分析，根据基因集分析获得物种信息。

1. 直接比对　即将 reads 跟微生物参考基因组直接比对获得物种信息的方法。根据数据库的类型又可分为两种：第一种基于物种特异的标记基因；第二种基于微生物全基因组。其中，基于标记基因进行物种注释时使用的参考基因组为标记基因，其所使用的数据库相对较小，因此注释速度较快、准确率高。但由于使用的是标记基因，也会导致注释率较低，并且这种方法对“种”水平的注释率很低。基于微生物全基因组，所用的是微生物基因组全长，常用的是 NCBI 的 NT 数据库，由于数据库相对较大，分析相对耗时；且部分微生物基因组之间相似度较高，会导致该方法鉴定结果错误率也相对较高。基于标记基因的软件有 MetaPhlAn2、mOTUs2 等；基于微生物全基因组方法的软件有 Kraken、taxMaps 等。

2. 组装后比对　为了获得较长的测序序列和较少的比对数据，会对质控后的 reads 进行组装，将经过组装后的片段或者非冗余基因集跟 NCBI 的 NR 数据库进行比对分析，获得各个物种的注释结果。基于这种方法的软件有 DIAMOND、MMseq2 等。

物种鉴定软件种类比较多，且每个软件也有使用范围和性能特点，宏基因组分析中常用的软件见表 3-13。

表 3-13　宏基因组物种鉴定常用软件

软件名称	数据库简介
Kraken	基于 k-mer 精确比对，是一种超快速且高度准确的程序，但标准版本的内存消耗大。现在已经开发一系列子版本和新版本，如内存消耗小的 miniKraken、基于非冗余 k-mer 的 KrakenUniq 以及最新版 Kraken2 等
MetaPhlAn2	是分析微生物群落（细菌、古菌、真核生物和病毒）组成的工具，囊括了超过 17 000 个参考基因组，包括 13 500 个细菌和古菌，3 500 个病毒和 110 种真核生物，汇编整理了超过 100 万类群特异的标记基因；可以实现精确的分类群分配、准确估计物种的相对丰度、种水平精度、株鉴定与追踪、超快的分析速度，是肠道宏基因组研究中物种组成分析的首选工具
MegaBlast	经典比对软件 Blast 的一个子模块，在现版本的 Blast+ 中隶属于 blastn 的一个子模块，采用贪婪式算法，速度较一般 blast 快，多用于数据量大且序列相似性较高的情况
PhymmBL	基于 interpolated Markov models（IMMs）模型的鉴定软件，适用于更短 reads 序列鉴定

三、宏基因组组装

宏基因组组装和本章第一节“遗传学的生物信息学分析”中的组装原理类似，宏基因组组装一般为无参考基因组的从头组装，目的是获得待测样本中各个物种尽可能完整的基因组，便于后续物种鉴定、基因功能分析或分箱等其他分析。宏基因组组装可以分为单样本组装和混合组装，混合组装是将单样本组装中没有利用的 reads 合并后重新组装。由于待测样本中物种丰富度较大很难测到全部微生物的完整基因组，并因为亲缘物种间的基因组有很高的相似性，所以采用混合组装有助于挖掘更加完整的基因组、基因片段。

常用的宏基因组组装软件有四种：① metaSPAdes，是一款株水平的高精度宏基因组组装软件，该软件在相近菌株和重复序列上进行了优化，在人类样本、海洋样本和土壤样本微生物组分析中均表现出较好的基因长度；② IDBA-UD，是一款用于测序深度分布非常不均匀的单细胞和宏基因组组装软件，使用多个测序深度相关参数（阈值）来去除低测序深度和高测序深度区域中的错误 k-mer，使用了局部组装技术来解决低测序深度中的短重复序列区问题；③ metaVelvet，是一款基于 de Bruijn 图的混合物种的宏基因组组装软件；④ MEGAHIT，是一款超快速度和内存高利用率的 NGS 组装软件，针对宏基因组组装做了专门优化，并同时可以应用于一般的单基因组组装（小型或哺乳动物大小）和单细胞组装。

小　结

随着测序技术的不断发展，生物信息分析技术在序列比对、变异检测、变异功能注释或预测、微生物物种分类鉴定等多个领域不断涌现出新的工具与方法，尤其是人工智能技术在测序数据分析中有了越来越多的应用，如利用长期短期记忆（LSTM）网络来进行强化学习解决多序列比对问题、利用深度学习进行变异检测等。同时，在向更快、更精确、处理更大数据量等方向上，生物信息分析技术将进行持续优化与发展。

第四章
遗传病的基因检测

随着医学科学和分子遗传学的飞速发展，医务工作者逐渐意识到临床实践中遇到的一些问题需要依靠遗传学的理论和方法才能得到解决。如何寻找遗传病家族患者的病因？如何科学预防遗传病的发生从而达到健康生殖的目的？医学遗传学应运而生，该学科从医学的角度来研究人类疾病与遗传的关系，为遗传病患者的诊治、发病机制探索、疾病的预防和预后等提供了依据。

第一节　遗传病的基本概述与研究现状

遗传病是指由于人体细胞内遗传物质的结构和功能的改变所引起的一类疾病。按照经典的概念，遗传病的发生需要有一定的遗传基础(染色体水平或基因水平)，按一定的方式在上下代之间垂直传递，缺少这种遗传基础就不会发病。遗传病的种类繁多，往往造成代谢障碍、生长发育异常、智力发育迟缓等多种临床症状，是人类健康和生命的主要威胁之一。加强对遗传病的认识，阐明其传递规律和发病原因，对于治疗与预防遗传病、提高人口素质具有重要意义。

一、遗传病的特征

遗传物质的改变是遗传病的最基本特征，除此之外，遗传病在临床上有许多特征。

1. 先天性　大多数遗传病具有先天性。在出生前或出生之时就存在明显症状或畸形，如短指(趾)症是一种常染色体显性遗传病，婴儿刚出生时就表现出指骨(或趾骨)短小或缺失的症状。但并非所有的遗传病都是先天的，如亨廷顿病常于30~45岁时缓慢起病，痛风多发于30~35岁。此外，需要注意并非所有的先天性疾病都是遗传病，一些先天性疾病可能是有害环境因素造成的，比如孕期服用某些能引起胎儿畸形的药物，可导致胎儿异常。

2. 终生性　遗传物质的缺陷是遗传病发生的根本原因。因此，大多数遗传病缺乏有效的临床治疗措施，很难彻底纠正或根治，表现为终身性疾病。患者通过合理饮食控制、对症治疗及基因治疗技术，能够改善或纠正某些临床症状，但是患者的致病基因会终身保持，并可遗传给后代。

3. 罕见性　绝大多数直接由遗传因素决定的典型遗传病，在人群中的发生率极低，属于罕见性疾病。唐氏综合征又称21三体综合征，是最常见的严重出生缺陷病之一，在新生儿中的发病率仅为1/800~1/600。一些由遗传基因缺陷引起的先天性代谢缺陷病，其发病率通常低至数十万分之一。值得注意的是，虽然遗传病的单一发生率低，但种类繁多，考虑到中国庞大的人口基数，这类疾病并不罕见。

4. 垂直传递性　遗传病在上下代之间一般呈垂直传递，例如父子间的传递。在亲代和子代中，遗传病家系中的患者与正常成员之间呈现特定的数量比，通过系谱分析能够了解疾病的遗传特点和规律，预测家系其他成员的再发风险。值得一提的是，一些遗传病也呈散发性，通常是由于新发变异或正常表型亲代的生殖腺细胞嵌合而导致子代患病，而在表型不完全外显的遗传病家族中，携带致病性变异的亲代可能会表型正常，呈假散发性。此外，并非在所有遗传病家系中都能够观察到垂直传递的特征，如一些临床症状严重的染色体病患者由于生存不到生育年龄，以致观察不到垂直传递的特征。

5. 家族聚集性　遗传病往往表现为家族性疾病，多个家族成员罹患同种疾病，在患者家族中的发病率比群体中的平均发病率高，如亨廷顿病常表现为代代相传。但是，并非所有的家族性疾病都是遗传病。在同一家族中，由于家族成员的饮食习惯、居住环境等因素相似，多个成员可能患有相同的疾病。例如，一个家系中多个成员因饮食中缺少碘摄入而引起甲状腺功能减退，尽管表现出家族性，但并不是遗传病。

6. 基因和环境互作决定表型　某些遗传病的发生受到遗传因素和环境因素的共同作用，遵从"基因型 + 环境条件→表现型"的规律。一些异常的遗传变异虽然对个体代谢有所影响，但在一般生活条件下个体无不良反应，仅在接触某些环境条件时才发病，如氨基糖苷类抗生素致聋的个体只有在服用过链霉素、庆大霉素等氨基糖苷类抗生素之后，才会引发不同程度的听力损失。

二、遗传病分类及其特性

人类遗传病的种类繁多且发病率高，目前一般按照所涉及遗传物质的突变方式和传递规律可以分为单基因遗传病、多基因遗传病和染色体病等。

（一）单基因遗传病

单基因遗传病简称单基因病，指主要受一对等位基因控制而发生的遗传病。单基因病在上下代之间的传递遵循孟德尔遗传规律，在家系中呈现特征性的传递格局。按照遗传物质的载体不同，单基因病分为核 DNA（nuclear DNA，nDNA）遗传和线粒体 DNA（mitochondrial DNA，mtDNA）遗传两种。后者属于细胞质遗传，将在线粒体病中进行介绍。

1. 单基因遗传病分类　nDNA 遗传的单基因病根据致病基因的染色体定位和等位基因显隐关系的不同，可分为以下五种类型。

(1) 常染色体显性遗传病：常染色体显性遗传病（autosomal dominant hereditary disease）的致病基因位于常染色体上，基因性状是显性的，杂合子即可发病。

常染色体显性遗传病的系谱特征为：①患者双亲中必有一方是患者，致病基因由患病亲本遗传而来，双亲无病时，子女一般不患病（除非存在新发变异）；②系谱中男女患病机会均等，患者的同胞及子女都有 1/2 的发病风险；③系谱中通常可见连续几代都有患者，存在连续传递的现象，常见的病症有短指（趾）症、多指（趾）症、亨廷顿病、神经纤维瘤病、软骨发育不全等。

(2) 常染色体隐性遗传病：常染色体隐性遗传病（autosomal recessive hereditary disease）的致病基因位于常染色体上，基因性状是隐性的，即只有纯合子或复合杂合子才发病。带有隐性致病基因的杂合子个体本身不发病，但可将隐性致病基因遗传给后代，称为携带者。

常染色体隐性遗传病的系谱特征为：①患者双亲的表型往往正常，但都是携带者；②系谱中男女患病机会均等，患者的同胞有 1/4 的发病风险，患者的子女通常不患病；③系谱中患者的分布常常是散发的，通常无连续传递现象；④近亲婚配时，后代的发病风险比随机婚配明显增高。常见的病症有苯丙酮尿症、镰状细胞贫血和白化病等。

(3) X 连锁显性遗传病：X 连锁显性（X-linked dominant hereditary disease）的致病基因位于 X 染

色体上，基因性状是显性的，杂合子即可发病。X 连锁显性遗传病的系谱特征为：①患者双亲中必有一方是该病患者；②女性患者通常比男性患者多，且病情往往较后者轻；③男性患者的女儿全部发病，儿子全部正常；女性患者后代中，子女将各有 1/2 可能发病；④系谱中通常可见连续几代都有患者，存在连续传递的现象。常见的病症有家族性低磷酸血症佝偻病（又称抗维生素 D 佝偻病）、奥尔波特综合征（又称遗传性肾炎）等。

（4）X 连锁隐性遗传病：X 连锁隐性遗传病（X-linked recessive hereditary disease）的致病基因位于 X 染色体上，基因性状是隐性的，带有致病基因的女性杂合子通常不发病。X 连锁隐性遗传病的系谱特征为：①双亲表型正常时，男性患者的母亲必为携带者；②女性患者的父亲必为患者，母亲必为携带者；③人群中男性患者远多于女性患者，系谱中往往只有男性患者；④男性患者的兄弟、外祖父、舅父、姨表兄弟、外甥、外孙也有可能是患者，表现为交叉遗传。⑤由于存在 X 染色体非随机失活，少数女性携带者会表现出不同的临床症状。常见的病症有先天性红绿色盲、进行性假肥大性肌营养不良和血友病 A 等。

（5）Y 连锁遗传病：Y 连锁遗传病（Y-linked hereditary disease）的致病基因位于 Y 染色体上。Y 连锁遗传的遗传规律比较简单，系谱中仅有男性患者，表现为全男性遗传的特点。常见的病症有人类外耳道多毛症、无精子症、Y 连锁视网膜色素变性等。

2. 单基因遗传病的特点　理论上，单基因性状的遗传遵循孟德尔定律在群体中呈现出各自的分布规律和特定的系谱特征。但由于受到遗传背景或环境等因素的影响，某些突变基因性状在家系中的传递并不符合孟德尔遗传规律，表现为单基因病的非典型遗传。了解这些例外情况，将有助于辩证地认识和解决临床上遇到的难题。

（1）不完全显性遗传：指杂合子的显隐性基因均有一定程度的表达，使杂合子的表型介于显性纯合子与隐性纯合子的表型之间的一种遗传方式。例如，软骨发育不全即属于这类遗传病，该病显性纯合子病情严重而死于胚胎期，杂合子体态异常、身体矮小、有骨化障碍，隐性纯合子表型正常。

（2）不规则显性遗传：指杂合子受某些因素的影响，有时表现为疾病，有时并不表现出相应病症的一种遗传方式，这涉及外显率的问题。外显率是指一定基因型个体在群体中形成相应表现型的百分率，外显率等于 100% 时称为完全外显，低于 100% 时称为不完全外显或外显不全。

（3）共显性遗传：指一对常染色体上的等位基因，没有显性和隐性的区别，在杂合子中两种基因的作用都能完全表达出来。例如，人类的 ABO 血型系统是一组复等位基因（*A*、*B* 和 *O*）所控制的，*A* 基因和 *B* 基因为共显性表达，*AB* 基因型的个体为 AB 型血。

（4）延迟显性：指携带有显性致病基因的杂合子，其生命早期并不立即表现出来相应的症状，只在达到一定年龄后，致病基因控制的症状才表现出来。例如，亨廷顿病患者通常在 30~45 岁发病，也有 10 岁前和 60 岁后发病的病例。

（5）基因多效性：指一个基因可以决定或影响多个性状。例如，半乳糖血症是一种遗传代谢缺陷，患者表现为智力低下、黄疸、腹水、肝硬化、白内障等多种症状。

（6）遗传异质性：与基因多效性相反，遗传异质性是指同一性状可以由不同的等位基因或者基因座突变所引起的现象。遗传异质性分为等位基因异质性和基因座异质性。例如，视网膜色素变性是一种遗传性致盲眼底病，目前已被证实与该病相关的基因超过 80 个。

（7）遗传印记：指同一基因由不同性别的亲代传递给子女时产生不同表型的现象。遗传印记很难用经典的孟德尔定律来解释。例如，人的 15 号染色体长臂 q11-q13 丢失会引起两种表型不同的染色体异常病，父源 15q11-q13 引起 Prader-Willi 综合征，母源 15q11-q13 则引起快乐木偶综合征（又称天使综合征或安格尔曼综合征）。其他疾病如亨廷顿病、脊髓小脑性共济失调等也存在相似的印记效应。

(8) 表现度：指在不同遗传背景和环境因素的影响下，相同基因型的个体在性状或疾病的表现程度上产生的差异。例如 *DMD* 基因变异与贝克肌营养不良、进行性假肥大性肌营养不良（Duchenne muscular dystrophy，DMD）有关。贝克肌营养不良患者病情明显轻于进行性假肥大性肌营养不良，可见青年甚至成年起病，部分患者不影响生存期。DMD 在儿童期起病，自然病程常在 10 岁左右丧失行走能力。由于表现度的不同，基因型相同的患者有的表现为贝克肌营养不良，有的表现为 DMD，甚至在同一家系内部也会呈现这种差异，称之为表现度不一致。值得注意的是，表现度与外显率是两个不同的概念，表现度代表的是在患者受累的前提下表现程度不同，是一个“量”的范畴，而外显率代表的是致病性变异的携带者受累的可能性，是一个“质”的范畴。

(9) 同一基因可产生显性或隐性突变：指同一基因的不同变异即可引起显性疾病又可引起隐性疾病。例如，*COL7A1* 基因位于 Gly-X-Y 三螺旋结构域内的杂合性甘氨酸替代可引起常染色体显性遗传的营养不良型大疱性表皮松解症，而 *COL7A1* 基因无功能变异（移码、无义突变等）往往引起常染色体隐性遗传的营养不良型大疱性表皮松解症。

(10) 遗传早现：指一些遗传病在家系代际间传递过程中，发病年龄逐代提前和 / 或疾病严重程度逐代加重的现象。由短核苷酸重复序列异常扩展所致的疾病往往体现出该特征。例如，脊髓小脑性共济失调是一种具有高度的临床和遗传异质性的神经系统退行性疾病，多呈常染色体显性遗传，该病由三核苷酸或五核苷酸重复序列异常扩展所致，一般在家系代际间传递过程中重复次数增多，通常重复次数越多，患者发病年龄越早、病情越严重。

(11) 从性遗传：指某些常染色体上基因引起的疾病。由于受到性别的影响而显示出男女表型分布比例的差异或基因表达程度的差异。最著名的例子是 *AGA1* 基因引起的雄激素性秃发 1 型，其特点是男性秃顶明显多于女性，女性一般表现为头发稀疏而不会表现为秃顶。

(12) 限性遗传：指位于常染色体上的基因，由于基因表达的性别限制，只能在一种性别表现，而在另一性别则完全不能表现。限性遗传可能主要是由于男女性在解剖学结构上的差异所致，也可能受性激素分泌方面的性别差异限制，故只能在某一性别中发病，如女性的子宫阴道积水、男性前列腺癌等。

(13) X 染色体失活：指女性的两条 X 染色体在胚胎发育早期有一条随机失活，从而平衡男女性因 X 染色体数量差异引起的基因表达差异。对于 X 连锁遗传病来说，男性为半合子，其全身体细胞都为突变型，病情往往较重。而对于女性杂合子而言，随机 X 染色体失活会使其体细胞部分为突变型，部分为野生型，这样在 X 连锁显性遗传病中，女性杂合子病情往往较男性更轻。值得注意的是，在 X 连锁隐性遗传病中女性往往无症状，但存在极少数女性受累的情况。例如，*DMD* 基因变异通常不引起女性受累，但极少数女性由于 X 染色体非随机失活（野生型等位基因失活比例大于突变型等位基因）造成一定程度的受累。

(14) 生殖腺嵌合：指个体的生殖腺中存在两种或者两种以上基因型的细胞系，或者其生殖腺细胞的基因型与身体其他部位细胞的基因型不同。造成这一现象的常见原因是异源嵌合体，即两个精子分别与两个卵子受精后融合为一个胚胎，导致该个体的生殖腺存在两种基因型的细胞系。另外，在胚胎发育过程中某个未来发育成生殖腺的细胞或者某个精原干细胞发生过程中突变也会造成生殖腺嵌合。生殖腺嵌合往往会造成在常染色体显性遗传病家系中，父母表型和基因型均正常，子代中却出现患儿的情况。

(15) 拟表型：指由于环境因素的作用使个体产生的表型恰好与某一特定基因所产生的表型相同或类似，又称为表型模拟。拟表型是由于环境因素影响所致，并非生殖细胞中的基因变异引起，因此并不遗传给后代。在致病基因鉴定过程中，拟表型往往会导致家系内基因型与表型不能共分离，从而干扰致病基因的寻找。

（二）多基因遗传病

多基因遗传病简称多基因病，又称复杂性疾病，是指由多对微效基因和环境因素双重影响而发生的遗传病，包括一些先天性发育异常及若干常见病（如原发性高血压、青少年型糖尿病、哮喘、唇裂、无脑儿等）。多基因病在群体中的发病率为 0.1%~1%，并有家族聚集现象，患者亲属发病率高于群体发病率，但无单基因病那样明确的系谱特征。环境因素在这类疾病的发生中起不同程度的作用。关于复杂性遗传病的详细内容见第五章。该类遗传病具有以下特性。

1. 易患性与发病阈值　易患性是指在多基因病的发生中，遗传因素和环境因素共同作用并决定个体罹患某种遗传病的可能性。在一定环境条件下，个体易患性的高低可代表其发病可能性的高低，其易患性达到一定程度就可能发病，这个限度称为阈值。阈值标志着在一定条件下个体发病所必需的最低的易患基因的数量。

2. 遗传度　在多基因病中，多基因累加效应对疾病易患性变异所起作用的大小称为遗传度。遗传因素对病因的贡献值与遗传度相关，完全由遗传因素决定的遗传病，其遗传度为 100%，如遗传度高达 70%~80%，表明遗传因素对疾病易患性变异起着重要作用。

3. 多基因病再发风险的估计　多基因病再发风险的估计需考虑多种因素：①根据群体发病率、遗传度可估计患者一级亲属的发病风险；②再发风险随亲缘关系级别降低而迅速降低；③家系中受累人数愈多，亲属再发风险愈高；④患者病情愈严重，亲属再发风险率愈高；⑤在发病率有性别差异的多基因病中，亲属再发风险与性别有关。

（三）染色体病

染色体是遗传物质的载体，人类正常体细胞具有 23 对染色体，其中 22 对为常染色体，1 对为性染色体（女性为 XX，男性为 XY）。如果在生殖细胞发生或受精卵早期发育过程中染色体的数目或结构发生改变，就会引起染色体病。这类疾病通常涉及众多基因，可造成多器官、多系统的畸变和功能改变，具有较严重的临床症状，对个体危害较大。严重者多在胚胎早期夭折，引起自发性流产。少数即使能存活到出生，也往往表现有先天性多发畸形，智力发育迟缓和性发育异常。现已发现人类染色体病 100 余种，按照染色体种类分为两种。

1. 常染色体病　由常染色体发生数目异常或结构畸变而引起的疾病称为常染色体病，约占染色体病的 2/3，包括三体综合征、单体综合征、部分三体综合征、部分单体综合征和嵌合体等。临床上比较常见的染色体病有唐氏综合征、18 三体综合征、13 三体综合征、猫叫综合征等。

2. 性染色体病　由性染色体 X 或 Y 发生数目异常或结构畸变而引起的疾病称为性染色体病，约占染色体病的 1/3，临床特征为性腺发育不全或两性畸形，有时也伴有智力低下、各种畸形和行为异常等。性染色体病的发病程度一般没有常染色体病严重，多数患者要到青春期才会表现出第二性征发育障碍或异常而就诊。临床上比较常见的性染色体病有克兰费尔特综合征（又称先天性睾丸发育不全）、性腺发育不全（又称特纳综合征）、超雄综合征等。

（四）线粒体病

线粒体是一种半自主性细胞器，其生物合成和功能调控受 mtDNA 和 nDNA 两套遗传系统共同作用。线粒体病指由于线粒体基因组或核基因组或两个基因组间交流缺陷引起的线粒体呼吸链氧化磷酸化功能障碍，从而引起脑、肌肉、肝、肾等多脏器损害，也称为线粒体细胞病。线粒体病的临床表现复杂多样，绝大多数可影响多器官和多系统，随着病程的进展，受累的器官数量逐步增多。国外报道活产婴儿中线粒体呼吸链酶缺陷发病率为 1/8 000~1/5 000。线粒体病存在多种遗传模式，按照突变基因类型的不同，线粒体病分为以下两种。

1. mtDNA 变异引起的线粒体病　mtDNA 缺陷所致的线粒体病表现为母系遗传和异质性两个特征：①母系遗传，母体对子代的垂直遗传，不受子代性别的影响，受精卵内的全部 mtDNA 来自卵细胞，精子通常不提供任何线粒体；②异质性，某些个体的同一组织或细胞中，野生型与突变型共存，即 mtDNA 异质性。线粒体病发病有一阈值，即只有当突变型 mtDNA 的数量超过阈值时才发病。在临床上，疾病的严重程度与异质性相关。

2. nDNA 变异引起的线粒体病　线粒体包含大约 1 500 种蛋白质，mtDNA 仅编码其中的 13 种，其余由 nDNA 编码。nDNA 或 mtDNA 变异均可引起一些相同临床表型，如线粒体心肌病、线粒体脑病、亚急性坏死性脑脊髓病等。在儿童时期发病的患者通常为隐性遗传核基因变异所致，病情较严重，伴有进展性疾病。nDNA 突变造成的线粒体病主要表现为常染色体遗传或 X 连锁遗传方式，还存在散发的病例。

线粒体病目前尚未有明确的治疗方法，因此产前诊断与预防极为重要。由 nDNA 变异引起的线粒体病，可进行产前基因诊断。而 mtDNA 突变引起的线粒体病，独特的遗传模式导致产前诊断变得困难。

三、遗传病的研究现状

（一）遗传病的基因研究

单基因病遵循孟德尔遗传规律，其发病机制明确，即只要任何一个与某种疾病相关的基因存在缺陷，就会导致疾病发生，这个基因被称为该疾病的致病基因。致病基因的致病性序列变异通常会引起该基因所编码蛋白质的生物学功能改变，该病与特定的临床症状相关联。临床上，根据基因型决定表现型的遗传规律，通过致病基因检测可以对疾病发生与否做出判断，可用于产前诊断、遗传病预防和疾病诊断等。根据在线人类孟德尔遗传数据库（online mendelian inheritance in man，OMIM），截至 2020 年 11 月共有 4 350 个基因被报道与已知单基因病或病理性状相关。

多基因病通常是由于遗传因素和环境因素双重影响而发病，在某个基因上存在缺陷的个体比野生型个体更容易罹患某种疾病，这个基因是该疾病的易感基因。易感基因的缺陷使得人体自身的正常防御功能产生“漏洞”，导致这些特定的人群对环境中的某些危险因素防御能力不足，虽然不会直接导致疾病发生，但会增加个体的患病风险。

基因检测是为了在分子层面检测到基因的结构或表达功能的异常，对人体状态和疾病做出辅助诊断。近年来，分子生物学技术与理论的快速发展，为基因组学服务于人类健康奠定了基础。过去，由于许多遗传性疾病的致病基因或易感基因尚未被定位或克隆，需要首先开展家系调查和系谱分析，通过对患者及其家系成员进行连锁分析或单倍型分析，定位候选基因范围，最后通过基因 - 表型关联及 Sanger 验证找出目的基因。这种方法必须明确疾病的遗传方式，对家系信息采集的要求高，需对家系中多个疾病表型完全外显的有效成员进行样本采集，且连锁分析后定位区域的范围广，通常为 0.5~10 厘摩，约包含 300 个候选基因，工作量大、成功率低。连锁分析通常使用基因组中广泛存在的各种 DNA 多态性位点，常用的方法有限制性片段长度多态性、简单序列长度多态性、短串联重复序列、数目可变串联重复序列等。虽然连锁分析耗时费力，但在之前的遗传病致病基因的鉴定中发挥了重要作用。

全基因组关联分析（genome-wide association study，GWAS）是基于高通量基因分型技术，在全基因组水平测定群体 DNA 样本的遗传学标记单核苷酸多态性或拷贝数变异，寻找临床表型或疾病相关的易患基因或位点，从而探索复杂性疾病遗传机制的方法。2005 年，人类年龄相关视网膜黄斑变性的

GWAS 结果在 *Science* 杂志发表，拉开了复杂性状疾病的全基因组关联分析的序幕。随着人类基因组计划和人类基因组单体型图计划的完成，GWAS 在复杂疾病的遗传学研究中的应用愈加广泛，如糖尿病、精神分裂症、肿瘤、自身免疫性疾病、身高、肥胖等疾病的研究。截至 2017 年 7 月，通过 GWAS 发现的疾病 / 表型相关位点（$P<5\times10^{-8}$）已超过 30 000 个。这些位点分布在不同疾病和表型中，为多种遗传病机制的研究与临床应用提供了线索和依据。

二代测序技术是近十几年发展起来的新型基因检测技术，可一次进行几十万到几百万条基因序列分析，极大加快了遗传信息的读取速率，有效突破了传统基因检测技术的效率瓶颈，为遗传病的快速诊断创造了条件。二代测序技术能够同时检测多个基因以及多种类型的变异，结合生物信息分析技术，能够迅速锁定遗传病患者可疑致病基因上的特有变异信息，经过专业的变异解读、致病性评级和验证，即可发现某种遗传病的致病基因或易感基因。随着人类基因组计划的完成以及二代测序技术的应用，遗传病致病基因或易感基因的定位与克隆不断加速，为遗传病的研究和诊疗揭开了新篇章。

二代测序技术按测序目标序列的大小可分为全基因组测序（whole genome sequencing，WGS）和靶向重测序。靶向重测序又可分为全外显子组测序（whole exome sequencing，WES）和靶向目标基因测序。全外显子组序列仅占全基因组序列的 1%，但已知约 85% 的疾病相关变异位于外显子区。2009 年，Ng 等利用全外显子组测序技术成功揭示弗里曼 - 谢尔登综合征的致病基因 *MYH3* 基因，首次证明了 WES 对鉴定罕见遗传病致病基因的应用价值。至 2011 年底，利用 WES 鉴定致病基因的文章约 87 篇，鉴定出约 200 个新基因。至 2015 年，已发表的外显子组研究相关文章达 2 000 余篇，完成了数百种罕见遗传病致病基因的鉴定。并且，随着二代测序技术的发展和成本降低，被检出的致病基因数目将快速增长。因此，WES 已成为目前鉴定遗传病致病基因的最重要的研究工具。

（二）遗传病的预防

目前除了一些遗传代谢性疾病，大多数遗传病尚缺乏有效的治疗手段，且多在婴幼儿期或少年期发病，致死率和致残率均高。遗传病的监测和预防主要通过携带者筛查、遗传咨询和产前诊断等手段实现。基因检测在遗传病预防的应用主要有侵入性产前诊断、无创产前筛查（noninvasive prenatal testing，NIPT）、植入前遗传学诊断、植入前遗传学筛查、遗传疾病风险检测等。其中 NIPT 是当前市场规模最大、最成熟的领域。

1. 侵入性产前诊断　传统的侵入性产前诊断最早于孕 10 周通过采集胎儿羊水、绒毛、脐血等样本，提取 DNA 进行基因检测。该方法最早用于胎儿染色体核型分析，后随着技术发展，全外显子组检测、低深度全基因组测序等技术也越来越多地应用于产前诊断，可检测胎儿染色体非整倍体、微缺失 / 微重复、单基因病等。

2. 无创产前筛查　NIPT 通过采集母体外周血中游离胎儿 DNA 进行胎儿遗传病无创检测，检测孕周为 12~24 周，检测范围包括胎儿染色体非整倍体、微缺失 / 微重复、单基因病等，为产前诊断提供准确的检测依据，在一定程度上能有效地避免出生缺陷的发生以及提前进行临床干预。2016 年，国家卫生和计划生育委员会审批通过了 NIPT 技术的临床应用，深圳、重庆等地已经将 NIPT 纳入医保范围，这些政策的实施将有效降低我国出生缺陷比率。

随着技术的发展，无创产前筛查 NIPT-Plus 技术已应用于胎儿染色体非整倍体疾病和微缺失 / 微重复中的研究，如胎儿 21/18/13 三体综合征、22q11.2 微缺失综合征、猫叫综合征等。与胎儿染色体疾病相比，胎儿单基因病的 NIPT 对检测技术、检测策略的要求更高，有直接法和间接法两种方法。直接法可直接对突变位点序列进行检测，其中胎儿的父源突变很容易被区分。而母源突变的检测需要采用定量检测策略，通过构建单倍体型进行间接判断，目前已成功进行 β 地中海贫血、进行性假肥大性肌营养不良、先天性肾上腺皮质增生症、囊性纤维化等疾病的排除性诊断。随着检测技术的发展，胎儿单基因病的 NIPT 检测范围也进一步扩大，从单一突变位点、单一序列扩展到了全基因组的范围。

3. 植入前胚胎产前诊断　该技术是辅助生殖技术的重要组成部分，用于指导胚胎移植，为生育过遗传病患儿的夫妇挑选出正常胚胎，以避免终止妊娠或复发性流产带来的痛苦。植入前胚胎产前诊断已在临床上成功应用 20 余年，主要用于单基因病、染色体异常、性连锁疾病的筛查。目前，其常规检测方法有 PCR、荧光原位杂交、单核苷酸多态性微阵列、微阵列比较基因组杂交、核型定位技术、全外显子组测序、全基因组测序技术等，依据疾病类型进行检测方法的选择。

4. 植入前胚胎产前筛查　该技术通过对染色体数目异常的筛选，选择染色体整倍体的胚胎进行移植，以提高妊娠率、活产率，将遗传病预防提前到妊娠前，从源头上解决优生优育。1993 年首次报道了植入前胚胎产前筛查技术，此后逐年增多。研究表明，该技术能够显著提升正常卵巢储备的不孕患者、高龄者体外助孕的胚胎种植率和继续妊娠率。

5. 遗传疾病风险检测　通过携带者筛查、症状前患者筛查等手段，能够有针对性地对检出者进行干预，对遗传病的预防具有积极的意义。对于发病率高的遗传病，可通过携带者筛查进行预防。例如我国南方各省的 α 及 β 地中海贫血的发病率为 8%~12%，严重影响出生人口素质。2010 年，广西壮族自治区印发《广西壮族自治区地中海贫血防治计划》，开展携带者筛查、产前诊断，有效降低了该病的发病率，阻止了不良基因在群体中播散。

（三）遗传病的基因治疗

基因治疗是依托 DNA 重组技术、基因克隆技术等发展起来的生物医学治疗手段，通过替换、增补、编辑缺陷基因，以达到治疗遗传病的目的。1990 年，美国实施了世界首例严重联合免疫缺陷的基因治疗试验，修复了患者体内腺苷脱氨酶的活性，开创了基因治疗的先河。经过 30 年的发展，基因治疗涵盖的范围由最初的单基因病扩大到自身免疫性疾病、感染性疾病、恶性肿瘤等多种重大疾病。2016 年 5 月，葛兰素史克公司的基因治疗药物 Strimvelis 在欧洲获得批准，用于治疗重度联合免疫缺陷病。该疗法已在 18 例患儿中实施（患儿在治疗 13 年后仍然存活），是全球首例彻底治愈罕见疾病的基因疗法。截至 2017 年 4 月，在美国国立卫生研究院（national institutes of health，NIH）临床注册的基因治疗方案达 2 463 项，其中约 500 项进入Ⅱ/Ⅲ期临床试验，7 项基因治疗项目相继在美国、中国、欧洲等国家和地区批准上市，为绝症患者的治疗带来曙光。

1. 基因治疗的载体系统　基因治疗成功的关键在于安全高效地将外源基因或表达元件导入靶细胞，通过使其有效表达，从而达到治疗目的。基因治疗中运载基因的载体一般分成病毒载体和非病毒载体两大类。病毒载体经改造可携带治疗性基因，具有转染效率高的特点，已应用于临床。常用的病毒载体有腺相关病毒（adeno-associated virus，AAV）、重组腺相关病毒、慢病毒等。非病毒载体仅包含治疗性基因和其他 DNA 序列，用人工材料包裹后结合基因枪、电转、高压等物理技术进行细胞转染，如标准质粒、微环 DNA、反义寡核苷酸、小干扰 RNA 等。

2. 基因治疗的方法　目前较常用的基因治疗方法有基因替代、基因编辑技术等。

(1) 基因替代：基因替代将外源正常基因递送到细胞或组织中以替代功能缺陷的突变基因，从而达到遗传病的治疗目的。该方法采用基因的定点重组技术，将某个具有正常功能的基因或表达元件通过基因载体导入到功能异常的细胞或部位，使其能够长期、稳定地表达具有完整功能的蛋白，从而纠正或补偿由基因缺陷引起的疾病，该方法是目前最理想的基因治疗策略。

(2) 基因编辑技术：基因编辑技术依赖人工核酸酶对基因组靶向序列进行精确、稳定的改造。常用的基因编辑技术有锌指核酸酶、类转录激活因子效应物核酸酶和成簇规律间隔短回文重复序列相关蛋白系统（clustered regularly interspaced short palindromic repeats-associated protein 9，CRISPR/Cas9）。

CRISPR/Cas9 系统具有简便性、高效性和特异性，较其他两种技术更具优势，已广泛应用于不同细胞系以及多个物种的定点基因修饰和改造，如人类诱导多能干细胞（iPSC）和癌细胞系、细菌、酵母、斑马鱼、小鼠、烟草、水稻等，充分展示了该技术的巨大潜力。

（3）基因可调控表达：一些遗传病的发生与某些基因表达、调控异常有关。通过转基因技术、反义寡核苷酸技术、小干扰 RNA 技术等促进目的基因的表达或抑制不利基因的表达，从而纠正或补偿相关蛋白质的功能缺陷。目前，该技术已应用于心力衰竭、进行性假肥大性肌营养不良、肝纤维化、遗传病肿瘤等疾病的基因治疗研究。

（4）干细胞治疗：干细胞具有分化潜能，能够再生各种组织器官乃至一个生物体。用于治疗疾病的干细胞主要包括胚胎干细胞、成体干细胞及诱导多能干细胞（induced pluripotent stem cell，iPSC）。iPSC 通过体细胞的体外重编程获得，可实现自体移植，避免因异体移植产生的免疫排斥反应，有力推动了干细胞在人类疾病治疗中的应用。目前，iPSC 在视网膜损伤、帕金森病、镰状细胞贫血等疾病研究中已经取得了一定的成果。

3. 基因治疗在遗传病中的应用　基因治疗凭借其“从根源上解决问题”的特点，现已成为遗传病治疗的重点研发方向之一。

（1）遗传代谢病的基因治疗：黏多糖贮积症是一组复杂的、进行性多系统受累的溶酶体病，共分为 7 型。2016 年，研究者实施了首例黏多糖贮积症ⅢB 型的基因治疗，将携带 *NAGLU* 基因的 AAV9 病毒载体注射入患者体内，使其细胞能表达先天缺失的关键酶。通过治疗，患者会用眼神交流，试图开口说话，无不良反应。2017 年，美国《科学》杂志报道了人类首例体内基因编辑治疗研究，该项目以 AAV 病毒携带锌指核酸酶和正常的 *IDS* 基因，靶向精确地修饰患者的 *IDS* 基因缺陷，以期有效治疗黏多糖贮积症Ⅱ型患者。

（2）神经肌肉病的基因治疗：脊髓性肌萎缩（spinal muscular atrophy，SMA）是一种儿童期较常见的运动神经元病。2016 年 12 月，美国食品药品监督管理局（Food and Drug Administration，FDA）批准 SMA 基因治疗药物 Spinraza 上市。Spinraza 是一种反义寡核苷酸，通过改变 *SMN2* 的基因前体信使 RNA（messenger RNA，mRNA）的剪接来弥补 *SMN1* 基因的突变或缺失，从而产生正常的 SMN1 蛋白。此后，Zolgensma 及 Ridiplam 两款 SMA 治疗药物也陆续获批。2016 年 9 月，Sarepta 公司的治疗新药 Exondys 51（eteplirsen）获得 FDA 批准，是首个治疗 DMD 的药物，可用于治疗 51 号外显子跳跃的 DMD 患者。

（3）遗传性眼病的基因治疗：视网膜色素变性是一类罕见的眼科疾病，以进行性视网膜光感受器细胞凋亡和色素上皮变性为主要特征。2017 年 10 月，FDA 咨询委员会批准了 Spark Therapeutics 公司 *LCA* 基因治疗方法 Luxturna，用于治疗 *RPE65* 基因变异导致的视网膜色素变性。Luxturna 将携带正常 *RPE65* 基因的 AAV 载体直接引入到视网膜相关细胞中，使其表达正常的 RPE65 酶，从而恢复患者的感光物质和视力。

（4）线粒体病的基因治疗：线粒体是人体的能量工厂，线粒体变异可导致 100 多种线粒体疾病，包括线粒体脑病、癫痫、肌无力等。到目前为止，这些线粒体疾病仍然无法治愈，患者也很难得到有效治疗。2018 年来自剑桥大学和迈阿密大学的科学家首次报道了用基因编辑技术在体内编辑线粒体基因，为这类无药可医的遗传病带来了治愈的希望。

（四）表观遗传学

表观遗传学是指在不涉及基因组 DNA 序列改变的情况下，基因的表达与功能发生改变，导致可遗传的表现型变化。人体正常状态下，通过表观遗传学因素的相互作用来调节相关基因表达，控制细胞的增殖、分化，对外界环境刺激做出反应，从而维持机体内环境稳定。因此，表观遗传学异常会导致疾病发生，目前已证明与眼科疾病、肿瘤、心血管病、自身免疫性疾病等的发病有关。表观遗传学主要包括DNA甲基化、组蛋白修饰、非编码RNA调控、染色质重塑、X染色体失活及基因组印记等，前三者研究较多。

1. DNA甲基化　DNA甲基化主要为胞嘧啶甲基化，多发生于CpG二核苷酸，CpG结构高度聚集的区域被称为CpG岛。在人类和其他哺乳动物中，CpG岛通常位于基因启动子区域和转录起始点，部分位于基因的外显子或内含子区域。CpG岛甲基化与相关基因的沉默有关，可能是通过组蛋白修饰以及核染色质重组从而间接抑制基因的表达。DNA甲基化异常能引发系统性红斑狼疮、风湿性关节炎、阿尔茨海默病、肿瘤等疾病。

2. 组蛋白修饰　组蛋白是重要的染色体结构蛋白，与DNA共同形成核小体。组蛋白修饰包括组蛋白的乙酰化/去乙酰化、甲基化/去甲基化、泛素化/去泛素化、腺苷二磷酸核糖基化等，这些修饰因素通过改变染色质结构或与效应因子结合，在各种人体生理和病理过程中起作用。其中，组蛋白的乙酰化/去乙酰化是当前研究热点，分别与基因活化、基因失活相关，参与转录调控、细胞周期、细胞分化、增殖、凋亡以及DNA修复等过程。近年来发现组蛋白的乙酰化/去乙酰化异常也与血管新生、特发性肺部纤维化、炎症反应、肿瘤的发生有关。

3. 非编码RNA　非编码RNA指不能被翻译为蛋白质的功能性RNA分子，主要参与基因转录后水平的调控，如转运RNA、核糖体RNA、长链非编码RNA等，其中微RNA（microRNA，miRNA）是迄今为止研究最深入的非编码RNA。miRNA是一类长约20~24个核苷酸的内源性单链非编码小RNA，通过与靶基因相互作用，在转录后水平调节靶基因表达，来实现对细胞增殖、分化、死亡等的调控。研究表明，miRNA与眼底疾病、银屑病、肿瘤等疾病相关。

第二节　遗传病的基因检测

遗传病基因检测最终的目的是为疾病诊断提供基因层面的更直接的证据。该检测的目标可以是某个基因是否存在（有和无的问题）；或是某个基因是否发生变化及发生了何种变化，这种变化既包括结构和序列层面，也包括表观修饰状态；或是检测基因表达的变化，在人类基因组中，DNA最直接的表达就是RNA，RNA的检测对某些疾病非常重要。确定合适的检测范围，是基因检测成功开展的首要条件。

面对种类繁多的分子诊断技术，在遗传病的基因检测中如何选择合适的分子诊断技术，为临床诊疗提供有效帮助，是必须解决的问题。为保证检测结果的准确可靠，实验室应优先选取国际和国内权威机构指定的各种指南中的“金标准”检测方法，同类方法中优先选择稳定性强、重复性好、特异性高的技术。对遗传病的基因检测方法的选择取决于基因及变异类型等，同时也应考虑样本类型，样本提取方法、检测项目，检测周期和检测成本等因素，综合选择合适的方法。

一、常见遗传学变异类型

对于人类基因组而言，无论发生哪个层面的遗传物质变化，都可能引起生物性状的改变，分子水平有基因变异，细胞亚显微水平有基因组结构变异，显微水平有染色体数目变异。

（一）基因变异

基因变异是指细胞中基因组DNA分子发生的可遗传变异。从分子水平上看，是指基因在结构上发生碱基对组成或排列顺序的改变，包括单核苷酸序列变异、插入缺失型变异等。变异通常是由于DNA复制发生错误或受物理/化学（亚硝酸、激光）、生物因素（病毒）的影响。

基因序列变异的命名推荐使用人类基因组变异协会（Human Genome Variation Society，HGVS）制定的命名规则。描述基因变异时，需遵循三条规则：①首先描述 DNA 水平的变异，然后再描述 RNA 水平和蛋白质水平的变异；②应描述清楚所发生的变异是经过检测确切发生的变异还是理论上推导出的变异；③应当指出所参考的原始基因序列。临床报告应该包含参考序列以确保基因变异命名的准确无误，并提供编码 DNA 序列和蛋白质命名法来协助功能注释（如 "g" 为基因组序列，"c" 为编码 DNA 序列，"p" 为蛋白质，"m" 为线粒体）。同时推荐使用命名工具 Mutalyzer（https：//www.mutalyzer.nl/）对基因变异的 HGVS 命名进行校验。

1. SNV　SNV 即与参考序列相比，一个核苷酸被另一个核苷酸所替代。例如：NC_000023.10：g.33038255C>A，表示基因组第 33 038 255 位核苷酸 C 被替换为 A。

2. 缺失变异　缺失变异即与参考序列相比，一个或多个核苷酸的缺失。例如：NG_012232.1：g.19_21del，表示基因组中第 19~21 位核苷酸 TGC 缺失，也可描述为 g.19_21delTGC，缺失片段的长度在 50bp 以下。

3. 插入变异　插入变异即与参考序列相比，一个或多个核苷酸直接插入到原始序列之中，且这种插入不同于复制或重复。例如：NC_000023.10：g.32862923_32862924insCCT（LRG_199t1：c.240_241insAGG），表示在基因组第 32 862 923 和 32 862 924 位核苷酸之间插入了 CCT，片段的长度在 50bp 以下。

4. 插入缺失型变异　插入缺失型变异（insertion-deletion，INDEL），即与参考序列相比，一段核苷酸被另一段核苷酸所取代。缺失插入变异涉及多个核苷酸的变化，例如：g.6775_6777delinsC，表示基因组中第 6 775~6 777 位核苷酸 TCA 被 C 取代。

5. 重复变异　重复变异即与参考序列相比，一个或一段复制的核苷酸序列直接插入到该原始序列的 3' 端。例如：NM_004006.2：c.20dup（NC_000023.10：g.33229410dup），表示编码区 DNA 第 20 位核苷酸 T 的重复。

动态突变是重复变异的一种，动态突变发生在基因编码区或非编码区，由微卫星重复序列的拷贝数变异引起。微卫星的重复单元为 3~33 个核苷酸，这种突变是不稳定的，可能随着世代的传递而积累，当重复序列的拷贝数超过某个正常范围时，便会引起疾病或出现脆性位点。由基因动态突变导致的疾病有脆性 X 综合征、亨廷顿病、脊髓小脑性共济失调等。

（二）基因组结构性变异

基因组结构性变异包括大片段缺失、大片段重复、倒位、易位以及一些形式更为复杂的变异。染色体断裂及断裂片段的重接是各种染色体结构变异产生的基本机制。其中，大片段缺失和大片段重复又称拷贝数变异（CNV），即长度为 50bp 以上的基因组大片段的拷贝数增加或者减少，与插入缺失型变异的区别在于变异的长度。倒位是指染色体上某一段序列发生了 180° 的颠倒。易位是指染色体上的某一段转移到了其他位置上。

CNV 在人类基因组中覆盖范围广、组成形式多样，可分为致病性 CNV 和非致病性 CNV。其中，非致病性 CNV 是个体间遗传差异的主要来源。研究发现，CNV 约占人类基因组的 12%，平均长度为 465kb，偏向分布于基因外和超保守区域外的位置，多位于端粒、着丝粒等富含重复序列的区域。也有极少数 CNV 会包括基因的编码区，这些 CNV 会破坏基因的功能，如果受影响的是显性基因，则有可能会致病，如果受影响的是隐性基因，则要结合点突变与缺失 / 插入进行综合评估。

目前已经明确部分 CNV 的致病机制，主要是通过改变相关基因的表达量，引起多基因疾病、微缺失综合征等疾病的发生。例如，一些剂量敏感基因的大片段缺失或重复会引发疾病。而位于基因内非编码区、基因外的 CNV，可能是通过位置效应影响基因的表达量引发疾病，比如阻遏子区域、增强子区等。此外，如果某个基因的编码区发生大片段缺失或插入，可造成该基因断裂或融合，进而导致所编码的蛋白产物丢失或改变。

(三) 染色体数目变异

人体正常生殖细胞精子和卵子所包含的全部染色体称为一个染色体组,分别含有 22 条常染色体和 1 条性染色体,称为单倍体(n)。因此,受精卵包含两个染色体组,称为二倍体(2n),染色体的数目变异可分为整倍性变异和非整倍性变异。

1. 染色体整倍性变异　指染色体数目以染色体组为单位成倍地增加或成比例减少,包括单倍体和多倍体两种类型。在人类中只有极少数三倍体的个体能存活到出生,存活者多为 2n/3n 的嵌合体。

2. 染色体非整倍性变异　指一个体细胞的染色体数目增加或减少了一条或数条,是临床上最常见的染色体异常类型。如唐氏综合征男性患者为 21 染色体的三体型,核型为 47,XY+21,是临床中最常见的染色体病。染色体非整倍性变异又细分为亚二倍体、超二倍体、假二倍体、嵌合体、单亲二体。其中,嵌合体是指体内同时存在两种或两种以上核型的个体,如 46,XX; 47,XXY; 45,X; 46,XX 等。嵌合体可以是数目异常、结构异常以及两者共有的嵌合。单亲二体是指同源染色体或染色体上的部分片段均来源于双亲中的一方,其发病率较低,但可继发隐性基因纯合突变或基因印迹障碍,从而导致各种各样的临床表型。

二、常见遗传学变异检测方法

针对上述各种类型的遗传学变异,相应的检测方法描述如下,关于各方法的技术原理、发展历史等内容见本书第二章。

(一) SNV/INDEL 检测

1. Sanger 直接测序法　该方法是 DNA 序列分析的“金标准”,可直接读取 DNA 的序列信息,既可以检测已知突变,又可发现未知突变。Sanger 直接测序法的不足是操作复杂、成本高、通量低等。

2. PCR 技术　PCR 是检测基因变异的主要方法。PCR 技术常常需要和其他技术进行结合进行变异检测,如 PCR- 等位基因特异性寡核苷酸杂交,PCR- 限制性片段长度多态性连锁分析等。PCR 技术优势是灵敏度高、操作简单,但只能检测已知变异,不能发现未知变异。

3. 荧光定量 PCR　荧光定量 PCR 可用于已知基因的单核苷酸序列变异及插入缺失型变异检测。和常规 PCR 相比,它具有特异度高、灵敏度高、定量准确、全封闭反应等优点。

4. 基因芯片　基因芯片又称为 DNA 微阵列,是高通量核酸检测技术,它的分子基础是核酸杂交技术,以荧光标记的 DNA 为探针,通过检测杂交信号的强度及分布情况,对基因序列及功能进行大规模、高通量的分析。基因芯片的优势在于高通量、微型化、自动化、检测灵敏度高和准确度高等,是基因变异检测的热门技术。

5. 二代测序技术　由于遗传性疾病的遗传异质性,常常需要检测多个目标基因的变异情况,应用二代测序技术可实现遗传病相关多个目标基因变异的检测,在遗传病的基因诊断和研究中,常常采用靶向测序技术,将目标基因进行富集后再进行上机测序。遗传病基因的靶向测序包括全外显子组测序和靶向目标基因测序,可根据不同的临床应用需求来选择测序策略。和其他方法相比,二代测序不仅可检测已知基因变异,也可发现未知基因变异。由于测序读长短,二代测序可准确检测单核苷酸序列变异、插入缺失型变异,但对于动态突变、染色体重排、高度同源基因等的识别,目前仍存在一定的局限性。

(二) 动态突变检测

动态突变常常采用 PCR+ 毛细管电泳方法进行检测。基于核苷酸短串联重复序列两侧的 DNA 设计荧光标记的引物,通过 PCR 反应扩增目的基因片段,PCR 产物用毛细管电泳检测。这种方法可以准确计算短核苷酸的重复次数，分辨率高，适用于重复数小于 100 次的序列。

对于重复序列有插入或超大片段动态突变的检测（重复序列拷贝数常常超过 100 次，甚至达到 1 000 次以上），需要采用三引物 PCR 的方法进行辅助检测。1996 年，Warner 等发明此种方法用以诊断 DMD 超大片段动态突变患者，该方法采用 3 个引物进行 PCR 反应，分别是荧光标记的上游引物 P1，与人类无同源性的通用引物 P3，5 个重复序列加上通用引物 P3 组成的引物 P2。该方法能判断基因组序列是否属于致病重复序列长度，但无法得到重复序列的具体重复次数。

对于动态突变疾病相关新致病基因的鉴定，可以利用全基因组测序或三代测序技术对患者以及正常对照进行测序，以正常对照全基因组范围内的短串联重复序列数据库为参考，通过对比寻找到在患者中比例较高的短串联重复序列位点，结合基因功能区域、核苷酸重复模式、甲基化分析、转录组测序分析等综合评估。

（三）CNV 变异检测

CNV 检测技术主要包括多重连接依赖探针扩增技术、拷贝数变异测序（copy number variation sequencing，CNV-seq）、基于 WES 测序数据的拷贝数变异分析和三代高通量测序。

1. 多重连接依赖探针扩增技术　该技术融合了分子杂交和 PCR 技术，是针对待测核酸中靶序列进行定性和定量分析的技术。多重连接依赖探针扩增技术仅需要 20ng 模板量，是 Southern 印迹杂交及微阵列反应所需模板量的 1/100，可同时扩增 40 个以上片段，通过相对定量检测基因拷贝数异常。该技术特异度高，精确度高，操作简单，可搭配自动化设备实现高通量检测，在染色体病领域有广泛的应用价值，可检测染色体数目异常和已知大片段基因缺失 / 重复，如进行性假肥大性肌营养不良、脊髓性肌萎缩、苯丙酮尿症等多种遗传病的基因检测。

2. CNV-seq　该技术是基于二代测序的低深度全基因组测序，可高效分析染色体非整倍体变异、100kb 以上的大片段缺失 / 重复、全基因组 CNV、超过 10% 的染色体非整倍体嵌合等。CNV-seq 广泛应用于产前诊断、流产原因排查、染色体疾病检测等，对多种类型的样本如羊水、绒毛、脐带血、流产组织、外周血等进行检测，检测精确度更高，能够检测低至 10~50ng 的 DNA 样本。当然，CNV-seq 技术也有其局限性，不能检测三倍体及多倍体，无法发现染色体互相易位、倒位等染色体平衡性结构重排，且无法检测杂合性缺失（包括单亲二倍体）。

3. 基于全外显子测序数据的拷贝数变异分析　常规全外显子测序主要用于检测基因外显子水平的单核苷酸序列变异及插入缺失型变异，随着分析算法的优化，目前已可以利用数据分析 CNV，提升了变异的总体检出率。基于全外显子测序数据的拷贝数变异分析不仅能够检测 100kb 以上的 CNV，对单外显子水平至 100kb 以内的 CNV 也能有效检出，实现大、中、小型 CNV 变异全覆盖，检测的灵敏度随 CNV 的大小增加而更高，纯合或半合子缺失 CNV 较重复 CNV 更容易被检测。

4. 三代测序技术　三代测序是新近发展起来的一种测序技术，其特点为单分子检测，目前普遍认可的是单分子实时测序技术和纳米孔单分子测序技术。三代测序的超长读长能力，在基因组结构变异检测、全长 mRNA 可变剪接体检测和表观甲基化直接检测等应用领域有广阔的发展空间。和二代测序相比，三代测序技术对基因组已知和未知大片段插入 / 缺失检测有不可比拟的优势。2017 年，*Genetics in Medicine* 期刊报道了利用 PacBio 三代测序分析找到长为 2 184bp 的致病结构变异的临床案例，在此之前，该致病结构变异未被二代测序检出。2020 年，利用长读长全基因组测序技术及 STR-Scoring 分析算法，确定 *GIPC1* 基因是眼咽型肌营养不良的新致病基因。近年来，随着三代测序技术的测序准确度提升及成本下降，三代测序已在临床逐步开展应用。

（四）染色体畸变的分子诊断

染色体核型分析是染色体畸变经典的检测方法。可用于不同类型的样本，包括外周血或骨髓、羊水或绒毛附属物，以体细胞分裂中期染色体，采用染色体G显带技术检测染色体的数量和结构异常。染色体核型分析依赖细胞培养，操作技术要求高，检测时间长，易失败；在孕妇的产前诊断中，需要进行羊水穿刺或绒毛取样，容易引发流产；对于小于10Mb的染色体片段缺失或重复，很难做出确切的诊断。传统的染色体核型分析已不能满足临床需要，现阶段，其逐渐被更为简便、快捷、准确的分子诊断技术替代。

1. 荧光原位杂交　荧光原位杂交（FISH）是一种非放射性原位杂交技术，将标记的探针和待测序列杂交，根据杂交信号的有无及类型，对DNA进行定性、定位、相对定量分析。

用于FISH的探针有以下几类：①染色体特异的重复序列探针，如着丝粒α卫星序列和端粒重复序列探针，这类探针主要应用于标记染色体的识别和染色体数目异常的检测。由于探针选择的有限性，无法一次性检测所有染色体，主要用来筛查染色体非整倍体，特别是13、18、21、X和Y染色体的数目异常。②特异序列探针，用于鉴定染色体上DNA序列的定位，识别染色体的易位、缺失和重复，如22q11.2微缺失综合征。③染色体涂染探针，探针特异地覆盖特定的染色体，可用来检测染色体的结构异常，如插入、缺失、易位等。

FISH技术是染色体异常检测的主要方法，与传统的染色体核型分析方法相比，FISH技术有绝对的优势，具体体现在无需细胞培养、整个检测在1天内完成、特异性强、分辨率和灵敏度高。但FISH技术也有局限性，即探针选择的有限性，只能用特异性探针检测已知染色体的异常；其次，同时检测的目标数受限于探针的数量。

2. 光谱核型分析　光谱核型分析（spectral karyotyping，SKY）技术是在FISH基础上发展起来的，采用波谱分析技术，增加了多色荧光的识别。SKY技术用一组滤光镜、一次杂交，可得到全部染色体的核型。SKY技术兼有显带技术对染色体异常筛查的整体性和FISH技术高敏感性和高特异性的特点，可检测到FISH技术不能发现的细微染色体异常。SKY技术是精确、灵敏和可靠的染色体分析技术，具有高灵敏度和高特异度，可检测小至1~2Mb的染色体异常。

3. 比较基因组杂交微阵列芯片技术　比较基因组杂交微阵列芯片技术（array-based comparative genomic hybridization，array-CGH）结合了基因组杂交技术和微阵列芯片技术的优势，能在全基因组水平精确检测与疾病相关的染色体拷贝数变化。array-CGH既可以识别主要染色体非整倍性，又可以检测其他技术无法检测到的亚显微变化（除了平衡易位）。

由于Array-CGH具有高分辨率、高灵敏度、无需细胞培养、自动化程度高、检测周期短等优势，现已成功应用于产前诊断、染色体微缺失 / 微重复综合征的诊断及胚胎植入前遗传学诊断。值得一提的是，得益于无创产前筛查的快速发展，13/18/21三体的检测更加成熟和方便，但是由于无创产前筛查较高的假阳性率和微缺失 / 微重复检测的局限性，对于35岁以上高龄孕妇、双胎或各类超声异常、父母双方或家系成员中有某些遗传病或先天畸形者、唐氏筛查高危或无创染色体筛查阳性者等情况，array-CGH是最佳的检测方案。

4. 二代测序技术　二代测序技术是新一代测序技术，采用边合成边测序的技术原理，一次对几十万到几百万条DNA分子进行序列测定。二代测序技术的测序通量指数增加，而成本急剧降低。高通量、低成本的二代测序技术开辟了疾病诊断的新领域。通过高通量全基因组测序和生物信息分析，可实现染色体非整倍体异常、微缺失 / 微重复的检测。目前二代测序技术比较成熟的临床应用是无创产前筛查、胚胎植入前遗传学诊断、遗传病辅助诊断等。

三、常用基因检测策略

遗传性疾病种类繁多，具有高度遗传异质性和临床异质性，各种遗传病之间临床症状重叠，临床诊断困难，基因检测是临床医生明确诊断的重要辅助手段。对于某些单基因遗传病而言，靶向单基因检测仍是首选。这类疾病通常具有以下特征：①临床特征明显（可结合其他临床检查如影像学结果等明确诊断）、家族史明确、确定为单基因遗传病，如肝豆状核变性（致病基因为 *ATP7B*）；②部分不适宜使用二代测序检测的遗传病，如动态突变导致的疾病（如亨廷顿病）、较大缺失或者重复导致的疾病（如 DMD）、需特殊检测的疾病（如面肩肱型肌营养不良）。

而对于大多数遗传病，其致病基因众多，传统的基因检测技术的弊端显而易见，如需要根据临床表型，逐个排查候选基因，不仅检测成本高，且检测周期长。此时，往往需要采用二代测序技术，一次性检测多个基因，查找致病性基因变异，可以显著降低检测成本，缩短检测周期，是高性价比的基因检测方案。

常见的基因检测策略有单基因检测（或少数基因检测）、基因包检测、全外显子组检测和基因组检测。

1. 单基因检测　单基因检测主要用于对特定遗传病受累个体的临床辅助确诊。因此，精准的临床诊断以及专业的遗传咨询至关重要。对于临床特征明显、已知基因异常的疾病，实验室可直接对其致病基因进行扩增、测序、序列比对及分析，以探查基因有无变异并阐明变异的性质及类型等。例如，结晶样视网膜色素变性为常染色体隐性遗传的视网膜变性疾病，患者的眼部病变特征明显，临床医生通过眼底检查即可初步诊断，对其致病基因 *CYP4V2* 的目标区域进行变异分析，能够为患者查找致病原因。

2. 基因包检测　受基因多效性和遗传异质性的影响，基因与疾病并不是一一对应的关系，在某些疾病的临床基因诊断中，往往需要一次性检测多个基因，这些基因就形成一个疾病相关的基因包。待测基因的选择与确定对于基因检测而言至关重要，待测基因少则可能漏检，多则浪费成本，甚至可能出现无法解释的结果。确定基因检测的待测基因是一个复杂而系统的过程，首先需要针对目标疾病进行文献报道的检索，系统收集与目标疾病相关的遗传信息；其次以这些信息为基础，结合目标疾病的生物信息数据库，进行系统的数据挖掘，比如设定与疾病特征相关的基因入选标准，在这个数据库范围内进行综合筛选；最后确定目标疾病的待测基因和序列。

大多数遗传病具有显著的临床异质性，复杂多样且交叉重叠的临床表型给临床诊断带来了一定的困难。基因包检测可一次性对某系统或疾病进行检测，从而找到与疾病相关的致病突变。与单基因检测相比，基因包检测可经济、快速、准确、有针对性地获得多个基因的遗传信息。

3. 全外显子组检测　全外显子组是指直接参与蛋白质编码的 DNA 区域总和，人类全外显子组包括 22 000 多个基因，共计约 18 万个外显子，长度占整个基因组的 1%~2%，85% 的单基因病致病变异存在于外显子区。WES 是指利用杂交捕获技术将全外显子区域 DNA 捕获富集后进行高通量测序，一次性检测与大多数疾病相关的变异，同时结合临床表型进行全面分析，具有检测阳性率高、耗时短、平均检测费用低等特点，现已经成为临床上寻找遗传病致病原因的首选。

4. 全基因组检测　WGS 是对受检者基因组中的全部 DNA 序列进行检测，较 WES 所覆盖的区域更广，不仅覆盖了几乎全部基因的外显子序列，也覆盖了内含子序列和基因间序列。WGS 可有效避免在对相关基因组区域进行靶向富集时产生的技术偏差，不仅可以检出 SNV，还可以对结构变异进行分析，并常规性地对 mtDNA 变异进行分析。因此，WGS 应用于临床遗传诊断有望提高诊断率、缩短诊断流程、节省时间及降低诊疗费用，进一步提升临床遗传检测的效能。

第三节　遗传病基因检测报告的制作与解读

遗传病的检测报告可以分为两类：非二代测序基因检测报告和二代测序基因检测报告。非二代测序基因检测报告同其他常规检测报告一致，包含受检者信息、检测项目、检测靶标、检测结果，必要时可附上检测结果图片加以说明。基于二代测序的检测报告相对复杂,因为该检测技术涉及更多的变异信息检出,需要专业的遗传咨询人员遵循相关变异解读指南,并结合受检者临床表型、家族史和临床检查等信息对变异进行综合解读,制作二代测序检测报告,提供给临床参考。

截至目前,国内外已发表多篇应用于指导遗传病二代测序的检测报告制作、变异解读和公共数据库应用的指南、共识等文件。例如:用于规范该类检测报告制作的文件有《临床基因检测报告规范与基因检测行业共识探讨》《临床单基因遗传病基因检测报告规范》《遗传病二代测序临床检测全流程规范化共识探讨》等;用于指导变异信息解读和变异注释数据库使用的文件有《遗传变异分类标准与指南》、《美国病理学家学院下一代测序临床试验实验室标准》(*College of American Pathologists' Laboratory Standards for Next-Generation Sequencing Clinical Tests*)、《序列变异解释的标准和指南:美国医学遗传学和基因组学学院和分子病理学协会的联合共识建议》(*Standards and guidelines for the interpretation of sequence variants a joint consensus recommendation of the American College of Medical Genetics and Genomics and the Association for Molecular Pathology*)等。

下述以遗传病二代测序检测项目为例,介绍其检测报告制作、变异解读和数据库应用等相关内容。

一、遗传病二代测序基因检测报告

遗传病二代测序的基因检测报告一般分为正文和附录两部分。

(一)基因检测报告的正文

1. 检测机构的信息和联系方式　检测机构可以是医院或者独立医学检验实验室,在报告中需体现具体的检测机构名称、地址及联系方式。

2. 样本送检的基本信息　包括受检者信息(姓名、性别、年龄)、标本标识号、样本类型、临床指征、家族史、送检科室、送检医师、送检时间、样本接收日期、检测报告日期等。

3. 检测项目及检测方法　报告应列出检测的项目和所用的检测方法。

4. 质量控制结果描述　对本次检测的质量控制进行描述,明确是否符合检测标准。

5. 检测结果列表　应列出与受检者临床表型相关基因的致病及可能致病性或高度怀疑的变异位点,详细描述变异相关信息,如基因名称、变异在染色体位置、转录物、符合 HGVS 书写规范的变异名称、所参考的人类基因组版本号、氨基酸改变及变异类型、杂 / 纯合状态、与疾病的关系、疾病的遗传方式、变异位点的致病性评级等。

6. 结果解释　针对检测结果,报告出具人员需结合当前权威认证的临床指南、数据库、变异分级指南、文献证据为临床提供结果解释。结果解释应包括正文基因变异对应的疾病信息,如疾病临床表现、发病率、已知的遗传方式、发病年龄、外显率等,并应提供相应的参考文献。对于变异在正常人群数据库(如千人基因组数据库、ExAc 数据库等)中的各种族中最高等位基因频率、软件致病性预测结果、变异的致病性报道等有助于判别变异致病性的信息都应在解释中提及。此外,解释中还应对家系中与症状共分离的情况进行描述。

美国医学遗传学与基因组学学会(American College of Medical Genetics and Genomics,ACMG)建议用“阳性”“阴性”“不确定”以及“携带者”对报告的结果做总结性说明。“阳性”指检出的致病变异可解释受检者的临床指征;“阴性”指没有检出任何可疑的变异;“不确定”指检出的变异为临床意义未明,或在常染色体隐性遗传的疾病只检出一个杂合致病变异因而不足以解释受检原因;“携带者”则仅适用于隐性遗传病携带者筛查的报告。

注意检测机构可根据不同的检测方法为受检者或临床医生提供专业的实验报告解读,以辅助临床医生做出正确的诊断,但检测报告的解读不能替代临床医生进行诊断。所有的检测结果均应该由两名以上的人员进行独立解读,对于所有存在疑问或数据不一致的结果,需在具有补充实验分析的情况下,由资深的人员进行判断处理。

7. 建议　提出进行遗传咨询,或家系验证,或其他技术检测等合理建议。

8. 参考文献　列出报告中引用到的参考文献。

9. 检测方法说明和局限性说明　说明该项目的检测意义、检出范围及检测局限性等。

10. 签名及签章　最终报告应由检测者、报告人、审核人联合签发。若为第三方检测机构完成的检测,则应加盖第三方检测机构的检测报告专用章。

(二) 基因检测报告的附录

附录的内容作为报告内容的补充,可包括基因包的基因及疾病列表、测序的质量参数、变异位点的 Sanger 验证结果示意图、更为详细的相关疾病临床表型信息、与疾病临床干预相关的信息、约定报出的意外发现等。

二、变异的解读

单基因遗传性疾病相关基因变异有 SNV、INDEL、CNV 等,通过全外显子测序、基因芯片等得到大量的变异信息后,需要利用多种变异数据库、基因数据库、疾病数据库和生物信息工具对这些变异进行注释和筛选,从而得到较小范围的致病变异候选集。不同的检测机构对变异的筛选可能采用了不同方案,变异筛选大体分为人群频率的过滤、致病性的预测、临床数据库对变异致病性的分级、临床表型符合性分析等,而后进入对变异的解读环节。以下对 SNV/INDEL 和 CNV 的变异解读进行说明。

(一) SNV/INDEL 的变异解读

对于单基因遗传性疾病相关基因变异,常常采用致病性分级、遗传学意义分析和临床表型分析三重解读方法。

1. 致病性评级　对于 SNV/INDEL 变异的致病性分级,ACMG 在 2015 年发布了《遗传变异分类标准与指南》,该指南可应用于临床实验室的各种基因检测方法,旨在帮助临床遗传学家提供更好的临床检测服务。自 2017 年起,临床基因组资源中心(Clinical Genome Resource,ClinGen)专家组的序列变异解释工作组对不同致病变异标准不断进行细化和补充。指南将基因变异分为五类,分别为致病、可能致病、临床意义不明确、可能良性和良性。致病性判定应该独立于对疾病病因的解读。该指南提供了两套标准:一是用于对致病或可能致病的变异进行分类(表 4-1);另一是用于对良性或可能良性的变异进行分类(表 4-2)。致病变异标准可分为非常强(very strong,PVS1),强(strong,PS1~PS4),中等(moderate,PM1~PM6),或辅助证据(supporting,PP1~PP5)。良性变异证据可分为独立(stand-alone,BA1),强(strong,BS1~BS4),或辅助证据(BP1~BP6)。对于一个给定的变异,可依据标准罗列致病性的证据,而后根据变异评分规则判断变异的致病等级(表 4-3)。

2. 变异的遗传学意义分析　变异的遗传学意义需要从变异携带方式是否符合疾病遗传模式和家系验证这两个方面来进行分析。第一,从单基因病的遗传模式来讲,如果疾病的遗传方式为显性遗传,那么致病性变异仅发生在两条染色体中的一条即可致病;如果疾病的遗传方式为隐性遗传,那么致病性变异发生在两条染色体上方可致病。第二,此变异是否在家系中共分离,如果正常表型的家属不携带或携带未符合遗传方式的致病变异,而相似表型的家属携带符合遗传方式的致病性变异,那么此候选致病性变异导致患者发病的可能性很高,反之,则可能不是导致患者发病的病因。在此过程中应注意常染色体病的不完全外显的情况,注意识别家系中家属的轻微表型和延迟外显等情况。

表 4-1　致病变异分级标准

致病性证据	分类
非常强	PVS1：当一个疾病的致病机制为功能丧失时，无功能变异（无义突变、移码突变、经典 ±1 或 2 的剪接突变、起始密码子变异、单个或多个外显子缺失）。注：①需注意该基因的变异耐受能力是否为导致该疾病的明确致病机制（如 *GFAP*、*MYH7*）；② 3' 端末端的功能缺失变异需谨慎解读；③需注意外显子选择性缺失是否影响到蛋白质的完整性；④考虑一个基因存在多种转录物的情况。PVS1 证据可以分为 PVS1、PVS1_Strong、PVS1_Moderate 和 PVS1_Supporting 四个级别
强	PS1：与先前已确定为致病性的变异有相同的氨基酸改变。例如：同一密码子，G>C 或 G>T 改变均可导致缬氨酸→亮氨酸的改变。注意剪切影响的改变 PS2：患者的新发变异，且无家族史（经双亲验证）。注：仅仅确认父母还不够，还需注意捐卵、胚胎移植的差错等情况。根据患者的临床表现和基因变异相关疾病的符合程度特异性，PS2 证据可调整为 PS2_Very Strong、PS2、PS2_Moderate 和 PS2_Supporting 四个级别 PS3：体内、体外功能实验已明确会导致基因功能受损的变异。注：功能实验需要验证是有效的，且具有重复性与稳定性。PS3 证据可调整为 PS3_Supporting、PS3_Moderate 和 PS3 三个级别 PS4：变异出现在患病群体中的频率显著高于对照群体。注：①可选择使用相对风险值或者 OR 值来评估，建议位点 OR 大于 5.0 且置信区间不包括 1.0 的可列入此项；②极罕见的变异在病例对照研究可能无统计学意义，原先在多个具有相同表型的患者中观察到该变异且在对照中未观察到可作为中等水平证据。PS4 极少用到病例对照数据，一般根据先证者例数来计算，可调整为 PS4、PS4_Moderate 和 PS4_Supporting 三个级别。对于常染色体隐性遗传病的变异，该条证据链改用 PM3
中等	PM1：位于热点突变区域，和 / 或位于已知无良性变异的关键功能域（如酶的活性位点） PM2：ESP 数据库、千人基因组数据库、ExAC 数据库中正常对照人群中未发现的变异（或隐性遗传病中极低频位点）。注：高通量测序得到的插入 / 缺失人群数据质量较差。PM2 被降级为 PM2_Supporting PM3：在隐性遗传病中，在反式位置上检测到致病变异。为了准确评估和累加每个变异的致病性强度，PM3 可调整为 PM3_Very Strong、PM3_Strong、PM3 和 PM3_Supporting 四个级别 PM4：非重复区框内插入 / 缺失或终止密码子丧失导致的蛋白质长度变化 PM5：新的错义突变导致氨基酸变化，此变异之前未曾报道，但是在同一位点，导致另外一种氨基酸的变异已经确认是致病性的，如现在观察到的是 *Arg156Cys*，而 *Arg156His* 是已知致病的。注意剪切影响的改变 PM6：未验证是不是生物学父母的新发变异。PS2 与 PM6 互相排斥，只能取其一，可调整为 PM6_VeryStrong、PM6_Strong、PM6 和 PM6_Supporting 四个级别
支持证据	PP1：突变与疾病在家系中共分离（在家系多个患者中检测到此变异）。符合 PM2 条件下使用 PP1，可调整为 PP1_Strong、PP1_Moderate 和 PP1 三个级别 PP2：如果某个基因的主要致病方式是错义突变，并且在这个基因中已知的良性突变非常少见，那么在该基因上发现一个新的错义突变就可以作为支持其致病性的证据 PP3：多种统计方法预测出该变异会对基因或基因产物造成有害的影响，包括保守性预测、进化预测、剪接位点影响等。注：由于做预测时许多生物信息算法使用相同或非常相似的输入，每个算法不应该算作一个独立的标准。PP3 在一个任何变异的评估中只能使用一次 PP4：变异携带者的表型或家族史高度符合某种单基因遗传疾病 PP5：有可靠信誉来源的报告认为该变异是致病的，但证据尚不足以支持进行实验室独立评估。PP5 已经弃用

表 4-2　良性变异分类标准

良性影响的证据	分类
独立证据	BA1：ESP 数据库、千人基因组数据库、ExAC 数据库中等位基因频率 > 5% 的变异
强	BS1：等位基因频率大于疾病发病率 BS2：对于早期完全外显的疾病，在健康成年人中发现该变异（隐性遗传病发现纯合、显性遗传病发现杂合，或者 X 连锁半合子） BS3：在体内外实验中确认对蛋白质功能和剪接没有影响的变异 BS4：在一个家系成员中缺乏共分离
支持证据	BP1：已知一个疾病的致病原因是某基因的截短变异，在此基因中所发现的错义突变 BP2：在显性遗传病中又发现了另一条染色体上同一基因的一个已知致病变异（反式位置），或者是任意遗传模式遗传病中又发现了同一条染色体上同一基因的一个已知致病变异（顺式位置） BP3：功能未知重复区域内的缺失 / 插入，同时没有导致基因编码框改变 BP4：多种统计方法预测出该变异会对基因或基因产物无影响，包括保守性预测、进化预测、剪接位点影响等。注：由于做预测时许多生物信息算法使用相同或非常相似的输入，每个算法不应该算作一个独立的标准。BP4 在一个任何变异的评估中只能使用 1 次 BP5：在已经有另一分子致病原因的病例中发现的变异 BP6：有可靠信誉来源的报告认为该变异为良性的，但证据尚不足以支持进行实验室独立评估。BP6 已经弃用

表 4-3　遗传变异分类联合标准规则

变异分类	证据条件
致病	（ⅰ）1 个非常强（PVS1）和 （a）≥ 1 个强（PS1~PS4）或 （b）≥ 2 个中等（PM1~PM6）或 （c）1 个中等（PM1~PM6）和 1 个支持（PP1~PP5）或 （d）≥ 2 个支持（PP1~PP5） （ⅱ）≥ 2 个强（PS1~PS4）或 （ⅲ）1 个强（PS1~PS4）和 （a）≥ 3 个中等（PM1~PM6）或 （b）2 个中等（PM1~PM6）和 ≥ 2 个支持（PP1~PP5）或 （c）1 个中等（PM1~PM6）和 ≥ 4 个支持（PP1~PP5）
可能致病	（ⅰ）1 个非常强（PVS1）和 1 个中等（PM1~PM6）或 （ⅱ）1 个强（PS1~PS4）和 1~2 个中等（PM1~PM6）或 （ⅲ）1 个强（PS1~PS4）和 ≥ 2 个支持（PP1~PP5）或 （ⅳ）≥ 3 个中等（PM1~PM6）或 （ⅴ）2 个中等（PM1~PM6）和 ≥ 2 个支持（PP1~PP5）或 （ⅵ）1 个中等（PM1~PM6）和 ≥ 4 个支持（PP1~PP5）或 （ⅶ）1 个非常强（PVS1）和 1 个支持（PP1~PP5）
良性	（ⅰ）1 个独立（BA1）或 （ⅱ）≥ 2 个强（BS1~BS4）
可能良性	（ⅰ）1 个强（BS1~BS4）和 1 个支持（BP1~BP7）或 （ⅱ）≥ 2 个支持（BP1~BP7）
临床意义不明确	（ⅰ）不满足上述标准或 （ⅱ）良性和致病标准相互矛盾

3. 变异的临床表型分析　对于患者的候选致病性变异，除了考虑变异的致病性和遗传学意义外，还需要考虑致病基因变异关联的疾病表型谱是否与患者的临床表型相符合。这一步是非常重要的，医生要根据患者的临床病症结合包括基因检测结果在内的所有检测结果，综合对患者的疾病进行确诊，不能单凭基因检测结果给出诊断结果。

4. 案例应用分析　在中国台湾汉族一家系中，多名患者的症状起先是大腿远端肌无力，后进展为四肢肌无力。患者的发病年龄早，在 22~40 岁之间，临床的严重程度从能独立行走到受限于轮椅。部分患者有吞咽困难、构音障碍。血清肌酸激酶均正常。肌电图显示肌源性损害。对先证者行基因检测，发现携带 *DNAJB6* 基因 NM_058246.4：c.287C>T（p.Pro96Leu）杂合变异。

根据 ACMG《遗传变异分类标准与指南》对该变异进行分析：体外功能实验显示该变异在 DNAJB6 蛋白的抗聚集功能上存在显性负效应，符合 PS3 证据；该变异位于 DNAJB6 蛋白的关键 G/F 功能域中，符合 PM1 证据；该变异未被普通人群频率数据库收录，符合 PM2 证据；在同一氨基酸位点，*DNAJB6* 基因 NM_058246.4：c.287C>G（p.Pro96Arg）是已报道的致病性变异，符合 PM5 证据；多个生物信息学预测软件预测该变异为致病性的，符合 PP3 证据。

接着，需要进一步分析该变异的遗传学意义。通常基因检测报告上会提供变异相关疾病的遗传方式，若未提供，可查询 OMIM、PubMed 等数据库获得相关信息。该变异与常染色体显性遗传性肢带肌营养不良 1 型相关，疾病的遗传方式为常染色体显性遗传，该先证者检出的变异为杂合变异，变异携带方式符合疾病的遗传规律。另外，在该家系其他 5 个患病成员中均检出该变异，而在 7 个未患病成员中均未检出该变异，因此该变异在家系中满足共分离，符合 PP1_Strong 证据，符合变异相关的遗传学致病意义。

下一步是判断该变异的临床表型分析。一般的基因检测报告会展示出该基因与哪种疾病相关及疾病简单介绍，若未提供，可查询 OMIM 等数据库查询基因与疾病的关系、疾病描述等信息，比对患者信息与该基因相关疾病是否符合。本例中已知 *DNAJB6* 基因与常染色体显性遗传性肢带肌营养不良 1 型相关，该病于 6~60 岁发病，主要表现为进展性的近端四肢肌无力和肌萎缩，部分患者是远端早发肌病型，表现为下肢远端肌无力和肌萎缩，后进展到四肢。血清肌酸激酶在 *DNAJB6* 相关的肌病患者可能是正常水平的 10 倍以上。该病一般的肌肉病理特点是肌纤维内可见镶边空泡和小的肌原纤维聚集。常染色体显性遗传性肢带肌营养不良 1 型的远端早发型与此家系患者的临床表型和实验室检查十分符合，支持该基因变异相关的临床意义。

基于以上证据，根据 ACMG《遗传变异分类与解读指南》，建议判定该变异为致病性变异。综合该基因变异以上的致病性分级、遗传学分析和临床表型分析，可以得出患者因携带 *DNAJB6* 基因 NM_058246.4：c.287C>T（p.Pro96Leu）杂合变异而导致常染色体显性遗传性肢带肌营养不良 1 型。

（二）CNV 的变异解读

1. 致病性评级　2011 年，ACMG 首次发布了关于 CNV 的解读指南，随着测序技术的不断进步及人们对 CNV 认识的不断深入，2020 年 ACMG 联合 ClinGen 发表了关于 CNV 解读的新指南。新指南不仅适用于神经发育障碍性疾病、多发畸形，同时也适用于产前超声提示胎儿异常的诊断。新指南提供了一个半定量、开放的打分系统，评分系统中涉及的证据类别、专业术语及变异分类，与 2015 年《遗传变异分类与解读指南》保持一致。拷贝数缺失和拷贝数重复分别使用两套不同的打分系统，分别见表 4-4 和表 4-5，两个系统分别提供了建议给分和给分上限，最后根据总分进行变异分级。对于证据强度，普遍认为 0.9 分或更高分为“非常强”，0.45 分为“强”，0.3 分为“中等”，0.15 分或更低分为“辅助”证据。对于致病性判断，分为五类：分值 ≥ 0.99 为“致病”，0.90~0.98 为“可能致病”，–0.89~0.89 为“临床意义不明确”，–0.98~–0.90 为“可能良性”，≤ –0.99 为“良性”（表 4-6）。此外，CNV 变异的致病性分类应该与临床表型区分开。

表 4-4　拷贝数缺失评分指标

证据类型	证据	建议给分	给分上限
1. 对缺失区域内的内容初步评估			
拷贝数缺失的内容	1A：包含蛋白编码基因或者其他已知重要功能元件	0（继续评估）	0
	1B：不包含蛋白编码基因或者其他已知重要功能元件	–0.6	–0.6
2. 区域内包含已知或预测单倍剂量不足（HI）基因或者良性基因或者区域（如果不包括这类基因或者区域则跳至第3步）			
覆盖已知HI基因或区域	2A：完全覆盖已知HI基因/区域	1	1
	2B：部分覆盖已知HI基因/区域	0（继续评估）	0
	2C：部分覆盖已知HI基因5'-UTR		
	2C-1：包括了编码区域	0.9（0.45~1.0）	1
	2C-2：不包括编码区域	0（0~0.45）	0.45
	2D：部分覆盖已知HI基因3'-UTR		
	2D-1：仅包括UTR序列	0（继续评估）	0
	2D-2：包括最后一个外显子，而且该外显子有已知致病变异	0.9（0.45~0.9）	0.9
	2D-3：包括最后一个外显子，该外显子没有已知致病变异	0.3（0~0.45）	0.45
	2D-4：包括其他外显子，预期会导致NMD	0.9（0.45~1.0）	1
	2E：两端断点都在同一个基因内（基因内部CNV）	0~0.9	参考PVS1
覆盖已知良性基因或区域	2F：完全被已知良性基因/区域覆盖	–1	–1
	2G：包含已知良性基因/区域，但还有其他区域	0（继续评估）	0
HI预测算法	2H：两种或更多HI预测算法预测该区域包含至少一个HI基因	0.15	0.15
3. 评估该区间内包合的基因数目			
部分或全部包含的蛋白编码参考基因数目	3A：0~24个基因	0	0
	3B：25~34个基因	0.45	0.45
	3C：大于35个基因	0.9	0.9
4. 根据文献、公共数据库和内部数据库对区间内的内容详细评估［如果区间与已知HI基因/区间重合（第2步），或者该CNV或区间内的任何基因未被报道与人表型相关，则跳至第5步］			
单个病例证据-新发变异	已报道的先证者符合以下之一：完全缺失的基因或功能丧失的基因在该区间内；与该区间重合的缺失CNV		
	4A：已报道的表型高度特异，而且属于该基因或者区域特有	已验证新发：0.45；假定新发：0.3（0.15~0.45）	0.9（总分）
	4B：已报道的表型高度特异，但并非该基因或者区域独有	已验证新发：0.3；假定新发：0.15（0~0.45）	
	4C：已报道的表型一致，但是不够特异或者有较高的遗传异质性	已验证新发：0.15 假定新发：0.1（0~0.3）	

续表

证据类型	证据	建议给分	给分上限
单个病例证据 - 表型不一致	4D：已报道的表型与该基因或区域不一致	0（0~-0.3）	-0.3（总分）
单个病例证据 - 遗传模式未知	4E：已报道的表型高度特异且与该基因或者区域一致，但是遗传方式未知	0.1（0~0.15）	0.3（总分）
单个病例证据 - 家系共分离	4F：3~4 个共分离	0.15	0.45
	4G：5~6 个共分离	0.3	
	4H：7 个或更多共分离	0.45	
单个病例证据 - 不符合家系共分离	4I：在有一致特异表型的家庭成员中未发现该变异	-0.45（0~-0.45）	-0.9（总分）
	4J：先证者表型特异，在正常家庭成员中发现该变异	-0.30（0~-0.30）	-0.9（总分）
	4K：先证者表型不够特异，在正常家庭成员中发现该变异	-0.15（0~-0.15）	-0.3（总分）
病例对照和群体证据	4L：与对照相比，在病例中的频率显著增加（表型一致、特异）	0.45（0~0.45）	0.45（总分）
	4M：与对照相比，在病例中的频率显著增加（表型不够一致、特异）	0.30（0~0.30）	0.45（总分）
	4N：病例与对照组频率无统计学差异	-0.9（0~-0.9）	-0.9（总分）
	4O：与常见人群变异重叠	-1（0~-1）	-1
5. 评估患者家族史和遗传模式			
缺失 CNV 是新发	5A：参考步骤 4 中关于新发 CNV 的评分方法	参考 4A~4D	0.45
缺失 CNV 遗传自父母	5B：患者表型特异、明确，无家族史，CNV 遗传自无症状的父母	-0.3（0~-0.45）	-0.45
	5C：患者表型不特异，无家族史，CNV 遗传自无症状的父母	-0.15（0~-0.3）	-0.3
	5D：CNV 在患者家系中与表型共分离	参考 4F~4H	0.45
缺失 CNV 不符合共分离	5E：参考步骤 4 中关于不符合共分离的 CNV 的评分方法	参考 4I~4K	-0.45
其他证据	5F：无遗传模式信息或信息不全	0	0
	5G：无遗传模式信息或信息不全，患者表型不特异，但是与相似病例表型一致	0.1（0~0.15）	0.15
	5H：无遗传模式信息或信息不全，患者表型特异，但是与相似病例表型一致	0.3（0~0.3）	0.3

表 4-5　拷贝数重复评分指标

证据类型	证据	建议给分	给分上限
1. 对重复区域内的内容初步评估			
拷贝数重复的内容	1A：包含蛋白编码基因或者其他已知重要功能元件	0（继续评估）	0
	1B：不包含蛋白编码基因或者其他已知重要功能元件	-0.6	-0.6

续表

证据类型	证据	建议给分	给分上限
2. 区域内包含已知 TS、HI 基因或者良性基因或者区域(如果不包括这类基因或者区域则跳至第 3 步)			
覆盖已知 TS 基因或区域	2A：完全重叠；完全包含 TS 基因或最小关键区域	1	1
	2B：部分覆盖已知 TS 基因 / 区域	0(继续评估)	0
覆盖已知良性基因或区域	2C：完全被已知良性基因 / 区域覆盖	–1	–1
	2D：比已知良性重复 CNV 小，断点不会中断蛋白质编码基因	–1	–1
	2E：比已知良性重复 CNV 小，断点可能会中断蛋白质编码基因	0(继续评估)	0
	2F：比已知的良性重复 CNV 大，不包括其他蛋白质编码基因	–1(0~–1)	–1
	2G：包含已知良性基因 / 区域，但还有其他区域	0(继续评估)	0
与已知 HI 基因重叠	2H：重复覆盖完整的 HI 基因	0(继续评估)	0
断点在已知 HI 基因内	2I：两端断点都在同一个基因内(基因内部 CNV，可能导致功能丧失)	0~0.9	参考 PVS1
	2J：一个断点位于已知 HI 基因内，患者的表型与该基因的变异耐受能力预期值不一致或未知	0(继续评估)	0
	2K：一个断点在已知 HI 基因内，患者表型高度特异，并与该基因的功能丧失预期一致	0.45	0.45
断点在其他基因内	2L：一个或两个断点在没有确定临床意义的基因内	0(继续评估)	0
3. 评估该区间内包含的基因数目			
部分或全部包含的蛋白编码参考基因数目	3A：0~34 个基因	0	0
	3B：35~49 个基因	0.45	0.45
	3C：大于 50 个基因	0.9	0.9
4. 根据文献、公共数据库和内部数据库对区间内的基因内容详细评估(如果该 CNV 或区间内的任何基因未被报道与人表型相关，则跳至第 5 步)			
单个病例证据 - 新发变异	已报道的先证者符合以下之一：完全重复的一个或多个基因在该区间内；与该区间重合的重复 CNV		
	4A：已报道的表型高度特异，而且属于该基因或者区域特有	已验证新发：0.45；假定新发：0.3(0.15~0.45)	0.9(总分)
	4B：已报道的表型高度特异，但并非该基因或者区域独有	已验证新发：0.3；假定新发：0.15(0~0.45)	
	4C：已报道的表型一致，但是不够特异或者有较高的遗传异质性	已验证新发：0.15；假定新发：0.1(0~0.3)	

续表

证据类型	证据	建议给分	给分上限
单个病例证据 - 表型不一致	4D：已报道的表型与该基因或区域不一致	0（0~-0.3）	-0.3（总分）
单个病例证据 - 遗传模式未知	4E：已报道的表型高度特异而且与该基因或者区域一致，但是遗传方式未知	0.1（0~0.15）	0.3（总分）
单个病例证据 - 家系共分离	4F：3~4 个共分离	0.15	0.45
	4G：5~6 个共分离	0.3	
	4H：7 个或更多共分离	0.45	
单个病例证据 - 不符合家系共分离	4I：在有一致的特异表型的家庭成员中未发现该变异	-0.45（0~-0.45）	-0.9（总分）
	4J：先证者表型特异，在正常家庭成员中发现该变异	-0.3（0~-0.3）	-0.9（总分）
	4K：先证者表型不够特异，在正常家庭成员中发现该变异	-0.15（0~-0.15）	-0.3（总分）
病例对照和群体证据	4L：与对照相比，在病例中的频率显著增加（表型一致、特异）	0.45（0~0.45）	0.45
	4M：与对照相比，在病例中的频率显著增加（表型不够一致、特异）	0.3（0~0.3）	0.45
	4N：病例与对照组频率无统计学差异	-0.9（0~-0.9）	-0.9（总分）
	4O：与常见人群变异重叠	-1（0~-1）	-1
5. 评估患者家族史和遗传模式			
重复 CNV 是新发	5A：参考步骤 4 中关于新发 CNV 的评分方法	参考 4A~4D	0.45
重复 CNV 遗传自父母	5B：患者表型特异、明确，无家族史，CNV 遗传自无症状的父母	-0.3（0~-0.45）	-0.45
	5C：患者表型不特异，无家族史，CNV 遗传自无症状的父母	-0.15（0~-0.3）	-0.3
	5D：CNV 在患者家系中与表型共分离	参考 4F~4H	0.45
重复 CNV 不符合共分离	5E：参考步骤 4 中关于不符合共分离的 CNV 的评分方法	参考 4I~4K	-0.45
其他证据	5F：无遗传模式信息或信息不全	0	0
	5G：无遗传模式信息或信息不全，患者表型不特异，但是与相似病例表型一致	0.1（0~0.15）	0.15
	5H：无遗传模式信息或信息不全，患者表型特异，但是与相似病例表型一致	0.15（0~0.3）	0.3

表 4-6　拷贝数变异分级规则

变异分类	分数
致病	≥ 0.99
可能致病	0.90~0.98
临床意义不明确	-0.89~0.89
可能良性	-0.98~-0.90
良性	≤ -0.99

基因的剂量敏感性是拷贝数变异致病性的主要决定因素之一。细胞核中某一基因的数目称为基因剂量，基因组的剂量是保持平衡的，但有一些基因的剂量敏感而引起基因组平衡的异常改变。剂量敏感基因分为两种：单倍剂量不足（haploinsufficient，HI）和三倍剂量敏感（triplosensitive，TS）。HI 指一个等位基因突变后，另一个等位基因能正常表达，但只有正常水平 50% 的蛋白质不足以维持细胞正常的生理功能。致病性拷贝数缺失变异通常包含因单倍剂量不足而致病的基因或基因的一部分，致病性拷贝数重复变异通常包含因 TS 而致病的基因或基因的一部分。

2. 案例应用分析　患者足月小样低体重儿，先天性心脏病、血管瘤、发育迟缓、高血糖、肾发育不良。检测发现患者在 1 号染色体短臂 chr1：849466_10017421 区域存在约 9.2Mb 的缺失，拷贝数为 1，父母未携带该变异，为新发变异。

根据指南对该变异进行评级，使用拷贝数缺失的评分标准：①初步评估基因组内容，经查询 UCSC 或 Decipher 数据库发现该区域包含多个蛋白编码基因，符合 1A 的证据，给分 0 分；②评估是否与明确的 HI 或良性基因 / 区域重叠，经查询 ClinGen 数据库，该区域包含一个明确的单倍剂量不足基因 *CAMTA1*，并与明确的单倍剂量不足区域（1p36 终端区域）存在重叠，符合 2A 的证据，给分 1 分；③评估编码蛋白质基因数量，经查询 Decipher 数据库，该区域包含 ≥ 35 个蛋白质编码基因，符合 3C 证据，给分 0.9 分；④评估已报道病例，该区域与明确的 HI 基因 / 区域存在重叠，可直接跳至第五部分；⑤评估当前病例遗传模式 / 家族史，患者表型不够特异，假定新发，符合 5A 的证据（4C），给分 0.1 分。综上，该变异最终得分 2 分（≥ 0.99），为致病性变异。

CNV 变异的致病性需结合临床表型进行综合分析。该患者在 1 号染色体短臂存在 9.2Mb 缺失，与 1p36 缺失综合征存在重叠，患者表现为足月小样低体重儿，先天性心脏病术后、血管瘤、发育迟缓等，与 1p36 缺失综合征表型相似，因此该 CNV 变异可能是导致患者发病的主要原因。

三、变异解读的数据库

（一）人群频率数据库

1. dbSNP 数据库　该数据库是常用的频率数据库。dbSNP 提供人类单核苷酸变异、微卫星、小片段插入和缺失等变异信息，包括种群频率、基因组 RefSeq 定位信息等。该数据库中有正常变异，也可能包含致病性突变。

2. GnomAD 数据库　该数据库（http：//gnomad-sg.org/）是目前最大的人群频率注释数据库。其数据来源于国际各种疾病研究项目及大型人群测序项目。该数据库 V2.1.1 版本包含 125 748 个外显子测序数据和 15 708 个全基因组测序数据。数据库包含基因的基本信息（基因名称、包含的变异位点个数、其他数据库的链接等）、覆盖度信息（蓝色代表外显子测序的数据、绿色代表全基因组测序的数据）、变异位点的详细信息（变异位点的注释采用的是 VEP 软件）。

3. 其他常用的公共人群数据库　如 ESP 数据库（https：//evs.gs.washington.edu/EVS/）、千人基因组数据库（https：//www.internationalgenome.org）等。

（二）疾病数据库

1. OMIM 数据库　OMIM（https：//www.omim.org/）是人类基因和遗传病表型的数据库，20 世纪 60 年代由 VictorA.McKusick 博士建立。在线版本由美国国立生物技术信息中心（National Center for Biotechnology Information，NCBI）于 1995 年开发，并由约翰·霍普金斯医学院 McKusick-Nathans 医学遗传学研究所进行信息维护与编辑，保持每日更新。该网站包括已知的遗传病、遗传决定的性状及其基因，此外还提供了各种孟德尔疾病的临床症状、诊断、治疗与预防、遗传方式、代表性病例报道等资料，为医学遗传学最权威的遗传性疾病数据库。截至 2024 年 1 月 26 日的统计数据，OMIM 总条目数为 27 245 个，其中常染色体遗传条目 25 747 个，X 连锁遗传条目 1 364 个，Y 连锁遗传条目 63 个，线粒体遗传条目 71 个。

2. Gene Reviews 数据库　GeneReviews 数据库（http://www.genereviews.org/）聚焦于单基因遗传病，提供遗传相关疾病的临床知识与操作指导，内容涉及疾病诊断、管理及针对患者的遗传咨询等方面。截至 2024 年 1 月，共包含 800 个章节，约 95% 章节针对单基因遗传病及其表型，约 5% 针对常见多基因遗传性疾病。

3. ClinGen 数据库　该数据库（https://www.clinicalgenome.org/）由国家人类基因组研究所于 2013 年建立，是一个不断发展的合作项目。该数据库旨在创建一个权威的中心资源，通过集中和联合数据库从而实现临床医生、研究人员和患者之间的基因数据和表型数据共享。

（三）变异数据库

1. HGMD 数据库　HGMD 数据库（http://www.hgmd.org）中收录了人类基因组变异信息，包括染色体定位、突变类型、相关的表型列表、致病性分级及参考文献、疾病突变谱等。该数据库 1993 年建立时旨在服务于人类基因突变机制的研究，发展至今已有了更为广阔的应用领域。当前，该数据库由 QIAGEN 公司维护，分为专业版（收费版）和普通版（免费版）。截至 2024 年 1 月，该数据库（专业版）收录了超过 17 597 个基因中的 504 008 余种不同基因变异信息。该数据库通过手工整理 2 600 多种杂志获取基因变异信息，并以每年 30 000 个变异的速率增长。近 3 年内更新的内容仅体现在专业版中。

HGMD 根据变异位点和疾病的关联程度以及位点的突变类型等信息对变异的致病性进行评级，包括致病突变、疑似致病突变、有功能证据支持的疾病相关多态性变异、疾病有关的多态性变异和体外或体内功能的多态性变异。

2. ClinVar 数据库　ClinVar 是一个公开的数据库（https://www.ncbi.nlm.nih.gov/clinvar/），由 NCBI 开发。整理 NCBI 和不同的研究组建立的各种遗传变异和临床表型方面的数据库的数据，通过评级机制，形成一个标准的、可信的、稳定的遗传变异 - 临床表型相关的数据库。该数据库包含临床表型与遗传变异相关性信息，并对变异的临床相关性进行了评级，提供了变异的 ACMG 证据注释。

3. Decipher 数据库　Decipher 数据库（https://decipher.sanger.ac.uk/）是包含一套用于帮助解释基因组变异的工具。目前有 270 多个中心，已上传了 36 000 多个案例，收集了关于拷贝数变异的已知综合征及病例信息，可用于分析 CNV 区域内的编码基因个数、单倍剂量不足的剂量敏感性分析等。该数据库对 CNV 变异的致病性判读非常重要。

4. DGV 数据库　DGV 数据库（http://dgv.tcag.ca/dgv/app/home）提供人类染色体结构变异的概况信息，记录一系列基因变异与表型相关的信息。该数据库收录了健康样本中大于 50bp 以上的基因组结构变化信息，并对数据进行合并整理，旨在为基因组变异与表型数据相关的研究提供有用的对照数据。该数据库收录的结构变异以 dgv 为起始编号，变异信息包含 Decipher、OMIM、UCSC 等数据库的注释信息。DGV 数据库作为正常样本 CNV 的对照数据集，可用于排除良性 CNV 变异。

5. UCSC 数据库　UCSC 数据库（http://genome.ucsc.edu/）是基因组研究常用数据库。可搜索 CNV 区域基因及调控元件相关信息，上述 CNV 数据库相关注释信息均可呈现。

（四）表型关联工具

1. 人类表型术语数据库和中文人类表型术语数据库　人类表型术语（human phenotyp ontology，HPO）数据库（https://hpo.jax.org/app/）旨在提供人类疾病中用于描述表型异常的标准词汇，每个术语描述一种表型异常。HPO 建立者通过医学文献、Orphanet、Decipher 和 OMIM 数据库获得的信息进行开发。目前 HPO 包含约 13 000 个词条（这个数字还在持续增长中）和超过 156 000 条针对遗传性疾病的注释，HPO 还包含了针对大约 4 000 种常见病的注释。2016 年初，中文人类表型术语（China human phenotype ontology，CHPO）在众多专业人士推动下建立，是汉化版的 HPO 数据库（http：//www.chinahpo.org/）。用户可在 CHPO 网站上选择表型作为检索条件，输入表型的中 / 英文关键词，查询相关 HPO 词条；也可以选择 OMIM 作为检索条件，输入 OMIM 号或疾病的中 / 英文名称，查询相关疾病及相关表型信息。

2. Phenolyzer 软件　Phenolyzer 是一款表型分析软件（http：//phenolyzer.wglab.org/），可根据疾病或表型信息给出关联的候选基因列表，寻找疾病与基因之间的新的关联性。Phenolyzer 首先根据用户提供的疾病或表型特征有关的名称，查找相关的"种子基因"，然后根据多种基因 - 基因关联逻辑将"种子基因"拓展到相关的基因，这些关联主要有蛋白质 - 蛋白质相互作用、共享一个生物学途径或基因家族、转录调控或被另一种基因调控等类型，最后整合"种子基因"及关联基因，产生候选基因列表，并将候选基因进行排序。

（五）预测软件

目前已经有多款变异致病性预测软件，不同软件的预测原理基本一致。根据软件预测的内容主要分为两大类，一类是预测错义突变是否导致蛋白功能和结构发生改变，另一类是预测变异是否影响剪接（表 4-7）。不同的软件有各自的优缺点，且预测软件只是具有预测功能，故建议在使用时同时采用多个软件对序列变异进行致病性预测。

表 4-7　常用的突变致病性预测软件

分类	软件名称	网站	预测原理
错义预测	SIFT	http：//sift.jcvi.org	进化保守性
	FATHMM	http：//fathmm.biocompute.org.uk	进化保守性
	MutationTaster	http：//www.mutationtaster.org	蛋白结构 / 功能和进化保守性
	PolyPhen-2	http：//genetics.bwh.harvard.edu/pph2	蛋白结构 / 功能和进化保守性
剪接位点预测	GeneSplicer	http：//www.cbcb.umd.edu/software/GeneSplicer/gene_spl.shtml	马尔可夫模型
	HumanSplicingFinder	http：//www.umd.be/HSF/	位置依赖逻辑
	NetGene2	http：//www.cbs.dtu.dk/services/NetGene2	神经网络

小　结

遗传病病种繁多，累及人体多个系统，患者就医和治疗通常面临极大困难。基因检测可以在分子水平上寻找病因，协助临床明确诊断疾病，指导针对性治疗，评估患者家庭成员患病风险。随着分子生物学、医学遗传学等学科的发展，基因检测在临床遗传病诊断领域所占比重日益增加。近年来，高通量测序技术取得了快速发展，为遗传病的早期筛查、诊断、鉴别诊断和治疗方面带来重大突破。此外，通过高通量测序技术的应用，越来越多的致病基因被鉴定发现，疾病的致病机制逐渐被揭秘。

然而，基因检测在临床遗传病诊断方面仍然存在一些亟待解决的问题。例如：如何对实验室遗传病基因检测生物信息分析流程的建立和确认进行标准化？如何有针对性地提高基因检测的临床有效性？面对海量的变异信息，如何规范地进行序列变异的解读？此外，现阶段基因检测在我国各区域的临床应用水平参差不齐，基层医疗机构的临床基因检测开展情况有待进一步挖掘和推广。

目前，国家卫生健康委员会临床检验中心已牵头组织、开展相关工作，包括组织室间质量评价活动、举办基因测序临床应用标准化培训班、制定变异分类解读标准化操作程序等。毋庸置疑的是，未来越来越多的遗传病基因检测项目会被纳入常规的临床检测流程中，一系列标准的操作流程将逐步建立，进而不断推动临床上遗传病基因检测的应用和丰富人类的基因组数据库。

第五章
常见单基因遗传病的基因检测

根据世界卫生组织统计，人类已知的遗传病多达 1 万多种，OMIM 数据库已收录 6 550 余种单基因遗传病。基因检测对于了解遗传病的致病机制、辅助临床诊断(尤其是早期诊断)、提示疾病干预、优生优育、遗传咨询等具有重要意义。本章从神经系统、内分泌系统、代谢系统、骨骼系统、泌尿系统、原发性免疫缺陷、皮肤、血液、心血管等方面对各系统中常见单基因遗传病及其基因检测指标进行阐述。

第一节　神经系统遗传性疾病及其基因检测指标

神经系统遗传性疾病是由于生殖细胞或受精卵遗传物质的数量、结构或功能改变，使发育的个体出现以神经系统功能缺损为主要临床表型的疾病，通常表现出精神发育迟滞、语言障碍、不自主运动、共济失调及肌张力障碍等症状。据 OMIM 数据库统计，神经系统的遗传病数目居各系统之首，我国神经系统单基因遗传病患病率约为 0.109%。

神经系统遗传性疾病的特点包括：①病种多，目前在致病基因已明确的 7 000 余种单基因遗传病中，累及神经系统的遗传性疾病及综合征占 50% 左右；②基因变异类型多，疾病致病基因的变异形式多样，包括点突变 / 小插入缺失(SNV/INDEL)、大片段缺失 / 重复等几乎所有的变异类型；③遗传异质性强，临床表型病理相同，但致病基因不同，如肢带型肌营养不良的已知致病基因可达 20 多个，目前仍有很多疾病的致病基因未知；④诊断困难，该类疾病发病机制复杂，同一基因可导致不同的疾病，早期诊断困难；⑤治疗困难，相当一部分神经系统遗传性疾病至今仍不可治。

该病具有家族性和终生性的特点，可在任何年龄段发病，儿童或青少年时期发病占比较大。目前，很多神经系统遗传病的病因和发病机制尚未阐明，且许多疾病的临床表型相互重叠，因此需要借助基因检测技术辅助临床疾病的诊断和鉴别诊断。本节从遗传性神经肌肉病、运动神经元病、遗传性共济失调等介绍神经系统遗传性疾病及其基因检测指标。

一、遗传性神经肌肉病

神经肌肉疾病是一类临床表型高度异质性的疾病，可以导致神经及肌肉系统的多部位受累。神经肌肉疾病主要分为由基因变异引起的遗传性神经肌肉病和由外伤、感染等引起的获得性神经肌肉病两大类。其中，遗传性神经肌肉病是一组少见的累及神经、肌肉及神经 - 肌肉接头的单基因遗传性疾病。多以肌无力、肌萎缩、伴 / 不伴肌张力低下及感觉障碍为主要临床表现。遗传性神经肌肉病种类繁多,疾病临床表型相互重叠,疾病相关致病基因数目众多,需要借助基因检测对该类疾病进行辅助诊断和鉴别诊断。该病的基因检测指标见表 5-1。

表 5-1　遗传性神经肌肉病及其基因检测指标

疾病分类	疾病	基因
肌营养不良	进行性假肥大性肌营养不良等	*DMD*、*CAV1*、*PLEC*、*DPM1* 等
	强直性肌营养不良	*DMPK*、*ZNF9*
	肢带型肌营养不良	*MYOT*、*LMNA*、*CAV3* 等
先天性肌营养不良	Bethlem/Ullrich 先天性肌营养不良	*COL6A1*、*COL6A2* 等
	先天性肌营养不良 - 抗肌萎缩相关糖蛋白病	*POMT1*、*POMT2* 等
	其他	*CHKB*、*TRIP4* 等
先天性肌病	杆状体肌病	*TPM3*、*NEB*、*ACTA1* 等
	中央核肌病	*DNM2*、*MTMR14* 等
	中央轴空病	*RYR1*
	多轴空病 / 微轴空病	*RYR1*
	先天性肌纤维类型不均	*ACTA1*、*SELENON*、*TPM3* 等
	还原体肌病	*FHL1*
	肌球蛋白沉积性肌病	*MYH7*
	CAP 肌病	*TPM3*、*TPM2*、*ACTA1*
	包涵体肌炎	*VCP*、*HNRNPA2B1*、*HNRNPA1* 等
	微管聚集性肌病	*TAM1*、*TAM2*
	肩腓肌营养不良	*MYH7*、*FHL1*
	其他	*TTN*、*CNTN1* 等
肌原纤维病	肌原纤维肌病	*DES*、*CRYAB*、*MYOT*、*LDB3*、*FLNC*、*BAG3*、*KY*、*PYROXD1* 等
离子通道肌病	氯离子通道肌病	*CLCN1*
	钠离子通道肌病	*SCN4A*
	钙离子通道肌病	*CACNA1S*
	钾离子通道肌病	*KCNJ2*、*KCNJ18*
代谢性肌病	原发性肉碱缺乏症	*SLC22A5*
	肉碱棕榈酰基转移酶Ⅱ缺乏症	*CPT2*
	极长链酰基辅酶 A 脱氢酶缺乏症	*ACADVL*
	葡聚糖多聚体肌病	*PGBM1*、*PGBM2*、*APBN* 等
	糖原贮积症	*G6PC*、*GAA*、*LAMP2*、*AGL*、*GBE1*、*PYGM*、*PHKA1*、*PHKB*、*PHKG2*、*PGAM2*、*LDHA*、*ALDOA*、*ENO3*、*PGM1*、*GYG1* 等
	糖酵解途径代谢障碍	*PGK1*、*ISCU*、*ATP2A1* 等
	肉碱或肉碱棕榈酰基转移酶缺乏相关疾病	*SLC22A5*、*CPT2*、*CPT1A* 等
	戊二酸尿症Ⅱ型	*ETFA*、*ETFB*、*ETFDH* 等
	酰基辅酶 A 脱氢酶缺乏相关疾病	*ACADVL*、*ACADS*、*ACAD9* 等
	其他	*ABHD5*、*FLAD1* 等

续表

疾病分类	疾病	基因
远端肌病	远端肌病	*MYH7*、*FLNC*、*ADSSL1* 等
先天性肌无力综合征	慢通道型	*CHRNA1*、*CHRNB1*、*CHRNE* 等
	快通道型	*CHRNA1*、*CHRND*、*CHRNE* 等
	乙酰胆碱缺陷型	*CHRNB1*、*CHRND* 等
	突触前或突触后缺陷型	*CHAT*、*SYT2*、*AGRN* 等
	伴或不伴管聚集型	*GFPT1*、*DPAGT1* 等
	其他	*SCN4A*、*SNAP25* 等

遗传性神经肌肉病的遗传方式多种多样，包括常染色体显性遗传、常染色体隐性遗传、X 连锁遗传等。该类疾病主要包括肌营养不良、先天性肌营养不良、先天性肌病、肌原纤维病、离子通道肌病、代谢性肌病、远端肌病、先天性肌无力综合征等。每一个大类根据疾病具体的临床表型可再细分为不同的疾病亚型。目前，遗传性神经肌肉病这一类别所包含的具体疾病已超过 300 余种，且随着临床研究的进展，这一数字还在不断增长。该类疾病临床诊断主要依据患者的临床表现、肌电图、肌酶谱、肌肉活检等结果，基因检测结果是辅助临床诊断的重要参考。

1. 肌营养不良　该病是指一组以进行性加重的肌无力和支配运动的肌肉变性为特征的遗传性疾病群，如进行性假肥大性肌营养不良、强直性肌营养不良、肢带型肌营养不良等。

(1)进行性假肥大性肌营养不良(DMD)：DMD 是 X 染色体连锁遗传的疾病，其发病率在存活男婴中约为 1/5 000。该病通常在儿童期起病，其临床表现包括跑跳动作发育落后于同龄儿童、易跌倒、肌病步态、翼状肩、有 Gower 现象、肌肉假性肥大、肌无力、肌萎缩或痉挛等。通常患者在 12~13 岁坐轮椅，部分患者会出现心肌受累，1/3 患者会出现智力低下，预后较差。

该病的致病基因 *DMD* 是目前已知最大的人类基因，约 2.3Mb，包含 79 个外显子。该基因的变异发生率较高，且大约 1/3 的变异是新发变异。*DMD* 基因的编码产物是抗肌萎缩蛋白，主要分布在骨骼、心脏和平滑肌组织中。*DMD* 基因的变异会导致抗肌萎缩蛋白不能被编码，或者编码的蛋白功能异常，从而导致进行性肌营养不良，最终导致肌无力。70%~80% 的 DMD 是由 *DMD* 基因的大片段缺失 / 重复引起，其余是由 *DMD* 基因的点突变或小插入缺失型变异所致。

(2)强直性肌营养不良：强直性肌营养不良(myotonic dystrophy，DM)是一种常见的常染色体显性遗传病，发病率约为 13.5/10 万。该病的主要临床症状为肌无力、肌强直及肌萎缩，也可伴有白内障、心律不齐、癫痫、性腺功能减退等。

根据致病基因的不同，该病可分为 DM1 型和 DM2 型。DM1 型是 *DMPK* 基因 3'-UTR 的 CTG 三核苷酸重复序列拷贝数异常增多(即动态突变)所致，正常个体的重复数目小于 35 次；当重复数目为 35~49 次时，为前突变，本人无发病风险，但基因序列不稳定，在世代传递过程中易发生扩展；当重复数目大于 50 次时，本人发病风险较高。DM1 型存在“遗传早现”现象，即通过患病的亲代传递给下一代时，CTG 三核苷酸重复数目倾向于增多，发病年龄越小，病程进展越快。

DM2 型是 *ZNF9* 基因 1 号内含子的 CCTG 四核苷酸重复序列拷贝数异常增多所致，正常个体的重复数目小于等于 27 次，DM2 型患者的则大于 75 次。与 DM1 型不同的是，针对 DM2 型家系研究的结果表明，DM2 型未发现“遗传早现”现象。

(3)肢带型肌营养不良：该病是除 DMD 之外最常见的营养不良性肌病，主要累及肢体近端，如肩胛带肌、骨盆带肌无力和萎缩，仅有少数累及延髓肌和呼吸肌。该病是非综合征类的疾病，它的发病主要集中在骨骼肌，其发病率约为 0.8/10 万。肢带型肌营养不良可分为 1 型和 2 型两种，其遗传模式分别为常染色体显性遗传和常染色体隐性遗传。目前已知的肢带型肌营养不良亚型已有 30 多种，每种亚型都对应一个特定的致病基因。

2. 先天性肌病　该类疾病是一组由基因变异引起的，病程相对静止的异质性原发性肌肉疾病。通常起病于婴儿或儿童期。先天性肌病包括多种疾病，其共同特点是：①起病早；②肢体无力，以近端和躯干为主；③病程静止或缓慢，肌病是非进行性的。以下对几种典型的先天性肌病，如中央轴空病、杆状体肌病和先天性肌纤维类型不均等进行简要介绍。

(1) 中央轴空病：该病被认为是先天性肌病中发病率最高的疾病。其肌无力症状从轻到重都有，绝大多数的患者都是对称性近端肌无力，包括面部和颈部肌肉的肌无力。该病的遗传模式以常染色体显性遗传为主，也存在常染色体隐性遗传的方式。关于此病的发病率目前尚无报道。绝大多数的中央轴空病由 *RYR1* 基因的变异导致。*RYR1* 是雷诺丁受体 1 的编码基因。雷诺丁受体 1 功能障碍会使钙离子从正常的钙离子通道中“渗漏”出来，从而导致钙离子通道不能在正确的时候释放足够量的钙离子，从而导致疾病发生。

(2) 杆状体肌病：该病是常见的先天性肌病之一，发病率约为 1/50 000。该病的主要症状包括肌无力、肌张力减退和肌腱反射的弱化或丧失。肌无力在面部、颈部和肢体近端肌肉尤其明显，可出现长脸、高腭弓、缩颌、表情减少等肌病面容。眼外肌和心脏肌受累相对少见。依据发病时期以及运动和呼吸系统受累的严重程度，可以把杆状体肌病分不同型别。

绝大多数杆状体肌病是由遗传因素导致，主要与 *NEB* 和 *ACTA1* 的基因变异相关。*NEB* 基因的变异与 50% 左右的杆状体肌病相关，*ACTA1* 基因的变异与 15%~25% 左右的杆状体肌病相关。杆状体肌病的遗传方式包括常染色显性和隐性遗传两种，其中常染色体隐性遗传相对较多。

(3) 先天性肌纤维类型不均：该病的主要症状是在个体出生时或者 1 岁以内出现肌张力减退和肌无力表型。在 90% 以上的患者中，肌无力的病程是静止或者进展缓慢的。该病被认为是罕见病的一种，其发病率未知。该病与多个基因，如 *ACTA1*、*SEPN1*、*TPM3*、*RYR1* 及 *MYH7* 等基因变异相关，其中 *ACTA1*、*TPM3* 和 *RYR1* 基因的变异与 35%~50% 先天性肌纤维类型不均相关。该病的遗传方式多种多样，不同的基因发生变异对应的疾病遗传模式可能不同。

3. 先天性肌无力综合征　该病是一种常染色体隐性遗传为主的神经系统疾病，是神经 - 肌肉接头处的突触各环节缺陷导致了神经 - 肌肉传递障碍，从而产生的一组肌无力肌病，新生儿、幼儿以及成人均可发病。这类疾病之间的临床表型通常比较相似，且与重症肌无力表型相近，临床上容易误诊。

4. 离子通道肌病　离子通道病是由于离子通道结构的缺陷而引起的疾病，又称离子通道缺陷性疾病。与信号转导相关的离子通道如钾、钠、钙、氯等离子通道获得性或遗传性的结构和功能的改变，均可引起信号转导异常，引起疾病发生。编码离子通道蛋白的基因发生变异，是遗传性离子通道病的根本原因，当离子通道异常累及神经肌肉系统从而致病的这类疾病称为离子通道肌病。

(1) 钾离子通道肌病：钾离子通道在调节膜兴奋性上发挥着重要作用，因此钾离子通道相关基因如果发生变异，则会导致一系列的疾病，如阵发性共济失调 1 型和甲亢性周期性瘫痪 2 型等。

阵发性共济失调 1 型的主要临床症状是双腿步态不稳，共济失调，并且伴有头晕、恶心、呕吐、头痛、视力模糊或复视、口齿不清、耳鸣等症状。阵发性共济失调 1 型的发病率低于 1/10 万。该病属于常染色体显性遗传，其致病基因是 *KCNA1*，该基因属于 Shaker 类亚家族的电压依赖性钾通道基因，其变异导致某些神经元过度兴奋，或者破坏运动神经元细胞之间的正常通信，从而致病。

甲亢性周期性瘫痪 2 型是散发性的神经肌肉病，其主要临床表型是甲状腺功能亢进状态下，反复发作的肌体骨骼肌无力并伴低钾血症。该病多见于中国和日本等亚洲国家，青年男性多发，男女发病率之比约为 70∶1。该病的致病基因是 *KCNJ18*，其转录受甲状腺激素所调控。*KCNJ18* 基因编码内向整流钾通道家族蛋白，负责静息膜电位的维持。*KCNJ18* 基因发生变异后，其编码的内向整流钾通道蛋白异常，导致细胞内外的钾离子比例失衡，从而导致疾病。

(2) 钠离子通道肌病：该类疾病是编码钠离子通道蛋白的基因发生变异，导致钠离子通道结构和功能异常，使动作电位不能正常传播，从而引发疾病，如高 / 低钾性周期性麻痹、先天性肌强直或非典型性肌强直等疾病。上述肌病都是常染色体显性遗传，致病基因都是 *SCN4A*。*SCN4A* 基因不同位点的变异会导致编码蛋白的结构变化，继而导致不同的疾病类型：Met1592Val 和 Thr704Met 变异会导致高钾性周期性麻痹；*SCN4A* 基因在Ⅲ-Ⅳ胞质环区的两个点突变会导致先天性肌强直；Gly1306Val、Gly1306Ala 和 Gly1306Glu 突变会导致非典型性肌强直；Arg672His 和 Arg672Gly 变异会导致低钾性周期性麻痹。

(3) 钙离子通道肌病：钙离子通道分为钙离子进入通道和钙离子释放通道两大类。钙离子进入通道包括由膜去极化开放的电压门控钙通道和由一些化学信号开放的配体门控钙通道，其功能是使钙离子从细胞外进入细胞内；钙离子释放通道使离子从胞内细胞器进入细胞质中。钙离子通道肌病是由于钙离子通道异常而累及肌肉系统所导致的一系列神经肌肉病。

发作性共济失调 2 型是钙离子通道肌病的一种，其主要临床表现是共济失调、眼颤、构音不清和眩晕，常见发作性眼颤和小脑萎缩等症状。该病非常罕见，发病率低于 1/10 万。该病的遗传模式是常染色体显性遗传，致病基因是 *CACNA1A*，该基因的 CAG 的三核苷酸序列重复数目异常以及 39.5kb 的缺失突变，均会导致疾病发生。

低钾性周期性麻痹 1 型属于常染色体隐性遗传病。其发病时期多为儿童期或者成年早期。该病的临床症状为发作性的躯干和肢体无力，一般情况下持续数小时或者数天，发作时常伴有血清钾降低。低钾性周期性麻痹 1 型属于罕见病，其发病率尚不明确，男性发病率高于女性。该病的致病基因是 *CACNA1S*，其 Arg1239His 和 Arg528His 位点变异会干扰去极化信号传递给肌质网中雷诺丁受体，从而影响兴奋收缩偶联，导致疾病发生。

(4) 氯离子通道肌病：先天性肌强直是氯离子通道肌病的一种，常见于儿童期发病。该病是一种以肌强直和肌肥大为主要临床特征的遗传性肌肉疾病。肌强直现象可以出现在所有骨骼肌中，包括脸部和舌头，尤其在腿部肌肉最为常见。该病在全世界的发病率约为 1/10 万。

先天性肌强直有两种遗传模式：常染色体显性遗传模式的先天性肌强直为汤姆森病；常染色体隐性遗传模式的先天性肌强直为 Becker 病。先天性肌强直的致病基因是 *CLCN1*，其编码的氯离子通道蛋白能够在骨骼肌细胞表面形成离子通道，控制负电氯离子进入骨骼肌细胞。如果 *CLCN1* 基因变异，则会导致氯离子通道蛋白的功能异常，使其不能有效调节氯离子的流向，减少氯离子进入骨骼肌的数量，从而导致骨骼肌长时间收缩，即肌强直。

5. 代谢性肌病　该类疾病是由于肌肉细胞内能量供应异常而产生的一组肌肉病，以骨骼肌糖原和脂肪代谢障碍为主。该病具有很强的临床异质性，需要病理学和酶学检查进行确诊。具体的疾病分型则需要生化和基因等检测指标的辅助。不同类型的代谢性肌病有不同的特点，代谢性肌病主要包括脂质代谢性肌病、糖原代谢性肌病、线粒体肌病和线粒体脑肌病等类型。本节以脂质代谢性肌病和糖原代谢性肌病为例进行说明。

(1) 脂质代谢性肌病：脂肪酸氧化是细胞能量的主要来源之一。β- 氧化是脂肪酸氧化的最主要形式。脂肪酸的氧化在肝脏中逐步进行，主要分为活化、转移、β- 氧化三个步骤。脂肪酸的氧化主要发生在线粒体中。

1）活化：在细胞质中，脂肪组织中的长链脂肪酸通过脂酰辅酶A合成酶，催化合成脂酰辅酶A。

2）转移：脂酰辅酶A属于强极性化合物，需要肉碱帮助转移，肉碱脂酰转移酶催化脂酰辅酶A和肉碱，形成辅酶A和脂酰肉碱，然后再帮助脂酰肉碱转移进入线粒体内膜，之后脂酰肉碱在酶的作用下，重新转化为脂酰辅酶A，从而实现脂肪酸进入线粒体的目的。

3）β-氧化：进入线粒体的脂酰辅酶A经过脱氢、水化、再脱氢和硫解四步反应后，形成乙酰辅酶A，进入三羧酸循环。上述任何一步发生障碍，都会使脂肪酸代谢受阻，能量合成障碍，引起疾病，如原发性肉碱缺乏症、肉碱棕榈酰基转移酶Ⅱ缺乏症和极长链酰基辅酶A脱氢酶缺乏症等。

原发性肉碱缺乏症多在婴儿期或儿童早期发病，主要临床表现是血浆中的肉碱水平明显降低，且组织细胞内肉碱缺乏，多累及脑部、心脏和骨骼肌等系统，出现严重的脑功能不全、心肌病和肌无力等症状。该病在全世界新生儿中的发病率约为1/10万，其中，在日本的发病率偏高，约为2.5/10万。该病是常染色体隐性遗传，其致病基因是*SLC22A5*，该基因编码的肉碱转运蛋白在肉碱的识别和转运中起重要作用。*SLC22A5*基因变异使肉碱转运蛋白无法有效识别和转运肉碱，导致血液和细胞内肉碱缺乏，阻碍脂肪酸β-氧化。

肉碱棕榈酰基转移酶Ⅱ缺乏症可以分为三种亚型：新生儿型、婴儿型和迟发型。前两种型别较为罕见，且临床症状非常严重。迟发型症状相对较轻，主要表现为肌痛、肌无力、肌强直和横纹肌溶解等。该病是常染色体隐性遗传，致病基因是*CPT2*，该基因编码的肉碱棕榈酰基转移酶Ⅱ存在于所有组织细胞中，位于线粒体内膜，其主要作用是把转入线粒体基质的酰基肉碱重新转变成相应的脂酰辅酶A及游离肉碱。肉碱棕榈酰基转移酶Ⅱ活性降低或者缺乏会导致上述生理过程受阻，妨碍脂肪酸β-氧化，致使能量匮乏和代谢产物的毒性作用积累在多个系统，导致疾病发生。

极长链酰基辅酶A脱氢酶缺乏症的临床表型有明显异质性，多发生于新生儿或者婴儿早期，临床表现为低酮性低血糖、嗜睡和肌肉无力。极长链酰基辅酶A脱氢酶缺乏症是常染色体隐性遗传，致病基因是*ACADVL*，其编码的极长链酰基辅酶A脱氢酶能够催化含14~18个碳的不同长度的脂酰基辅酶A脱氢，氢原子进入线粒体呼吸链进行氧化磷酸化产生ATP供能。该蛋白活性降低或缺乏，导致体内极长链脂肪酸代谢障碍。

（2）糖原代谢性肌病：糖原是由葡萄糖组成的大分子多糖，多贮存于骨骼肌和肝脏，用于维持血糖和肌肉能量供应。糖原在磷酸化酶、变位酶和脱支酶等酶的作用下，逐步分解为葡萄糖，然后经过糖酵解和三羧酸循环等途径，为机体提供能量。如果上述途径中某些关键基因发生变异，糖代谢途径会发生障碍，肌肉的能量供给缺乏，从而导致肌肉无力和运动能力减退，并出现肌肉疼痛、痉挛等症状。本小节以糖原贮积症为例进行说明。

糖原贮积症Ⅱ型，又称蓬佩病。该病为临床罕见的遗传代谢性肌病。呈常染色体隐性遗传，以进行性加重的骨骼肌萎缩、无力为特征，预后不良。该病可以分为经典婴儿型、非经典婴儿型和迟发型。该病属于常染色体隐性遗传，致病基因是*GAA*，其编码产物为酸性α-葡糖苷酶，该酶活性缺乏或显著降低，会导致溶酶体内的糖原不能被降解，从而致病。

糖原贮积症Ⅲ型的致病基因是*AGL*，其编码产物为糖原脱支酶，该酶缺陷会导致糖原链去分支过程受阻，糖原累积于肝脏和肌肉等组织。该病属于常染色体隐性遗传，其在美国的发病率约为1/10万，在北非犹太人中的发病率偏高，约为0.185‰。

糖原贮积症Ⅳ型为常染色体隐性遗传，致病基因是编码α-1,4-葡聚糖分支酶的*GBE1*。该病在全世界人群中的发病率为0.125/10万~0.167/10万。

糖原贮积症Ⅴ型为常染色体隐性遗传，致病基因是*PYGM*，编码肌肉磷酸化酶。该病非常罕见，发病率只在美国的得克萨斯州沃思堡市有过报道，约为1/10万。

糖原贮积症Ⅶ型为常染色体隐性遗传，致病基因是编码肌肉型磷酸果糖激酶的 *PFKM*。*PFKM* 基因变异会导致肌肉型磷酸果糖激酶功能低下或缺乏，肌糖原不能分解产生 ATP，造成肌肉无力。该病发病率没有明确报道，在文献中发表的总病例只有一百多例。

糖原贮积症Ⅸ型的遗传方式有两种：由 *PHKA1* 和 *PHKA2* 基因变异导致的糖原贮积症Ⅸ型是 X 染色体连锁隐性遗传；*PHKB* 和 *PHKG2* 基因变异导致的糖原贮积症Ⅸ型是常染色体隐性遗传。上述四个基因的变异都会导致磷酸化酶激酶功能低下或缺失，使糖原不能降解。

二、遗传性周围神经病

周围神经疾病是指原发于周围神经系统结构或者功能损害的疾病。这类疾病具有高度的遗传异质性和临床表型异质性。该类疾病主要分为两类：①脱髓鞘型，临床主要表现为神经传导速度慢与肥大性脱髓鞘；②轴索型，临床主要表现为相对正常的神经传导速度和轴突变性。本书主要以腓骨肌萎缩症为例介绍这类疾病的临床特征、遗传特征和致病机制。该病的基因检测指标见表 5-2。

表 5-2　遗传性周围神经病及其基因检测指标

疾病分类	疾病	基因
遗传性运动和感觉神经病	腓骨肌萎缩症 1 型	*PMP22*、*MPZ*、*LITAF*、*EGR2*、*NEFL* 等
	腓骨肌萎缩症 2 型	*KIF1B*、*MFN2*、*RAB7A*、*TRPV4*、*NEFH*、*GARS*、*NEFL*、*HSPB1*、*MPZ*、*GDAP1*、*JPH1*、*HSPB8*、*AARS*、*DYNC1H1*、*LRSAM1*、*DHTKD1*、*MARS*、*NAGLU*、*HARS*、*VCP*、*MORC2*、*LMNA*、*MED25*、*TRIM2*、*IGHMBP2*、*SPG11*、*MME* 等
	腓骨肌萎缩症 3 型	*PMP22*、*MPZ*、*EGR2*、*PRX* 等
	腓骨肌萎缩症 4 型	*GDAP1*、*MTMR2*、*SBF2*、*SBF1*、*SH3TC2*、*NDRG1*、*FGD4*、*FIG4*、*SURF1*、*PRX*、*HK1* 等
	腓骨肌萎缩症，X 连锁遗传	*GJB1*、*AIFM1*、*PRPS1*、*PDK3* 等
	其他腓骨肌萎缩症	*DNM2*、*YARS*、*MPZ*、*INF2*、*GNB4*、*GDAP1*、*KARS*、*PLEKHG5*、*COX6A1*、*MFN2*、*SLC25A46*、*ARHGEF10*、*EGR2*、*CTDP1*、*TFG* 等
遗传性运动神经病	远端型遗传性运动神经病	*HSPB8*、*HSPB1*、*HSPB3*、*FBXO38*、*GARS*、*BSCL2*、*REEP1*、*SLC5A7*、*DCTN1*、*TRPV4*、*WARS*、*SETX*、*IGHMBP2*、*SIGMAR1*、*PLEKHG5*、*DNAJB2*、*ATP7A* 等
遗传性感觉和自主神经病	遗传性感觉和自主神经病	*SPTLC1*、*SPTLC2*、*SCN9A*、*WNK1*、*RETREG1*、*ELP1*、*NTRK1*、*NGF*、*DST*、*SCN11A*、*PRDM12* 等
	遗传性感觉神经病	*ATL1*、*ATL3*、*DNMT1*、*KIF1A* 等
遗传性局灶性神经病变	遗传性压力敏感性神经病	*PMP22*
	遗传性神经痛性肌萎缩	*SEPT9*
其他类型遗传性周围神经病	巨轴索神经病	*GAN*、*DCAF8*
	胼胝体发育不全伴周围神经病	*SLC12A6*
	PCWH 综合征	*SOX10*
其他相关疾病	周围神经病和耳聋等疾病	*GJB3*、*CCT5*、*MYH14* 等

腓骨肌萎缩症，又称沙尔科 - 马里 - 图思病（Charcot-Marie-Tooth disease，CMT），主要是指一大类慢性的运动和感觉神经病。患者通常有远端肌肉无力和萎缩，常伴有轻度至中度的感觉丧失、腱反射迟钝和高足弓。腓骨肌萎缩症在全球的发病率约为 0.4‰。该病从幼儿期到成年期均可发病，患者的临床症状在青春期或者成年早期变得明显。该病的临床异质性较强，即使在同一个家族里，其严重程度也存在明显差异。腓骨肌萎缩症具有常染色体显性遗传、常染色体隐性遗传和 X 连锁遗传这三种遗传模式。目前，该病有多种类别，其中主要的类别为 1 型、2 型、4 型和 X 连锁遗传类型。

1. CMT1 型　神经细胞表面覆盖有脂肪物质，用于保护神经并帮助传导神经脉冲，这些脂肪物质的异常会使神经冲动的传递放慢，导致髓鞘异常，即 CMT1 型。CMT1A 型是 CMT1 型中最常见的类型，占其 50%~70%。1A 型是常染色体显性遗传，其致病基因是 *PMP22*。*PMP22* 基因编码膜相关髓鞘蛋白，其在周围神经系统髓鞘总蛋白中占到了 2%~5%，主要存在于髓鞘的致密部。*PMP22* 基因的点突变和大片段重复均能导致 CMT1A 型，其中，*PMP22* 基因大片段重复是较常出现的变异类型。*PMP22* 基因重复主要是指包含 *PMP22* 在内的 1.5Mb 的核酸序列重复，重复数量越多，疾病表型越严重。当 *PMP22* 基因发生重复时，多余的基因会产生过量的膜相关髓鞘蛋白，改变了髓鞘的组成，从而影响神经信号的传递，导致疾病发生。

2. CMT2 型　该病的病因主要是负责神经细胞体延伸并传导神经脉冲的神经纤维或轴突出现异常，导致神经冲动的强度降低。2 型主要具有常染色体显性遗传和常染色体隐性遗传两种模式，其致病基因有很多种，其中 *MFN2* 最为常见。*MFN2* 是 CMT2A2 型的致病基因，编码线粒体融合蛋白 2，该蛋白在线粒体融合过程中起重要作用。

3. CMT3 型　该病也被称为 dejerine-Sottas 病。是多发于儿童或青少年的一种脱髓鞘性周围神经病变，多为常染色体隐性遗传。该病主要累及施万细胞和髓鞘，使周围神经功能减弱或缺失。CMT 现有的疾病分类已将 CMT3 型剔除，关于其是否可以被视为独立的疾病有不少争论，而且分子遗传学指出 CMT3 型其实是 CMT 疾病谱中表型严重、伴有神经传导速度显著减慢的一类。该病的临床表现部分与 CMT1 型有相似和重叠。该病的遗传方式有两种：常染色体显性遗传和常染色体隐性遗传。其致病基因至少有四个：*MPZ*、*EGR2*、*PMP22* 和 *PRX*。有报道认为 *GJB1* 基因也是该病的致病基因。

4. CMT4 型　该类疾病临床表现为神经冲动传递的强度降低并且速度放缓，这是由于在 CMT4 型的患者中，神经突触和髓鞘都受到了影响。该病在地中海沿岸的国家较为常见，且临床异质性和遗传异质性强。CMT4 型除了包含腓骨肌萎缩症的表型特征之外，还有诸如发病时间早、远端肢体畸形等表型特征。该病是常染色体隐性遗传，其致病基因有 *GDAP1*、*MTMR2*、*SBF2*、*MTMR5*、*SH3TC2* 和 *NDRG2* 等，其中 *GDAP1* 是最常见的致病基因。*GDAP1* 基因编码的蛋白主要存在于中枢神经和周围神经系统的细胞，其编码的膜蛋白在有髓外周神经中的线粒体分裂和融合的调控过程中发挥了重要作用。

5. X 连锁遗传的 CMT　该类疾病具有典型的 CMT 的症状，多于青春期或儿童期发病。在 CMT 患者中的发病率排第二，占到 CMT 发病类型的 10%~20%。其中，90% 以上的 X 连锁遗传的 CMT 是由 *GJB1* 基因变异所致。*GJB1* 基因位于 Xq13.1，编码跨膜间隙连接蛋白（Cx32 蛋白），该蛋白在中枢神经的少突胶质细胞和周围神经的施万细胞中均有表达，该蛋白功能的正常发挥，使得细胞间分子快速扩散，促使细胞间的信息传递和物质交换。*GJB1* 基因发生变异后，Cx32 蛋白的功能无法正常发挥，导致间隙连接通路异常，继而导致髓鞘受损、轴索变性，引起 CMT。

三、运动神经元病

运动神经元病是一系列选择性累及脊髓前角和皮质锥体细胞以及脑干运动神经元的慢性进行性神经变性疾病，该病主要影响上位运动神经元和下位运动神经元，多数疾病的病因尚未明确。临床上，该病常以肌无力和肌萎缩为主要表现，病变从一个部位扩展至其他部位，并且持续发展。肌萎缩侧索硬化是运动神经元病中最常见的类型。运动神经元病的发病受到遗传和环境等因素的影响，发病率为 2/10 万 ~3/10 万，多数患者于出现症状后的 3~5 年内死亡。

运动神经元病的遗传方式，包括常染色体显性遗传、常染色体隐性遗传、X 连锁遗传以及散发等多种遗传方式。肌萎缩侧索硬化和脊髓性肌萎缩是较为典型的运动神经元疾病。该病的基因检测指标见表 5-3。

表 5-3 运动神经元病及其基因检测指标

疾病分类	疾病	基因
肌萎缩侧索硬化	肌萎缩侧索硬化	*SOD1*、*FUS*、*TARDBP*、*DCTN1*、*PRPH*、*NEFH* 等
	额颞叶痴呆和 / 或肌萎缩侧索硬化	*C9orf72*、*CHCHD10*、*SQSTM1* 等
	其他	*ALS2*、*GRN*、*TRPM7* 等
脊髓性肌萎缩	脊髓性肌萎缩	*SMN1*、*SMN2*、*DYNC1H1*、*BICD2* 等
	常染色体隐性遗传远端型脊髓性肌萎缩	*IGHMBP2*、*SIGMAR1*、*PLEKHG5* 等
	常染色体显性遗传脊髓性肌萎缩	*DYNC1H1*、*BICD2*、*TRPV4*、*VAPB* 等
	X 连锁脊髓性肌萎缩	*UBA1*、*ATP7A*
	其他	*HEXB*、*TRIP4*、*ASCC1*、*RBM7* 等
遗传性运动神经病	远端型遗传性运动神经病	*HSPB8*、*HSPB1*、*HSPB3*、*FBXO38* 等
其他相关疾病	先天性致死性挛缩综合征	*GLE1*、*ERBB3*、*PIP5K1C* 等
	脑桥小脑发育不全	*VRK1*、*EXOSC3*、*EXOSC8* 等
	Brown-Vialetto-Van Laere 综合征	*SLC52A3*、*SLC52A2* 等
	脊髓延髓性肌萎缩	*AR*

1. 脊髓性肌萎缩　该病是由肌肉神经紊乱而引起的疾病。其特征是脊髓前角细胞退化导致对称性肌肉无力和肌萎缩，多为常染色体隐性遗传。脊髓性肌萎缩（SMA）的临床表型包括四肢对称性近端肌无力，腱反射减退或消失、翼状肩、肌病步态等假肌病现象，呼吸肌力量丧失后利用腹部肌肉呼吸的导致“钟形躯干”现象，进食困难等。该疾病多发于儿童和青少年，酷似肌营养不良。该病患者的肌电图和肌肉活检提示神经源性疾病。SMA 男性略多见，同代患病男性病情重于患病女性。该病的发病率约 1/10 万。有报道称，SMA 是婴儿死亡的主要遗传因素之一。

人类基因组中的运动神经元存活基因包括两个：*SMN1* 和 *SMN2*。*SMN1* 基因是 SMA 的致病基因，其编码产物是运动神经元存活蛋白。运动神经元存活蛋白是运动神经元功能正常行使的必需蛋白，它的缺失或功能异常会导致 SMA 发生。*SMN1* 基因发生变异后，运动神经元存活蛋白的数量不足，会导致下位运动神经元的退化，产生骨骼肌萎缩。95%~98% 的患者是由于 *SMN1* 基因 7 号外显子的纯合缺失导致。此外，*SMN1* 基因的 SNV 和 INDEL 变异可解释 3%~5% 的患者，当 *SMN1* 基因大片段缺失 / 重复检测结果为阴性，而临床表现及其他实验室检查强力支持 SMA 时，则可考虑进行 *SMN1* 基因测序检测。

SMN2 基因在运动神经元存活蛋白的功能中发挥的作用不大，但是通过表型 - 基因的关联分析，发现 *SMN2* 基因变异和 SMA 临床表型的严重性呈负相关，该相关性主要是通过改变的 *SMN2* 基因的拷贝数来实现：研究发现，*SMN2* 基因的高拷贝数一般和较温和的临床表型相关联，当 SMA 患者的 *SMN2* 基因拷贝数大于等于 3 时，患者临床表现可能较轻。

2. 肌萎缩侧索硬化　肌萎缩侧索硬化（amyotrophic lateral sclerosis，ALS）是一系列累及上位运动神经元和下位运动神经元的神经退行性疾病。在世界范围内，该病的发病率为2/10万~5/10万。90%~95%的ALS为散发性，只有5%~10%是家族性，而且和多种基因的变异相关。绝大多数的ALS是常染色体显性遗传，少数是常染色体隐性遗传，此外，还有极少数是X染色体连锁遗传。

SOD1、*FUS*和*TARDBP*是ALS三个主要的致病基因。超氧化物歧化酶1基因（*SOD1*）是ALS最主要的致病基因，在世界范围内，*SOD1*基因变异与15%~20%的ALS相关。*SOD1*编码的蛋白是超氧化物歧化酶1，其在结合铜离子和锌离子以后，可以破坏有毒的超氧化物，从而达到保护细胞的作用。*FUS*和*TARDBP*基因变异与15%的ALS相关。*FUS*基因编码的蛋白与转录过程相关，其可以通过调节RNA的剪接过程，使一个基因可以翻译出不同的蛋白产物。*TARDBP*是编码交互反应DNA结合蛋白的基因，该蛋白可以和DNA结合，调节转录过程。还有少部分ALS是由*C9orf72*、*ALS2*、*SETX*、*VAPB*等基因变异导致。

四、遗传性痉挛性截瘫

遗传性痉挛性截瘫（hereditary spastic paraplegia，HSP），又称Strumpell-Lorrain病。是一组罕见的遗传性神经系统变性疾病，具有高度临床和遗传异质性。该病的流行病学研究资料较少，其平均发病率约为1.8/10万。不同地域、种族发病率有所不同，在欧洲，其发病率为3/10万~10/10万。该病的发病年龄跨度较大，从儿童期到老年均有可能发病。

该病的首发症状为步态异常和下肢僵硬，均为轻度表现，随着病程进展，患者会出现加重的平衡障碍。按照临床表型，该病可以分为单纯型和复杂型：单纯型遗传性痉挛性截瘫的临床表型为双下肢进行性痉挛、肌无力及本体感觉减退等；复杂型遗传性痉挛性截瘫除具备上述临床表型之外，还会合并诸如智力障碍、多发性神经病、癫痫、共济失调、视神经萎缩及周围神经病等症状。

按照遗传方式的不同，该病可以分为常染色体显性遗传、常染色体隐性遗传、X连锁隐性遗传等，其中以常染色体显性遗传最为常见，占遗传性痉挛性截瘫的70%左右。目前，HSP的致病基因已发现有80多个，其中绝大部分是3A型、4型和31型。单纯型HSP多数为常染色体显性遗传，复杂型则是常染色体隐性遗传居多。随着对该病研究的深入，目前已有超80个致病基因被发现，基因检测是遗传性痉挛性截瘫诊断的“金标准”。该病的基因检测指标见表5-4。

表5-4　遗传性痉挛性截瘫及其基因检测指标

疾病分类	基因
常染色体显性遗传性痉挛性截瘫	*ATL1*、*SPAST*、*NIPA1*、*WSHC5*、*ALDH18A1*、*KIF5A*等
常染色体隐性遗传性痉挛性截瘫	*CYP7B1*、*PGN*、*ALDH18A1*、*HSP11*、*ZFYVE26*等
X连锁隐性遗传性痉挛性截瘫	*PLP1*等
其他遗传性痉挛性截瘫相关疾病	*RNF170*、*AFG3L2*、*MARS2*、*KY*、*KIDINS220*等

1. 遗传性痉挛性截瘫4型　遗传性痉挛性截瘫4型（HSP4）是常染色体显性遗传性痉挛性截瘫中最常见的类型，占其50%左右。患者的发病年龄从儿童到中年后期均有覆盖，大多数在青少年或成年期发病，病程一般较长，且进展缓慢。该病的临床表型通常为典型的单纯型遗传性痉挛性截瘫表型，即双下肢缓慢进展的痉挛、肌无力引起的步态异常、双下肢肌张力升高等体征。也有极少数的患者呈现复杂型表型，合并出现神经系统的异常表型，如小脑共济失调、痴呆、癫痫等症状。

该病的致病基因为*SPAST*，位于2p22.3，该基因编码的微管切割性蛋白质可以将微管切割成较短、具更高活力的微管，从而使其参与到相关的生命活动中。微管切割性蛋白质属于AAA蛋白家族

(与多种细胞活动相关的 ATP 酶)的成员，其在蛋白转运、细胞循环、基因表达等细胞生命活动中发挥重要作用。迄今已报道的 *SPAST* 基因变异已有超 200 余种，包括无义突变、错义突变、插入 / 缺失突变、剪切位点突变等，这些变异均会导致微管切割性蛋白质表达水平降低或者蛋白功能异常。目前普遍认为，微管切割性蛋白质功能受损或者丧失是该病的发病原因。

2. 遗传性痉挛性截瘫 11 型　遗传性痉挛性截瘫 11 型(HSP11)是常染色体隐性遗传性痉挛性截瘫中最常见的类型，约占该类型患者的近 20%。患者父母为近亲结婚者多见，如中东和地中海地区。该病常于婴儿期或青少年、青年(1~31 岁)起病，属于复杂型遗传性痉挛性截瘫，除具有典型的单纯型遗传性痉挛性截瘫的临床表型外，还会合并神经系统等症状。该病的致病基因为 *HSP11*，目前已有超过 120 余种变异，尚未发现突变热点。

五、遗传性共济失调

共济失调是由多种致病因素引起的一系列运动协调性减弱或丧失的疾病。遗传因素和获得性因素均可导致共济失调。遗传性共济失调的临床症状以缓慢进展性的共济失调步态为主，同时经常伴随手、言语和眼球运动的协调性变弱。该类疾病的患者经常会出现小脑萎缩，并可伴有复杂的神经系统损害，病变部位主要在脊髓、小脑、脑干，故也称脊髓 - 小脑 - 脑干疾病。该病在诊断时，需要注意与获得性的共济失调进行区分，尤其是要注意患者的家族史等遗传因素。该病多于成年发病，其中以常染色体显性遗传的脊髓小脑性共济失调(spinocerebellar ataxia，SCA)最为常见。该病的基因检测指标见表 5-5。

表 5-5　遗传性共济失调及其基因检测指标

疾病分类	疾病	基因
常染色体显性小脑性共济失调	脊髓小脑性共济失调	*ATXN1*、*ATXN2*、*ATXN3*、*PLEKHG4*、*SPTBN2*、*CACNA1A*、*ATXN7*、*ATXN8OS*、*ATXN8*、*ATXN10*、*TTBK2*、*PPP2R2B*、*KCNC3*、*PRKCG*、*ITPR1*、*TBP*、*IFRD1*、*KCND3*、*SCA20*、*TMEM240*、*PDYN*、*EEF2*、*FGF14*、*AFG3L2*、*BEAN1*、*ELOVL4*、*TGM6*、*NOP56*、*DAB1*、*ELOVL5*、*CCDC88C*、*TRPC3*、*CACNA1G*、*MME*、*GRM1*、*FAT2*、*PLD3* 等
	发作性共济失调	*KCNA1*、*CACNA1A*、*CACNB4*、*SLC1A3*、*UBR4* 等
	其他常染色体显性小脑性共济失调	*DNMT1*、*ATN1*、*TUBB4A* 等
常染色体隐性遗传性共济失调	常染色体隐性遗传的脊髓小脑性共济失调	*SETX*、*PMPCA*、*WDR73*、*TPP1*、*SYNE1*、*COQ8A*、*ANO10*、*SYT14*、*WWOX*、*GRM1*、*SPTBN2*、*RUBCN*、*STUB1*、*CWF19L1*、*GRID2*、*SLC9A1*、*SNX14*、*SCYL1*、*VWA3B*、*TDP2*、*UBA5*、*ATG5*、*XRCC1*、*TDP1* 等
	小脑性共济失调及精神发育迟滞伴平衡失调综合征	*VLDLR*、*WDR81*、*CA8*、*ATP8A2* 等
	共济失调伴眼运动失用症	*PIK3R5*、*PNKP*
	弗里德赖希共济失调	*FXN*
	毛细血管扩张性共济失调综合征	*ATM*
	其他常染色体隐性小脑性共济失调	*MRE11*、*PCNA*、*TTPA*、*APTX*、*SACS*、*CSTB*、*PRICKLE1*、*EPM2A*、*PHYH*、*PEX7*、*TSFM*、*TXN2* 等

续表

疾病分类	疾病	基因
X 连锁小脑共济失调	X 连锁脊髓小脑性共济失调 1 型等疾病	*ATP2B3*、*FMR1*、*ABCB7*、*CASK*、*OPHN1*、*SLC9A6*、*AMER1*、*GJB1*、*PHKA1* 等
痉挛伴小脑共济失调	痉挛性共济失调	*VAMP1*、*KIF1C*、*MARS2*、*MTPAP* 等
其他共济失调相关疾病	脑桥小脑发育不全	*VRK1*、*EXOSC8*、*TSEN54* 等
	白质消融性脑白质病	*EIF2B1*、*EIF2B2*、*EIF2B3* 等
	COACH 综合征	*CC2D2A*、*TMEM67*、*RPGRIP1L* 等
	癫痫性脑病	*HCN1*、*KCNA2* 等
	髓鞘性脑白质营养不良	*POLR1C*、*POLR3B* 等
	进行性肌阵挛癫痫 7 型等疾病	*KCNC1*、*DNAJC5*、*GCLC* 等

遗传性共济失调主要有常染色体显性遗传和常染色体隐性遗传两种遗传模式，极少数为 X 连锁遗传和线粒体遗传。常染色体显性遗传的遗传性共济失调发病率为 1/10 万 ~5/10 万，其中马查多 - 约瑟夫病（又称脊髓小脑性共济失调 3 型，SCA3）最为常见，其次为 SCA1、SCA2、SCA6 和 SCA7 型。染色体隐性遗传的遗传性共济失调发病率约为 3/10 万，弗里德赖希共济失调、毛细血管扩张性共济失调综合征和伴有眼球运动障碍的共济失调是最常见的。

1. 弗里德赖希共济失调　该病的发病时期一般早于 25 岁，平均发病年龄为 10~15 岁。典型的临床症状是缓慢进展性的共济失调，如构音障碍、下肢肌无力和痉挛、脊柱侧弯、膀胱功能障碍及位置和震动的感觉缺失等。大约有 2/3 的弗里德赖希共济失调患者有心肌病。该病在美国、欧洲等地的发病率约为 2.5/10 万，在国内尚无病例报道。

该病是常染色体隐性遗传，由 *FXN* 基因变异导致，该基因编码共济蛋白，其功能尚未十分明确。*FXN* 基因的主要突变类型为 GAA 三核苷酸序列重复数异常，即动态突变。GAA 三核苷酸重复序列在正常人群中的重复数为 5~33 次，但是在该疾病患者中的重复数达到 66 次以上，甚至超过 1 000 次。GAA 三核苷酸序列重复数与该病的严重性和发病年龄密切相关，GAA 三核苷酸序列重复数越多，该病症状越严重，发病年龄越小。

2. 脊髓小脑性共济失调　SCA 是最常见的常染色显性遗传的遗传性共济失调，该疾病的亚型数量高达几十种，其中 SCA3 的发病率最高。下述以 SCA3 为例，对 SCA 的遗传特征、致病机制及临床特征等进行说明。

SCA3 的临床症状主要是进行性小脑共济失调，还包括一些其他症状，如肌张力障碍、周围神经病变综合征等疾病的症状。该病的致病基因是 *ATXN3*，与 *FXN* 基因一样，*ATXN3* 的主要突变类型也是动态突变，表现为 CAG 三核苷酸重复数目异常。*ATXN3* 编码的 ataxin-3 蛋白几乎存在于人类全身细胞中，在泛素蛋白酶复合体系统中起重要作用。正常情况下，CAG 三核苷酸的重复数介于 12~43 个之间，绝大多数正常人的 *ATXN3* 基因中的 CAG 三核苷酸重复数少于 31 个；SCA3 患者的 *ATXN3* 基因 CAG 三核苷酸重复数则超过 60 个；某些个体的 *ATXN3* 基因 CAG 三核苷酸重复数介于 44~52 个之间，这种人可能会患有 SCA3，也有可能不发病。SCA3 患者的 *ATXN3* 基因中，CAG 三核苷酸重复数介于 60~70 个之间的，一般在年龄较大时发病，但是如果超过 80 个，一般在少年时期就会发病。SCA3 存在“遗传早现”现象。

3. 毛细血管扩张性共济失调综合征　该病多在儿童期发病（一般早于 5 岁），出现走路困难，平衡和协调的问题，主要临床症状还包括不由自主地抖动（舞蹈病）、肌肉抽搐（肌阵挛）和神经功能紊乱

（神经病）。该病的发病率为 1/10 万 ~2.5/10 万，其遗传方式是常染色体显性遗传，致病基因是 *ATM*。*ATM* 基因编码的蛋白负责协调细胞分裂，并且在 DNA 修复过程中起重要作用，因此小脑细胞中的 *ATM* 基因变异后，会导致毛细血管扩张性共济失调综合征特征性的运动功能障碍。

六、遗传性脑白质病

脑白质是大脑内部神经纤维聚集的地方，由于其比细胞体聚集的大脑表层颜色浅，故称为脑白质。脑白质对各种有害刺激的典型反应是脱髓鞘变化，它可以是神经系统等病变的继发效应。遗传性脑白质病，也被称为脑白质营养不良，是一类主要累及中枢神经系统的进展性神经系统遗传病，其基本特点是中枢白质的髓鞘发育异常或弥漫性损害。广义的遗传性脑白质病还包含其他伴有明显的脑白质受累的神经遗传代谢病或者变性病。遗传性脑白质病患者的临床表型包括智力运动倒退、视力听力损害和惊厥等。

根据病理特征可将遗传性脑白质病分为三类：①异常髓鞘化，如肾上腺脑白质营养不良、球形细胞脑白质营养不良和异染性脑白质营养不良；②髓鞘化低下，如佩利措伊斯 - 梅茨巴赫病（简称佩 - 梅病）、亚历山大病和白质消融性白质脑病；③髓鞘囊性变形，如海绵状白质脑病（又称卡纳万病，Canavan disease）和伴皮质下囊肿的巨脑性白质脑病。

遗传性脑白质病在全球的发病率约为 0.132‰，散发性病例比家族性遗传病例多。遗传性脑白质病具有三种遗传模式：常染色体显性遗传、常染色体隐性遗传和 X 连锁遗传。其中，常染色体隐性遗传最为常见。尽管目前至少有 40 多种遗传性脑白质病，但是大多数都缺少系统和深入的研究，本小节以异染性脑白质营养不良、克拉伯病、X 连锁肾上腺脑白质营养不良等为例，对遗传性脑白质病的临床表型和遗传特点进行描述。该病的基因检测指标见表 5-6。

表 5-6　遗传性脑白质病及其基因检测指标

疾病	基因
异染性脑白质营养不良	*ARSA*
克拉伯病	*GALC*
X 连锁肾上腺脑白质营养不良	*ABCD1*
海绵状白质脑病	*ASPA*
亚历山大病	*GFAP*
佩 - 梅病	*PLP1*
佩 - 梅样病	*GJC2*
髓鞘发育不良性脑白质营养不良	*AIMP1*、*HSPD1*、*FAM126A* 等
白质消融性脑白质病	*EIF2B1*、*EIF2B2*、*EIF2B3*、*EIF2B4* 等
巨脑性脑白质营养不良伴皮质下囊肿	*MLC1*、*HEPACAM* 等
常染色体显性 / 隐性遗传性脑动脉病伴皮质下梗死和脑白质病	*NOTCH3*、*HTRA1*
Aicardi-Goutieres 综合征	*TREX1*、*RNASEH2B*、*RNASEH2C* 等
Kufor-Rakeb 综合征	*ATP13A2*
Woodhouse-Sakati 综合征	*DCAF17*
门克斯病	*ATP7A*
戊二酸尿症 I 型	*GCDH*
岩藻糖苷贮积症	*FUCA1*
Salla 病	*SLC17A5*

续表

疾病	基因
神经节苷脂沉积病	*GLB1*、*HEXA*、*HEXB*、*GM2A*
科凯恩综合征	*ERCC8*、*ERCC6*
法布里病	*GLA*
眼脑肾综合征	*OCRL*
神经元蜡样脂褐质沉积症	*PPT1*、*TPP1*、*CLN3* 等
毛发低硫营养不良	*ERCC2*、*ERCC3* 等
先天性基底核钙化症	*SLC20A2*、*PDGFRB*、*PDGFB*、*XPR1*
黏多糖病	*IDUA*、*ARSB*、*GUSB*、*IDS*
尼曼 - 皮克病	*NPC1*、*NPC2*
高苯丙氨酸血症	*DNAJC12*、*GCH1*、*PTS*、*QDPR*、*PCBD1*
Nasu-Hakola 病、脑腱黄瘤病等疾病	*PCCA*、*PCCB*、*AMT* 等

1. 异染性脑白质营养不良　又称异染性脑白质病。该病是一种较为常见的遗传性脑白质病，也是一种常见的溶酶体病。该病患者的中枢神经系统和周围神经系统等表现出细胞内硫脂类化合物异常积累。髓磷脂包裹的神经细胞是构成脑白质的主要部分，这些累积的硫脂类化合物主要影响了神经系统内髓磷脂的合成，导致脑白质渐进性的破坏。该病在全世界范围内的发病率为 0.625/10 万 ~ 2.5/10 万，在某些特定的遗传隔离群体中，该病的发病率会更高一些，如从阿拉伯南部移民到以色列的某些犹太人群的发病率约为 1.3%，纳瓦霍国西部的人群中的发病率约为 0.4‰。

该病为常染色体隐性遗传，绝大多数的异染性脑白质营养不良患者的基因组中都含有 *ARSA* 基因变异，该基因是芳基硫酸酯酶 A 的编码基因。在溶酶体内，芳基硫酸酯酶 A 负责降解硫脂类化合物，防止硫脂类化合物的累积。在某些病例中，患者细胞内的芳基硫酸酯酶 A 含量极低，但是没有异染性脑白质营养不良的临床表现，这些患者一般考虑患有假芳基硫酸酯酶缺乏症。

2. 克拉伯病　该病也被称为球形细胞脑白质营养不良，临床上表现为快速进展的、严重的运动和智力退化、视力问题和抽搐等，多数患者在数月到 3 年内进展为植物状态或死亡。该病通常在婴儿期发病，85%~90% 的患者在 2 岁以前死亡。目前对于克拉伯病全球性的发病率没有报道，在欧美国家的发病率约为 1/10 万，国内多为个例报道。

克拉伯病为常染色体隐性遗传，其致病基因是 *GALC*，该基因编码 β- 半乳糖苷酶，一旦 *GALC* 发生基因变异，β- 半乳糖苷酶含量缺乏，引起神经系统半乳糖脑苷脂沉积，导致中枢和周围神经广泛的髓鞘脱失、大量球形细胞（多核巨噬细胞）浸润等，继而引起一系列临床表型。该病较难与其他脑白质病进行鉴别，需要使用酶学和基因检测进行辅助诊断和鉴别诊断。

3. X 连锁肾上腺脑白质营养不良　该病是由于极长链脂肪酸水平在细胞和血浆中升高，出现弥散性神经脱髓鞘和肾上腺皮质功能不足所导致。该病在全球范围的发病率为 2/10 万 ~5/10 万，且没有明显的族群差异。该病临床表现多样，通常会出现智力障碍、听力下降、步态不稳、言语问题等症状。该病属于 X 染色体连锁遗传，其致病基因是 *ABCD1*。*ABCD1* 基因发生变异后，导致极长链脂肪酸不能转膜进入细胞过氧化物酶体进行脂肪酸氧化，细胞和体液内的极长链脂肪酸异常累积，引起脑白质脱髓鞘病变和肾上腺皮质功能减退。

4. 海绵状白质脑病　该病又称为中枢神经系统海绵样变性。临床上分为三个型别：①先天型，出生以后不久起病；②婴儿型，这一类最为常见，一般在 6 个月以后起病；③少年型，5 岁以后起病。

以上三种型别中，前两种的临床症状较为严重。该病的临床症状有巨脑畸形、明显的发育迟缓（3~5个月），随着患儿年龄增长，肌张力减退越来越严重，坐、步行或语言能力也逐渐丧失，肌张力减退最终发展为痉挛，患者一般需要辅助进食，通常能活到青少年。轻度海绵状白质脑病患者的典型的特征是轻度的发育迟滞，另外头围也可能正常。该病在所有种族中都会发病，其中在德系犹太裔中的报道最多，发病率为 0.074‰~0.156‰。

该病为常染色体隐性遗传，其致病基因是 *ASPA*，编码天冬酰胺酶，用于降解 N- 乙酰天冬氨酸。N- 乙酰天冬氨酸主要存在于脑内神经元中，其功能不是很清楚，可能和髓鞘的合成有关，也有可能和神经元内水分子的向外转运有关。*ASPA* 基因变异会导致天冬酰胺酶功能异常，从而使神经元内的 N- 乙酰天冬氨酸过度累积，导致海绵状白质脑病。

5. 亚历山大病　该病是一种罕见的神经系统疾病。是由星形胶质细胞功能异常导致的脑白质营养不良性疾病。亚历山大病与髓鞘破坏有关，随着髓鞘病变、神经系统功能受损，婴儿型亚历山大病患者两岁以前开始发病，典型体征和症状有脑增生、巨脑畸形、癫痫、痉挛、智力障碍以及发育迟缓等。青少年型或成年型亚历山大病相对少发，共有的特征有语言障碍、吞咽困难、癫痫和共济失调。新生儿型亚历山大病很罕见，患儿出生几个月就发病，有严重的智力障碍、发育迟滞、脑积水及癫痫等症状。亚历山大病的发病率不详，自 1949 年首次被报道，至今有 500 多例被报道。

该病是常染色体显性遗传，其致病基因是 *GFAP*，其编码的胶质细胞原纤维酸性蛋白是构成中间丝的重要组成成分。*GFAP* 基因变异导致胶质细胞原纤维酸性蛋白在星形胶质细胞异常积累，形成罗森塔尔纤维，导致星形胶质细胞功能异常，导致疾病发生。

七、脑血管病

脑血管病是指由各种原因导致的一个或多个脑血管病变引起的短暂或永久性的脑功能障碍。脑血管病的患病因素有老龄、高血压、遗传、血脂代谢异常、心房颤动、糖尿病等。脑血管病是遗传和环境因素共同作用的结果，且遗传因素在发病过程中起重要作用。

单基因遗传性脑血管病是由单基因变异引起的脑血管病，占脑血管病的 5%~10%，患者通常表现为中青年起病的缺血性或出血性卒中，出现一系列中枢神经系统受累症状，常伴有多系统损害特点。常见的单基因遗传性脑血管病有伴皮质下梗死和白质脑病的常染色体显性遗传性脑动脉病、皮质下梗死伴白质脑病的常染色体隐性遗传性脑动脉病、脑海绵状血管瘤、脑淀粉样血管病、烟雾病、线粒体脑肌病伴高乳酸血症和卒中样发作、法布里病等。脑血管病及其基因检测指标见表 5-7。

表 5-7　脑血管病及其基因检测指标

疾病	基因
皮质下梗死伴白质脑病的常染色体显性遗传性脑动脉病 1 型	*NOTCH3*
伴皮质下梗死和脑白质病的常染色体隐性遗传性脑动脉病	*HTRA1*
遗传性出血性毛细血管扩张症 1、2、5 型	*ENG*、*ACVRL1*、*GDF2*
脑淀粉样血管病	*APP*、*GSN*、*ITM2B*、*CST3* 等
法布里病	*GLA*
烟雾病	*RNF213*、*MTCP1*、*BRCC3* 等
糖原贮积症Ⅱ型	*GAA*
脑海绵状血管畸形	*KRIT1*、*CCM2*、*PDCD10* 等
COL4A 相关小动脉病	*COL4A1*、*COL4A2*

1. 皮质下梗死伴白质脑病的常染色体显性遗传性脑动脉病（cerebral autosomal-dominant arteriopathy with subcortical infarcts and leukoencephalopathy，CADASIL） 是目前已经明确的单基因遗传的脑血管病，也是家族性脑卒中和血管性痴呆的原因之一。

患者的发病年龄通常为 40~50 岁，早期典型症状为先兆偏头痛，随着疾病的进展，患者可能出现反复的短暂性脑缺血发作或脑卒中伴情绪情感障碍，患者病程后期可能出现运动功能障碍、痴呆、执行功能障碍等。短暂性脑缺血发作和缺血性脑卒中是该病最为常见的表型，约见于 85% 的患者。反复发作的伴或不伴临床症状的脑卒中往往会导致认知能力下降和明显的皮质下痴呆，起病方式可以是突然起病，也可能呈慢性进行性发展的病程。其他较为少见的临床表型包括癫痫发作、急性可逆性脑病、血管造影后的神经系统并发症等。

该病呈现常染色体显性遗传，致病基因为 *NOTCH3*，位于 19p13.12。*NOTCH3* 基因编码一种高度保守的跨膜受体蛋白，该蛋白在动脉血管平滑肌细胞中特异性表达，维持血管平滑肌的稳定。当 *NOTCH3* 基因发生变异后，其编码的蛋白表达受到影响，造成血管平滑肌细胞退行性病变。目前已知的 *NOTCH3* 基因变异超过 240 种，外显子变异分布广泛，变异热点区域集中在 3 号、4 号及 11 号外显子上。该病的发病机制尚有许多不明确，需待进一步地研究确认。

2. 法布里病　法布里病于 1898 年分别由两位皮肤科医生 William Anderson 和 Johannes Fabry 最早报道，因此该病又名安德森 - 法布里综合征。该病的确切发病率尚不清楚，国外有报道称，该病在男性新生儿中的发病率为 1/4 000~1/110 000，国内无该数据统计。

法布里病为 X 连锁隐性遗传先天性糖鞘脂代谢异常病，属于一种溶酶体贮积病。其致病基因为位于 X 染色体的 *GLA* 基因，该基因发生致病变异后，其编码的 α- 半乳糖苷酶（一种溶酶体水解酶）活性不足，导致三己糖酰基鞘脂醇和相关鞘糖脂在患者全身各个器官的细胞溶酶体中进行性沉积，致使血管的张力异常和功能障碍，从而引起复杂的临床综合征。

自患者出生，三己糖酰基鞘脂醇等代谢产物便在其各组织和器官中开始沉积，故该病的发病年龄多在儿童期或青少年早期，男性半合子呈完全表现型（典型法布里病），女性杂合子表现轻微或无症状，疾病随病程进展而逐渐加重，多数患者尤其男性患者常在中青年死于肾衰竭或心脑血管并发症。该病累及神经系统、皮肤、眼、耳、肾脏、胃肠道、心血管和脑血管等人体各个器官，其具体临床表型包括神经疼痛、皮肤血管瘤、视力降低、耳鸣、肾脏蛋白尿、肾衰竭、腹泻、心肌病、心律失常、短暂性脑缺血发作等病症。该病的其他临床表型包括卒中、无汗症或低汗症、血管瘤、慢性疲劳、心脏和脑血管异常（左心室肥厚、心律失常、心绞痛）、呼吸困难、骨质疏松、抑郁等。

八、癫痫

随着科学研究和临床医学的发展，人类对癫痫的了解不断深入。2014 年，国际抗癫痫联盟（International League Against Epilepsy，ILAE）发布了癫痫的临床实用性定义。癫痫是一种脑部疾病，符合如下任何一种情况可确定为癫痫：①至少两次间隔大于 24 小时的非诱发性（或反射性）发作；②一次非诱发性（或反射性）发作，并且在未来 10 年内再次发作风险与两次非诱发发作后的再发风险相当（至少 60%）；③诊断为某种癫痫综合征。符合如下任何一种情况，认为癫痫诊断可以解除：①已经超过了某年龄依赖癫痫综合征的患病年龄；②已经 10 年无发作，并且近 5 年已停用抗癫痫药物。

《临床诊疗指南癫痫病分册》（2015 修订版）指出，我国癫痫的患病率在 40/10 万 ~70/10 万之间，有 600 万左右的活动性癫痫患者，每年有 40 万左右新发癫痫患者。癫痫是神经内科最常见的疾病之一，癫痫患者的死亡危险性为一般人群的 2~3 倍。目前，世界卫生组织（World Health Organization，

WHO）已将癫痫列为重点防治的神经、精神疾病之一。该病的基因检测指标见表 5-8。

表 5-8　癫痫及其基因检测指标

疾病	基因
青少年肌阵挛癫痫	*GABRA1*、*EFHC1*
良性家族性新生儿惊厥	*KCNQ2*、*KCNQ3*
Unverricht-Lundborg 病	*CSTB*
拉福拉病	*EPM2A*、*NHLRC1*
早期婴儿型癫痫性脑病	*ARX*、*CDKL5*、*SLC25A22* 等
婴儿或幼儿期癫痫性脑病	*PPP3CA*、*GABRB2*
早发型癫痫性脑病	*HUWE1*、*INPP4A*、*TRIM8*
儿童发病型癫痫性脑病	*CHD2*
癫痫性脑病	*CACNA2D1*、*KCNH5*、*RYR3* 等
儿童失神癫痫	*GABRG2*、*GABRA1*、*GABRB3* 等
青少年失神癫痫	*EFHC1*、*CLCN2*、*GRIK1*
病灶多变的家族性局灶性癫痫	*DEPDC5*、*NPRL2*、*NPRL3*、*SCN3A*
局灶性癫痫	*GRIN2A*
夜间额叶癫痫	*CHRNA4*、*CHRNB2*、*CHRNA2* 等
家族性颞叶癫痫	*LGI1*、*CPA6*、*RELN*、*GAL*
颞叶癫痫	*GABBR1*、*C3*
内侧颞叶癫痫	*SUCO*
良性 rolandic 癫痫	*RBFOX1*、*RBFOX2*、*SRPX2* 等
全面性癫痫	*MR1*、*KCNMA1*、*CACNA1H* 等
全面性癫痫伴热性惊厥附加症	*SCN1B*、*SCN1A*、*GABRG2* 等
家族性热性惊厥	*SCN1A*、*SCN9A*、*ADGRV1*、*GABRG2*、*CPA6*
热性惊厥	*SLC30A3*、*SEZ6*、*SLC7A11*
婴儿严重肌阵挛癫痫	*SCN1A*、*SCN2A*、*SCN1B* 等
雷特综合征	*MECP2*、*FOXG1*、*NTNG1*
朱伯特综合征等	*INPP5E*、*ACTB*、*ACTG1*、*PAFAH1B1* 等

癫痫具有较强的临床表型异质性和遗传异质性：该类疾病临床表型复杂多样，常见发作性的运动、感觉、意识、精神障碍等，具发作性、短暂性、重复性、刻板性等特点；遗传异质性表现在，同一综合征的不同家系中发现不同的基因变异，此外还存在新发突变的情况。癫痫的发病机制较为复杂，迄今尚未完全阐明，目前普遍接受的学说是中枢神经系统兴奋与抑制的失衡所致。此外，离子通道、神经突触传递与连接、神经血管单元、神经胶质细胞改变、免疫及内分泌等功能异常也会导致癫痫发生。

1. 青少年肌阵挛癫痫　该病一般于儿童期或少年期起病，年龄介于 12~18 岁。其临床症状有迅速、失控的肌肉抽搐（肌阵挛性发作），失去意识等，通常在晨间发作。本病的发病率约为 1‰，约有 5% 的癫痫患者患有青少年肌阵挛癫痫。本病的遗传方式比较复杂，其致病基因至少有两个：*GABRA1* 和 *EFHC1*。*GABRA1* 基因编码神经递质 γ- 氨基丁酸受体蛋白，如果该蛋白功能缺失或功能低下，会导致抑制性配体门控通道功能丧失，引起发病。*EFHC1* 基因编码的蛋白和钙离子通道相关，该蛋白的功能异常会导致钙离子通道出现异常，从而打破钙离子平衡，神经元处于持续活跃状态，从而引发癫痫。

2. 良性家族性新生儿惊厥　该病的临床特点是新生儿出生的最初几天出现惊厥、强直 - 阵挛发作和意识丧失，一般在 12 个月的时间内自发缓解。该病在新生儿中的发病率约 1/10 万。良性家族性新生儿惊厥的遗传模式为常染色体显性遗传，致病基因是 *KCNQ2* 和 *KCNQ3*。这两个基因编码的蛋白都和 M 型钾离子通道相关，这些钾离子通道负责防止神经元持续活跃。*KCNQ2* 或 *KCNQ3* 基因发生变异后，钾离子通道功能异常，导致痉挛等症状。

3. Unverricht-Lundborg 病　该病一般在 6~15 岁起病。其临床症状是肌肉痉挛或抽搐，患者的发病频率越高，肌肉痉挛或抽搐的程度会越严重，还可能伴有意识丧失、肌肉强直和癫痫发作。该病在全球的发病率不明，但是在芬兰的流行病学调查数据显示，芬兰的发病率约为 4/10 万。该病是常染色体隐性遗传，其致病基因是 *CSTB*，其编码的半胱氨酸蛋白酶抑制剂负责抑制组织蛋白酶。*CSTB* 的非翻译区有一个 12 个碱基的区域（CCCCGCCCCGCC），这个区域的增加会导致半胱氨酸蛋白酶抑制剂的活性降低或丧失，从而发病。

4. 拉福拉病　拉福拉病（Lafora disease）的典型临床症状是癫痫反复发作，并伴有智力障碍。拉福拉病一般起病于儿童后期或青年期，而且随着时间延长，症状也越来越严重。患者可出现全身肌痉挛并伴有视觉幻觉（枕叶癫痫发作）和进行性神经变性（包括认知、行为恶化、构音障碍和共济失调等症状），患者往往因为癫痫和神经系统的并发症而在 10 年内死亡。该病在全球的发病率并不明确，但是在部分地区的发病率相对偏高一些，如某些地中海国家（包括西班牙、法国和意大利）、中亚地区、印度和巴基斯坦等。

该病是常染色体隐性遗传，致病基因是 *EPM2A* 和 *NHLRC1*，其分别编码 laforin 蛋白和 malin 蛋白，这两个蛋白共同发挥功能，负责调节糖原的合成，如果上述蛋白出现异常，会导致糖原累积异常，引起神经元的死亡。

九、痴呆

痴呆是一种以获得性认知功能损害为核心，并导致患者日常生活能力、学习能力、工作能力和社交能力明显减退的综合征。痴呆患者的理解、学习、计算、语言、分析和解决问题、判断、记忆等功能均可能受到损害。此外，随着疾病进程的发展，痴呆患者可能伴有人格、精神和行为的异常。

在中国 65 岁以上人群中，该病的整体患病率为 5.14%，随着中国老龄化的加速，作为老年人常见的神经精神障碍性疾病，痴呆已经成为一大社会问题。该病的致病因素有遗传、感染、中毒、免疫等，其中遗传因素在痴呆与认知障碍中发挥重要作用。《2018 中国痴呆与认知障碍诊治指南》推荐对有明确家族史的痴呆患者进行基因检测以辅助诊断（A 级推荐），对有明确家族史的个体进行基因筛查，利于疾病的早期干预。

痴呆的疾病分类标准有以下三种：是否为变性病、病变部位、发病及进展速度。临床常采用第一种分类方式。常见的变性病痴呆有阿尔茨海默病、路易体痴呆、帕金森病痴呆、额颞叶痴呆等；非变性病痴呆有血管性痴呆，正常压力脑积水，其他疾病如颅脑损伤、感染、免疫、肿瘤、中毒和代谢性疾病等引起的痴呆。该病的基因检测指标见表 5-9。

表 5-9　痴呆及其基因检测指标

疾病	基因
阿尔茨海默病	*APP*、*PSEN1*、*PSEN2* 等
血管性痴呆	*ACHE*、*KLK1*、*BCHE*、*CHRM1* 等
额颞叶痴呆	*PSEN1*、*CHMP2B*、*GRN*、*MAPT* 等
路易体痴呆	*SNCA*、*SNCB*、*GBA* 等
帕金森病痴呆	*SNCA*、*PARK2*、*UCHL1* 等
其他	*ABCD1*、*NOTCH3*、*HTRA1*、*CSF1R* 等

1. 阿尔茨海默病　该病是最常见的变性病痴呆，约占变性病痴呆的 50%~70%。据估计，中国 60 岁以上的人群，每年约 150 万新发阿尔茨海默病患者，在 65 岁以上的人群中，每年约 130 万新发患者。

该病属于缓慢进展的中枢神经系统变性疾病，临床主要表现为认知功能和日常生活能力减退。该病的患者除表现出语言、注意、记忆等认知功能障碍之外，还会表现出妄想、幻觉、抑郁等精神行为异常。该病严重影响患者的社交功能和生活质量，同时也给患者家庭带来沉重的经济负担和精神负担。大约 25% 的阿尔茨海默病是家族性的，其中 95% 是晚发型，发病年龄为 60~65 岁；约 5% 是早发型，发病年龄一般小于 65 岁。目前，已明确的早发型阿尔茨海默病的致病基因有 *APP*、*PSEN1* 和 *PSEN2*，均为常染色体显性遗传。

2. 血管性痴呆　该病是最常见的非变性病痴呆，占全部痴呆的 15%~20% 左右，其发病率仅次于阿尔茨海默病。根据我国血管性痴呆的流行病学调查数据显示，在 65 岁以上人群中，该病的发病率约为 3%。该病患者常伴随逻辑思维混乱、记忆力减退、执行能力异常等临床症状。在神经精神方面的表型上，该病和阿尔茨海默病的症状会有重叠。血管性痴呆的病因多样，由血脂代谢遗传、原发性高血压、多基因遗传等引起的血管性痴呆相对复杂，单基因变异引起的血管性痴呆则证据更加直接。与该病相关的致病基因有 *ACHE*、*KLK1*、*BCHE*、*CHRM1*、*GSTO1*、*TNFSF14* 等。

十、智力障碍

智力障碍或全面发育迟缓是一大类具有高度临床和遗传异质性的神经发育障碍性疾病。常共患孤独症谱系障碍、注意缺陷多动障碍等多种精神行为障碍。2013 年，美国精神病协会（American Psychiatric Association，APA）修订的《精神疾病诊断和统计学手册》（第 5 版）给出了智力障碍的定义，即在发育阶段出现的障碍，包括智力和适应功能缺陷，表现在概念、社交和实用的领域中。智力障碍是常见的儿童致残性疾病，全世界人群的患病率约为 1%，严重智力障碍的患病率约为 0.6%。该病的基因检测指标见表 5-10。

表 5-10　智力障碍疾病及其基因检测指标

疾病分类	基因
常染色体显性遗传智力障碍	*MBD5*、*CDH15*、*KIRREL3*、*SYNGAP1*、*GRIN2B* 等
常染色体隐性遗传智力障碍	*PRSS12*、*CRBN*、*CC2D1A*、*NSUN2*、*TUSC3* 等
脆性 X 综合征	*FRM1*
其他 X 连锁遗传智力障碍	*IQSEC2*、*MECP2*、*FRM1* 等
其他智力障碍相关疾病	*NLGN4X*、*DDX53*、*EN2*、*ADD3*、*USP8*、*ALAD*、*AGA* 等

智力障碍的病因可以分为非遗传因素和遗传因素。非遗传因素，如产前先天性感染、产时缺氧、产后营养不良、接触环境毒物或致畸物等因素；遗传因素约占不明原因智力障碍的 50%，在中、重度智力障碍中，遗传因素占的比例预计高于 67%。遗传因素包括染色体数目和结构异常、单基因变异、多基因变异、线粒体基因变异、表观遗传因素等。其中染色体数目和结构异常占遗传因素的 25%~30%。2018 年发表于《中华儿科杂志》的《儿童智力障碍或全面发育迟缓病因诊断策略专家共识》明确了智力障碍的诊断流程和策略：①根据《精神疾病诊断和统计学手册》(第 5 版) 的定义，确认诊断；②通过详细的病史采集和体格检查，排查各种非遗传性病因；③确定是否有提示脑结构异常或者髓鞘发育异常情况；④排查各种遗传性及代谢性病因；⑤重新分析数据、再评估及随访；⑥评估共患病。本小节以脆性 X 综合征为例做简要介绍。

脆性 X 综合征是一种常见的遗传性智力低下综合征，呈不完全显性 X 连锁遗传，男性受累大于女性，其男性发病率约为 1/4 000。脆性 X 综合征患者的临床表型主要包括智力障碍、行为异常、特殊体征等：①智力障碍方面，男性患者在儿童期表现出发育迟滞和不同程度的智力缺陷，如工作、短期记忆、执行力、语言、数学和视觉空间能力等方面的问题；②行为异常方面，可以是焦虑、情绪不稳定等轻微表现，严重行为异常可表现为孤独症、攻击性行为等；③特殊体征方面，如特殊面容(头围大、腭弓高、脸长耳大、嘴大唇厚、前额下颌突出等)、生殖系统异常(如男性巨睾、男性生育能力下降)等。

脆性 X 综合征是由 *FRM1* 基因 5'-UTR 区 CGG 重复序列拷贝数异常增多(即动态突变)，从而导致该基因编码的 FMRP 蛋白缺失所致。*FRM1* 基因变异相关疾病有脆性 X 综合征、*FRM1* 相关性卵巢早衰和脆 X 相关震颤 - 共济失调综合征。

正常个体中 *FRM1* 基因 CGG 三核苷酸重复数目为 4~44 次，且通常有 AGG 插入；当重复数目为 45~54 次时，为中间区范围(即灰区 / 边缘区 / 不确定区)，本人无发病风险，目前尚无明确的后代患病风险估计；当重复数目为 55~200 次时，为前突变，本人一般不发病，但存在发病风险(推迟发病或症状轻微)，其后代存在发展为全突变的风险，约 20% 前突变女性携带者易发生 *FRM1* 相关性卵巢早衰，部分前突变个体在老年易发生脆 X 相关震颤 - 共济失调综合征；当重复数目为大于 200 次时，为全突变，本人的脆性 X 综合征发病风险较高，男性患者 100% 表现临床症状，女性则症状较轻，且具有临床异质性。患病亲代在传递给下一代时，*FRM1* 基因的 CGG 三核苷酸序列重复数目倾向于扩大，疾病的发病年龄越小，病程进展越快，即“遗传早现”现象。

遗传咨询和产前诊断是预防该病行之有效的方法，通过实施携带者筛查、孕前筛查、产前筛查和胎儿性别选择等手段，可以有效阻断该病的家系遗传，实现优生优育。针对 *FRM1* 基因动态突变的检测，推荐使用毛细管电泳片段分析法进行检测和分析。

十一、遗传性肌张力障碍

肌张力障碍的概念是由 1911 年 Oppenheim 首次提出，目前临床使用最为广泛的定义是 2013 年 Albanese 等提出的：一种持续性或间断性肌肉收缩引起的异常(多为重复性)运动和 / 或姿势的运动障碍，可被随意动作诱发或加重，异常运动主要表现为模式性、扭转性和颤抖性动作。该病的运动受累可波及全身肌肉。因此，肌肉受累的部位不同、肌肉异常收缩的强弱不同，肌张力障碍患者的临床表型呈现较大差异。

按照临床表型，肌张力障碍的临床分类可分为单纯型、复合型、复杂型和发作型肌张力障碍等。单纯型肌张力障碍的临床表型为肌张力障碍是患者的唯一临床表型；复合型肌张力障碍的临床表型除了肌张力障碍之外，患者还会合并出现其他运动障碍的表型，如肌阵挛、帕金森病等；复杂型肌张力障碍是指患者的临床表型中合并了神经系统或者其他系统相关的症状；此外，还有症状呈发作型肌张力障碍。该病的总体患病率为16.4/10万，可由遗传因素、脑外伤、颅内感染、药物作用等引起，其中遗传性肌张力障碍的占比超过60%。

随着肌张力障碍遗传因素的研究，越来越多的肌张力障碍致病基因被发现，据统计，目前已有超过200多个基因(表5-11)。

表5-11 肌张力障碍及其基因检测指标

疾病分类	基因
单纯型肌张力障碍	*TOR1A*、*HPCA*、*TUBB4A*、*THAP1*、*ANO3*、*GNAL*、*COL6A3* 等
复合型肌张力障碍	*TAF1*、*GCH1*、*TH*、*SPR*、*SGCE*、*ATP1A3*、*PRKRA*、*CACNA1B* 等
发作型肌张力障碍	*MR1*、*SLC2A1*、*PRRT2* 等
复杂型肌张力障碍	*SMPD1*、*SMPD2*、*NPC1*、*GLB1*、*GM2A* 等

1. 肌张力障碍1型　该疾病是最常见的单纯型肌张力障碍。大多数患者于儿童时期起病，少数于青少年或者成年期起病。肌张力障碍1型患者的临床表现为早发的全身性肌张力障碍，这些症状后来会发展至身体的其他部位，通常较少累及面部和颈部。

肌张力障碍1型为常染色体显性遗传，*TOR1A* 基因是该病的致病基因，于1997年被发现，这是第一个被发现的肌张力障碍致病基因。*TOR1A* 基因位于9q34.11，其5号外显子的c.904_906delGAG的变异最为常见。此外，还有其他占少数的变异类型，如错义突变、框内缺失等。*TOR1A* 基因编码的TorsinA蛋白属于AAA蛋白家族(即与多种细胞生命活动相关的ATP酶)，位于核周间隙和内质网膜之间。有研究表明，TorsinA蛋白是细胞内脂质代谢的重要蛋白，*TOR1A* 基因变异导致该蛋白功能受损，从而导致脂质代谢紊乱，这可能是该病的主要致病原因。

2. 肌张力障碍5b型　该病呈常染色体隐性遗传，是多巴胺反应性肌张力障碍的一个亚型，主要见于婴儿。该病临床表型多样，可表现为婴儿痉挛性截瘫、进行性脑病、发育迟缓、帕金森综合征等。该病的发病年龄多为1~12岁之间，首发症状通常为典型的下肢肌张力障碍和/或行走困难。该病的临床表型主要有两种：一是围产期明显的重度复杂脑病，伴有昼夜波动和自主神经紊乱；另一种表现为较轻的表型，在婴儿期开始出现进行性低运动僵硬综合征和全身肌张力障碍。

该病致病基因为 *TH*，位于11p15.5，编码酪氨酸羟化酶，该蛋白参与酪氨酸转化为多巴胺的过程。酪氨酸羟化酶是合成儿茶酚胺的限速酶，在肾上腺素能神经元的生理活动中起着重要作用。目前 *TH* 基因已报道的突变大多为错义突变，此外也有启动子区变异和移码突变的报道。

3. 肌阵挛性肌张力障碍　该类疾病是一组具有遗传异质性的运动障碍病，由Mahloudjhi和Pikielny在1967年首次报道。该病多于儿童及青少年期起病，平均发病年龄为6岁，临床主要表现为短暂、快速、闪电样肌阵挛，伴或不伴肌张力障碍，最常累及上肢或者颈部。除运动症状外，该病还可能表现出精神心理异常行为，如焦虑、强迫行为等。

该类疾病通常为常染色体显性遗传，致病基因有 *SGCE*、*ADCY5*、*CACNA1B*、*KCTD17*、*RELN* 等，患者多具有阳性家族史，存在外显不全的情况，也可见于散发病例。*SGCE* 是该类疾病的主要致病基因，占30%~40%。该基因位于7q21.3，包含12个外显子，编码ε-肌聚糖，该蛋白参与跨膜蛋白抗肌萎缩蛋白-糖蛋白复合物的形成，后者存在于神经元中。*SGCE* 基因变异形式多样，包括无义突变、错义突变、插入突变、缺失突变等，多数变异位于1~7号外显子上，目前未发现热点变异。

十二、帕金森病

帕金森病是以黑质纹状体多巴胺能神经元变性缺失和路易体形成为特征的一种常见的中老年人神经系统变性疾病。该病在 1817 年被 Dr.James Parkinson 首次描述,并以其名字命名。帕金森病的平均发病年龄为 62 岁,男性发病多于女性。在我国,该病在 65 岁以上老年人群体中的发病率约为 1.7%,随着年龄增长,发病率也相应增高。帕金森病是老年人健康的"沉默杀手",目前全球有 570 余万帕金森病患者,我国有 270 余万,每年预计新增 10 万左右患者。

帕金森病的临床症状包括运动症状和非运动症状两类。运动症状的核心临床表型为以下三种:运动迟缓、肌强直和静止性震颤;非运动症状包括嗅觉减退、便秘、睡眠行为异常、抑郁、体态弯曲、健忘等,此外还会出现诸如油脂面、流口水、疼痛、感觉异常、下肢肿胀、吞咽困难、言语障碍、膀胱刺激等症状。该病初发症状以震颤居多(60%~70%)、其次为步行障碍(12%)、运动迟缓(10%)和肌强直(10%),帕金森病患者的症状一般自一侧上肢开始,逐渐波及四肢。

帕金森病的致病因素有遗传、环境、老龄等,大多数帕金森病可能是环境和遗传因素综合作用的结果,病例多呈现散发性,患者不具备明显家族史。15% 左右的帕金森病患者有家族病史,随着遗传学的深入研究,帕金森病的致病基因被相继发现,迄今已发现十几种基因缺陷可导致帕金森病的发生,本小节以常染色体显性遗传帕金森病为例进行简要说明。

常染色体显性遗传帕金森病的致病基因及对应型别为:*SNCA* 基因(帕金森病 1 型 /4 型)、*UCHL1* 基因(帕金森病 5 型)、*LRRK2* 基因(帕金森病 8 型)、*HTRA2* 基因(帕金森病 13 型)、*VPS35* 基因(帕金森病 17 型)、*EIF4G1* 基因(帕金森病 18 型)、*CHCHD2* 基因(帕金森病 22 型)、*PRKN* 基因(帕金森病 2 型)、*PINK1* 基因(帕金森病 6 型)、*DJ1* 基因(帕金森病 7 型)、*ATP13A2* 基因(帕金森病 9 型)、*PLA2G6* 基因(帕金森病 14 型)、*FBXO7* 基因(帕金森病 15 型)、*DNAJC6* 基因(帕金森病 19 型)、*SYNJ1* 基因(帕金森病 20 型)、*VPS13C* 基因(帕金森病 23 型)等(表 5-12)。

2013 年欧洲神经病学联盟《帕金森病诊断指南》推荐根据症状、家族史和发病年龄等个体化原则对疑似帕金森病患者进行基因检测(B 级推荐),旨在对帕金森病患者进行辅助诊断和预后评估,对其尚未发病的家属进行发病风险的预测。

表 5-12　帕金森病及其基因检测指标

疾病分类	基因
常染色体显性遗传帕金森病	*SNCA*、*UCHL1*、*LRRK2*、*HTRA2*、*VPS35*、*EIF4G1* 等
常染色体隐性遗传帕金森病	*PRKN*、*PINK1*、*DJ1*、*ATP13A2*、*PLA2G6*、*FBXO7C* 等

第二节　遗传性内分泌疾病及其基因检测指标

遗传性内分泌疾病包括激素来源异常、激素受体异常和由于激素或物质代谢异常引起的生理紊乱所发生的综合征。本小节着重介绍与性早熟、甲状腺功能障碍、肾上腺皮质疾病、嗜铬细胞瘤、糖尿病及肥胖症等相关的遗传性内分泌系统疾病及其基因检测指标。

一、纤维性骨营养不良综合征

性早熟是儿科内分泌系统的常见发育异常,一般是指女童在 8 岁前,男童在 9 岁前呈现第二性征的发育异常性疾病。纤维性骨营养不良综合征是最主要的遗传性性早熟疾病。该病属鸟嘌呤核苷酸结合蛋白质（简称 G 蛋白）病。其主要临床表型是多发性骨纤维异常增殖、咖啡牛奶斑和性早熟。该病在全世界范围内的发病率为 0.1/10 万 ~1/10 万。该病主要是由于 *GNAS* 基因变异引起的。*GNAS* 基因编码 G 蛋白负责激活腺苷酸环化酶的活性，如果该基因发生变异，会使腺苷酸环化酶持续激活，从而使激素过量合成，导致该病的诸多症状。

二、先天性甲状腺功能减退症

甲状腺是脊椎动物非常重要的内分泌器官。人类的甲状腺形似蝴蝶状，位于颈部甲状软骨下方，气管两旁。甲状腺与控制使用能量的速度、制造蛋白质、调节身体对其他荷尔蒙的敏感性等生理功能密切相关，如果甲状腺出现问题，则会产生一系列影响生长发育，智力发育和代谢的疾病。先天性甲状腺功能减退症的临床症状有智力迟钝、生长发育迟缓和基础代谢低下，这些症状主要是由于甲状腺激素缺乏所导致。该病是比较常见的新生儿疾病之一，多为散发。在全球范围新生儿中的发病率为 0.25‰~0.5‰，女性发病率是男性的两倍。

该病的致病因素有多种，其中最重要的致病因素是碘缺乏，遗传因素只占到了该病发病率的 15%~20%。该病的遗传模式有两种：绝大部分是常染色体隐性遗传；但 *PAX8* 基因以及 *TSHR* 和 *DUXO2* 部分基因位点的变异导致的先天性甲状腺功能减退症是常染色体显性遗传。该病有多个致病基因：① *PAX8* 和 *TSHR* 基因与甲状腺的生长发育相关，如果这两个基因发生变异，会使甲状腺生长发育出现问题，从而影响甲状腺激素的合成；② *DUOX2*、*SLC5A5*、*TG* 和 *TPO* 基因和甲状腺激素的合成途径相关，这些基因变异会直接影响甲状腺激素的合成，导致疾病发生。

三、皮质类固醇结合球蛋白缺乏症

肾上腺皮质是构成肾上腺外层的内分泌腺组织，它能分泌由多种类固醇混合而成的肾上腺皮质激素，该激素的长期过量分泌就会导致肾上腺皮质疾病。皮质类固醇结合球蛋白缺乏症是一种遗传性肾上腺皮质疾病，该病的主要临床症状是易疲劳（尤其是在体育锻炼以后）、低血压、脂肪肝以及肌肉的慢性疼痛。该病的发病率没有明确报道，属于罕见病的一种。另外，由于一些患者的症状不明显，所以该病的患病率可能被低估。

该病的遗传模式为常染色体隐性遗传，其致病基因是 *SERPINA6*，该基因编码的类固醇结合球蛋白是皮质醇的主要结合蛋白，占皮质醇结合蛋白的 80%~90%。*SERPINA6* 基因变异导致类固醇结合球蛋白不能结合皮质醇，使体液内的皮质醇含量升高，导致皮质醇合成减少或者不再合成，从而使皮质醇的总量减少，导致疾病发生。

四、遗传性嗜铬细胞瘤和副神经节瘤

遗传性嗜铬细胞瘤和副神经节瘤最常见的临床症状是高血压，也会出现心肌病、高钙血症、血尿、糖尿病、库欣综合征、肠梗阻，甚至视力下降等症状。该病的发病率约为 0.1/10 万，其致病基因是 *SDHB*、*SDHC*、*SDHD* 和 *SDHAF2*，这 4 个基因的变异都会使琥珀酸脱氢酶的活性降低甚至丧失，从而不能使琥珀酸盐转化为延胡索酸盐，导致细胞在正常氧含量的条件下，进入无氧代谢途径，导致细胞不正常地生长和肿瘤形成。

五、遗传相关的糖尿病

糖尿病是一种常见的内分泌疾病，是以慢性高血糖为特征的一系列疾病。本文主要介绍单基因变异导致的糖尿病。

1. Wolfram 综合征　该病是一种神经退行性疾病，首发症状是 1 型糖尿病，其次有视神经萎缩、耳聋和尿崩症，同时还可伴有小脑共济失调、肌痉挛、痴呆、精神疾病、躁狂、抑郁、器质性脑病综合征等。Wolfram 综合征可以分为两个亚型，其中 1 型在全世界的发病率约为 0.2/10 万，2 型仅在约旦有少量报道。1 型和 2 型 Wolfram 综合征都是常染色体隐性遗传，其中 *WFS1* 基因变异导致了约 90% 的 1 型 Wolfram 综合征，*CISD2* 则是 2 型的主要致病基因。*WFS1* 基因编码一个内质网的膜蛋白，该蛋白在胰岛素合成过程中起重要作用。*WFS1* 基因的变异导致胰岛素合成受阻，从而使患者出现糖尿病的症状。*CISD2* 编码一个处于线粒体外膜的膜蛋白，保证线粒体功能正常行使。*CISD2* 基因的变异则会导致全身多系统的疾病，包括糖尿病和神经系统疾病。

2. 母系遗传性糖尿病与耳聋　该病是一组具有母系遗传特点的临床综合征，主要临床症状是糖尿病，同时伴有耳聋，尤其是对高频区域声音的不敏感。该病在糖尿病患者中的比例约为 1%，其中，日本地区的发病率会更高。该病的致病基因是 *MT-TL1*、*MT-TK* 和 *MT-TE* 这三个线粒体基因，负责编码转运 RNA，这些基因的变异会使线粒体中蛋白的合成受阻，从而影响胰岛素的合成，导致糖尿病，同时使耳部等多系统受累。

六、先天性瘦蛋白缺乏症

人体摄入的热量多于消耗的热量时，多余的热量会形成脂肪储存在体内，一旦脂肪的总量超过一定阈值，会形成肥胖症。肥胖症会由多种因素导致，如外界的环境因素、内部的内分泌以及精神因素等。先天性瘦蛋白缺乏症的患者刚出生时体重正常，但是会一直饥饿，而且体重增长很快。如果不进行治疗，这种极度饥饿会导致患者摄食过量，从而导致肥胖症。该病的患病率极低，在医学杂志上也只报道了十几例。该病是常染色体隐性遗传，其致病基因是 *LEP* 基因，该基因负责编码瘦蛋白，用于调控体重。正常情况下，体内的脂肪增多的时候，瘦蛋白的量会上升，调节体重至正常水平。如果 *LEP* 基因发生变异，瘦蛋白活性会降低，甚至失活，从而导致机体的饥饿感得不到抑制，持续进食，导致肥胖。

遗传性内分泌疾病及其基因检测指标见表 5-13。

表 5-13　遗传性内分泌疾病及其基因检测指标

疾病	基因
纤维性骨营养不良综合征	*GNAS*
先天性甲状腺功能减退症	*PAX8*、*TSHR*、*DUOX2*、*SLC5A5*、*TG*、*TPO* 等
皮质类固醇结合球蛋白缺乏症	*SERPINA6*
遗传性嗜铬细胞瘤和副神经节瘤	*SDHB*、*SDHC*、*SDHD*、*SDHAF2*
Wolfram 综合征	*WFS1*、*CISD2*
母系遗传性糖尿病与耳聋	*MT-TL1*、*MT-TK*、*MT-TE*
先天性瘦蛋白缺乏症	*LEP*
先天性肾上腺皮质增生症	*CYP21A2*
原发性肾上腺大结节样增生	*ARMC5*

第三节　遗传代谢病及其基因检测指标

遗传代谢病是由代谢异常出现的一系列疾病。这些代谢异常是因为机体正常代谢所必需的某些酶类、载体蛋白、膜和受体等编码基因发生变异，导致其编码的产物功能发生改变，从而引起一系列代谢途径出现异常。遗传代谢病可分为氨基酸代谢异常、脂质代谢异常、碳水化合物代谢异常、有机酸代谢异常、溶酶体代谢异常、线粒体代谢异常等。遗传代谢病多数为单基因遗传病，其中常染色体隐性遗传多见，此外也有常染色体显性、X 连锁遗传、线粒体母系遗传等遗传模式。遗传代谢病的患儿出生时大多没有症状，一旦出现严重临床表型时，患者身体和智力发育已受到不可逆损害。患儿一般在 3~6 个月逐渐出现临床症状，如出生后 3 个月内未能及时发现和干预，会造成 20% 以上患儿多脏器损伤。因此，遗传代谢病的及早诊断，对于患者的疾病治疗和预后有重要影响。

一、苯丙酮尿症

苯丙酮尿症是一种常见的氨基酸代谢病，中国人群的平均发病率约为 1/11 000。该病是可以治疗的遗传病，现已被列为中国新生儿筛查疾病之一。该病的临床表现主要为智力低下、惊厥发作、色素减少、孤独症、癫痫、运动障碍等，由于体液中苯丙酮酸的原因，患儿的尿液和体液中有明显的鼠臭味。

该病是常染色体隐性遗传，其致病基因是 *PAH*。*PAH* 基因编码的苯丙氨酸羟化酶负责将苯丙氨酸转化成酪氨酸，如果该酶出现异常或者功能丧失，则导致苯丙氨酸无法正常代谢为酪氨酸，而是通过其他代谢途径生成苯丙酮酸和苯乳酸，苯丙酮酸随尿液排出形成苯丙酮尿。苯丙氨酸在血液中的积累会导致中枢神经损害，导致苯丙酮尿症的一系列临床症状。

二、肝豆状核变性

肝豆状核变性是一种铜离子代谢异常疾病。该病的主要临床症状是肝脏损伤，其次是神经系统症状。该病在人群中的发病率约为 3/10 万。该病的发病年龄多为 3~60 岁，儿童肝豆状核变性患者的首发症状多为肝脏受累，成人患者则多以神经系统受累为首发临床表型。该病的早期症状有言语障碍、表情呆板、动作笨拙或震颤、肌张力改变、不自主运动等；到疾病晚期，患者的精神症状更为明显，常有行为异常和智力障碍，同时伴有肾脏等多系统损伤。角膜色素环常随神经系统症状出现，是本病特有的体征。

肝豆状核变性是常染色体隐性遗传，其致病基因是 *ATP7B*，其编码的铜离子运输 ATP 酶负责将铜离子从肝脏运输到其他机体器官，如果该酶出现异常，会首先导致肝脏的铜离子异常累积，累及神经系统和其他系统，最终引发肝脏损伤和神经系统症状。

三、卟啉病

卟啉病是一系列因遗传缺陷造成血红素合成途径中相关的酶缺乏造成卟啉代谢障碍而发生的疾病，是一组血红素异常而引起的疾病。卟啉病可分为急性类和皮肤类两种：急性类主要影响神经系统；皮肤类主要影响皮肤。卟啉病具体的发病率未知，在世界范围的发病率为 0.02‰~2.00‰。

急性卟啉病一般发病快且可危及生命，该病一般发生在青春期前和绝经后的妇女中。急性卟啉病的症状一般会持续 1~2 周，通常发病后会慢慢地缓解。该病的症状一般是腹痛、呕吐、便秘、腹泻等。

皮肤卟啉病表现出对太阳过敏，症状一般在婴儿期或儿童期就表现出来。该疾病的患者暴露在阳光下皮肤会变得脆弱并起泡，进而引起感染、结疤、色素沉着、增加毛发的生长。皮肤卟啉病包括先天性红细胞生成性卟啉病、红细胞生成性原卟啉病、肝红细胞生成性卟啉病和迟发性皮肤卟啉病。

卟啉病的致病基因有 *ALAD*、*ALAS2*、*CPOX*、*FECH*、*HMBS*、*PPOX*、*UROD* 和 *UROS* 等。卟啉病具有常染色体显性遗传、常染色体隐性遗传和 X 连锁遗传等遗传方式，其中 *ALAS2* 作为致病基因的卟啉病是 X 连锁的显性遗传。

四、遗传性果糖不耐受症

遗传性果糖不耐受症是一种因果糖二磷酸醛缩酶缺陷所致的先天性代谢紊乱性疾病，属于碳水化合物代谢障碍类疾病。该病在新生儿摄取果糖、蔗糖或山梨醇后发病，其疾病特征是患儿在喂食后的 30 分钟内发生呕吐、腹痛、惊厥、昏迷等严重的低血糖症状，若不及时终止这类食物，患者可能出现食欲缺乏、腹泻、黄疸、腹水、肝大及代谢性酸中毒等症状，严重者可出现肝肾衰竭、癫痫，甚至死亡。遗传性果糖不耐受症的发病率为 0.03‰~0.05‰。

该病是常染色体隐性遗传，其致病基因是 *ALDOB*，其编码的醛缩酶 B 负责果糖代谢途径中的第二步，即将 1- 磷酸果糖裂解形成 D- 甘油醛和磷酸二羟丙酮。*ALDOB* 基因发生变异会导致 1- 磷酸果糖在肝脏中累积，导致代谢平衡紊乱，从而致病。

五、甲基丙二酸尿症

甲基丙二酸尿症是由多种原因导致体内甲基丙二酸蓄积所引发疾病的总称。其主要临床症状是发育迟缓、智力障碍、运动落后和肌张力低下。该病发病率为 1/10 万 ~2/10 万。甲基丙二酸尿症的致病基因有 *MUT*、*MMAA*、*MMAB*、*MMADHC* 和 *MCEE* 等。在甲基丙二酸代谢途径中，*MUT* 基因编码的甲基丙二酰辅酶 A 变位酶负责将甲基丙二酸单酰辅酶 A 转换为琥珀酰辅酶 A。*MMAA*、*MMAB* 和 *MMADHC* 等基因编码的蛋白则是甲基丙二酰辅酶 A 变位酶发挥活性所需的重要蛋白。*MCEE* 基因编码的甲基丙二酸单酰辅酶 A 差向异构酶负责将 S- 甲基丙二酸单酰辅酶 A 转换为 R 型。上述这些蛋白在甲基丙二酸代谢途径中起到重要作用，某一个或几个蛋白的功能低下或丧失，均会引起相应的临床症状。

六、植烷酸贮积症

植烷酸贮积症是一种常染色体隐性遗传的神经性疾病，其致病原因是过氧化物酶代谢障碍导致植烷酸在细胞和组织中过度积累。嗅觉丧失和早发性视网膜色素变性，是该病的两种普遍症状，其他临床症状包括出生时手足骨骼异常、渐进性肌无力、平衡失调、皮肤干燥等。患者还可能发生由心肌病导致的心律失常和心力衰竭等潜在健康问题。超 90% 的植烷酸贮积症病例是由 *PHYH* 基因变异引起的，10% 左右是由 *PEX7* 基因变异引起。*PHYH* 和 *PEX7* 基因的任意一个基因发生变异都会导致过氧化物酶体功能受损，导致植烷酸分解受阻，从而在细胞中积累，过多的植烷酸积累对细胞有毒害作用，继而导致一系列临床症状。

七、GM1 神经节苷脂贮积病

GM1 神经节苷脂贮积病是 β- 半乳糖苷酶缺乏而引起的一种常染色体隐性遗传的溶酶体贮积症，其致病机制是 GM1 神经节苷脂、寡糖、黏多糖（主要为硫酸角质素）等物质的在细胞中的广泛积累所致。该病的致病基因是 *GLB1*，其编码产物为 β- 半乳糖苷酶，当 *GLB1* 基因发生变异后，β- 半乳糖苷酶缺乏，致使 GM1 神经节苷脂分解障碍，GM1 神经节苷脂在细胞中沉积，从而导致疾病发生。

该病可分为婴儿型、青少年型、成人型。婴儿型是最为严重的型别。该类疾病的患儿会出现肝脾肿大、骨骼异常、视力下降、癫痫发作和严重的智力残疾等，某些情况下也会出现牙龈肥大和心肌病。通常童年早期就无法存活。青少年型也称为晚期婴儿型或幼年型，通常在 18 个月（晚期婴儿型）~5 岁（青少年型）的年龄开始出现症状和体征，其疾病进展较婴儿型慢，但仍会导致预期寿命缩短。成人型是最温和的一种，症状首次出现的年龄因人而异，临床表现包括肌张力障碍和脊椎异常等。据估计，每 10 万到 20 万个新生儿中有 1 个 GM1 神经节苷脂贮积病患者，婴儿型较其他两种型别出现的频率高。

八、生物素酶缺乏症

生物素酶缺乏症是一种罕见的常染色体隐性遗传的生物素代谢异常疾病，病死率和致残率高。生物素又称维生素 B_7，机体一系列的关键酶均依赖于生物素，如线粒体丙酰辅酶 A 羧化酶、乙酰辅酶 A 羧化酶、丙酮酰羧化酶和甲基巴豆酰辅酶 A 羧化酶。这几种羧化酶在脂肪、碳水化合物和蛋白质的代谢过程中发挥重要作用。

BTD 是该疾病的致病基因，编码生物素酶，一旦 *BTD* 基因发生变异，生物素酶功能受损，导致肠道中生物素无法与食物分离，致使生物素缺乏，依赖生物素的多种羧化酶功能受损，从而导致严重的神经系统和皮肤黏膜损害。

九、线粒体病

线粒体病是由于 nDNA 或 mtDNA 缺陷引起线粒体呼吸链氧化磷酸化功能障碍为特点的一组遗传性疾病。流行病学数据提示：线粒体病的总体人群发病率为 1/5 000。线粒体病的临床异质性强，临床表现可涉及多个系统，单独或重叠出现脑病、视 / 听神经病、骨骼肌病、糖尿病、胃肠肌病、周围神经病、肾病、肝病、血液病、心肌病等。2015 年发布于《中华神经科杂志》的《中国神经系统线粒体病的诊治指南》将线粒体病分为以下四类：线粒体肌病、线粒体脑肌病、线粒体脑病和线粒体神经病。

1. 线粒体肌病　线粒体肌病以骨骼肌极度不能耐受疲劳为主要特征，以慢性进行性眼外肌麻痹为例，该病的临床表现为眼睑下垂（该病的首发症状），眼外肌瘫痪和眼球运动障碍，部分患者有咽肌和四肢肌无力。该病的发病率没有公开报道，其遗传模式根据其致病基因不同会有所不同。慢性进行性眼外肌麻痹的遗传模式有常染色体遗传和母系遗传：如致病基因为 *POLG*、*TWNK*、*RRM2B*、*LC25A4* 等时，其遗传模式为常染色体遗传；如致病基因为 *MT-TL1* 或其他线粒体转移核糖核酸基因，则其遗传模式是线粒体母系遗传。

2. 线粒体脑肌病　和线粒体肌病相比，该类疾病除了有骨骼肌的明显症状，还会有中枢神经系统的症状。

（1）卡恩斯 - 塞尔综合征（Kearns-Sayre syndrome）：该病除了像慢性进行性眼外肌麻痹有眼外肌瘫痪症状之外，同时伴有心脏传导阻滞和神经系统的症状，如智力下降、神经性听力下降，小脑性共济失调等，部分患者会出现肢体无力、神经性耳聋等症状。该病的发病率为 1/10 万 ~3/10 万，其遗传模式是母系遗传，目前没有明确的致病基因，最常见的基因变异类型是线粒体基因组 4 997 个核苷酸的缺失，其中包括 12 个线粒体基因。

（2）线粒体脑肌病伴高乳酸血症和卒中样发作（mitochondrial encephalomyopathy with lactic acidosis and stroke-like episode，MELAS）：该病的主要临床症状是突发的卒中样发作，如偏瘫、偏盲和癫痫等。其神经系统的症状主要是智力下降和神经性听力下降，为母系遗传。该病的发病率未知，发病年龄多在 2~31 岁之间。该疾病的致病基因包括多个线粒体基因：*MT-ND1*、*MT-ND5*、*MT-TH*、*MT-TL1* 和 *MT-TV* 等。这些基因主要负责以下功能：①组成大的蛋白酶复合物，负责将脂肪、糖类等转化为能量；②转录加工为 tRNA，在蛋白合成过程中起作用。*MT-TL1* 是 tRNA 的编码基因，其 m.3243 位点突变导致了约 80% 的 MELAS。

（3）肌阵挛癫痫伴破碎红纤维综合征：该病主要临床症状是肌阵挛性癫痫发作，并且伴有智力下降和小脑性共济失调等神经系统症状。该病的发病率未知，属于母系遗传，其致病基因包括线粒体基

因 *MT-TK*、*MT-TL1*、*MT-TH* 和 *MT-TS1* 等。

3. 线粒体脑病　相较于线粒体肌病，线粒体脑病主要的临床症状是神经系统的病变。

(1) 亚急性坏死性脑脊髓病：该病的临床症状有自主神经功能障碍、精神异常、睡眠障碍、共济失调、肌张力低、眼肌麻痹和震颤等。亚急性坏死性脑脊髓病可重叠其他类型线粒体病的临床表型，具有较强的临床异质性。该病在新生儿中的发病率约为 2.5/10 万，其遗传模式以常染色体隐性遗传最为常见，这种遗传模式相关的致病基因主要是 *SURF1*。有约 20% 的亚急性坏死性脑脊髓病的遗传模式是母系遗传，致病基因是 *MT-ATP6* 基因。只有极少数是 X 染色体连锁遗传。

(2) 阿尔珀斯病：该病的临床症状有癫痫发作，并伴有轻偏瘫、失语、智力低下，同时也会出现视 / 听力减退、皮质盲和皮质聋等。该病在全球的发病率约为 1/10 万，其遗传模式是常染色体隐性遗传。阿尔珀斯病的致病基因是 *POLG*，该基因编码聚合酶 γ 的 α 亚基，聚合酶 γ 在氧化磷酸化过程中发挥重要作用，因此 *POLG* 基因变异会导致氧化磷酸化过程异常，从而致病。

4. 线粒体神经病　如果线粒体病的病变累及相关神经，则称为线粒体神经病。如莱伯遗传性视神经病变、神经源性肌萎缩 - 共济失调 - 色素视网膜变性、感觉性共济失调神经病伴随眼外肌瘫痪等。

以莱伯遗传性视神经病变为例，该病是第一个证实与 mtDNA 变异有关的疾病，是一种因线粒体功能障碍所导致的母系遗传病。该病多发于 5~55 岁，85% 的患者为男性。该病的病变主要累及视盘黄斑束神经纤维，临床上通常表现为单眼或双眼的无痛性、急性或亚急性中心视力下降；发病时双侧视力同时或先后出现减退，体检发现中央视野丧失，周边视力保存，瞳孔对光反射保存，伴色觉障碍；个别患者合并心脏传导阻滞、痉挛性截瘫或肌张力障碍，也易合并多发性硬化。

该病在全球的发病率没有报道，在英格兰和芬兰的东北部地区的发病率为 2/10 万 ~3.33/10 万，且男性中的发病率明显高于女性（高 4~5 倍）。该病变因线粒体基因变异阈值效应等因素存在外显率的差异，该变异携带者中男性约 50% 不发病，女性约 90% 不发病。该病是母系遗传，其致病基因有 *MT-ND1*、*MT-ND4*、*MT-ND4L* 和 *MT-ND6* 等。

遗传代谢病及其基因检测指标见表 5-14。

表 5-14　遗传代谢病及其基因检测指标

疾病	基因
苯丙酮尿症	*PAH*
肝豆状核变性	*ATP7B*
卟啉病	*ALAD*、*ALAS2*、*CPOX*、*FECH*、*HMBS*、*PPOX*、*UROD* 等
遗传性果糖不耐受症	*ALDOB*
甲基丙二酸尿症	*MMAA*、*MMAB*、*MMADHC*
植烷酸贮积症	*PHYH*、*PEX7*
GM1 神经节苷脂贮积病	*GLB1*
生物素酶缺乏症	*BTD*
慢性进行性眼外肌麻痹	*POLG*、*TWNK*、*RRM2B*、*LC25A4* 等
线粒体脑肌病伴高乳酸血症和卒中样发作	*MT-ND1*、*MT-ND5*、*MT-TH*、*MT-TL1* 等
肌阵挛癫痫伴破碎红纤维综合征	*MT-TK*、*MT-TL1*、*MT-TH*、*MT-TS1*
亚急性坏死性脑脊髓病	*SURF1*、*MT-ATP6* 等
阿尔珀斯病	*POLG*
莱伯遗传性视神经病变	*MT-ND1*、*MT-ND4*、*MT-ND4L*、*MT-ND6*

第四节　遗传性骨骼疾病及其基因检测指标

骨骼是组成脊椎动物内骨骼的坚硬器官。其主要功能包括：①运动、支持和保护身体；②制造红细胞和白细胞；③储藏矿物质。遗传性骨骼发育不良是由骨和软骨生长异常导致的一组疾病，大多表现为身材矮小。

骨骼系统异常的患者大多有正常的智力，目前已有 200 多种以上的骨骼发育异常疾病被报道出来。四种最常见骨骼发育异常为软骨发育不全、软骨生成不全、成骨不全、致死性软骨发育不良。其中，62% 的致死性骨骼发育异常为致死性软骨发育不良与软骨生成不全所致，软骨发育不全则占了一般性骨骼发育异常的绝大多数。遗传性骨骼疾病及其基因检测指标见表 5-15。

表 5-15　遗传性骨骼疾病及其基因检测指标

疾病	基因
软骨发育不全	*FGFR3*
软骨生成不全	*TRIP11*、*SLC26A2*、*COL2A1* 等
致死性软骨发育不良	*FGFR3*
成骨不全	*CRTAP*、*P3H1*、*COL1A1*、*COL1A2* 等

1. 软骨发育不全　软骨发育不全的主要临床表现为大头、前额突出、四肢近端肢体短、身材矮小和鼻梁塌陷，但是智力和体力正常。该病是短肢性侏儒症最常见的类型，在全球新生儿中的发病率为 2.5/10 万 ~6.67/10 万。80% 的软骨发育不全是新发突变，其余的遗传性软骨发育不全是常染色体显性遗传，其致病基因是 *FGFR3*。*FGFR3* 基因编码的纤维细胞生长因子受体 3 负责软骨细胞增殖与分化的抑制，该基因发生变异，会导致骨骼生长受到过度抑制，从而引发软骨发育不全。

2. 软骨生成不全　软骨生成不全是一系列严重影响软骨和骨发育的疾病。主要症状是身体矮小，四肢短，以及其他骨骼异常，绝大多数患者在出生前就已死亡。根据患者的症状、遗传模式和遗传因素等，该病可分为三个亚型：1A 型、1B 型和 2 型。其中，1A 和 1B 型属于罕见病，其发病率没有公开报道。2 型和季肋发育不全结合在一起的发病率有报道，在新生儿中的发病率为 1.67/10 万 ~2.5/10 万。1A 和 1B 型的遗传模式是常染色体隐性遗传，其致病基因分别是 *TRIP11* 和 *SLC26A2*。*TRIP11* 负责编码 GMAP-210 蛋白，负责调节高尔基体的结构和功能，*TRIP11* 基因变异导致 GMAP-210 蛋白功能异常，从而导致高尔基体功能和结构异常，致使骨生成异常。*SLC26A2* 编码的蛋白和软骨结构发育相关，但是具体机制并不明确。2 型是常染色体显性遗传，其致病基因是 *COL2A1*，该基因编码Ⅱ型胶原蛋白，该蛋白在软骨和眼球中广泛存在。*COL2A1* 基因变异会导致Ⅱ型胶原蛋白不能正常合成，从而导致软骨生成不全。

3. 致死性软骨发育不良　该病突出的临床症状是非常短的肢体以及胳膊和腿上多余的皮肤，另外伴有胸部狭窄、肋骨短、头大、前额突出、眼距宽等。致死性畸胎按照临床症状分为Ⅰ型和Ⅱ型：Ⅰ型的主要特点是扁平椎；Ⅱ型的主要特点是分叶状颅。该病在新生儿中发病率为 2/10 万 ~5/10 万，而且Ⅰ型比Ⅱ型更为常见。该病是常染色体显性遗传，*FGFR3* 是其致病基因，但是其致病机理并不明确。

4. 成骨不全　成骨不全又称脆骨病，是一种因胶原蛋白流失导致的疾病。其主要临床特征是全身骨骼脆弱、骨骼畸形、蓝色巩膜等。根据患者的症状、体征、遗传模式和遗传因素等，该病至少可以分为 8 个亚型，其中 I 型的症状最轻，II 型的症状最重。成骨不全在全世界的发病率为 6/10 万 ~7/10 万，其中 I 型和Ⅳ型最为常见，发病率为 4/10 万 ~5/10 万。该病的遗传模式有两种：*COL1A1* 和 *COL1A2* 基因变异导致的成骨不全是常染色体显性遗传，*CRTAP* 和 *P3H1* 基因变异导致的成骨不全是常染色体隐性遗传。*COL1A1* 和 *COL1A2* 基因变异导致的患者占该病所有患者中的 90%，这两个基因是 I 型胶原蛋白的编码基因，如果发生变异，会导致 I 型胶原蛋白不能正常合成，导致疾病发生。*CRTAP* 和 *P3H1* 基因编码的蛋白在胶原蛋白的成熟过程中起重要作用，如果发生变异，会使胶原蛋白不能转变为成熟形式，从而导致成骨不全。

第五节　遗传性泌尿系统疾病及其基因检测指标

遗传性肾病是由基因变异导致的肾脏疾病，以血尿最为常见，大多为肾小球性血尿，也会有蛋白尿，属于遗传性泌尿系统疾病。除了肾内症状以外，遗传性肾病也会伴有一些肾外症状，如听力障碍、眼部病变、血液系统异常、肌瘤、甲状腺疾病、IgA 缺乏症和脑桥后神经炎等。遗传性肾病包括奥尔波特综合征、巴特综合征、眼脑肾综合征和多囊肾病等。遗传性泌尿系统疾病及其基因检测指标见表 5-16。

表 5-16　遗传性泌尿系统疾病及其基因检测指标

疾病	基因
奥尔波特综合征	*COL4A3*、*COL4A4*、*COL4A5*
巴特综合征	*SLC12A1*、*KCNJ1*、*CLCNKA*、*CLCNKB*、*BSND*
眼脑肾综合征	*OCRL*
多囊肾病	*PKD1*、*PKD2*、*PKHD1*

1. 奥尔波特综合征　该病是最常见的遗传性肾病之一，在新生儿的发病率约为 2/10 万。患者多在 10 岁前发病。血尿为首发症状，间断或持续性镜下血尿。肾功能呈慢性进行性损害，常伴有高频性神经性耳聋、进行性肾功能减退、听力丧失和眼部异常等典型症状，在男性患者中更为常见。

该病具有多种遗传模式：约 80% 的奥尔波特综合征是由 *COL4A5* 基因变异导致的，其遗传模式是 X 染色体连锁遗传；约 15% 是由 *COL4A3* 或 *COL4A4* 基因变异导致，其遗传模式是常染色体隐性遗传；另有 5% 左右由 *COL4A3* 变异导致的奥尔波特综合征的遗传模式为常染色体显性遗传。*COL4A3*、*COL4A4* 和 *COL4A5* 基因负责编码Ⅳ型胶原蛋白，其在肾脏，尤其是肾小球中起着非常重要的作用。

2. 巴特综合征　该病是一组非常相似的肾脏疾病，累及多个系统，如肌肉无力、骨骼发脆和感觉神经性耳聋等。巴特综合征可以根据发病年龄和严重程度分为两个大类：一类是从出生就发病，而且多会危及生命；另外一类被称为经典类型，多在儿童期发病，而且症状大多表现不严重。该病属于罕见病，其准确发病率并不明确，大约为 0.1/10 万。

巴特综合征属于常染色体隐性遗传，其致病基因有 *SLC12A1*、*KCNJ1*、*CLCNKA*、*CLCNKB* 和 *BSND* 等，这些基因编码的蛋白主要与肾脏对盐离子的重吸收相关。如果上述基因发生变异，会致使肾脏不能有效地对离子进行重吸收，造成体内的盐离子失衡，导致巴特综合征。

3. 眼脑肾综合征　该病主要影响眼睛、脑部与肾脏，如先天性白内障、婴幼儿型青光眼、肌肉张力弱及运动发展迟缓、智力障碍、癫痫、肾小管功能异常和身材矮小等。眼脑肾综合征非常罕见，患病率约为 1/100 万，而且几乎只在男性中发病。该病是 X 连锁隐性遗传，其致病基因是 *OCRL*。*OCRL* 基因编码的酶可以修饰膜磷脂，通过修饰膜磷脂，可调节穿过细胞膜的特定物质。另外，*OCRL* 编码的酶也可以调节细胞骨架，从而调节细胞的形状以及细胞运动。目前，该基因变异导致眼脑肾综合征的具体机理尚不明确。

4. 多囊肾病　多囊肾病是人类常见的单基因遗传性疾病之一。其临床症状有高血压、背部疼痛、血尿、复发性尿路感染、肾结石、心脏瓣膜异常以及动脉瘤等。该病根据发病年龄和遗传模式可以分为两个大类：一类是常染色体显性遗传的多囊肾病，该类疾病的肾囊肿出现在出生时或儿童时期，通常在成年时显现出典型临床症状；二类是常染色体隐性遗传的多囊肾病，这一类非常罕见，而且更为致命。从发病率来看，常染色体显性遗传多囊肾病更为常见，其发病率为 1‰~2‰，其致病基因是 *PKD1* 和 *PKD2*；常染色体隐性遗传多囊肾病的发病率为 2.5/10 万 ~5/10 万，其致病基因是 *PKHD1*。

第六节　原发性免疫缺陷病及其基因检测指标

免疫缺陷病是指免疫系统发生缺陷引起的某种免疫反应缺失或降低，导致机体防御能力降低的一组疾病。免疫缺陷病分为原发性和继发性两类。其中，原发性免疫缺陷病也称为出生免疫缺陷，是一组由单基因变异导致的疾病。该类疾病因补体蛋白、吞噬细胞和自然杀伤细胞等介导的细胞和体液免疫或非特异性宿主防御机制受到影响，从而表现为机体抗感染免疫功能降低、肿瘤易感、炎症性疾病、过敏性疾病、自身免疫性疾病等。一直以来，原发性免疫缺陷病被认为是罕见病，随着对该类疾病研究的深入，新的原发性免疫缺陷病也不断被发现，其发病率评估也随之升高，至少在 1/5 000~1/1 000 活产婴之间。

2019 年 3 月，国际免疫学会联合会（International Union of Immunological Societies，IUIS）的专家对原发性免疫缺陷病分类进行了更新，于 2020 年 1 月发表在 *Journal of Clinical Immunology* 杂志。本次共计纳入 430 种原发性免疫缺陷病，分为 10 类：同时影响细胞和体液的免疫缺陷病、伴有相关或综合征特征的联合免疫缺陷、抗体免疫缺陷病、免疫失调性疾病、吞噬细胞缺陷、天然免疫缺陷、自身炎症性疾病、补体缺陷、骨髓衰竭、出生免疫缺陷的拟表型，每一大类原发性免疫缺陷病又可以细分为若干小类疾病。

一、重症联合免疫缺陷

该病是联合免疫缺陷病中最严重的类型，可能危及生命。该病是由多种遗传因素引起的 T 淋巴细胞、B 淋巴细胞、自然杀伤细胞（又称 NK 细胞）数量缺乏或功能障碍，从而导致体液免疫和细胞免疫同时存在严重缺陷所致。由于该类疾病的患儿多在明确诊断前死于感染，因此发病率尚不明确，据估计，该类疾病的整体发病率约为 2/10 万。

根据致病基因不同，该病可以分为多个类别：如由 *JAK3* 基因变异导致的 T-B+NK- 重症联合免疫缺陷症、由 *ZAP70* 基因变异导致的婴儿型多系统自身免疫性疾病 2 型和 X 连锁联合免疫缺陷症。由 *JAK3* 基因变异导致的这类疾病是常染色体隐性遗传，其占到了这类疾病的 7%~14%，该基因编码的蛋白质对于 T 淋巴细胞的生长和成熟至关重要。由 *ZAP70* 基因变异导致的这类疾病是常染色体隐性遗传，其发病率非常低，而且只有约 20% 的患者被诊断。与 *ZAP70* 基因编码 ζ 链相关的激酶，在 T 淋巴细胞的生长和活性激活过程中起到极其重要的作用。X 染色体相关的重症联合免疫缺陷是这类疾病最为常见的病种，发病率为 1/10 万 ~2/10 万，其致病基因是 *IL2RG*，该基因编码的蛋白质在淋巴细胞发挥正常功能的过程中起重要作用。

二、先天性高免疫球蛋白 E 综合征

该病是一类累及多系统，尤其是免疫系统的疾病。该类疾病属于伴有相关或综合征特征的联合免疫缺陷。复发性感染是该类疾病最常见的临床症状，另外可伴有脊柱侧凸、伸展过度、骨质疏松、独特的面部特征和大脑结构异常（一般不会影响人的智力）。该病非常罕见，其发病率低于 1/10 万。该疾病是常染色体显性遗传，致病基因是 *STAT3*，其编码的蛋白作为一个全局性调控因子，可以调控多个基因的功能，从而实现其在身体多个系统中的重要作用。对于免疫系统而言，*STAT3* 基因编码的蛋白对于 T 淋巴细胞的成熟至关重要。

三、原发性慢性肉芽肿病

该病是由于吞噬细胞无法正常杀死致病微生物，从而引起慢性化脓性感染和肉芽肿形成，属于吞噬细胞缺陷疾病。临床上以反复严重的细菌和 / 或真菌感染为主要特点，感染以肺部、淋巴结、皮肤、肝脏和骨头等部位为主，通常可危及患儿生命。该病的发病率为 0.4/10 万 ~0.5/10 万。

该病有多个致病基因，如 *CYBA*、*CYBB*、*CYBC1*、*NCF1*、*NCF2* 和 *NCF4* 等。原发性慢性肉芽肿病具有多种遗传模式：由 *CYBB* 基因变异导致的原发性慢性肉芽肿病是 X 染色体连锁的隐性遗传；由 *CYBA*、*CYBC1*、*NCF1*、*NCF2* 和 *NCF4* 等基因变异导致的原发性慢性肉芽肿病是常染色体隐性遗传。*CYBA*、*CYBB*、*NCF1*、*NCF2* 和 *NCF4* 编码的蛋白均是还原型烟酰胺腺嘌呤二核苷酸磷酸氧化酶的组成部分。该氧化酶负责激活免疫系统细胞（尤其是吞噬细胞）的功能，通过在细胞内合成有毒的超氧化物，吞噬细胞吞噬微生物后有效地杀灭致病微生物，一旦上述基因发生突变，细胞中还原型烟酰胺腺嘌呤二核苷酸磷酸氧化酶活性显著降低或缺乏，导致吞噬细胞呼吸爆发功能障碍，无法产生超氧化物，细胞中活性氧、过氧化氢等物质含量不足，从而导致疾病的发生。

原发性免疫缺陷病及其基因检测指标见表 5-17。

表 5-17　原发性免疫缺陷病及其基因检测指标

疾病	基因
1. 同时影响细胞和体液的免疫缺陷病（联合免疫缺陷病）	
疾病	基因
T-B+ 型重症联合免疫缺陷	*L2RG*、*JAK3*、*IL7R*、*PTPRC*、*CD3D*、*CD3E*、*CD3Z*、*CORO1A*、*LAT* 等
T-B− 型重症联合免疫缺陷	*RAG1*、*RAG2*、*DCLRE1C*、*PRKDC*、*NHEJ1*、*LIG4*、*ADA*、*AK2*、*RAC2* 等
症状较轻的联合免疫缺陷病	*CD40LG*、*CD40*、*ICOS*、*ICOSLG*、*CD3G*、*CD8A*、*ZAP70*、*TAP1*、*TAP2*、*TAPBP*、*B2M*、*CIITA*、*RFXANK*、*RFX5*、*RFXAP*、*IKZF1*、*DOCK8*、*DOCK2*、*POLD1*、*POLD2*、*RHOH*、*STK4*、*TRAC*、*LCK*、*ITK*、*MALT1*、*CARD11*、*BCL10*、*IL21*、*IL21R*、*TNFRSF4*、*KBKB*、*MAP3K14*、*RELB*、*RELA*、*MSN*、*TFRC*、*REL*、*FCHO1* 等
2. 伴有相关或综合征特征的联合免疫缺陷	
疾病	基因
先天性血小板减少性免疫缺陷	*WAS*、*WIPF1*、*ARPC1B* 等
除第一大类之外的 DNA 损失修复障碍	*ATM*、*NBS1*、*BLM*、*DNMT3B*、*ZBTB24*、*CDCA7*、*HELLS*、*PMS2*、*RNF168*、*MCM4*、*POLE1*、*POLE2*、*LIG1*、*NSMCE3*、*ERCC6L2*、*GINS1* 等
胸腺缺陷伴先天性畸形	*TBX1*、*CHD7*、*SEMA3E*、*FOXN1* 等
免疫 - 骨发育不良性	*RMRP*、*SMARCAL1*、*MYSM1*、*RNU4ATAC*、*EXTL3* 等

续表

高 IgE 综合征	*STAT3*、*IL6R*、*IL6ST*、*ZNF341*、*ERBB2IP*、*TGFBR1*、*TGFBR2*、*SPINK5*、*PGM3*、*CARD11* 等
维生素 B_{12} 和叶酸代谢缺陷	*TCN2*、*SLC46A1*、*MTHFD1* 等
无汗性外胚层发育不全伴免疫缺陷	*IKBKG*、*NFKBIA*、*IKBKB* 等
钙通道缺陷	*ORAI1*、*STIM1* 等
其他缺陷	*PNP*、*TTC7A*、*TTC37*、*SKIV2L*、*SP110*、*BCL11B*、*EPG5*、*RBCK1*、*RNF31*、*CCBE1*、*FAT4*、*NFE2L2*、*STAT5B*、*KMT2D*、*KDM6A*、*KMT2A* 等

3. 抗体免疫缺陷病

疾病	基因
全部血清 Ig 严重降低伴 B 细胞显著降低或缺如	*BTK*、*IGHM*、*IGLL1*、*CD79A*、*CD79B*、*BLNK*、*PIK3CD*、*PIK3R1*、*TCF3*、*SLC39A7*、*TOP2B* 等
至少两种血清 Ig 显著降低伴 B 细胞正常或降低，普通变异型免疫缺陷病表型	*PIK3CD*、*PIK3R1*、*PTEN*、*CD19*、*CD81*、*CD20*、*CD21*、*TNFRSF13B*、*TNFRSF13C*、*TNFSF12*、*TRNT1*、*NFKB1*、*NFKB2*、*IKZF1*、*IRF2BP2*、*ATP6AP1*、*ARHGEF1*、*SH3KBP1*、*SEC61A1*、*RAC2*、*MOGS* 等
血清 IgG 及 IgA 显著降低伴 IgM 正常或升高，B 细胞数量正常，高 IgM	*AICDA*、*UNG*、*INO80*、*MSH6* 等
同型、轻链或功能缺陷伴 B 细胞数目大致正常	*IGKC*、*CARD11* 等

4. 免疫失调性疾病

疾病	基因
家族性噬血细胞淋巴组织细胞增生症（FHL 综合征）	*PRF1*、*UNC13D*、*STX11*、*STXBP2*、*FAAP24*、*SLC7A7* 等
FHL 综合征伴色素减退	*LYST*、*RAB27A*、*AP3B1*、*AP3D1* 等
调节性 T 细胞功能缺陷	*FOXP3*、*IL2RA*、*IL2RB*、*CTLA4*、*LRBA*、*DEF6*、*STAT3*、*BACH2*、*FERMT1* 等
伴或不伴淋巴组织增生的自身免疫性疾病	*AIRE*、*ITCH*、*TPP2*、*JAK1*、*PEPD* 等
伴结肠炎的免疫失调性疾病	*IL10*、*IL10RA*、*IL10RB*、*NFAT5*、*TGFB1*、*RIPK1* 等
自身免疫性淋巴增殖综合征	*FASLG*、*CASP10*、*CASP8*、*FADD* 等
易感 EB 病毒和淋巴增殖性疾病	*SH2D1A*、*XIAP*、*CD27*、*CD70*、*CTPS1*、*TNFRSF9*、*RASGRP1*、*CARMIL2*、*MAGT1*、*PRKCD* 等

5. 吞噬细胞缺陷

疾病	基因
先天性中性粒细胞减少	*ELANE*、*GFI1*、*HAX1*、*G6PC3*、*VPS45*、*G6PT1*、*WAS*、*LAMTOR2*、*TAZ*、*VPS13B*、*USB1*、*JAGN1*、*CLPB*、*CSF3R*、*SMARCD2*、*CEBPE*、*SBDS*、*DNAJC21*、*EFL1*、*HYOU1* 等
趋化功能缺陷	*ITGB2*、*SLC35C1*、*FERMT3*、*RAC2*、*ACTB*、*FPR1*、*CTSC*、*WDR1*、*CFTR*、*MKL1* 等
呼吸爆发缺陷	*CYBB*、*CYBA*、*CYBC1*、*NCF1*、*NCF2*、*NCF4*、*G6PD* 等
其他非淋巴组织缺陷	*GATA2*、*CSF2RA* 等

6. 天然免疫缺陷	
疾病	基因
呈孟德尔遗传的分枝杆菌病	*IL12RB1*、*IL12B*、*IL12RB2*、*IL23R*、*IFNGR1*、*IFNGR2*、*STAT1*、*CYBB*、*IRF8*、*SPPL2A*、*TYK2*、*ISG15*、*RORC*、*JAK1* 等
疣状表皮发育不良	*TMC6*、*TMC8*、*CIB1*、*CXCR4* 等
易发生严重病毒感染	*STAT1*、*STAT2*、*IRF9*、*IRF7*、*IFNAR1*、*IFNAR2*、*FCGR3A*、*IFIH1*、*POLR3A*、*POLR3C*、*POLR3F* 等
易患单纯疱疹病毒脑炎	*TLR3*、*UNC93B1*、*TRAF3*、*TICAM1*、*TBK1*、*IRF3*、*DBR1* 等
易患侵袭性真菌疾病	*CARD9* 等
易患皮肤黏膜念珠菌病	*IL17RA*、*IL17RC*、*IL17F*、*STAT1*、*TRAF3IP2* 等
TLR 信号通路缺陷伴细菌易感染	*IRAK4*、*MYD88*、*IRAK1*、*TIRAP* 等
其他非造血组织相关的先天性免疫缺陷	*RPSA*、*HMOX*、*APOL1*、*NBAS*、*RANBP2*、*CLCN7*、*SNX10*、*OSTM1*、*PLEKHM1*、*TCIRG1*、*TNFRSF11A*、*TNFSF11*、*NCSTN*、*PSEN*、*PSENEN* 等
其他与白细胞相关的先天性免疫缺陷	*IRF4*、*IL18BP* 等

7. 自身炎症性疾病	
疾病	基因
Ⅰ型干扰素病	*TMEM173*、*ADA2*、*TREX1*、*RNASEH2B*、*RNASEH2C*、*RNASEH2A*、*SAMHD1*、*ADAR1*、*IFIH1*、*DNASE2*、*DNASE1L3*、*ACP5*、*POLA1*、*USP18*、*OAS1* 等
炎症体缺陷	*MEFV*、*MVK*、*NLRP3*、*NLRP12*、*NLRC4*、*PLCG2*、*NLRP1* 等
非炎症体相关情况	*TNFRSF1A*、*PSTPIP1*、*NOD2*、*ADAM17*、*LPIN2*、*IL1RN*、*IL36RN*、*SLC29A3*、*CARD14*、*SH3BP2*、*PSMB8*、*PSMG2*、*COPA*、*OTULIN*、*TNFAIP3*、*AP1S3*、*ALPI*、*TRIM22* 等

8. 补体缺陷	
疾病	基因
补体缺陷	*C1QA*、*C1QB*、*C1QC*、*C1R*、*C1S*、*C4A*、*C2*、*C3*、*C5*、*C6*、*C7*、*C8A*、*C8G*、*C8B*、*C9*、*MASP2*、*FCN3*、*SERPING1*、*CFB*、*CFD*、*CFP*、*CFI*、*CFH*、*CFHR1*、*CFHR2*、*CFHR3*、*CFHR4*、*CFHR5*、*THBD*、*CD46*、*CD59*、*CD55* 等

9. 骨髓衰竭	
疾病	基因
范科尼贫血	*FANCA*、*FANCB*、*FANCC*、*BRCA2*、*FANCD2*、*FANCE*、*FANCF*、*XRCC9*、*FANCI*、*BRIP1*、*FANCL*、*FANCM*、*PALB2*、*RAD51C*、*SLX4*、*ERCC4*、*RAD51*、*BRCA1*、*UBE2T*、*XRCC2*、*MAD2L2*、*RFWD3* 等
先天性角化不良	*DKC1*、*TERC*、*TERT*、*TINF2*、*RTEL1*、*ACD*、*NOLA3*、*NOLA2*、*WRAP53*、*RTEL1*、*PARN*、*ACD* 等
MIRAGE 综合征等其他疾病	*SAMD9*、*SAMD9L*、*SRP72*、*TP53*、*STN1*、*CTC1* 等

10. 出生免疫缺陷的拟表型	
疾病	检测
与体细胞突变相关	*TNFRSF6* 体细胞突变、*KRAS* 体细胞突变、*NRAS* 体细胞突变、*NLRP3* 体细胞突变、*STAT5B* 体细胞突变等
与自身抗体相关	抗 IL-17 和 / 或 IL-22 自身抗体、抗 IFN-γ 自身抗体、抗 IL-6 自身抗体、抗 GM-CSF 自身抗体、抗 CI 抑制剂自身抗体、抗补体因子 H 自身抗体、抗多种细胞因子自身抗体等

IL：白细胞介素；IFN：干扰素；GM-CSF：粒细胞单核细胞集落刺激因子。

第七节　遗传性皮肤病及其基因检测指标

皮肤是人体最大的器官，对机体起着保护和调节等作用。皮肤病分为遗传性和非遗传性。遗传性皮肤病的种类繁多，绝大部分遗传性皮肤病主要表现为皮肤异常，少数会伴有其他系统疾病。按照临床表型分类，遗传性皮肤病可以分为角化性、色素性、大疱性、结缔组织性、肿瘤相关性、代谢性、光敏性等。皮肤系统疾病会给患者带来经济和精神的双重压力，皮肤疾病的病因的早期诊断，对于疾病的后期治疗尤为重要。

遗传性皮肤病会由亲代将其本身的基因变异遗传给下一代，从而使下一代出生后出现特有的皮肤损害。该类疾病的遗传模式多样：①常染色体显性遗传的皮肤病，如鱼鳞病、毛囊角化病、有汗性外胚层发育不良等；②常染色体隐性遗传的皮肤病，如白化病、营养不良性大疱性表皮松解症等；③ X 连锁显性或隐性遗传的皮肤病，如先天性无汗性外胚层发育不良；④另外包括多基因遗传性的皮肤病，如银屑病、斑秃、痤疮等。该病的基因检测指标见表 5-18。

表 5-18　遗传性皮肤病及其基因检测指标

疾病分类	疾病	基因
角化性	鱼鳞病	*TGM1*、*ALOX12B*、*ALOXE3*、*ABCA12*、*CYP4F22*、*NIPAL4*、*LIPN*、*CERS3*、*PNPLA1*、*ST14*、*SDR9C7*、*SULT2B1*、*KRT1*、*KRT10*、*FLG*、*STS*、*POMP*、*SNAP29*、*AP1B1* 等
	掌跖角化病	*KRT1*、*KRT9*、*KRT16*、*TRPV3*、*AQP5*、*SERPINB7*、*DSG1*、*DSP*、*COL14A1*、*AAGAB*、*PPKP1B*、*PPKP3*、*GJA1*、*DSG1*、*GJB2*、*MBTPS2*、*RSPO1*、*KRT6C*、*KANK2*、*SLURP1* 等
	汗孔角化病	*PMVK*、*POROK2*、*MVK*、*POROK4*、*POROK5*、*POROK6*、*MVD*、*SLC17A9*、*FDPS* 等
色素性	皮肤 - 头发 - 眼睛色素沉着变异	*OCA2*、*HERC2*、*MC1R*、*TYR*、*SLC24A5*、*SLC45A2*、*SLC24A4*、*KITLG*、*IRF4*、*ASIP*、*TPCN2*、*TYRP1* 等
	眼皮肤白化病	*TYR*、*OCA2*、*MC1R*、*TYRP1*、*SLC45A2*、*OCA5*、*LRMDA*、*GPR143*、*MITF*、*OASD*、*ADFN*、*MITF* 等
	赫曼斯基 - 普德拉克综合征 1~10 型	*HPS1*、*AP3B1*、*HPS3*、*HPS4*、*HPS5*、*HPS6*、*DTNBP1*、*BLOC1S3*、*BLOC1S6*、*AP3D1*
	Dowling-Degos 病 1~4 型	*KRT5*、*POFUT1*、*DDD3*、*POGLUT1*
	原发性色素结节性肾上腺皮质病 1~4 型	*PRKAR1A*、*PDE11A*、*PDE8B*、*PRKACA*
	格里塞利综合征	*MYO5A*、*RAB27A*、*MLPH* 等
	LEOPARD 综合征 1~3 型	*PTPN11*、*RAF1*、*BRAF*
	神经纤维瘤病Ⅰ型和Ⅱ型	*NF1*、*NF2*
	结节性硬化症 1、2 型	*TSC1*、*TSC2*
	卡尼综合征 1、2、变异型	*PRKAR1A*、*CNC2*、*MYH8*
	瓦尔登堡综合征	*PAX3*、*MITF*、*SNAI2*、*SOX10*、*PAX3*、*EDNRB*、*EDN3*、*SOX10* 等

续表

疾病分类	疾病	基因
大疱性表皮松解症	大疱性表皮松解症	*KRT5*、*KRT14*、*ITGB4*、*PLEC*、*EXPH5*、*DST*、*KLHL24*、*ITGA6*、*COL7A1*、*MMP1*、*COL17A1*、*LAMC2*、*LAMB3*、*LAMA3*、*DSP*、*CD151*、*ITGA3* 等
结缔组织性	埃勒斯 - 当洛斯综合征	*COL5A1*、*COL5A2*、*B4GALT7*、*B3GALT6*、*SLC39A13*、*COL3A1*、*PLOD1*、*FKBP14*、*C1R*、*C1S*、*CHST14*、*DSE*、*COL1A1*、*COL1A2*、*TNXB*、*AEBP1*、*ADAMTS2* 等
	皮肤松弛症	*FBLN5*、*EFEMP2*、*LTBP4*、*ATP6V0A2*、*PYCR1*、*ATP6V1E1*、*ATP6V1A*、*ALDH18A1*、*ELN* 等
	弹性纤维假黄瘤	*ABCC6*、*XYLT1*、*XYLT2*、*GGCX* 等
肿瘤相关	先天性角化不良	*TERC*、*TERT*、*TINF2*、*RTEL1*、*ACD*、*NOP10*、*NHP2*、*WRAP53*、*PARN* 等
	着色性干皮病 A~G 组及变异型	*XPA*、*ERCC3*、*XPC*、*ERCC2*、*DDB2*、*ERCC4*、*ERCC5*、*POLH*
	基底细胞痣综合征	*PTCH1*、*PTCH2*、*SUFU*、*TP53* 等
	黑色素瘤易感	*UVM1*、*UVM2*、*CMM*、*CDKN2A*、*CDK4*、*CMM4*、*MC1R*、*XRCC3*、*CMM7*、*MITF*、*TERT*、*POT1* 等
	多发性内分泌腺瘤病	*MEN1*、*RET*、*CDKN1B* 等
	家族性肿瘤样钙沉着症	*SAMD9*、*GALNT3*、*FGF23*、*KL* 等
	缪尔 - 托尔综合征、多发性错构瘤综合征等其他	*MSH2*、*MLH1*、*PTEN*、*KLLN*、*PIK3CA*、*AKT1*、*SEC23B*
代谢性	血色素沉着病	*HFE*、*BMP2*、*HJV*、*HAMP*、*TFR2*、*SLC40A1*、*FTH1* 等
	尿黑酸尿症、法布里病等	*HGD*、*GLA*、*GBA*、*SMPD1*、*PAH*、*ATP7B* 等
光敏性	科凯恩综合征 A、B 型	*ERCC8*、*ERCC6*
	光敏性毛发低硫营养不良 1~3 型	*ERCC2*、*ERCC3*、*GTF2H5*
	非光敏性毛发低硫营养不良 4~7 型	*MPLKIP*、*RNF113A*、*GTF2E2*、*TARS1*
	布卢姆综合征、色氨酸加氧酶缺乏症	*BLM*、*SLC6A19* 等
皮肤血管畸形	贝 - 维综合征	*H19*、*ICR1*、*KCNQ1OT1*、*CDKN1C* 等
	遗传性毛细血管扩张症	*ATM*、*SMAD4*、*ENG*、*ACVRL1*、*GDF2* 等
	斯德奇 - 韦伯综合征、Proteus 综合征等	*GNAQ*、*AKT1*
头发和指甲异常性	先天性甲肥厚 1~4 型	*KRT16*、*KRT17*、*KRT6A*、*KRT6B*
	外胚层发育不良	*EDA2R*、*EDA*、*TRAF6*、*EDAR*、*EDARADD*、*KDF1*、*KREMEN1*、*CST6*、*NECTIN4*、*EDSS2*、*MSX1*、*KRT85*、*ECTD5*、*ECTD6*、*KRT74*、*ECTD8*、*HOXC13*、*TSPEAR* 等
	少毛症 1~14 型及相关疾病	*APCDD1*、*CDSN*、*KRT74*、*HR*、*EPS8L3*、*DSG4*、*LIPH*、*LPAR6*、*HYPT9*、*HYPT10*、*SNRPE*、*RPL21*、*KRT71*、*LSS*、*SOX18*、*DSC3*、*CDH3*、*POC1A* 等
	蓬发综合征 1~3 型	*PADI3*、*TGM3*、*TCHH*
	串珠状发	*KRT86*、*KRT81*、*KRT83* 等

1. 鱼鳞病　鱼鳞病是以皮肤干燥、增厚、鱼鳞状皮肤为特征的遗传性皮肤病，根据该疾病的症状差异、致病基因及遗传模式可分为 50 多种类型。鱼鳞病的症状严重程度各异，从最温和的类型，如寻常鱼鳞病（常被误认为是正常的干性皮肤）到致死型鱼鳞病。值得注意的是，同一基因引起的鱼鳞病在严重程度和症状上可能有相当大的差异，不同基因变异可以产生症状类似的鱼鳞病。鱼鳞病的致病基因有 *TGM1*、*ALOX12B*、*ALOXE3* 等。

2. 先天性角化不良　该病是一种少见的渐进性先天性疾病，主要由端粒酶相关基因发生变异所致。先天性角化不良临床异质性强，其典型特征为：皮肤色素沉着、指甲营养不良、口腔黏膜白斑，经常伴有血小板减少、贫血、睾丸萎缩等，多数患者可伴随骨髓衰竭，同时其发生肝病、肺纤维化和恶性肿瘤的风险也相应升高。此外，该类疾病患者可能会出现肺纤维硬化、眼部异常、牙科问题、脱发或过早白发和骨质疏松等。该病最初主要影响皮肤，后期可能导致骨髓衰竭致死。该病的具体发病率尚无确切数字，据估计约 1/100 万。

该病有多种遗传模式：常染色体显性遗传、常染色体隐性遗传及 X 连锁遗传。由 *DKC1* 基因变异引起的先天性角化不良是 X 染色体隐性遗传。半数以上的该病患者是由 *TERT*、*TERC*、*DKC1* 或 *TINF2* 基因的变异引起的，这些基因的编码产物有助于维持端粒的结构，保证其功能正常行使，如 *TERT*、*TERC*、*DKC1* 或 *TINF2* 基因发生变异，导致端粒酶或端粒蛋白复合体功能发生紊乱，端粒长度减少，处于快速分裂期的细胞尤其容易受到端粒缩短的影响，如甲床、毛囊、皮肤、口腔黏膜和骨髓等，引起先天性角化不良的临床系列表型。

3. 眼皮肤白化病　是一组由于调控黑色素合成和分布的基因发生变异而导致的眼、皮肤和毛发色素沉着减少或缺乏的常染色体隐性遗传病。患者通常有眼、皮肤和毛发受累，具体表现为皮肤白皙、发色偏浅、长期接触阳光会增加皮肤损伤，甚至增加皮肤癌患病风险，患者的眼睛感光能力下降，通常存在视力问题和不自主的眼球震颤及畏光等表型。该病在中国汉族人群中发病率约为 5.56/10 万。该病具有高度遗传异质性，目前至少已发现 16 个与之有关的基因，这些基因参与调节黑色素的合成和分布。该病常见的四种亚型为 1~4 型，相关基因依次为 *TYR*、*OCA2*、*TYRP1*、*SLC45A2*。该病无法从临床上鉴别诊断，仅能根据其致病基因进行精准分型。

4. 结节性硬化症　是一种罕见的由基因缺陷导致的多系统受累的神经皮肤综合征，其遗传模式为常染色体显性遗传。该疾病会导致良性肿瘤在大脑和其他重要器官（如肾脏、心脏、肝脏、眼睛、肺和皮肤）生长，临床表现为皮肤和中枢神经系统损害。约 90% 的患者会出现神经系统的症状，如惊厥、孤独症、睡眠障碍等；约 96% 的患者有皮肤症状，很多患儿常因皮肤症状就诊。该病最常见的皮肤异常包括色素脱失斑或色素减退斑、面部纤维瘤、鲨革样丘疹等。

结节性硬化症是由 *TSC1* 或 *TSC2* 基因的变异引起的，这两个基因分别编码错构瘤蛋白和马铃薯蛋白，这两个蛋白形成复合体，通过西罗莫司靶蛋白受体共同调节细胞的生长和分化，从而抑制细胞的生长，达到抑制体内肿瘤生长的目的。当 *TSC1* 和 *TSC2* 任意一个基因发生变异之后，错构瘤蛋白和马铃薯蛋白复合体异常，导致西罗莫司靶蛋白受体信号通路持续激活，细胞生长和分化失调，导致良性肿瘤形成。

5. 神经纤维瘤　是一种良性的周围神经系统的神经鞘瘤，属于常染色体显性遗传疾病。该疾病累及神经系统、眼和皮肤等。该病分为神经纤维瘤病Ⅰ型和Ⅱ型，其中Ⅰ型较为常见，占神经纤维瘤的 90% 以上。

神经纤维瘤病Ⅰ型一般发生于童年早期，患者症状通常在出生时或者 10 岁之前显现，病情随着时间的推移发生恶化，一般不影响患者预期寿命。该疾病的临床表型包括：①皮肤上出现浅棕色斑点（几乎所有的患者都会出现该症状），且色斑会随着年龄的增长逐渐增大、增多；②患者在童年的晚期，其腋窝和腹股沟会出现上述色斑；③通常，成年患者的皮肤上或稍下部会出现良性肿瘤。神经纤维瘤病Ⅱ型患者的症状一般到成年早期出现，可能伴有听力损伤、白内障、肌肉萎缩等，Ⅱ型可能会增加患者的早逝风险。神经纤维瘤病Ⅰ型和Ⅱ型的致病基因分为*NF1*和*NF2*，其编码产物是肿瘤抑制蛋白，调节细胞增殖和分化的信号通路。

第八节　遗传性血液系统疾病及其基因检测指标

血液系统由造血器官与血液组成。血液由血浆及悬浮其中的血细胞（红细胞、白细胞及血小板）组成。造血器官和组织包括骨髓、肝、脾、淋巴结以及分布在全身各处的淋巴组织和单核吞噬细胞系统。肝脏是出生前主要的造血器官，出生后，骨髓是主要的造血器官。血液系统疾病指原发或累及造血器官和血液的疾病。

遗传性血液系统疾病是一类由基因变异导致的血细胞过多或过少而出现贫血、感染、出血、溶血等特征的相关疾病，包括红细胞系统遗传病、白细胞系统遗传病以及出凝血系统遗传性病等。遗传性血液系统疾病及其基因检测指标见表5-19。

表5-19　遗传性血液系统疾病及其基因检测指标

疾病	基因
遗传性球形红细胞增多症	*ANK1*、*SPTB*、*SPTA1*、*SLC4A1*、*EPB42*等
遗传性椭圆形红细胞增多症	*EPB41*、*SPTA1*、*SPTB*、*SLC4A1*等
地中海贫血	*HBB*、*HBA2*、*HBA1*等
镰状细胞贫血	*HBB*
先天性中性粒细胞减少症	*ELANE*、*GFI1*、*HAX1*、*G6PC3*、*VPS45A*、*JAGN1*等
噬血细胞综合征	*HPLH1*、*PRF1*、*UNC13D*、*STX11*、*STXBP2*
血友病	*F8*、*F9*等
范科尼贫血	*FANCA*、*FAAP95*、*FANCC*、*BRCA2*、*FANCD2*等

1. 遗传性球形红细胞增多症/遗传性椭圆形红细胞增多症　遗传性球形红细胞增多症是一种遗传性溶血性贫血疾病，是由红细胞膜异常所致，属于常染色体显性遗传病，也存在常染色体隐性遗传模式。该疾病是由与膜蛋白相关的基因变异所引起。相关致病基因发生变异后，导致红细胞发生形变，由两面凹圆盘形变为近球形，从而引起红细胞膜通透性增加，变形能力减退，细胞膜柔韧性降低。该病的临床表现为贫血、黄疸，脾大、易疲劳等。遗传性球形红细胞增多症由编码血影蛋白（α和β）、锚蛋白、带3蛋白及其他血红细胞膜蛋白的基因变异导致。这些蛋白质是维持红细胞正常形状所必需的。

遗传性椭圆形红细胞增多症也是红细胞膜缺陷溶血性贫血的一种，该病患者周围血象中可见卵圆形、椭圆形或雪茄形红细胞。与该病致病相关的是编码细胞骨架蛋白的基因变异，部分与遗传性球形红细胞增多症相同。

2. 地中海贫血　地中海贫血是一种常染色体隐性遗传的血液疾病，患者因携带异常的血红蛋白，导致大量红细胞遭到破坏从而导致贫血。因患者体内铁积累，导致心脏、肝脏和内分泌系统的损伤，需要持续使用铁螯合剂。地中海贫血患者的感染风险比常人高，通常会出现骨骼畸形，脾大，儿童会出现生长缓慢现象。此外，患者还可能产生心脏问题，如充血性衰竭和心律失常等疾病。地中海贫血是全球最大的单基因遗传病之一，全球至少3.5亿人携带地中海贫血基因。该疾病在亚洲、中东、非洲和地中海国家最为常见，中国则为长江以南省份，尤以广东、广西、海南等省份多发。

地中海贫血是珠蛋白合成不足或缺失所导致，“α 基因族”（ζ 和 α 珠蛋白基因）和“β 基因族”（γ、δ、ε 和 β 珠蛋白基因）分别合成 α 珠蛋白和 β 珠蛋白，由于珠蛋白基因的缺失或者点突变，导致肽链合成障碍，形成异常血红蛋白，从而导致地中海贫血发生。根据基因变异的不同，地中海贫血有 α 地中海贫血、β 地中海贫血、δβ 地中海贫血、δ 地中海贫血等不同亚型，其中前两者最为常见。

3. 镰状细胞贫血　镰状细胞贫血的症状一般发生在童年早期，患者的典型表现为慢性溶血性贫血和间歇性血管闭塞。慢性溶血可导致不同程度的贫血、黄疸、胆石症、生长迟缓和性发育延迟。血管闭塞导致组织缺血从而引起急性和慢性疼痛以及可影响身体任何器官的损害，包括骨骼、肺、肝、肾、脾、脑、眼和关节。

该病是一种 β- 血红蛋白病。是由于 *HBB* 基因变异引起的属于较常见的常染色体隐性遗传单基因遗传病。该基因发生变异后，β- 肽链第 6 位谷氨酸被缬氨酸所替换，致使正常血红蛋白发育成镰状血红蛋白，从而导致慢性溶血性贫血及一系列临床表型。

4. 先天性中性粒细胞减少症　中性粒细胞是构成血液中白细胞的主要成分，其来源为骨髓中的造血干细胞。中性粒细胞在骨髓中分化发育后进入血液或组织，对侵入的病原体进行吞噬、杀伤和清除。先天性中性粒细胞减少症是以外周血循环中性粒细胞绝对值减少为特征的一组异质性疾病。其遗传模式可为常染色体隐性、显性和 X 连锁隐性遗传或散发。该类疾病患者更易受到细菌感染，如不及时就医，可能危及生命。该疾病临床表型包括发热、吞咽困难、皮肤脓肿和耳炎等，儿童会出现易怒、喂养困难以及低血压等。

狭义的先天性中性粒细胞减少症是只包括血液系统表现的疾病，如重型先天性中性粒细胞减少症；广义的先天性中性粒细胞减少症则包括除血液系统疾病外的其他系统或免疫学异常。重型先天性中性粒细胞减少症的遗传模式包括常染色体显性、常染色体隐性和 X 连锁隐性遗传，该病最常见的致病基因是 *ELANE*。*ELANE* 基因变异导致的重型先天性中性粒细胞减少症占该病的 50%~60%，*ELANE* 基因的编码产物为中性粒细胞弹性蛋白酶，属于丝氨酸酯酶家族，该蛋白在先天性免疫防御中发挥重要作用，可水解弹性蛋白等多种细胞外基质和细菌成分。

5. 噬血细胞综合征　该病又称噬血细胞淋巴组织细胞增多症。是因淋巴细胞和巨噬细胞不受控制地增殖而引起的严重炎症。噬血细胞综合征在儿童中比成人中更常见，是一种危及生命的恶性血液疾病。该病临床表型有发热、肝脾肿大、淋巴结肿大、皮肤及眼变黄、皮疹等。家族性噬血细胞综合征即原发性噬血细胞综合征，是一种常见的常染色体隐性遗传病，其临床特点为 T 淋巴细胞过度激活，如缺乏治疗，会导致严重的临床病症，甚至死亡。75% 的噬血细胞综合征发病年龄在 1 岁以下，如果有家族成员诊断出噬血细胞综合征，或者当治疗停止后症状复发，则考虑是家族性噬血细胞综合征的可能性。目前该病在 OMIM 数据库中共计收录了家族性噬血细胞综合征 1~5 型，致病基因分别是 *HPLH1*、*PRF1*、*UNC13D*、*STX11*、*STXBP2*。

6. 血友病　血友病是一组遗传性凝血功能障碍的出血性疾病。患者因缺乏或者具有低水平凝血因子，在受伤后更容易出血，容易擦伤，且关节或大脑内出血的风险升高。据此前估计，全球预计有 40 万人患有血友病。血友病属于 X 染色体隐性遗传病，包括三种类型：血友病 A、B 和 C 型。其中 A 型是最常见的类型，由凝血因子Ⅷ的缺乏引起，患者临床表现的严重程度与凝血因子Ⅷ的缺乏程度相关；血友病 B 是由凝血因子Ⅸ的缺陷引起的；血友病 C 是一种轻度的疾病，是由凝血因子Ⅺ缺乏引起，患有这种罕见血友病的人通常不会有自发性出血，出血通常发生在外伤或手术后。

7. 范科尼贫血　范科尼贫血是一种罕见的常染色体隐性遗传的血液系统疾病。可累及身体许多器官，导致骨髓衰竭、身体畸形、器官缺陷和某些肿瘤的患病风险增加。该病患者由于红细胞、白细胞及血小板量减少等原因，会出现易疲劳、频繁感染及凝血障碍等症状。约 90% 的患者骨髓功能受损，导致再生障碍性贫血，10%~30% 的范科尼贫血患者可能发生急性髓系白血病或头部、颈部、皮肤、胃肠道系统或生殖道系统的肿瘤。范科尼贫血的病例中，80%~90% 是由于 *FANCA*、*FANCC* 或 *FANCG* 基因变异所致。

第九节　遗传性心血管疾病及其基因检测指标

心血管疾病是由环境和遗传等多种因子共同影响的复杂疾病之一。常见的心血管疾病包括心力衰竭、高血压、心律失常、动脉粥样硬化等。目前发现与心血管疾病发病相关的外界因素有过度肥胖、缺乏运动、吸烟、不合理饮食等。除外界环境因素外，遗传因素也占据重要作用。

《中国心血管病健康和疾病报告 2019》发布的数据显示：我国心血管疾病患病率处于持续上升阶段，据推算，我国心血管病现患病人数达 3.3 亿人。该病是威胁人类健康的一大杀手，其在城乡居民总死亡原因中占据首位，已经是重大的公共卫生问题。

被誉为“现代心脏病学之父”的 Braunwald 表示，心血管疾病起源于分子病变，遗传因素在这种病变过程中起着关键性的作用。目前研究表明，与遗传因素相关的心血管疾病包含以下几个大类：遗传性心律失常、遗传性心肌病、遗传性主动脉疾病及先天性心脏病。欧洲心脏病学协会、美国心律学会和欧洲心律学会发表的相关指南和专家共识均建议对所有遗传性心脏病患者及其亲属进行临床检查与基因检测，通过遗传咨询明确患者的致病基因，并对患者家属进行患病风险提示。该病的基因检测指标见表 5-20。

表 5-20　遗传性心血管病及其基因检测指标

疾病分类	疾病	基因
遗传性心律失常	长 QT 间期综合征	*KCNQ1*、*KCNH2*、*SCN5A*、*ANK2*、*KCNE1*、*KCNE2* 等
	儿茶酚胺敏感性多形性室速	*RYR2*、*CASQ2*、*TECRL*、*CALM1*、*TRDN*、*CALM3* 等
	Brugada 综合征	*SCN5A*、*GPD1L*、*CACNA1C*、*CACNB2*、*SCN1B* 等
	短 QT 综合征	*KCNH2*、*KCNQ1*、*KCNJ2* 等
	家族性心房颤动	*KCNQ1*、*KCNE2*、*NPPA*、*KCNA5*、*KCNJ2* 等
	病态窦房结综合征	*SCN5A*、*HCN4*、*MYH6* 等
遗传性心肌病	肥厚型心肌病	*MYH7*、*MYLK2*、*CAV3*、*TNNT2*、*TPM1*、*MYBPC3* 等
	扩张型心肌病	*ACTN2*、*LMNA*、*DSG2*、*NEXN*、*LDB3*、*RBM20* 等
	致心律失常性右室心肌病	*TGFB3*、*RYR2*、*TMEM43*、*DES*、*DSP*、*PKP2*、*DSG2* 等
	左室心肌致密化不全	*DTNA*、*LDB3*、*ACTC1*、*MYH7*、*TNNT2*、*MIB1* 等
	限制型心肌病	*TNNI3*、*TNNT2*、*MYPN*、*FLNC* 等
	努南综合征	*PTPN11*、*KRAS*、*SOS1*、*RAF1*、*NRAS*、*BRAF*、*RIT1* 等
	LEOPARD 综合征	*PTPN11*、*RAF1*、*BRAF* 等
	心包膜综合征	*BRAF*、*KRAS*、*MAP2K1*、*MAP2K2* 等
遗传性主动脉病	马方综合征	*FBN1*、*TGFBR1*、*TGFBR2* 等
	勒斯 - 迪茨综合征	*TGFBR1*、*TGFBR2*、*SMAD3*、*TGFB2*、*TGFB3* 等
	家族性胸主动脉瘤 / 夹层	*TGFBR2*、*MYH11*、*TGFBR1*、*ACTA2*、*MYLK* 等
	血管型埃勒斯 - 当洛斯综合征	*COL3A1*、*B3GALT6*、*PLOD1*、*COL5A2*、*B4GALT7* 等

续表

疾病分类	疾病	基因
先天性心脏病	室间隔缺损	*GATA4*、*CITED2*、*NKX2-5* 等
	房间隔缺损	*GATA4*、*MYH6*、*TBX20*、*ACTC1*、*TLL1*、*NKX2-5* 等
	法洛四联症	*NKX2-5*、*GATA4*、*ZFPM2*、*GATA6*、*JAG1*、*TBX1* 等
	主动脉瓣上狭窄	*ELN*
	左心发育不全综合征	*GJA1*、*NKX2-5* 等
	先天性肝内胆管发育不良征	*JAG1*、*NOTCH2* 等
	心手综合征	*TBX5*

一、遗传性心律失常

遗传性心律失常大多数为单基因遗传病，以常染色体显性遗传为主。常见的临床表现有窦性心动过缓和窦性心律不齐，严重时可表现为恶性快速心律失常如多形性室速、尖端扭转型室速等。据统计，90% 的心源性猝死是由心律失常所致。遗传性心律失常多是由基因变异导致的离子通道结构或功能异常，从而引发心脏电活动异常所致。多数心律失常疾病没有心脏结构异常情况发生。2015 年发表的《遗传性原发性心律失常综合征诊断与治疗中国专家共识》对该类疾病的临床表现、诊断、危险分层、治疗和家属筛查等进行了描述，提示相关致病基因检测可以辅助临床诊断和家属筛查。

该疾病呈现家族聚集性，主要的心律失常疾病有长 QT 间期综合征、Brugda 综合征、短 QT 综合征、儿茶酚胺敏感性多形性室速等。

1. 长 QT 间期综合征　该病分为先天性和获得性两类。先天性长 QT 间期综合征是心肌复极出现异常，从而在心电图显示出 QT 间期延长的遗传病。其遗传方式有常染色体显性（如罗马诺 - 沃德综合征）和常染色体隐性（如 Jervell and Lange-Nielsen 综合征）两种。长 QT 间期综合征是由编码离子通道的 α 亚基和 β 亚基的基因变异所致，使得心肌细胞膜上的离子通道或膜交换器结构和功能受到了影响，导致动作电位和 QT 间期延长，诱发尖端扭转型室性心动过速等恶性室性心律失常，严重情况下可以发生晕厥、癫痫抽搐样发作和心搏骤停、心源性猝死等。心脏性事件的发生可以从婴儿期到中年，从青春期前到 20 岁左右发病的较为普遍。一些类型的长 QT 间期综合征除发生心律失常外，还伴随一些其他表型，如长 QT 间期综合征 7 型除了心电图表现 QT 期延长之外，还会表现出肌肉无力和面部畸形等症状。

约 70% 的长 QT 间期综合征患者是由基因变异导致，目前已经有 16 种型别，相关致病基因也相对明确：*KCNQ1*、*KCNH2*、*SCN5A*、*ANK2*、*KCNE1*、*KCNE2*、*KCNJ2*、*CACNA1C*、*CAV3*、*SCN4B*、*AKAP9*、*SNTA1*、*KCNJ5*、*CALM1*、*CALM2*、*CALM3*。其中 *KCNQ1*、*KCNH2* 和 *SCN5A* 这 3 个基因变异最为常见，占临床诊断的 92% 左右。中国的长 QT 间期综合征研究表明，长 QT 间期综合征 2 型最常见，其他型别较为少见。

2. 儿茶酚胺敏感性多形性室速　该病是遗传性心律失常疾病的一种，严重者可致死。该疾病不伴有心脏结构性异常，在交感神经兴奋状态下发生双向或多形性室速。该病预后较差，首发症状为运动或情绪受到刺激的情况下突发性昏厥。研究表明，昏厥和心源性猝死现象多发生在青少年群体。目前关于该病的遗传学研究越来越多，其分子致病机理也日渐清晰。

该病的遗传模式有常染色体显性和常染色体隐性两种方式。家族性儿茶酚胺敏感性多形性室速 1 型属于常染色体显性遗传，研究人员通过对两大家系进行基因连锁分析，确定该病的致病基因是位于染色体 1q43 的 *RYR2* 基因，该基因的生物学功能主要是调节钙离子流和兴奋收缩偶联。2001 年，Lahat 通过对有血缘关系的该病患者进行遗传分析，最终将家族性儿茶酚胺敏感性多形性室速 2 型的致病基因定位于染色体 1p13.1，该基因是 *CASQ2*，编码肌集钙蛋白，该疾病型别属于常染色体隐性遗传。上述两种疾病型别中，1 型占该类疾病的 50% 以上。越来越多分子机制的研究结果表明，除占比较大的 *RYR2* 基因（50%~55%）、*CASQ2* 基因（2%~5%）之外，*CALM1* 基因（小于 1%）和 *TRDN* 基因（1%~2%）变异后与该类疾病的相关性也逐渐为人所知。

3. Brugada 综合征　1992 年，Brugada 兄弟首次报道了这种原发性心电疾病。其临床特征表现包括无心脏结构改变、反复发作多形性室速或室颤、晕厥以及心源性猝死。该病多发于男性，男女发病比例为 8∶1。该病的猝死率较高（占猝死人数的 4%~12%），是心源性猝死的重要组成部分之一。

Brugada 综合征是由离子通道发生异常导致的遗传性心律失常，具有明显的家族遗传和表型异质性。根据致病基因的不同，OMIM 数据库明确分型的有 1~9 型。该病的致病基因主要为编码心脏钠、钾和钙通道以及这些通道调节过程中涉及的基因，如 *SCN5A*、*GPD1L*、*CACNA1C* 和 *CACNB2* 等。其中 *SCN5A* 基因变异导致的 1 型是最为常见的型别，占该病的 15%~30%，其他基因变异只占 5%。此外，尚有约 65% 的 Brugada 综合征患者查不出遗传病因，说明该病可能与外遗传因子有关，如表观遗传方面的因素等。

基因检测可以辅助 Brugada 综合征的临床诊断和分型，这在一个有基因缺陷的家族中，可能起到决定性作用。对于已经诊断为 Brugada 综合征的患者，无论基因检测的结果如何，均应进行预防性治疗。如已有先证者发现 Brugada 综合征致病基因发生变异，建议其家属及相关亲属进行基因检测。临床医生对患者的病史、家族史及体表心电图等（运动或者儿茶酚胺应激实验）进行综合分析后，如果高度怀疑为 Brugada 综合征的患者，考虑进行 *SCN5A* 基因检测。

4. 短 QT 综合征　该疾病患者的心电图表现为：QTs<330ms，高尖 T 波，T 波波峰到 T 波末端时限非常短。短 QT 综合征患者轻者可无临床症状，室性心律失常发作时可出现昏厥，严重者可发生心源性猝死。该病也是一种少见的离子通道病，已报道的与其相关的致病基因是编码钾离子通道的基因：*KCNH2*、*KCNQ1* 和 *KCNJ2*。这 3 个基因同时也是长 QT 间期综合征 1 型、2 型和 7 型的致病基因。不同的是，在长 QT 间期综合征中基因的突变导致相应蛋白的功能缺失，而短 QT 综合征则导致相应蛋白功能亢进。

5. 家族性心房颤动　该病是一种遗传性心脏节律异常的疾病。其主要特征是心脏上部（即心室）不协调的电生理活动，导致不规则的心跳加速。如不及时治疗，这种心律失常会导致头晕、胸痛、胸闷或心悸、呼吸急促或晕厥等。心房颤动增加了卒中和猝死的风险，其并发症在任何年龄都可能发生。该病的发病率尚不清楚。最近的研究表明，在没有明确原因的房颤患者中，多达 30% 的患者有家族病史。第一个被发现的与家族性心房颤动相关的基因是 *KCNQ1*，该基因编码钾离子通道相关蛋白，负责钾离子输送，保证心脏正常节律。

6. 病态窦房结综合征　该病是一种相对少见的，由于窦房结障碍引起的心律失常疾病，主要特征为窦性心动过缓。相关临床症状有头痛、心悸、心力衰竭、心律失常、眩晕和晕厥等。研究数据显示，病态窦房结综合征 1 型是由 3 号染色体 *SCN5A* 基因变异导致，病态窦房结综合征 2 型和 3 型分别由 *HCN4* 和 *MYH6* 基因变异所致。

二、遗传性心肌病

遗传性心肌病是一组原发性、以累及心肌结构和功能为主要特征的遗传性心脏疾病。该病属于较常见的遗传性心脏病类型，其临床症状主要为心悸、栓塞性卒中及心律失常，严重时可发生心源性猝死。随着近年来诊断技术尤其是分子遗传学的飞速发展，遗传性心肌病的病因和分子致病机制的研究愈发受到重视。遗传性心肌病可分为肥厚型心肌病、扩张型心肌病、致心律失常性右室心肌病、左室心肌致密化不全、限制型心肌病和努南综合征等。

1. 肥厚型心肌病　该类患者表现出左心室壁不对称性肥厚，或者全心增厚。该病属于常见的单基因遗传病，常见临床症状为呼吸困难、胸闷、心悸，重症患者可出现恶性心律失常、心力衰竭甚至猝死。

基因变异是肥厚型心肌病发生的主要原因。第一个致病基因 *MYH7* 于 1990 年被发现，该基因遵循常染色体显性遗传规律，之后一系列编码肌小节相关蛋白的以及与肥厚型心肌病相关的基因陆续被发现，如 *TPM1*、*TNNT2*、*MYBPC3*、*MYL3/MYL2*、*TNNI3*、*ACTC* 等。现已发现超过 50 个基因和肥厚型心肌病的发病相关。其中，*MYH7* 和 *MYBPC3* 基因分别编码 β- 肌球蛋白重链蛋白和肌球结合蛋白 C，这两个基因是肥厚型心肌病最常见的致病基因。其他致病基因主要包括：①编码粗肌丝蛋白的基因，如编码肌球蛋白重链的 *MYH6* 基因、编码肌球蛋白轻链的 *MYL2* 和 *MYL3* 基因；②编码细肌丝蛋白的基因，如编码肌动蛋白的 *ACTC* 基因、编码原肌球蛋白的 *TPM1* 基因、编码心脏肌钙蛋白的 *TNNT2* 基因、编码心脏肌钙蛋白的 *TNNI3* 基因、编码肌钙蛋白 C 的 *TNNC1* 基因等；③编码装配蛋白的基因，如编码肌联蛋白的 *TTN* 基因。上述基因中，*TNNT2*、*TNNI3* 和 *TPM1* 基因变异占肥厚型心肌病致病基因变异的 1%~5%。

2. 扩张型心肌病　该病是一种可遗传且具有显著异质性的心脏疾病。其临床特征包括心脏收缩功能障碍、血栓栓塞、左心室扩张及心源性猝死。该病有较高的死亡率，5 年内死亡率达 50%，给患者造成严重的身心痛苦，现已经成为全球关注的公共卫生问题。

研究数据表明，西方人群中 25%~40% 的扩张型心肌病患者存在家族史。该疾病具有多种遗传模式：常染色体显性遗传是其主要遗传方式；其次是 X 染色体连锁遗传；此外，常染色体隐性遗传和线粒体遗传模式占极少部分。该病具有显著的遗传基础，致病基因涉及 50 多个基因，如 *TTN*、*MYH7*、*TNNT2* 和 *LMNA* 等，主要编码肌小节蛋白、细胞骨架蛋白、核膜层蛋白等。扩张型心肌病具有明显的临床和遗传异质性，个体差异性大，因此明确致病基因变异是为患者进行精准的临床诊断的前提。2011 年发表的《遗传性心脏离子通道病与心肌病基因检测中国专家共识》中明确将 *LMNA* 和 *SCN5A* 基因检测结果推荐作为家族性扩张型心肌病患者诊断及家族成员健康管理的重要依据。

3. 致心律失常性右室心肌病　该病通常也被称为心律失常性右室发育不良，多发于成年人。该病患者的右心室心肌被进行性纤维脂肪组织代替，继而引发心律失常、心力衰竭和心源性猝死等一系列临床症状。世界卫生组织和国际心肌病学协会于 1995 年将其命名为致心律失常性右室心肌病，与扩张型心肌病、肥厚型心肌病、限制型心肌病等并列为原发性心肌病。该疾病后于 2006 年美国心脏病学会在心肌病分类中被归为遗传性原发性心肌病类别。

目前，该病的病因并不明确，发病率为 0.2‰~0.5‰，且在青年男性群体中多发。该疾病的发病特点具有家族性，其遗传模式多为常染色体显性遗传。该病遗传异质性强，临床上不完全外显的情况较为多见，多为单基因变异，极少数病例可同时包含两种或两种以上基因变异，含多基因变异的患者临床表型更加复杂，病变程度更为严重。

PKP2 基因为该病主要致病基因，其编码的产物为血小板亲和蛋白，属于桥粒蛋白的一种，该蛋白在细胞连接中发挥重要功能。该基因发生变异后，血小板亲和蛋白功能出现异常，影响细胞连接及细胞信号转导。非桥粒蛋白基因包括细胞连接相关基因（如 *CTNNA3* 和 *TMEM43*）和非细胞连接相关

基因(如 *LMNA*、*DES*、*TTN*、*PLN*、*RYR2* 和 *TGFB3* 等)。

4. 左室心肌致密化不全　该病是一种以心室内肌小梁异常粗大和深隐窝交错排布为特征的心肌病。又称为海绵状心肌、胚胎样心肌。该病的主要临床表型有心功能不全、心律失常和栓塞。左室心肌致密化不全的遗传模式包括常染色体显性遗传、常染色体隐性遗传、X 连锁遗传及线粒体遗传等。该疾病患者的临床症状表现轻重不一,发病时间跨度大,疾病可单独发生,也可与其他心脏疾病共存。该病的发病率约为 14/10 万,其中男性患者多于女性。该病的致病基因包括 *MYH7*、*ACTC1*、*TNNT2*、*MYBPC3* 及离子通道编码基因等。

5. 限制型心肌病　该病是一种以心室内膜纤维化、心室舒张功能障碍为特征的原发性心肌病,可分为原发性和浸润性两种。该病的临床表现有逐渐加重的呼吸短促、渐进式运动不耐受、端坐呼吸、疲劳、体重减轻、心脏恶病质和阵发性夜间呼吸困难等。该病的遗传模式多样,包括常染色体显性遗传、常染色体隐性遗传、X 连锁遗传及母系遗传。与该病相关的基因,如编码肌节蛋白 / 肌丝蛋白的基因有 *MYH7*、*TNNT2*、*TNNI3* 及 *ACTC* 等。

6. 努南综合征　该病是一种罕见的具有较高遗传异质性的常染色体显性遗传病。该病可累及多个器官组织,临床特征为先天性心脏病、特殊面容、发育迟缓、身材矮小、肾脏畸形和凝血功能障碍等症状。该病的发病率为 0.4‰~1‰,在合并先天性心脏病的各种综合征中,仅次于唐氏综合征。80% 的努南综合征患者合并心脏病变,肺动脉瓣狭窄最为常见(发生率约为 50%~60%),其次是肥厚型心肌病和房间隔缺损。

约有 50% 的努南综合征患者伴有 *PTPN11* 错义突变,所以临床上对该病的疑似患者可首先进行该基因的检测,如检测结果为阴性,可继续进行其他目标基因的检测。*SOS1* 基因变异导致的努南综合征占该病致病原因的 10%~15%,*RAF1* 和 *RIT1* 基因约占 5% 左右,另外一些基因变异则占较小的比例,15%~20% 的努南综合征致病原因不明。努南综合征的致病基因有 *PTPN11*、*SOS1*、*RAF1*、*BRAF*、*KRAS*、*NRAS*、*SHOC2* 和 *CBL* 等,上述基因的编码产物参与丝裂原活化蛋白激酶信号传导通路,而努南综合征与该通路信号的上调相关。

7. LEOPARD 综合征　该病是一种罕见的多发性先天性异常疾病,主要特征是皮肤、面部和心脏畸形。该病的名称“LEOPARD”即其临床表型的缩写:L(黑子)、E(心电图异常)、O(两眼距离过远)、P(肺动脉狭窄)、A(生殖器异常)、R(生长迟缓)、D(耳聋)。该病常见的心脏异常表现主要是心脏缺损,特别是肥厚型心肌病,主要累及左心室。85% 左右的 LEOPARD 综合征检测到 *PTPN11* 基因变异;此外,*RAF1* 变异也可能在 *PTPN11* 基因阴性患者样本中检出。

8. 心包膜综合征　该病是一种罕见的遗传病,通常会影响心脏、五官和皮肤,大多数人会有心脏缺陷。关于该病的发病率尚不清楚。心包膜综合征涉及多个器官受累,心脏的改变主要包括肺动脉狭窄室间隔缺损、房间隔缺损、心肌肥厚症、心脏瓣膜异常、心律不齐等。目前发现 4 个基因与心包膜综合征有关:*BRAF*、*MAP2K1*、*MAP2K2* 和 *KRAS*。大多数心包膜综合征患者(约 87%)有 *BRAF* 基因变异,10%~15% 有 *MAP2K1* 或 *MAP2K2* 突变,少数患者有 *KRAS* 突变。

三、遗传性主动脉病

遗传性主动脉病是一类以主动脉瘤、主动脉夹层和主动脉扩张为主要特征的心血管疾病,患者可发生主动脉瘤破裂危险,通过手术置换损伤部位动脉可有效避免致命性动脉瘤破裂。常见的遗传性主动脉病包括马方综合征、勒斯 - 迪茨综合征、血管型埃勒斯 - 当洛斯综合征等。该类疾病多为常染色体显性遗传,个别为常染色体隐性遗传。

2019 年 4 月,由国家心血管病专家委员会血管外科专业委员会所发布的《遗传性胸主动脉瘤 /

夹层基因检测及临床诊疗专家共识》指出：随着二代测序技术的迅速发展及费用大幅度下降，主动脉病基因检测已经被广泛地应用于临床诊疗中，如何结合基因检测结果对主动脉病患者制订个体化诊疗方案，已然成为目前主动脉病领域的热点。

1. 马方综合征　该病是一种结缔组织病，可累及多个器官系统，主要为心血管、骨骼和眼睛。该病的心血管系统受累可发生二尖瓣脱垂、主动脉瘤及主动脉夹层。马方综合征临床表现异质性强、复杂多样，如身材瘦高、四肢和手指较长、牙齿参差不齐、脊柱弯曲、鸡胸或漏斗胸、柔性关节、扁平足和萎缩纹等。

马方综合征为常染色体显性遗传，发病率为0.2‰~0.3‰。目前发现的致病基因有*FBN1*、*TGFBR1*和*TGFBR2*等。其中，*FBN1*为该病的主要致病基因，2010年Ghent标准首次将致病基因*FBN1*突变检测纳入该病诊断标准。该基因编码的原纤维蛋白-1是细胞外微纤维的主要构成成分，一旦发生基因变异，会造成原纤维蛋白-1的功能异常，从而导致结缔组织异常而发病。

2. 勒斯-迪茨综合征　该病是一种以血管和骨骼肌病变为主要特征的显性遗传性结缔组织病。其临床表现包括心血管病变、骨骼系统改变、颅面部改变、皮肤改变、妊娠合并症等。心血管病变中的主动脉扩张是勒斯-迪茨综合征患者中最常见、最严重的临床表现，也是该病致死的主要原因。关于勒斯-迪茨综合征的发病率目前没有确切的统计数字，可以肯定的是，与马方综合征相比，该病的病程进展更快，主动脉夹层的发病率和死亡率更高。

目前，该病可分为5个型别，即勒斯-迪茨综合征1~5型，分别由*TGFBR1*、*TGFBR2*、*SMAD3*、*TGFB2*和*TGFB3*基因变异导致。这些基因的编码产物均在转化生长因子β（TGF-β）细胞信号通路中发挥作用，该信号通路在体细胞生长发育过程中发挥重要的调控功能。勒斯-迪茨综合征的临床表现与其他遗传性主动脉病（如马方综合征）重叠或者相似，容易造成误诊、误治，该病的明确诊断是精准治疗的重要前提，除了特征性的临床表现以外，最终的鉴别手段主要依赖基因检测。

3. 家族性胸主动脉瘤与主动脉夹层　该病是累及胸主动脉的主要疾病，主动脉扩张可导致血管壁膨胀，也可能导致主动脉壁突然撕裂，使血液在层之间异常流动，严重时可危及生命。即使在同一个疾病家系中，主动脉畸形发生的时间也不尽相同，可以是童年时期发病，也可以是老年发病。该病属于常染色体显性遗传病，主动脉扩张是其主要临床特征，当然也不排除少数例外。

虽然家族性胸主动脉瘤与主动脉夹层在世界范围内较为常见，但是很难确定其确切的发病率，因为除非发生主动脉瘤破裂，通常不会表现出任何症状。据估计，在美国，主动脉瘤和主动脉夹层的破裂每年造成3万人死亡。*ACTA2*基因是该病最常见的致病基因，约占50%，此外也有*MYH11*和*MYLK*基因变异导致该病的报道。

4. 血管型埃勒斯-当洛斯综合征　该病是一组影响皮肤、骨骼、血管和其他器官和组织的结缔组织疾病。血管型埃勒斯-当洛斯综合征是其中最为严重的一种，约占埃勒斯-当洛斯综合征的4%，发病率约为0.04/10万~1/10万。血管型埃勒斯-当洛斯综合征为常染色体显性遗传，其致病基因是位于2q32.2的*COL3A1*基因，编码Ⅲ型胶原蛋白的前α链。*COL3A1*基因发生突变后，Ⅲ型胶原蛋白结构和功能出现异常，导致血管破裂、肠道破裂及妊娠子宫破裂，皮肤松弛和关节活动过度则相对不明显。

四、先天性心脏病

先天性心脏病是指新生儿出生时心脏结构出现问题，患者体征和症状取决于具体的问题类型。该病的临床表现可以是毫无症状，严重时也可能威胁生命，常见的临床症状包括呼吸急促、发绀、昏厥、心脏杂音、呼吸道感染等。此外，先天性心脏病可引起心力衰竭等并发症。该病是最常见的出生缺陷，在亚洲，先天性心脏病的发病率约为 9.3‰；在西方国家，每 1 000 个新生儿，就有 6~8 个患有先天性心脏病。2015 年，全球约 4 890 万人患有先天性心脏病，该病是造成出生缺陷死亡的重要原因，若不进行及时的干预和治疗，约 30% 左右的先天性心脏病新生儿出生后 1 个月内就可能因心脏畸形而危及生命。常见先天性心脏病有室间隔缺损、房间隔缺损、法洛四联症、左心发育不全综合征、主动脉狭窄等。

1. 室间隔缺损　该病是由于胚胎早期心室间隔发育不全造成左右心室之间形成异常交通，是最常见的心脏畸形，可单独存在，也可与其他畸形共存。心脏正常发育的婴儿，心脏的右边将缺氧的血液从心脏泵到肺部，而心脏的左侧将富氧血液输送到身体的其余部分。室间隔缺损的婴儿，其血液通常从左心室流过心室间隔缺损到右心室并进入肺部，这种额外的血液被注入肺部，迫使心脏和肺部更加努力地工作。如果不加以修复，这个缺陷会增加其他并发症的风险，如心力衰竭、肺动脉高压、心律失常或卒中等。室间隔缺损的大小决定了室间隔缺损患者的临床表型：缺损较小者，可无症状；缺损较大者，肺循环血流量明显增多，症状出现早并且明显，如气促、呼吸困难、多汗、喂养困难、乏力和反复肺部感染，严重时可发生心力衰竭。

室间隔缺损是最常见的先天性心脏异常，该病的发生是遗传因素和环境因素共同作用的结果。室间隔缺损相关的致病基因有 *GATA4*、*CITED2* 和 *NKX2-5* 等。*GATA4* 基因的编码产物是一种锌指蛋白，该蛋白在室间隔缺损患儿中的表达水平下降；*NKX2-5* 基因属于 NK 型同源核基因家族 *NKX2* 型成员之一，研究表明 *NKX2-5* 是房间隔缺损的一种致病基因，其变异与室间隔缺损 3 型相关。

2. 房间隔缺损　该病是一种血液可在心房之间流动的先天性心脏缺陷疾病。正常情况下，左右心房是不相通的，房间隔缺损的患者心房连通，富含氧气的血液可以从心脏的左侧直接流向心脏右侧的缺氧血液，反之，则右向左分流。上述情况会导致大脑、器官和组织的动脉血氧含量低于正常水平。当缺陷较小时，房间隔缺损可能不产生明显的临床症状。

成人房间隔缺损占所有先天性心脏病的 30%~40%，每 1 000 个活产儿中就有一个孩子发现房间隔缺损。研究发现 *GATA4* 基因变异是该病的重要病因，其他致病基因包括 *MYH6*、*TBX20*、*ACTC1*、*TLL1*、*NKX2-5*、*CITED2* 和 *GATA6* 等。

3. 法洛四联症　该病属于最常见的紫绀型先天性心脏病。1988 年 Fallot 对此病症进行了详细的描述，提出该疾病的四大主要特征，即室中隔缺损、肺动脉狭窄、右心室肥大、主动脉骑跨，故称为法洛四联症。该病致死率低，但是患者会伴有长期的后遗症，如心律不齐、心室功能障碍，甚至残疾。该病占先天性心脏病的 7%~10%，其发病率约为 40/10 万。

同其他先天性心脏病一样，该病的发病原因也是由遗传和环境共同决定，*NKX2-5*、*GATA4*、*ZFPM2*、*GATA6*、*GDF1*、*JAG1* 和 *TBX1* 等基因变异都可以导致法洛四联症，且遗传模式为常染色体显性遗传，这些基因的变异也会造成其他类型的心脏疾病。

4. 主动脉瓣上狭窄　该病是一种出生前心脏主动脉瓣发育缺陷的疾病。因为狭窄部位位于连接主动脉和心脏瓣膜上方，故病情描述为先天性主动脉瓣上狭窄。有些主动脉瓣上狭窄患者也有其他血管缺损，最常见的是肺动脉狭窄。如不治疗，主动脉狭窄可导致呼吸急促、胸痛，最终导致心力衰竭。世界范围内，主动脉瓣上狭窄在新生儿中的发病率约为 5/10 万。

弹性纤维对弹性组织（心脏、血管、肺、韧带、皮肤等）的功能维持提供结构性支持，弹性纤维约占主动脉的 50%，其余的主要在血管平滑肌。弹性纤维和血管平滑肌结合，保证了主动脉的弹性。弹力蛋白基因 *ELN* 是该病的致病原因，该基因含 34 个外显子，其编码的弹力蛋白是细胞外基质弹性纤维的主要组分，*ELN* 基因的变异导致的主动脉瓣上狭窄属于常染色体显性遗传模式。此外，也存在有人遗传了该基因变异，但是不表现主动脉瓣上狭窄症状的情况。

5. 左心发育不全综合征　该病是一种罕见的先天性心脏缺陷疾病。患者的左侧心脏严重发育不全，可能影响左心室、主动脉、主动脉瓣或二尖瓣。该病经常与低出生体重和早产同时发生。该病的临床预后较差，约 95% 未经治疗的婴儿在生命的最初几周死亡。该病被证明是和遗传因素有关，特定基因的变异和该疾病的发生存在密切关联，该病的致病基因包括 *GJA1*、*NKX2-5* 等。另外，该病还与一些遗传综合征有关，如 13 号染色体三体综合征、特纳综合征、雅各布斯综合征等。

6. 先天性肝内胆管发育不良征　该病是由 Notch 信号通路基因变异引起的多系统发育性的疾病。其遗传模式为常染色体显性遗传。该病累及的器官和系统包括肝脏、心脏、肾脏、眼睛、脊椎、血管和面部等。先天性肝内胆管发育不良征也与一些心脏问题有关，包括肺动脉狭窄和其他心脏异常。该病是由 *JAG1* 或 *NOTCH2* 基因变异引起的，通常是由 *JAG1* 基因变异所致，少数由 *NOTCH2* 基因变异所致。与该疾病相关的表型通常在婴儿期或儿童早期即可显现，大约每 10 万个活产儿中就有一个患先天性肝内胆管发育不良征。

7. 心手综合征　该病患者的临床表现为骨骼系统及心血管系统畸形，是一种常染色体显性遗传病。桡骨发育不全或缺失是该病主要的骨骼系统畸形，房间隔缺损和室间隔缺损是该病最常见的心脏畸形。约 75% 的心手综合征患者有心脏畸形的情况，这有可能危及生命。部分患心手综合征的人有心脏传导疾病，导致心律低于正常心律，同时可伴随房间隔缺损或室间隔缺损。该疾病有潜在的并发症，如诊断不及时或未做适当处理可威胁生命，临床表现包括充血性心脏衰竭、肺动脉高压、心律失常、心脏阻滞、房颤和感染性心内膜炎等。

约 1/10 万的新生儿会受到心手综合征的影响，约 60% 属于家族性，约 40% 属于散发性。该疾病由 *TBX5* 基因的变异引起，该基因在心脏发育过程中对于调节心脏分为 4 个腔室及心脏间隔有重要作用。

小　结

单基因遗传病是由一对等位基因突变引起的疾病。主要包括常染色体显性遗传、常染色体隐性遗传、X 连锁显性遗传、X 连锁隐性遗传、Y 连锁遗传等遗传方式。通常影响单基因遗传病分析的因素有不完全显性遗传、共显性遗传、延迟显性、不规则显性遗传等。单基因遗传病临床危害严重，容易给患者造成盲、聋、身体畸形、智力低下、发育迟缓、组织器官功能紊乱或衰竭，甚至死亡等严重危害，且目前对于该类疾病基本无有效治疗方案，给患者个人及其家庭带来了巨大的经济和心理负担。

对受检者的血液样本进行基因测序和分析解读，找出可疑致病基因突变，可为备孕人群提供生育风险评估与遗传咨询，避免或减少遗传病儿的出生；辅助临床疑似患者进行病因分析与诊断，对因治疗，提高疗效；帮助无临床症状表现者了解自身致病基因携带情况，及早干预。因此，进行单基因遗传病基因检测是预防单基因遗传病发生的有效方法。

第六章
常见多基因遗传病的基因检测

复杂疾病是由两对以上致病基因的累积效应所致的疾病，并且其遗传效应往往受环境因素影响，因此也称为多基因病。与单基因遗传病相比，复杂疾病的复杂性既来自遗传因子——多个基因的微小效应叠加，也来自遗传因子与环境因素之间的互相作用，其易患性的高低受遗传基础和环境因素双重影响。影响人类健康的多发性复杂疾病有 100 多种，如糖尿病、高血压、高脂血症、高尿酸血症、支气管哮喘、自身免疫性疾病以及抑郁症为代表的精神类疾病等。

第一节　糖尿病及其基因检测指标

糖尿病（diabetes mellitus）是一种以持续性高血糖为特征的异质性疾病。它是由遗传和环境因素所引起的代谢紊乱，从而导致胰岛素不敏感、胰岛素缺乏和生物功能受损。因其较高的患病率以及相关的残疾率和死亡率，糖尿病已成为全世界严重的健康问题。中低收入国家的糖尿病患病率和成人患者人数增长速度高于高收入国家。人口的增长和老龄化使患病率的上升更加复杂，全世界糖尿病成人患者数从 2000 年的 1.51 亿增长至 2019 年的 4.63 亿。根据 2019 年国际糖尿病联盟（International Diabetes Federation，IDF）发表的糖尿病地图册，中国是世界上糖尿病患者最多的国家，共计 1.164 亿成年人患有糖尿病，占全球糖尿病患者的 25%。2019 年全球约有 420 万人死于糖尿病及其并发症，相当于每 8 秒就有 1 人死于糖尿病。

一、糖尿病概述

（一）糖尿病的疾病特点

2019 年，世界卫生组织（WHO）公布了糖尿病的新分类法，建议将糖尿病分成六大类型，如表 6-1 所示。其中最常见的两种糖尿病为 1 型糖尿病（type 1 diabetes mellitus，T1DM），以前也称为胰岛素依赖型糖尿病（insulin dependent diabetes mellitus，IDDM），以及 2 型糖尿病（type 2 diabetes mellitus，T2DM），以前称为非胰岛素依赖型糖尿病（non-insulin dependent diabetes mellitus，NIDDM）。两者均由遗传和环境风险因素的组合造成。

表 6-1　糖尿病分类（WHO，2019）

类型		诱因
1 型糖尿病（type 1 diabetes mellitus，T1DM）		
2 型糖尿病（type 2 diabetes mellitus，T2DM）		
混合型糖尿病	缓慢进展成人免疫介导糖尿病	
	酮症倾向 2 型糖尿病	
其他特殊类型糖尿病	单基因糖尿病	胰岛 β 细胞功能单基因缺陷
		胰岛素作用单基因缺陷
	胰腺外分泌疾病	
	内分泌失调	
	药物或化学物诱导	
	感染	
	罕见特异型免疫介导糖尿病	
	其他与糖尿病相关的遗传综合征	
未分类糖尿病	在无法归于明确的诊断类别，尤其是接近确诊糖尿病时，应暂时使用这一类别	
妊娠期间首次发现高血糖症	妊娠期显性糖尿病	
	妊娠糖尿病	

所有形式的糖尿病都对健康有非常严重的影响。除了葡萄糖异常代谢的后果（如高脂血症、蛋白质糖化等），还有一些与糖尿病相关的长期并发症，包括心血管、外周血管、眼科、神经和肾脏异常。这些异常是导致年轻人发病、残疾和过早死亡的原因。此外，糖尿病与生殖并发症有关，给母亲和子女都带来问题。虽然改善血糖控制可以降低患这些并发症的风险，但糖尿病仍然是造成全世界人口社会、心理和经济负担的一个非常重要的原因。

（二）糖尿病的遗传背景

糖尿病因其异质性，病因及分子遗传学机制十分复杂。遗传学研究表明，糖尿病患者一级亲属的糖尿病发病率比非亲属的发病率高出 5 倍。在 1 型糖尿病病因中，遗传因素的重要性为 50%，而在 2 型糖尿病中，遗传因素的重要性达 90% 以上，因此导致 2 型糖尿病的遗传因素明显高于 1 型糖尿病。然而，现有的研究尚未完全阐明糖尿病遗传基因的特点及其遗传方式。

二、糖尿病的常见基因检测指标

（一）1 型糖尿病相关基因

1 型糖尿病（T1DM）是一种由 T 细胞介导的自身免疫反应导致胰岛 β 细胞破坏、胰岛素绝对缺乏的糖尿病。双生子和家庭研究表明，40%~50% 的 T1DM 易感性是由遗传或家庭因素造成的，一级亲属患 T1DM 的风险为 6%，明显高于普通人群中不相关个体的 0.4%。同卵双生子患 T1DM 的一致率最高，可达 70%。早期的研究表明，对遗传风险影响最大的位点是位于染色体 6p21.3 的主要组织相容性复合体（major histocompatibility complex，MHC）区域，其中包含人类白细胞抗原（human leukocyte antigen，HLA）Ⅰ类（*HLA-A*、*HLA-B*、*HLA-C*）和Ⅱ类（*HLA-DRB1*、*HLA-DQA1*、*HLA-DQB1*、*HLA-DPA1*、*HLA-DPB1*）基因，包含几百个已知参与免疫反应的基因。HLA 基因是人类基因组中多态性最全的基因之一，这一区域的变异在 T1DM 遗传风险中所占比例最大，占疾病易感性总量的近 30%，与 T1DM 关系最为密切的是 HLA Ⅱ类基因。

利用全基因组关联分析(GWAS),目前已识别超过 50 个基因组区域与 T1DM 遗传易感性相关。1 型糖尿病遗传学联合会(Type 1 Diabetes Genetics Consortium,T1DGC)对多个 GWAS 研究进行汇总分析,按发病年龄、自身抗体、研究疾病的特征进行分类,加强对新基因位点的发现。1 型糖尿病遗传学联合会的 GWAS 统合分析发现了 41 个不同区域与 T1DM 风险具有关联。这些关联基因包括已知的 T1DM 遗传位点,如 *HLA*、*INS*、*PTPN22*、*CTLA4*、*IFIH1* 等,其他多数为新发现的关联基因。这些新发现关联基因在全基因组范围内大多以独立单位进行复制。通过导致风险变异与假定免疫功能之间的接近程度识别出新候选基因,其中包括 *IL10*、*IL19*、*IL20*、*GLIS3*、*CD69* 和 *IL27*。

1. *HLA*　*HLA Ⅱ*类基因也称为 *IDDM1*,为 1 型糖尿病贡献为 40%~50% 的遗传风险。作为单倍型时,高加索人群中 *DQA1*0501-DQB1*0201* 和 *DQA1*0301-DQB1*0302* 基因与 1 型糖尿病最密切相关。它们分别与 *DRB1*03* 和 *DRB1*04* 产生连锁不平衡。特定的 *DRB1*04* 等位基因也可以改变 *DQA1*0301-DQB1*0302* 单倍型带来的相关风险。其他报道的 1 型糖尿病的高风险单倍型包括非洲裔美国人群的 *DRB1*07-DQA1*0301-DQB1*0201*,日本人群的 *DRB1*09-DQA1*0301-DQB1*0303*,中国人群的 *DRB1*04-DQA1*0401-DQB1*0302*。与此相反,*DRB1*15-DQA1*0602-DQB1*0102* 则具有保护作用,和大多数人群中 1 型糖尿病风险的降低相关。另外有研究显示,在 HLA Ⅰ类的中心和扩展区域中的其他基因也可能增加 1 型糖尿病的风险,且证实与 HLA Ⅱ类基因无关。

携带两个高风险 DRB1-DQA1-DQB1 单倍型的个体比未携带高风险单倍型的个体具有更高的 1 型糖尿病患病风险。仅携带一个易感单倍型的个体患 1 型糖尿病的风险也会增加,但影响效果较少。这些群体的相对风险估计值分别为 10~45 和 3~7,具体还取决于人种。在绝对风险方面,携带两个易感单倍型的高加索个体在 35 岁前患 1 型糖尿病的概率约为 6%。然而,在很少发生 1 型糖尿病的人群中,这一数字要低得多,如亚洲人患 1 型糖尿病的概率低于 1%。

2. *INS*　胰岛素(INS)基因位于染色体 11p15.5 上,也被命名为 *IDDM2*。*INS* 启动子区域的可变数目串联重复序列(variable number tandem repeat,VNTR)与 T1DM 患病风险密切相关。*INS* VNTR 存在两种常见变异,序列较短的Ⅰ类变异容易诱发 T1DM,而较长的Ⅲ类变异则与此相反,具有主导性的保护作用。*INS* VNTR 可以调节胸腺中的胰岛素 mRNA 的表达,具有保护性的Ⅲ类变异比Ⅰ类变异产生更高的胰岛素 mRNA 水平。这种差异可以通过增加自身反应性 T 细胞克隆的负选择的可能性,提高Ⅲ类变异阳性个体的免疫耐受性。

另外,在 *INS* 基因中还存在另一段可读框(open reading frame,ORF)序列,目前已被证明可以编码一种靶向 $CD8^+$ T 细胞的高度免疫原性肽,能够杀死胰岛 β 细胞,这可能代表一个导致胰岛自身免疫和 T1DM 的通路。因此,*INS* VNTR 可能会影响与宿主免疫系统相互作用并诱导 T1DM 发生的其他肽和表位的生成。*INS* 的影响因种族而异,对非高加索人口的影响较小。

3. *PTPN22*　*PTPN22* 基因编码淋巴特异性酪氨酸磷酸酶(LYP),是一类起反向调节作用的去磷酸化酶,通过对两种早期信号蛋白 Lck 和 CD3 的去磷酸化来抑制 T 细胞受体(T-cell Receptor, TCR)信号转导。在 *PTPN22* 等位基因中,常见的次要等位基因 rs2476601(R620W)含有非同义编码 SNP,它与 T1DM 以及其他自身免疫性疾病密切相关。R620W 的功能研究表明,R620W 等位基因的存在会降低 T 细胞和 B 细胞抗原受体的反应。在未携带 R620W 突变的 T1DM 研究中,鉴定出 *PTPN22* 的第二种突变 rs56048322。此外,通过针对受 T1DM 影响家族的靶向测序,发现了一组与 T1DM 风险相关的 *PTPN22* 罕见有害变异,包括移码突变 rs869038523 和 rs371865329,以及剪切突变 rs56048322。对剪切突变 rs56048322 的功能研究表明,由该风险等位基因产生的新型蛋白异构体降低了 $CD8^+$ T 细胞对抗原刺激的反应。虽然 rs2476601 和 rs56048322 这两个风险等位基因对 T 细胞激活产生的影响类似,但 rs56048322 在 B 细胞受体信号中没有已知的影响,表明 *PTPN22* 对 T1DM

风险存在多种变异作用。

4. *CTLA4*　细胞毒性 T 细胞相关抗原 4（cytotoxic T lymphocyte associated antigen 4，CTLA4）基因位于染色体 2q31-35 上，在 T 细胞发育中起着一定的作用，是 T 细胞激活的负调节器。它对调节性 T 细胞（Treg）和效应 T 细胞（Teff）的表达都至关重要，主要起到抑制自身反应性 T 细胞介导的细胞毒性。*CTLA4* 基因变异与 T1DM 以及其他自身免疫性疾病相关。与 T1DM 关联最大的突变是 rs3087243，它与 *CTLA4* 基因 3'-UTR 区的 $(AT)_n$ 二核苷酸重复序列的长度密切相关。该结构变异的重复长度与 T 细胞中 *CTLA4* mRNA 的表达成反比。一项随机对照试验表明，对初次确诊为 T1DM 的患者，采用 *CTLA4* 靶向治疗可以达到暂时减少胰岛 β 细胞死亡的效果。虽然遗传证据提供了对分子机制的深入了解，但仍需要更大程度上评估 *CTLA4* 活性对 T1DM 风险的因果效应，以指导 *CTLA4* 靶向疗法的精准应用和发展。

5. *UBASH3A*　*UBASH3A* 基因最近被证明在 T 细胞受体信号通路中具有抑制作用。*UBASH3A* 的两种 T1DM 风险变异 rs11202303 和 rs80054410 增加 $CD4^+$ T 细胞中的含泛素相关和 SH3 结构域 A 蛋白（UBASH3A）表达，以响应 T 细胞受体激活和被抑制的核因子 κB（NF-κB）信号，从而导致 IL-2 表达减少。这些初步的功能研究表明，各种不同的机制均会涉及将免疫通路基因的遗传变异转化为疾病风险。

6. *IFIH1*　与 T1DM 风险相关且不涉及获得性免疫机制的一个候选基因是 *IFIH1*，它编码一种对于感应病毒感染至关重要的先天免疫受体。*IFIH1* 中常见和罕见的有害变异都与 T1DM 相关联。最近的一项研究证明，*IFIH1* 常见的错义突变 rs1990760（A946T）与自身免疫性疾病和病毒耐药性之间存在因果关系。体外和体内模型都表明，946T 等位基因增加了 1 型干扰素的表达，从而增强了对病毒感染的保护，增加了对链球菌素引起的 T1DM 的易感性。这些遗传和功能研究表明，导致 T1DM 风险的基因组变异作用以及改变转录、翻译和蛋白质的机制，在多个细胞类型中具有广泛的异质性。

T1DM 的遗传基础研究以前主要集中在 *HLA* 基因以及一些基于免疫的候选基因。随着样本量和基因组技术的发展，与 T1DM 密切相关的基因变异已增加到 50 多个，捕获的遗传风险比例接近 90%。然而，在认知方面仍然存在许多差距，迄今收集的遗传信息主要来自欧洲裔人群中儿童期发病的患者。而 T1DM 发病率上升幅度最大的是非欧洲裔人群，这些群体患 T1DM 的风险与已知的关联基因有重叠，但也有其独特的遗传关联。通过全基因组测序对非欧洲裔人群进行基因评估，可能会在已知基因中发现新的风险基因和新的变异。对 T1DM 发病进程所有阶段进行基因组学研究，应该可以鉴定出用于预测发展成胰岛自身抗体风险的基因以及导致疾病快速或缓慢进展的基因。

最终，T1DM 遗传学的成功应用将取决于有效预防胰岛 β 细胞死亡，使用生物制剂或免疫抑制剂来延缓或防止自身免疫性破坏。精确定义与疾病起始和进展相关的遗传变异的分子和功能特征，将有助于开发更有效的靶向和组合疗法。遗传因素也可以在区分针对特定治疗方案的反应者和非响应者方面发挥重要作用。随着越来越多对 T1DM 病理生理学和异质性的了解，有望实现采用预测、预防和干预的科学方法来控制 T1DM 的发病。

（二）2 型糖尿病相关基因

2 型糖尿病（T2DM）是糖尿病中最常见的形式，约占所有受影响个体的 90%。它是一种由胰岛素抵抗和胰岛 β 细胞分泌缺陷所导致高血糖的内分泌代谢疾病。家庭研究表明，T2DM 患者一级亲属个人的患病可能性是无 T2DM 家族史的个人的 3 倍。另外还有数据表明，同卵双生子患 T2DM 的一致性（60%~90%）明显高于异卵双生子。因此，T2DM 具有非常明显的遗传性，但又受到多种环境因素的影响。

多项研究表明，T2DM 是一种异质性、由多个基因控制的遗传病。基于候选基因识别的研究方法是鉴定 T2DM 易感基因的主要方法之一。主要选择与胰腺 β 细胞功能、胰岛素作用、葡萄糖代谢或能量摄入 / 支出、脂质代谢等增加 T2DM 风险的代谢条件相关的基因作为候选基因。通过国际合作降低测序成本以及人类基因组计划的完成，对不同人群 T2DM 的遗传学研究已经取得了极大进展。采用 GWAS 研究方法，目前已发现与 T2DM 相关的 400 多个遗传信号，即与 T2DM 遗传风险密切相关的常见等位基因以及稀有变异，这些结果都是通过不断增加样本量和提高基因组覆盖率而实现的。研究这些信号改变 T2DM 风险的分子机制将有助于理解发病机制，而 T2DM 的流行率稳步上升以及改变疾病疗法的需求使这一目标变得更为重要。

1. *PPARγ* 过氧化物酶体增殖物激活受体 γ（peroxisome proliferators-activated receptors γ，PPARγ）基因位于染色体 3p25 上，参与调控脂肪细胞分化、脂类和糖类的代谢等过程。它在糖代谢平衡中起关键作用，增加外周组织对胰岛素的敏感性，从而改善胰岛素抵抗，是胰岛素增敏剂降血糖药物的分子靶点。*PPARγ* 基因有两个常见多态位点：一个是第 12 位密码子的错义突变，从脯氨酸（Pro）突变为丙氨酸（Ala），形成一种常见的多态性 Pro12Ala。Pro12 降低胰岛素敏感性，将 T2DM 患病风险增加了数倍。Ala12 的替换减少了 T2DM 的发生，增加胰岛素敏感性并降低体质量指数（body mass index，BMI）。另一个多态性是位于外显子 6 的 C1431T 突变。Pro12Ala 和 C1431T 两者之间存在连锁不平衡。与携带 Pro-C 或 Ala-C 单倍型的个人相比，携带 Pro-T 单倍型的 BMI 较高。

2. *ABCC8* ATP 结合盒转运蛋白 C8（ATP binding cassette transporters C8，ABCC8）基因，编码磺酰脲类受体 1（SUR1）的亚单位，它与由 *KCNJ11*（内向整流性钾离子通道 J 家族成员 11）编码的 Kir6.2 亚单位偶合。这两个基因都是 ATP 敏感钾离子通道的一部分，在调节 β 细胞中胰岛素和胰高血糖素等激素的释放方面起着关键作用。任一基因的突变都可能影响钾离子通道的活动和胰岛素分泌，最终导致 T2DM 的发生。有趣的是，*ABCC8* 和 *KCNJ11* 两者相距只有 4.5kb，且存在连锁不平衡现象。之前的研究发现，*ABCC8* 基因的 p.Ala1369Ser 和 *KCNJ11* 基因的 p.Glu23Lys 多态性与 T2DM 以及其他糖尿病相关特征有关。随后的体外分析表明，*ABCC8* 的 1369Ser 等位基因是对格列齐特敏感性的主效基因，促进 ATP 敏感钾离子通道的关闭，降低了 T2DM 的患病风险。

由于 *PPARγ*、*ABCC8* 和 *KCNJ11* 是 T2DM 治疗中常规用药的分子靶点，因此对保持良好的血糖控制具有遗传药理学意义。因此，遗传检测不仅有助于确定个人患 T2DM 的风险，而且也有助于指导 T2DM 的治疗方案。

3. *CAPN10* 钙蛋白酶 10（CAPN10）基因位于染色体 2q37.3，由 15 个外显子组成，编码一种细胞内依赖钙的半胱氨酸蛋白酶。*CAPN10* 内含子区域中有多个非编码单核苷酸多态性（uncoding single nucleotide polymorphism，UCSNP），通过改变 *CAPN10* mRNA 的转录和 / 或蛋白质的表达来影响 T2DM 的易感性。比如内含子 3 的 UCSNP-43（G 为等位基因 1；A 为等位基因 2）、内含子 6 的 UCSNP-19（2R 为等位基因 1；3R 为等位基因 2；R 表示 32bp 重复序列）以及内含子 13 的 UCSNP-63（C 为等位基因 1；T 为等位基因 2）的单倍型，这三个非编码序列多态性不作为独立的疾病易感性等位基因存在，而是表征疾病风险所需的变异组合的一部分。在 121［即 43（G）-19（3R）-13（C）］和 112［即 43（G）-19（2R）-13（T）］两种不同单倍型的杂合子个体中，墨西哥裔美国人患 T2DM 的风险最高，两种组合在墨西哥裔美国人中都很常见。尽管在对高加索人群进行的研究均表明，121/121 和 112/112 纯合子相关的 T2DM 风险增加，但在墨西哥裔美国人中，这两种单倍型的纯合子却未显示增加风险。另外，也有研究表明 UCSNP-43 可以独立改变 T2DM 患者的心血管并发症（coexisting cardiovascular disease）风险。*CAPN10* 基因的 Thr504Ala 和 Phe200Thr 这两种氨基酸多态性也与 T2DM 风险相关，但它们均为罕见等位基因，以显性或加性遗传方式增加风险。

（三）其他特殊类型糖尿病相关基因

自1999年WHO发布糖尿病分类以来，有助于识别特殊糖尿病亚型的分子遗传学研究取得了长足的进步。这些进展揭示了遗传上异质性的临床亚型，并发现了一些新的遗传综合征。最重要的进展是，遗传诊断可以改善一些患者的治疗效果，尽管这些在糖尿病患者总数中所占的比例很小。因此，在一些国家，已经对特定人群开展基因检测以辅助临床诊断。

在其他特殊类型糖尿病中，单基因糖尿病是由单一基因缺陷引起的一类分子病因明确的糖尿病。根据致病机制的不同，单基因糖尿病可以分为胰岛β细胞功能单基因缺陷和胰岛素作用单基因缺陷。

1. 胰岛β细胞功能单基因缺陷　此类糖尿病临床表现包括青少年发病的成人型糖尿病或成人起病的青少年糖尿病（maturity-onset diabetes of the young，MODY）、永久性新生儿糖尿病（permanent neonatal diabetes mellitus，PNDM）、短暂性新生儿糖尿病（transient neonatal diabetes mellitus，TNDM），以及具有特定临床特征的胰岛素缺乏型糖尿病遗传综合征。

通常25岁之前发病，不依赖胰岛素且由胰岛β细胞功能异常所导致的显性遗传早发型家族性糖尿病在临床上被认为是MODY。目前已发现至少14种不同基因突变导致的MODY亚型，其中最常见的遗传亚型是由葡萄糖激酶（*GCK*）和肝细胞核因子（*HNF1A*和*HNF4A*）基因的突变所致，占所有单基因糖尿病患者的90%以上，它们的表型和治疗反应各不相同。*GCK*基因突变使得胰岛β细胞对血液中葡萄糖浓度变化的敏感度降低，导致只有血糖升高才能促进胰岛β细胞分泌胰岛素，造成由葡萄糖激酶（*GCK*）基因失活突变所致的MODY（GCK-MODY，也称为MODY2）。它可导致终身轻度的空腹高血糖症，随着年龄的增长几乎不会恶化，并发症风险低，胰岛分泌功能异常不明显。这些患者很少发生微血管或大血管并发症，并且通常无需对高血糖症进行药物治疗。由肝细胞核因子1α（*HNF1A*）基因失活突变所致的MODY（HNF1A-MODY，也称为MODY3）是MODY的最常见形式，约占单基因糖尿病总数的50%，可导致进行性明显的高血糖，并具有微血管和大血管并发症的高风险。HNF1A-MODY的致病基因是*HNF1A*，在肝脏、肾脏、肠及β细胞中均有表达，是胰岛发育及β细胞分化过程中重要的转录因子，该基因突变导致胰岛素基因表达的改变从而影响胰腺胚胎发育，致使β细胞发育不良和进行性功能丧失而发生糖尿病。HNF1A MODY患者对磺酰脲类药物的降血糖作用极为敏感，可以使进行胰岛素治疗的HNF1A MODY患者转为磺酰脲类药物治疗。HNF4A-MODY（MODY1）与HNF1A-MODY的临床特征类似，发病与*HNF4A*基因的杂合突变相关，该基因主要表达于肝脏，但在胰腺和肾脏也有表达，因此编码的转录因子通过多种途径影响糖代谢。与HNF1A-MODY相比，HNF4A-MODY患者往往出现巨大儿和短暂性新生儿低血糖症，且甘油三酯的水平较低。其他MODY亚型及其相关致病基因参见表6-2。

表6-2　MODY亚型及其相关致病基因

MODY	致病基因	病理生理	临床特征	发病率
1	*HNF4A*	转录因子；胰岛素分泌减少	新生儿高胰岛素血症，甘油三酯低，有微血管并发症的趋势，对磺酰脲类药物敏感	5%
2	*GCK*	由于磷酸化缺陷导致对血糖敏感性降低；糖原储存减少	空腹血糖增加，口服葡萄糖耐量试验中葡萄糖<55mg/dl的可能性增加；通常无需抗糖尿病药物治疗的轻度糖尿病	30%~50%
3	*HNF1A*	转录因子；胰岛素分泌减少，进行性β细胞损伤	高外显率；尿糖，微血管并发症倾向，对磺酰脲类药物敏感	30%~50%
4	*PDX1/IPF1*	胰腺发育受损；纯合子胰腺发育不全	诊断平均年龄为35岁，需口服抗糖尿病药（和胰岛素）	1%

续表

MODY	致病基因	病理生理	临床特征	发病率
5	*HNF1B*	转录因子；胰岛素分泌减少	伴糖尿病的胰外症状，包括肾囊肿或发育不良，女性生殖器畸形，男性无精症；表型可变；需胰岛素治疗	5%
6	*NEUROD1*	胰岛β细胞功能异常发育	儿童成人均可发病	<1%
7	*KLF11*	肿瘤抑制基因；β细胞的葡萄糖敏感性降低	表型类似于T2DM	<1%
8	*CEL*	内分泌和外分泌胰腺功能下降	典型常染色体显性遗传	<1%
9	*PAX4*	转录因子影响β细胞凋亡和增殖	可能出现酮症	<1%
10	*INS*	胰岛素基因的杂合突变	多在20岁前发病；通常需要磺酰脲或胰岛素治疗	<1%
11	*BLK*	影响胰岛素分泌的杂合突变	随着体质量指数（BMI）的升高其外显率增加	<1%
12	*ABCC8*	ATP敏感性钾离子通道功能异常	临床表型类似于HNF1A-MODY和HNF4A-MODY	<1%
13	*KCNJ11*	ATP敏感性钾离子通道功能异常	临床表型具有异质性	<1%
14	*APPL1*	编码接头蛋白，介导脂联素和胰岛素信号传导之间相互作用	具有MODY表型，糖化血红蛋白和C肽水平接近正常；大多数无碳水化合物代谢紊乱的临床症状，存在高血糖；33%女性在怀孕期间出现糖尿病	<1%

在6个月龄之前确诊的糖尿病最有可能是单基因新生儿糖尿病，而不是T1DM。其中约有一半的人患TNDM，可在起病数周至数月后缓解，约70%的患者在染色体6q24区域出现异常。最后将近一半的TNDM患者在数年至数十年后会再次发生糖尿病。PNDM患者中约一半在*KCNJ11*或*ABCC8*基因上存在突变。大多数PNDM患者最终可采用口服磺酰脲类药物治疗，无需使用胰岛素。用于区分PNDM的另一个常见原因是胰岛素基因突变为杂合型。新生儿糖尿病存在多种与多系统临床综合征相关的其他遗传亚型。

母系遗传性糖尿病伴耳聋（maternally inherited diabetes and deafness，MIDD）是一种线粒体疾病。是由线粒体tRNA Leu（UUR）基因上A3243G这一点突变引起的。MIDD发病机制主要是胰岛β细胞线粒体功能异常而导致的胰岛素分泌不足。除了糖尿病和感觉神经性耳聋症状，另外还存在肌病、色素性视网膜病、心肌病和局灶性肾小球硬化症等症状。其他线粒体缺陷也可能导致糖尿病。

一些多系统单基因综合征具有明显的胰岛β细胞功能障碍。Wolfram综合征（Wolfram syndrome，WS）是一种常染色体隐性遗传疾病，其特征是严重的胰岛素缺乏型糖尿病（DM），并伴有尿崩症（diabetes insipidus，DI）、视神经萎缩（optic atrophy，OA）和神经性耳聋（deafness，D），因此又称为DIDMOAD综合征。大部分WS患者属于Wolfram综合征1型（WS1），是由*WFS1*基因突变引起的；而小部分患者属于由*WFS2*（位于染色体4q24，又名*CISD2*）基因的致病突变所引起的Wolfram综合征2型（WS2），与1型不同，该亚型不出现尿崩症。*WFS1*和*WFS2*这两个基因中的突变均导致转录物的异常剪接，从而导致WFS1和WFS2蛋白质完全降解或功能丧失。

2. 胰岛素作用单基因缺陷　单基因导致的胰岛素抵抗比单基因胰岛β细胞缺陷少见。在没有肥胖的情况下，它们通常表现出胰岛素抵抗的特征，包括高胰岛素血症、黑棘皮病、多囊卵巢综合征以及男性化。糖尿病仅在胰岛β细胞不能补偿胰岛素抵抗时发生。

胰岛素受体的突变会导致一系列临床表现和不同的高血糖程度。矮妖精貌综合征(leprechaunism)和 Rabson-Mendenhall 综合征是两种儿科综合征，均是由胰岛素受体基因的突变引起，这种突变导致极端的胰岛素抵抗、畸形、严重的宫内发育迟缓和早期死亡。而轻度突变则会导致A 型胰岛素抵抗综合征。

以脂肪营养不良为特征的脂质贮积病有一个共同特点就是存在胰岛素抵抗。家族性部分脂肪营养不良(familial partial lipodystrophy，FPL)是一种显性遗传病，其特征是青年人出现肢体脂肪营养不良，并伴有高脂血症和胰岛素抵抗性糖尿病。编码核纤层蛋白 A/C 的 *LMNA* 基因突变(R482W、R482L、R482Q)是 FPL 最常见的遗传风险因素。*PPARγ* 基因突变(C190S、F388L、P465L)也会导致通常表现为严重的胰岛素抵抗、早发型 T2DM 和高血压的部分脂肪营养不良。

第二节　高血压及其基因检测指标

高血压是一种以体循环动脉收缩期和/或舒张期血压持续升高为主要特点的全身性疾病。它是由遗传和环境因素引起的心血管疾病，具有较高的患病率、残疾率和死亡率，高血压已成为威胁现代人健康的重大问题。随着人口增长和老龄化，30~79 岁的高血压患者绝对数量增加了 1 倍，从 1990 年的 3.31 亿女性和 3.17 亿男性高血压患者增长至 2019 年的 6.26 亿女性和 6.52 亿男性高血压患者。因而对高血压的基因遗传的研究和检测成为当今的热点问题。

一、高血压概述

(一) 疾病特点

最新的高血压诊治指南显示，中国约有 3 亿高血压患者。我国 18 岁及以上居民于 2012—2015 年调查显示，高血压患病率总体呈增高的趋势(现约为 27.9%)。近年来我国高血压患者的知晓率为 51.6%、治疗率为 45.8%、控制率为 16.8%，较前有明显提高，但总体仍处于较低的水平。

高血压分为原发性高血压和继发性高血压。原发性高血压是指以血压升高为主要临床表现而病因尚未明确的独立疾病，占高血压的 90% 以上；继发性高血压是指由某些确定的原因和疾病导致的血压升高，约占高血压的 10%。继发性高血压往往突然出现血压升高，这种突发性高血压可以由多种疾病和药物导致，主要疾病包括阻塞性睡眠呼吸暂停、肾脏疾病、肾上腺肿瘤、甲状腺疾病等。

(二) 遗传背景

长期慢性的高血压会增加心血管疾病和肾脏疾病的发病风险，对高血压的病因研究显得极为重要。多项观察证据表明遗传在血压调节中发挥重要作用，家系和双生子的研究表明血压具有遗传性，收缩压的遗传率为 15%~40%，舒张压的遗传率为 15%~30%，动态收缩压和动态舒张压的遗传率分别为 69% 和 51%；与异卵双生子相比，单卵双生子血压表型显示出更大的相关性。家系研究表明，有高血压家族史的个体患高血压的风险显著增加，因此高血压的遗传因素增加发病风险。

二、高血压的常见基因检测指标

继发性高血压是一类与遗传密切相关的疾病，其中大多数为单基因遗传性高血压，这类疾病的诊断和治疗与基因检测密切相关。原发性高血压病因未明，属于多基因复杂遗传病，目前 GWAS 研究发现了多个血压相关的易感基因，但高血压显著相关的基因较少。

（一）继发性高血压相关基因

继发性高血压中有一类与遗传显著相关的单基因遗传性高血压，是由一个基因突变引起的重度高血压。一般在青少年发病，伴有家族史。目前确认的单基因遗传性高血压包括假性醛固酮增多症、Gordon 综合征、表观盐皮质激素增多症、全身性糖皮质激素抵抗、先天性肾上腺皮质增生症、家族性醛固酮增多症和嗜铬细胞瘤等。

1. 假性醛固酮增多症　以早发中重度高血压、低血浆肾素、低血钾以及低或正常血浆醛固酮水平为典型表现，多呈家族性，也存在散发病例。该病在我国发病年龄 ≤40 岁的年轻高血压患者中患病率约 1%。假性醛固酮增多症是常染色体显性遗传疾病，由编码上皮细胞钠通道蛋白 β、γ 亚单位的 *SCNN1B* 和 *SCNN1G* 基因突变导致。目前研究显示两种基因的致病突变均集中于第 13 号外显子。由于致病基因突变使得上皮细胞钠通道蛋白不能正常降解，导致水钠潴留、肾素和醛固酮分泌受抑制，而导致一系列临床症状。

2. Gordon 综合征　又称为假性低醛固酮血症Ⅱ型（pseudo-hypoaldosteronism Ⅱ，PHA Ⅱ）。具有 5 个亚型，即 PHA ⅡA、PHA ⅡB、PHA ⅡC、PHA ⅡD、PHA ⅡE。以高血压、高钾血症、肾小球滤过率正常为主要表现，还可表现为血醛固酮水平正常或降低、血肾素水平降低、高氯血症、代谢性酸中毒、血钙水平降低、尿钙水平升高、智力障碍、牙釉质发育异常和身材矮小。从出生后 2 周到 70 岁均可发病。Gordon 综合征主要为常染色体显性遗传，少数为隐性遗传。目前已经报道 *WNK4*、*WNK1*、*KLHL3* 和 *CUL3* 共 4 个致病基因分别与 PHA ⅡB、PHA ⅡC、PHA ⅡD 和 PHA ⅡE 的 4 个亚型相关联。最常见的致病基因是 *KLHL3*，常染色体显性遗传约占 70%，其余为常染色体隐性遗传。

3. 表观盐皮质激素增多症　以高血压、低血浆肾素活性及低醛固酮血症、低钾血症，同时伴血、尿皮质醇代谢异常为主要临床表现。多为儿童起病，成人也可发病。成人易发生高血压并发症，如卒中等。表观盐皮质激素增多症是由编码 11β- 羟类固醇脱氢酶 2 的基因 *HSD11B2* 发生突变导致的常染色体隐性遗传疾病。该基因突变引起 11β- 羟类固醇脱氢酶 2 活性下降或丧失，导致皮质醇在体内大量蓄积，从而使盐皮质激素受体与大量蓄积的皮质醇结合活化，产生类似醛固酮增多症的症状。

4. 全身性糖皮质激素抵抗　为常染色体显性遗传性疾病，由 *NR3C1* 基因突变导致的糖皮质激素受体失活所致。由于全身各器官对糖皮质激素反应不同，全身性糖皮质激素抵抗临床表现从无症状到严重临床表现，如低血糖、肾素活性和醛固酮水平降低、高血压、肾上腺增生及雄激素过多和低钾性碱中毒等，呈现较强的异质性。

5. 先天性肾上腺皮质增生症　是由于肾上腺皮质激素合成过程限速酶缺陷导致的相应综合征。其中 17α- 羟化酶缺乏症、11β- 羟化酶缺乏症可明确导致血压升高，前者可引起 11- 脱氧皮质酮和皮质酮分泌增多，后者可引起 11- 脱氧皮质酮和 11- 脱氧皮质醇分泌增多，均可导致水钠潴留和排钾，从而引起高血压和低钾血症，二者均引起促肾上腺皮质激素代偿性升高，进而造成肾上腺皮质增生。先天性肾上腺皮质增生症为常染色体隐性遗传病，目前研究表明至少涉及 2 个基因包括导致 11β- 羟化酶缺乏症的 *CYP11B1* 基因和导致 17α- 羟化酶缺乏症的 *CYP17A1* 基因。

6. 家族性醛固酮增多症　家族性醛固酮增多症（familial hyperaldosteronism，FHA）以早发高血压、醛固酮增多为共同临床表现，FHA Ⅰ型可被糖皮质激素抑制；FHA Ⅰ、FHA Ⅲ型的患者 18- 氧皮质醇和 18- 羟基皮质醇水平可明显增高；对糖皮质激素治疗无效的为 FHA Ⅱ、FHA Ⅲ、FHA Ⅳ型的患者，可考虑应用盐皮质激素受体拮抗剂或其他降压药物治疗。FHA 是常染色体显性遗传病，目前已报道 3 种基因突变和 1 种嵌合基因变异与 FHA 相关，FHA Ⅰ型由于编码 11β- 羟化酶的基因 *CYP11B1* 和编码醛固酮合成酶的 *CYP11B2* 基因启动子区发生嵌合导致。FHA Ⅱ、FHA Ⅲ、FHA Ⅳ分别由编码氯离子通道 2 的 *CLCN2* 基因、编码 G 蛋白敏感内向整流钾通道的 *KCNJ5* 基因以及编码电压依赖型钙通道的 *CACNA1H* 基因突变所致。

7. 嗜铬细胞瘤　指起源于肾上腺与肾上腺外嗜铬组织的肿瘤。前者称为嗜铬细胞瘤(pheochromocytoma,PCC),分泌儿茶酚胺激素,约占 85%;后者称为副神经节瘤(paraganglioma,PGL),起源于脊柱旁的交感神经节,分泌或不分泌儿茶酚胺激素,占 15%~20%。超过 1/3 的 PCC/PGL 患者存在胚系基因突变,主要呈常染色体显性遗传。目前报道 12 种胚系基因突变(表 6-3),其中最为常见的是 *SDHB* 基因突变,突变率约为 10.3%,其次是 *SDHD*(8.9%)、*VHL*(7.3%)、*RET*(6.3%)和 *NF1*(3.3%)。

表 6-3　嗜铬细胞瘤的相关致病基因

基因名称	遗传模式	占比
VHL	常染色体显性遗传	7%~10%
RET	常染色体显性遗传	5%~6%
NF1	常染色体显性遗传	3%
SDHB	常染色体显性遗传	8%~10%
SDHC	常染色体显性遗传	1%~2%
SDHD	常染色体显性遗传,父源表达	5%~7%
MAX	常染色体显性遗传	1%~2%
TMEM127	常染色体显性遗传	1%~2%
EPAS1	不详,存在合子后突变致病	6%~12%
SDHA	常染色体显性遗传	<1%
FH	常染色体显性遗传	1%~2%
SDHAF2	常染色体显性遗传	<1%

(二) 原发性高血压相关基因

原发性高血压不属于单基因病,而是遗传因素和环境因素相互作用所致的复杂性疾病,多伴有交感神经系统活动亢进和肾素 - 血管紧张素 - 醛固酮系统激活。近年来原发性高血压的遗传研究主要是全基因组关联分析(genome-wide association study,GWAS)和 GWAS 荟萃分析研究,高血压的全基因组关联分析纳入大样本量的队列进行数十万个单核苷酸多态性分析,寻找与疾病发生、发展及治疗相关的遗传基因。随着国际血压全基因组关联研究组织、基因组流行病学心脏和衰老研究组织和英国生物银行等的兴起,大量的人群血压 GWAS 研究发现了超过 100 个 SNP 易感位点,但这些位点大多仅仅与血压有关,与高血压显著相关的易感位点却很少,目前 GWAS 及其荟萃分析发现的原发性高血压易感基因主要包括 *RYR2*、*WNK1*、*UMOD*、*P4HA2*、*ATP2B1*、*NPR3* 和 *PLCE1* 等。高血压的相关易感基因见表 6-4。

表 6-4　高血压的相关易感基因

染色体	SNP	*P*	A1/A2	基因
1	rs2820037	7.7×10^{-7}	T	*RYR2*
16	rs13333226	3.6×10^{-11}	T/G	*UMOD*
5	rs9791170	5.1×10^{-7}	A/-	*P4HA2*

续表

染色体	SNP	*P*	A1/A2	基因
12	rs11105354	1.1×10^{-10}	G/A	*ATP2B1*
5	rs1173771	3.2×10^{-10}	G/A	*NPR3*
10	rs932764	9.4×10^{-9}	G/A	*PLCE1*

A1/A2：次等位基因 / 主等位基因。

1. *RYR2* *RYR2* 位于染色体 1q43，该基因编码心肌肌质网的兰尼碱受体，这一受体蛋白质是钙通道的成分之一，在心肌中高丰度表达并调节来自肌质网的钙离子流速，可直接影响心脏去极化和心肌收缩功能。既往研究显示，*RYR2* 的遗传变异增加恶性室性心律失常风险，而心律失常在高血压个体中会进一步恶化。rs2820037（$P=7.7 \times 10^{-7}$）与原发性高血压显著相关。

2. *WNK1* *WNK1* 位于染色体 12p13.3，该基因编码丝氨酸 / 苏氨酸激酶 WNK 亚家族的成员，这一蛋白质通过控制钠离子和氯离子的运输而发挥调节血压的作用。研究表明 rs1468326 的多态性与高血压的严重程度存在显著相关性，这一多态性可以影响 WNK1 表达，使得血压升高和增加患高血压风险。

3. *UMOD* *UMOD* 位于染色体 16p12.3，编码尿调节蛋白，表达于髓袢升支的细胞外糖基磷脂酰肌醇锚定的糖蛋白，这一蛋白在哺乳动物尿液中含量最高。GWAS 研究表明 rs13333226 多态性定位于尿调节蛋白基因的 5' 末端，通过减少尿调节素分泌和促进近端肾小管钠的重吸收而参与钠稳态，rs13333226（$P=1.61 \times 10^{-10}$）次要 G 等位基因与较低的高血压风险相关。

4. *P4HA2* *P4HA2* 位于染色体 5q31.1，该基因编码脯氨酰 4- 羟化酶的成分，这是胶原合成中的关键酶，脯氨酰 4- 羟化酶催化 4- 羟脯氨酸的形成，对新合成的原胶原链的正确三维折叠发挥重要作用。Adeyemo 进行了首个非洲裔美国人高血压 GWAS 研究，发现 SNP rs9791170（$P=5.1 \times 10^{-7}$）多态性与高血压具有显著相关性。

5. *ATP2B1* *ATP2B1* 位于染色体 12q21.33，该基因编码 P 型初级离子转运 ATP 酶，主要在血管内皮中表达，通过调节细胞内钙离子而参与血管平滑肌舒张和收缩。一项纳入 6 个大型前瞻性研究的荟萃分析显示，*ATP2B1* 的 SNP 位点 rs2681472（$P=1.7 \times 10^{-8}$）与高血压风险之间存在显著相关性；新近 GWAS 研究显示，*ATP2B1* 的 SNP 位点 rs1105378（$P=7.0 \times 10^{-10}$）、rs11105354（$P=1.1 \times 10^{-10}$）与高血压风险之间存在显著相关性。

6. *NPR3* *NPR3* 位于染色体 5p13.3，该基因编码利尿钠肽受体 3，利尿钠肽是一种调节血容量和血压、肺动脉高压和心脏功能以及一些代谢和生长过程的小分子肽，利尿钠肽与利尿钠肽受体结合后，通过受体的内吞作用清除循环和细胞外的利尿钠肽。GWAS 研究发现原发性高血压的易感位点为 rs1173771（$P=3.2 \times 10^{-10}$）。

7. *PLCE1* *PLCE1* 位于染色体 10q23.33，该基因编码一种磷脂酶，该酶催化磷脂酰肌醇 -4，5- 二磷酸酯水解为 1，4，5- 三磷酸肌醇和甘油二酯这两个第二信使，这些信使参与调节细胞生长、分化和基因表达的各种过程。GWAS 研究发现原发性高血压的易感位点为 rs932764（$P=9.4 \times 10^{-9}$）。

虽然目前 GWAS 研究确定钙通道调节、钠离子转运和血管收缩等功能的基因为高血压易感基因，但是这些易感基因的研究大多基于欧洲人群，并且风险位点在不同的研究之间得到确认的较少，因而这些单一的风险位点对于高血压疾病的诊断和治疗价值极为有限。鉴于高血压是环境和遗传之间相互作用导致的复杂疾病，未来广泛地进行不同人群的大规模 GWAS 研究和更加深入的基因定位及功能分析将有利于揭示高血压这一复杂疾病的遗传易感因素，增加对这一疾病发病机制的深入认识，为高血压的精准诊断和治疗提供有力的依据。

第三节　家族性高胆固醇血症

家族性高胆固醇血症(familial hypercholesterolemia,FH),又称家族性高β脂蛋白血症。属于常染色体(共)显性遗传病,主要表现为血浆低密度脂蛋白胆固醇(low density lipoprotein-cholesterol,LDL-C)水平升高,导致动脉粥样硬化斑块沉积而增加患心血管疾病风险。FH中常见的心血管疾病是冠状动脉疾病,表现为心绞痛和心肌梗死。流行病学调查显示,FH的患病率为1∶250~1∶200,未接受FH治疗的男性在50岁前发生冠状动脉事件的风险为50%,在60岁前的女性为30%。

然而,即使有相应的临床表现,很大比例的FH患者仍未得到及时确诊。据统计,全世界3 000多万FH患者中,超过90%的人没有得到确诊。除诊断不足外,FH的治疗也不理想,FH患者中至多只有一半得到充分治疗,对于FH的新型分子药物治疗亟待研究。随着基因检测技术的发展,研究发现许多基因突变与FH的发病相关,因此通过基因检测可为FH提供明确的分子诊断及药物治疗思路。

一、家族性高胆固醇血症概述

1. 家族性高胆固醇血症的疾病特点　尽管过去几十年的降脂治疗有所改进,但目前的降脂治疗并没有达到治疗目标,所以FH仍然是心血管疾病发生的主要因素之一。临床上根据表型可将FH分为两大类:杂合子FH(heterozygous FH,HeFH)和纯合子FH(homozygous FH,HoFH),分别由一个等位基因突变和两个等位基因突变引起。其中,HeFH在人群中的患病率较高,为1/500~1/200。此类患者的血浆LDL-C浓度较正常人高2~3倍,且男性55岁前、女性60岁前更易出现早发冠心病的症状。HoFH为双等位基因(纯合或复合杂合)致病变异引起,是更为严重的一种疾病形式,患者所占比例为百万分之一。纯合子患者通常伴有严重的LDL-C升高,在儿童早期易出现肌腱黄色瘤等体征,甚至在儿童时期就可能患上心血管疾病。

FH的发病与血浆LDL-C的清除能力下降相关,其可能的机制为LDL-C与细胞膜表面的低密度脂蛋白受体(low density lipoprotein receptor,LDLR)及载脂蛋白B(apolipoprotein B,ApoB)结合形成复合物,通过LDLR衔接因子蛋白1(low-density lipoprotein receptor adapter protein 1,LDLRAP1)介导的内吞作用进入细胞,LDL-C及ApoB继而在溶酶体内被降解,而LDLR再循环至细胞膜。细胞膜表面的前蛋白转化酶枯草溶菌素9(proprotein convertase subtilisin/kexin type 9,PCSK9)为LDLR的抑制剂,可降解LDLR而非使其再循环。

目前,国际上总结了多种诊断标准,较为常用的为荷兰脂质评分系统(表6-5)。除常规的临床诊断依据外,美国心脏病学会专家组提出,基因检测在FH的临床诊断治疗中有以下获益:①基因检测为FH提供了明确的分子诊断;②提供了预后和风险分层信息;③促进了以家庭为基础的FH级联检测;④提供更多FH的治疗选择,如检测发现*PCSK9*突变时应用PCSK9抑制剂则会有较好的效果。

表6-5　家族性高胆固醇血症荷兰脂质评分系统

项目	内容	评分
LDL-C水平	>8.5mmol/L	8
	6.5~8.4mmol/L	5
	5.0~6.4mmol/L	3
	4.0~4.0mmol/L	1

续表

项目	内容	评分
体检	肌腱黄色瘤	6
	<45 岁出现角膜弓	4
病史	早发冠心病病史（男性<55 岁，女性<60 岁）	2
	早发脑血管病或周围血管疾病（男性<55 岁，女性<60 岁）	1
家族史	一级亲属早发冠心病或心血管疾病（男性<55 岁，女性<60 岁）	1
	一级亲属中血 LDL-C 水平超过同性别、同年龄分布的第 95 百分位数	1
	一级亲属出现肌腱黄色瘤或角膜弓	2
	18 岁以下的儿童 LDL-C 水平超过同性别、同年龄分布的第 95 百分位数	2
基因检测	*LDLR*、*ApoB* 或 *PCSK9* 基因存在致病突变	8

各项目之和>8 分确诊为 FH，6~8 分极可能为 FH，3~5 分可能为 FH，<3 分可能性极小。

2. 家族性高胆固醇血症的遗传背景　FH 主要为常染色体显性遗传，部分为常染色体隐性遗传。FH 的遗传特点为：①遗传异质性，其中 LDLR 的突变最为常见；②变异个体具有聚集现象，即在某些地区，单个或几个 FH 的致病基因流行率较高；③表型变异，即该类患者的 LDL-C 水平和临床表现呈现差异大、范围广的特点。

目前已鉴定出的显性 FH 致病基因包括 *ApoB*、*LDLR* 和 *PCSK9*；隐性遗传基因主要为 *LDLRAP1*。近年来新发现的载脂蛋白 E（apolipoprotein E，*ApoE*）、信号转导衔接家族成员 1（signal-transducing adaptor family member 1，*STAP1*）、甾醇 27- 羟化酶（sterol 27-hydroxylase，*CYP27A1*）等 FH 致病变异基因也逐渐受到关注。

二、家族性高胆固醇血症相关的变异基因

FH 作为一种严重的遗传代谢性疾病，患者及其近亲属发生心血管事件风险极高且具有早发的特点。FH 基因检测可为 FH 患者提供预后信息并进行风险分层。美国心肌梗死遗传学协会的一项病例对照人群研究发现，具有相关基因突变的 FH 患者发生冠心病风险高于非基因突变的患者。而与携带多基因突变的 FH 患者相比，携带单基因突变的 FH 患者动脉粥样硬化程度和早发冠心病的风险更高。此外，FH 患者的冠心病发病进展与其基因突变的类型密切相关：携带 *LDLR* 无义突变的患者表型最为严重；携带 *LDLR* 错义突变及 *ApoB* 和 *PCSK*9 突变的患者表型较轻；LDL-C 水平相同时，携带致病突变的 FH 患者的冠心病发病风险将增加 3 倍以上，推测与 LDL-C 水平升高有关。这说明除通过 LDL-C 水平评估外，基因检测在 FH 患者中提供心血管风险信息方面具有实用性。

FH 基因研究也为降脂药物研究带来新思路。分子生物学技术的飞速发展促使 FH 致病基因相继被发现，如 *LDLR*、*ApoB*、*PCSK9*、*LDLRAP1* 等。基于此，研究人员发现 PCSK9 抑制剂可通过抑制 PCSK9 与 LDLR 结合，阻断 LDLR 的降解，从而降低 LDL-C 水平，目前相关药物已在临床试验中展现出较好的降脂效果。随着对 FH 基因研究的不断深入，未来将有望减少心血管事件的发生及大幅度提高患者的治愈率。

（一）FH 常染色体显性相关变异基因

1. *LDLR* 基因　*LDLR* 基因是 FH 最主要的致病基因，位于染色体 19p13.1-13.3，在胆固醇代谢调节中具有重要作用。研究表明，*LDLR* 基因突变类型约有 143 种，包括无义突变、同义突变、错义突变、启动子突变和剪接区域、大片段 DNA 重组、短序列插入和缺失等。FH 人群中

LDLR 主要突变形式有 c.2177C>T、c.1285G>A、c.1775G>A、c.1048C>T、c.2054C>T、c.682G>A、c.829G>A、c.798T>A、c.1567G>A、c.(940+1_941-1)_(1186+1_1187-1)del、c.530C>T、c.1432G>A、c.122 2G>A 等。通过随访罹患 FH 的家庭发现，在 *LDLR* 基因的第 13 外显子上出现插入和缺失突变（c.1885_1889delinsGATCATCAACC），该突变导致突变体 *LDLR* 保留在内质网中，无法通过高尔基体糖基化，且无法移动至细胞膜上，使细胞膜 *LDLR* 减少，血液中 LDL-C 升高。科研人员对 FH 的 *LDLR* 基因突变的致病机制研究发现，有 3 个突变结构与极低密度脂蛋白受体中的致病基因突变结构相同（分别为 D482H、D445E、C667F），其中 *LDLR* 突变体 D482H、C667F 定位于内质网，D445E 不影响受体向质膜转运。此外，*LDLR* 突变类型与降脂药物治疗反应之间的相关性研究发现，同正常 LDL-C 基线水平比较，*LDLR* 无效突变的患者经降脂药物治疗后 LDL-C 水平仍然很高。因此，无效突变的 FH 患者即使早诊断并立即开始降脂治疗，其心血管疾病发生率依然很高。

2. *ApoB* 基因　*ApoB* 基因位于染色体 2p23.24，大约 9%FH 患者为该基因突变。*ApoB* 基因的产物是乳糜微粒和 LDL 的主要载脂蛋白，是 LDL 受体的配体。ApoB 在血浆中存在两种同工型：ApoB-48 和 ApoB-100。前者仅在肠道中合成，后者在肝脏中合成。ApoB 的肠道和肝脏形式由来自单个非常长的 mRNA 的单个基因编码。这两种同工型共享一个 N 端序列。较短的 ApoB-48 蛋白是在对残基 2180（CAA->UAA）的 ApoB-100 转录物进行 RNA 编辑后产生的，从而产生终止密码子，提前终止翻译。在 *ApoB* 突变中，碱基置换突变约为 90%，缺失突变约为 8%，插入及复制突变约为 2%。FH 人群中 *ApoB* 主要突变形式有 c.7696G>A、c.10579C>T、c.293C>T、c.13444A>G、c.10580G>A、c.13444A>G、c.10913G>A、c.5741A>G、c.4838G>C、c.12382G>A、c.10294C>G、c.3383G>A 等。中国 FH 人群中最常见的 *ApoB* 基因突变形式为：*ApoB-100* 基因突变为 *R3500W*，该突变导致编码的精氨酸变为色氨酸，从而降低 LDL 与受体结合能力。另有研究发现，在 FH 患者中检测出了 *ApoB-100* 基因外显子 19 和 26 中的 p.(Pro994Leu)、p.(Thr3826Met) 突变体，对这些突变体进行体外分析，结果显示外显子 26 突变 p.(Thr3826Met) 导致 LDL 的结合能力和内化率降低，而外显子 19 的改变不产生影响。

Mipomersen 是近年来针对 *ApoB* 基因突变研发的降脂新药，属于反义寡核苷酸，可阻断 ApoB 的产生，从而降低极低密度脂蛋白水平。Mipomersen 被美国食品药品监督管理局批准用于 HoFH 治疗，常见不良反应有注射部位反应、肝脏毒性和流感样症状等。一项随机对照研究评估了 Mipomersen 在 HeFH 患者中的疗效和安全性，结果显示除 21.2% 受试患者出现不良反应外，Mipomersen 可有效降低具有 *ApoB* 基因突变的 HeFH 患者的脂蛋白水平。

3. *ApoE* 基因　*ApoE* 基因位于染色体 19q13.2，编码 317 个氨基酸的 ApoE 前体。在 *ApoE* 突变中，碱基置换突变约占 86%，缺失突变约占 9%，其余为插入突变、复制突变。*ApoE* 主要突变形式有 c.526C>T、c.388T>C、c.149G>A、c.942C>T、c.90C>G 等。*ApoE* 主要突变形式有 c.388T>C、c.526C>T、c.942C>T、c.90C>G、c.149G>A 等。*ApoE* 基因中唯一的 FH 致病性变异是框内缺失 p.Leu167del-ClinVar VCV000126456.1。西班牙研究团队对 288 名 FH 患者的三个主要基因没有致病性变异的筛查显示 p.Leu167del 变异的患病率为 3.1%；意大利研究团队对 1 000 多名 FH 患者的筛查中仅发现一个 *ApoE* 变异携带者。

4. *PCSK9* 基因　*PCSK9* 基因是第 3 个被发现与 FH 相关的基因，位于染色体 1p32.3，有 12 个外显子，是一种丝氨酸酯酶。发生 *PCSK9* 基因突变的 FH 患者约占 2%。截至目前，约有 350 个的 *PCSK9* 突变类型被发现。根据突变功能影响，分为 *PCSK9* 功能获得型突变和 *PCSK9* 功能缺失型突变，而只有功能获得型突变才能导致 FH。*PCSK9* 功能获得型突变在 FH 患者中占比较低，不足 1%。*PCSK9* 突变中，碱基置换突变约占 87%，缺失突变约占 8%，其余为插入突变、复制突变。FH 人

群中 *PCSK9* 主要突变形式有 c.1120G>T、c.1486C>T、c.1487G>A、c.10G>A、c.658G>A、c.94G>A、c.7454A>G、c.1405C>T、c.277C>T 等。

靶向 PCSK9 的单克隆抗体已作为常规降脂的补充药物来治疗 FH。依洛尤单抗与阿利西尤单抗也作为代表性药物获得了多个国家及地区的批准。依洛尤单抗的相关研究显示，与安慰剂组相比，服用依洛尤单抗 420mg/ 月的 FH 患者 LDL-C 水平降低了约 30.9%，且不良反应的发生率无明显差异。另一项试验表明，在 HeFH 患者中，服用依洛尤单抗 140mg/2 周或 420mg/ 月的耐受性良好，且与安慰剂组相比，LDL-C 水平降低了 60%。依洛尤单抗在儿童中的研究效果同样显著，在 24 周内，LDL-C 与安慰剂相比降低了 38%，而 45% 的患者与基线相比降低了约 50%。

5. *STAP1* 基因　又称为 *BRDG1* 基因，位于染色体 4q13.2。该基因编码的蛋白质包含一个富含脯氨酸的区域、一个普列克底物蛋白同源结构域，以及一个与 Src 同源 2 结构域相似的羧基末端一半区域。该基因的可变剪接导致多个转录变体，其变异是 FH 最新、最罕见的遗传原因。*STAP1* 中致病性变异携带者显示出的脂质特征弱于 *LDLR* 突变患者携带者，与 *ApoB* 突变患者相似。

（二）FH 常染色体隐性相关变异基因

LDLRAP1 基因，又称为 *ARH* 基因。位于染色体 1p36.11，由 9 个外显子组成。约 1% 的 *LDLRAP1* 基因变异会导致 FH 常染色体隐性遗传。该基因编码含有磷酸酪氨酸结合（PTD）结构域的胞质蛋白。PTD 结构域可与 LDLR 的细胞质尾部相互作用，与 LDLR 结合成 LDL-LDLR 复合物进行内吞并输运到胞内。*LDLRAP1* 基因突变会导致 LDL 受体功能障碍，造成 LDLRAP1 蛋白分子缺陷，LDL-C 摄取减少，从而降低 LDL-C 代谢。在 *LDLRAP1* 基因突变中，碱基置换突变约为 91%，缺失突变约为 6%，复制突变约为 3%。*LDLRAP1* 基因的移码突变体导致截短的肽段可能会影响 LDLR/LDL 复合物的细胞内在化。人群中 LDLRAP1 主要突变形式有 c.65G>A、c.396C>T、c.397G>A、c.654A>G、c.413A>G、c.423C>T、c.71G>T、c.223G>A、c.284G>A、c.406C>T 等。

研究发现，携带 *LDLRAP1* 基因突变的患者，成纤维细胞培养的 LDL 受体活性正常，这些突变基因携带者可能出现较受体缺失型患者更轻的表型。

（三）FH 表型拷贝 - 常染色体隐性遗传相关变异基因

1. *ABCG5* 与 *ABCG8* 基因　*ABCG5* 与 *ABCG8* 基因编码的蛋白质是 ATP 结合盒（ATP binding cassette，ABC）转运蛋白超家族的成员。*ABC* 基因有七个不同的亚家族，分别为 *ABC1*、*MDR/TAP*、*MRP*、*ALD*、*OABP*、*GCN20*、*White*。ABC 蛋白通过细胞外膜和细胞内膜转运各种分子。ABCG5 与 ABCG8 蛋白是 *White* 亚科的成员，通常作为半转运蛋白发挥作用，限制肠道吸收并促进胆汁排泄甾醇。它们在肝脏、结肠和肠道中以组织特异性方式表达。*ABCG5* 基因与家族成员 *ABCG8* 以头对头的方向串联排列在 2 号染色体上。*ABCG5* 与 *ABCG8* 基因的突变可能会导致甾醇积累和动脉粥样硬化，目前谷甾醇血症患者中已观察到相关症状。

现有研究将 *ABCG5/8* 及前文所述的 *ApoE*、*LDLRAP1* 基因定义为“寡基因 FH”，此类基因突变为 FH 有害变异，可导致谷甾醇血症和血脂异常。寡基因型 FH 患者的 LDL-C 高于由 *LDLR* 等传统基因单一致病性变异引起的 FH 患者，且后一类患者很多同时兼具寡基因 FH 变异，表明这些基因应囊括在 FH 筛查中。然而，若此类患者仅在杂合状态下携带这些变异，则不能被认为与高脂血症相关。

2. *LIPA* 基因　*LIPA* 基因位于染色体 10q23.31，编码一种溶酶体酸性脂肪酶，可水解细胞内的胆固醇酯和甘油三酯。*LIPA* 基因变异会导致溶酶体酸性脂肪酶缺乏症，其特征是高水平的胆固醇和氨基转移酶以及低水平的高密度脂蛋白胆固醇。

3. *CYP27A1* 基因　又称为 *CYP27* 基因，位于染色体 2q35。该基因编码细胞色素 P450 酶超家族成员。细胞色素 P450 蛋白可催化药物代谢和胆固醇、类固醇和其他脂质合成的许多反应。由于胆固醇转化为胆汁酸是从体内去除胆固醇的主要途径，因此细胞色素 P450 蛋白对于胆固醇的稳态非常重要。该基因的突变会导致脑腱黄瘤病，其特征是胆固醇水平轻度升高和黄色瘤。

第四节　原发性高尿酸血症

高尿酸血症通常由尿酸盐生成过多和 / 或肾脏对尿酸排泄减少，或两种因素共同存在所导致。地域、饮食习惯、民族等对高尿酸血症的发病率影响较大。《2019 年中国高尿酸血症与痛风诊疗指南》指出：中国高尿酸血症总体患病率为 13.3%（人数达 1.8 亿），痛风发病率为 1.1%（人数达 1540 万）。国际上将每年的 4 月 20 日定为“高尿酸血症日”，提倡全民关注高尿酸血症，防止高尿酸血症及其并发症的出现。根据病因不同，临床上将高尿酸血症分为原发性和继发性两大类，本节针对原发性高尿酸血症的基因检测进行阐述。

一、原发性高尿酸血症概述

1. 原发性高尿酸血症的疾病特点　尿酸是人体内嘌呤分解代谢的终产物，其中由机体细胞代谢分解产生的核酸占 80%，由其他嘌呤类化合物及食物中的嘌呤经酶分解产生的占 20%。尿酸是由嘌呤经过肝脏氧化代谢形成的，约 2/3 的尿酸由肾脏途径排泄，约 1/3 由肠道、胆道等途径排泄。体温 37℃时，血清中单钠尿酸盐的饱和溶解度为 420μmol/L（7mg/dl），超过此浓度，尿酸盐便会形成结晶沉积在肾脏、关节滑膜、软组织等部位，引起组织、器官损害。因此，目前对高尿酸血症的定义是，当血清尿酸水平＞420μmol/L（约 7mg/dl）时，称之为高尿酸血症。

高尿酸血症通常由尿酸盐生成过多和 / 或肾脏对尿酸排泄减少，或两种因素共同存在所导致。最近 10 年的流行病学调查研究显示，我国不同地区高尿酸血症的患病率存在较大的差异，为 5.46%~19.30%，其中男性为 9.2%~26.2%，女性为 0.7%~10.5%。高尿酸血症根据病因不同，临床上分为原发性及继发性两大类。与先天性嘌呤代谢障碍相关的主要为原发性高尿酸血症。大多数原发性高尿酸血症患者通常没有明显临床症状，常伴有代谢综合征表现。高尿酸血症与高血脂、高血压等一样，会导致全身多器官、组织损害。例如：胰岛细胞会受到尿酸盐结晶的损伤，使机体对胰岛素的敏感性下降，从而增加 2 型糖尿病的发病风险；高尿酸还会造成血管内皮的炎症、损伤，增加动脉粥样硬化斑块形成风险。大量临床数据显示，长期高尿酸状态与糖尿病、高血压、动脉粥样硬化、心脑血管疾病、外周血管疾病、慢性肾脏疾病等密切相关。因此，高尿酸血症已成为继高血糖、高血压、高血脂三高之后的“第四高”。在普通人群中，血尿酸水平每增加 60μmol/L，冠心病死亡的风险增加 12%，高血压发病的相对危险增加 13%，新发糖尿病的风险增加 17%。高尿酸血症对中老年人身体健康造成较大危害，且有不断年轻化发展的趋势。

2. 高尿酸血症的遗传背景　高尿酸血症是遗传因素和环境因素共同作用的复杂的代谢性疾病。是一种多基因相关的疾病，具有一定家族聚集倾向。有文献对双生子高尿酸血症的遗传学研究显示，血尿酸增高的遗传可能性为 45%~73%。基于人群队列的基因关联研究发现，血尿酸水平遗传可能性为 27%~41%。近年来，通过遗传关联分析已发现了约 30 个与尿酸代谢异常相关的易感基因。除了遗传易感基因内在因素外，还涉及外在环境因素的影响，内在遗传与外在环境因素两者所占比例约 55%：45%。

二、原发性高尿酸血症的常见基因检测指标

近年来大量研究发现，遗传基因在原发性高尿酸血症的发生、发展中起着重要作用。有研究

显示，约 60% 的患者尿酸生成及排泄受遗传因素影响。近期在各个国家开展的全基因组关联分析（GWAS）已检出多个导致高尿酸血症的易感基因及基因位点。携带这些基因变异的人群为高尿酸血症和痛风的高危人群。

目前我国人群所特异的高尿酸血症和痛风的遗传学研究尚欠缺，对基因位点的分子机制亦有待深入探讨，相信未来会有更多遗传易感基因的发现和鉴定，这将大大推进原发性高尿酸血症和痛风的分子致病机理的研究，可帮助筛查高危人群，也为高尿酸血症与痛风的早期干预与精准诊疗提供理论依据和技术支撑。以下重点阐述与高尿酸血症发生相关的几种先天性酶缺陷及相关基因。

（一）先天性酶缺陷

1. 次黄嘌呤鸟嘌呤磷酸核糖转移酶缺乏　莱施 - 奈恩综合征是由于次黄嘌呤鸟嘌呤磷酸核糖转移酶（*HGPRT*）基因的完全缺失而引起的 X 连锁隐性遗传代谢病。患者表现为高尿酸血症、痛风、肌张力障碍、舞蹈症、运动及智力发育障碍等。Kelley-Seemiller 综合征则是由于 *HGPRT* 基因部分缺失所致，表现为高尿酸血症所致的严重痛风和中枢神经系统受累。

2. 磷酸核糖焦磷酸合成酶 1 活性增加　因磷酸核糖焦磷酸合成酶 1 活性增加，导致高尿酸血症，常引起儿童痛风性关节炎、神经发育异常，也可伴随低血压、共济失调、感觉神经性耳聋。

3. 黄嘌呤氧化酶活性增加　黄嘌呤氧化酶活性增加会引起尿酸生成增多，从而导致高尿酸血症。尿酸生成示意图见图 6-1。

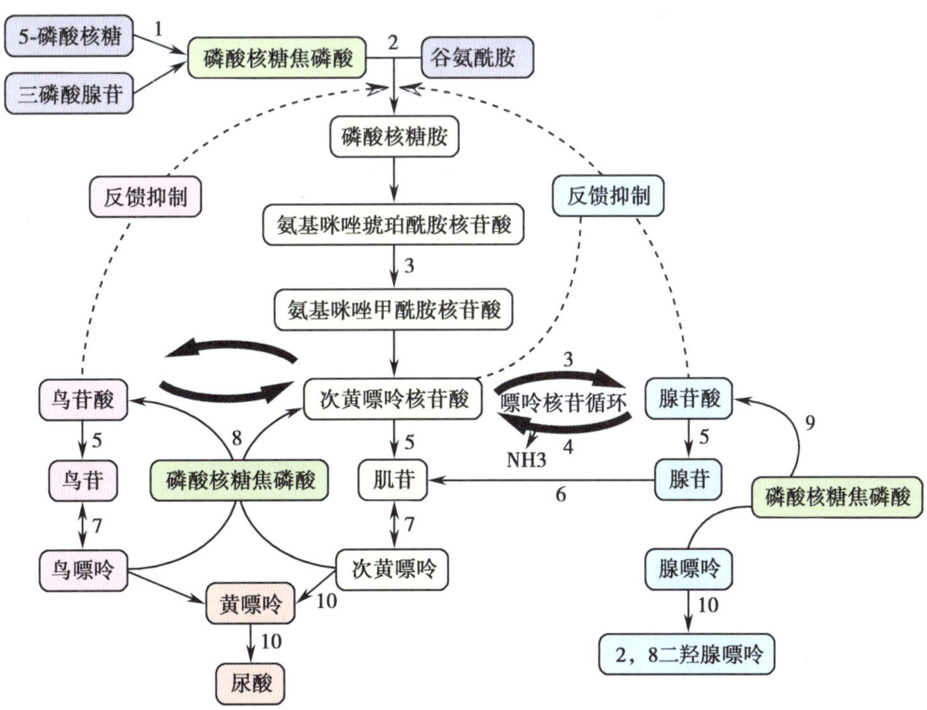

图 6-1　尿酸生成示意图

1. 磷酸核糖焦磷酸（PRPP）合成酶；2. 磷酸核糖酰胺转移酶；3. 腺苷酸琥珀酸裂解酶；4. 腺苷酸脱氨酶；5. 5'- 核苷酸酶；6. 腺苷脱氨酶；7. 嘌呤核苷磷酸化酶；8. 次黄嘌呤鸟嘌呤磷酸核糖转移酶；9. 腺嘌呤磷酸核糖基转移酶（APRT）；10. 黄嘌呤氧化酶。

（二）与尿酸排泄减少相关的基因

1. 家族性青少年高尿酸性肾病（familial juvenile hyperuricemia nephropathy，FJHN） FJHN 是常染色体显性遗传病。因尿酸排泄降低，引起高尿酸血症、痛风。现已证实存在 3 个致病性基因，即 *UMOD* 基因、*REN* 基因和 *HNF1*β 基因，分别位于 16p12、1q32.1 和 17q12。目前研究显示，约 45% 的 FJHN 患者因 *UMOD* 基因、*REN* 基因或 *HNF1*β 基因突变所致，55% 可能由尚未明确的基因突变所致。其中 *UMOD* 基因突变所致称为 FJHN-1 型，其典型的临床表现为高尿酸血症和在青少年期发作的痛风。出生后早期即出现缓慢进展的间质性肾病，通常 5~40 岁出现血肌酐增高，50~70 岁进展至终末期肾病。FJHN-2 型是由 *REN* 基因突变所致，通常以 1 岁时出现低增生性贫血、高尿酸血症、痛风及缓慢进展的间质性肾病为主要临床特征（患儿可有多尿和夜尿增多的临床表现）。通常在儿童期出现高尿酸血症和肾小球滤过率减低，40~60 岁进展至终末期肾病。此外，FJHN 可伴糖尿病及肾囊肿，因 *HNF1*β 基因剪接突变所致。有相关研究还鉴定了一个新的 FJHN 基因座，位于染色体 2p22.1-p21 上，并将该位点突变引起的 FJHN 命名为 FJHN-3 型。

2. 与尿酸转运蛋白相关的遗传多态性 约 90% 的原发性痛风患者高尿酸血症的产生主要是尿酸排泄减少。影响尿酸排泄的功能蛋白主要集中表达于近端肾小管，共同调节尿酸的分泌与重吸收，来维持血尿酸水平。目前已经发现了多个与血尿酸浓度显著相关的基因，其中与尿酸转运蛋白相关的基因主要有 *SLC17A1*，*SLC17A3*，*ABCG2*，*SLC12A9*，*SLC22A11*，*SLC22A12*，*GLUT9*（表 6-6）。

表 6-6 与尿酸转运蛋白相关的遗传多态性

基因名称	基因位置
SLC22A6	11q12.3
SLC22A8	11q11
SLC17A1	6p22.2
SLC17A3	6p21.3
ABCG2	4q22
SLC12A9	7q22
SLC22A11	11q13.1
SLC22A12	11q13.1
GLUT9	4p16.1
SLC22A13	3p21.3

（1）*ABCG2* 基因：该基因位于 4q22 染色体，长度 66kb，由 16 个外显子和 15 个内含子组成。其编码 ABCG2 蛋白，是一种 ATP 结合家族的多功能转运蛋白，表达于近端肾小管的刷状膜端，参与顶端尿酸盐分泌，也表达于小肠及肝脏的上皮细胞顶端膜，还参与肾外尿酸调节。该基因编码蛋白的缺失，可以减少约 53% 的 ABCG2 尿酸盐转运。该基因位点与血尿酸水平的相关性在 2008 年由 Dehghan 等最早报道，且在 GWAS 中被证实。研究发现，至少 10% 的白种人的痛风与该位点变异相关联。该基因位点的多态性可引起 0.57% 血尿酸水平变异，且对男性的作用大于女性。在白种人和黄种人中，rs2231142 是 *ABCG2* 与高尿酸血症的最强关联位点。研究发现，我国汉族男性中 rs2231142 位点 AA 基因型痛风发病率远高于 CC 基因型。研究显示，该风险等位基因频率在亚洲人群中高达 32%，因此推测在亚洲人群中，该基因和血尿酸的相关性可能较其他基因更强。

（2）*SLC2A9* 基因：该基因位于 4p16.1，全长 214kb，含有 13 个编码外显子和 1 个非编码外显子，目前该易感基因位点被认为影响力最大。该基因编码葡萄糖转运体9(glucose transporter 9,GLUT9)。人类GLUT9主要转运尿酸。经多个国家的研究证实,该基因在女性的突变率约为男性的2倍并存在种族特异性。2013年Dalbeth等研究显示,果糖负载增加可使高加索人*SLC2A9*基因表达上调和尿酸排泄下降,但对毛利人和太平洋祖先的种族则无效,提示该基因存在着种族差异。近几年来,Yang(2014年)、Tu(2010年)、Urano(2010年)等研究发现,*SLC2A9*基因的rs3733591在中国汉族人群、日本人群及所罗门群岛人群中是高尿酸血症和痛风的重要基因变异位点。但也有研究发现rs3733591位点也与肾性低尿酸血症2型(renal hypouricemia type 2,RHUC2)的致病性相关。我国学者也发现*SLC2A9*基因p.Pro516Thr杂合突变是RHUC2的致病位点。由此可见,*SLC2A9*不但是高尿酸血症的易感基因,也是尿酸水平低下的致病基因。

(3)*SLC22A12*基因:该基因位于11q13,含有11个外显子和9个内含子,全长2.6kb,是第一个被发现的尿酸转运蛋白基因。该基因编码人尿酸转运蛋白1(human urate transportor 1,hURAT1),在肾小管尿酸盐重吸收的调节中起重要作用。有研究发现*SLC22A12*基因的N端有3种不同的多态性,德国学者研究发现其可以降低尿酸的排泄率。基于日本人群的研究显示与男性血尿酸水平相关的是该基因的rs893006位点,其中血尿酸水平最低的是TT型患者。我国的研究表明在其内含子区和外显子区各有一个位点与高尿酸血症密切相关。研究发现,对于*SLC22A12*基因为野生型的高血压病患者,氯沙坦、丙磺舒、苯溴马隆可使尿酸清除率与肌酐清除率的比值显著增加,从而导致血尿酸水平降低;对于该基因为纯合或复合杂合的高血压病和低尿酸血症患者中并未发现这种作用。因此,基于对该基因位点的深入研究有利于开展药物研发及指导临床个体化治疗。

(4)*NIPAL1*基因和*FAM35A*基因:2017年5月份发表在《风湿病年鉴》上的一个大样本研究采用GWAS方法分析痛风及不同痛风类型病例,由此识别多个易感基因位点。研究显示,*NIPAL1*基因和*FAM35A*基因仅在尿酸排泄减少型痛风患者中差异显著。*NIPAL1*基因编码镁离子转运体,功能分析并未发现尿酸通过NIPAL1进行运输,这说明*NIPAL1*基因通过间接方式调控尿酸水平。定位分析发现*NIPAL1*基因和*FAM35A*基因主要表达于人类远端肾小管,表明了人类远端肾单位参与尿酸水平的调控。将经临床确诊的男性痛风患者和高加索及波利尼西亚血统的正常对照者均进行基因检测,发现*FAM35A*基因与痛风患者相关。

(三)促使尿酸在关节沉积的基因

目前,我国学者也鉴定出了几个全新的痛风易感基因,如*BCAS3*、*RFX3*、*KCNQ1*、*PLAA*,它们可能通过参与免疫调控、炎症通路等不同机制,参与了高尿酸血症进展为痛风的病理生理过程。

第五节　支气管哮喘

支气管哮喘(简称哮喘)是一种全球性慢性呼吸道疾病,在儿童和成人中均有发病。哮喘的发病率在全球各地区间存在差异。总体来说,哮喘在发达国家的发病率高于发展中国家,但近些年哮喘在发展中国家的发病率呈明显上升趋势。根据世界卫生组织的统计,目前全球约3.39亿人患有哮喘,预计到2025年将有约4亿人受其影响。分子生物学研究发现相关基因的研究可能对于揭示其基因致病机制及研发有针对性的药物均有帮助,本节就这些主要的相关基因进行阐述。

一、支气管哮喘概述

(一)支气管哮喘的疾病特点

哮喘是由多种细胞以及细胞组分参与的慢性气道炎症性疾病。临床表现为反复发作的喘息、气急，伴或不伴胸闷或咳嗽等症状，同时伴有气道高反应性和可变的气流受限，随着病程延长可导致气道结构改变，即气道重塑。哮喘可根据疾病起因（过敏性、非过敏性和职业性）、病理学（嗜酸性粒细胞性、非嗜酸性粒细胞性）、严重程度和生理参数等进行分类。

根据临床表现，哮喘可分为急性发作期、慢性持续期和临床控制期。急性发作期是指喘息、气促、咳嗽、胸闷等症状突然发生，或原有症状加重，并以呼气流量降低为其特征，常因接触变应原、刺激物或呼吸道感染诱发。慢性持续期是指每周均不同频度和/或不同程度地出现喘息、气促、胸闷、咳嗽等症状。临床控制期是指患者无喘息、气促、胸闷、咳嗽等症状 4 周以上，1 年内无急性发作，肺功能正常。

我国 20 岁及以上成人哮喘的患病率为 4.2%，估算全国约有 4 570 万成人哮喘患者。同时，哮喘是儿童最常见的慢性病之一，其发病率每 10 年增长约 50%。第三次全国性城市儿童哮喘流行病学调查的数据显示，我国 0~14 岁城市儿童的哮喘发病率为 3.02%，增幅高于发达国家同期水平。基于工业化进程、环境变化、生活方式改变和老龄化等因素，哮喘在我国的发病率可能呈明显上升趋势。目前的治疗常使用吸入糖皮质激素和支气管扩张剂等，主要目的为控制临床症状，但目前仍有 5%~10% 哮喘患者的症状无法得到有效控制。

（二）支气管哮喘的遗传背景

哮喘为多因素导致的复杂疾病，受多基因和多环境因素的相互作用。除变应原、烟草、空气污染、职业性暴露、压力、肥胖、胃肠道和呼吸道微生物群以及药物等外界风险因素外，遗传因素对哮喘的发病、严重程度和治疗也有重要影响。早在 20 世纪初，多项基于家系的遗传学研究已经表明哮喘具有明显的家族聚集性，与对照组相比，哮喘患者一级亲属的哮喘发病率约是非哮喘患者一级亲属的 2~4 倍。基于双生子的遗传学研究则显示哮喘的遗传可能性高达 36%~95%。

二、支气管哮喘相关的基因检测指标

哮喘具有异质性，临床表现多样，受基因和基因、基因和环境等多因素互相作用的影响，致病机制复杂。通过全基因组关联分析，目前已发现超过 128 个与哮喘患病风险相关的独立遗传位点。通过大规模的儿童和成人队列 GWAS 研究，与哮喘存在显著相关性且经多个研究验证的易感基因包括 *ORMDL3*、*GSDMB*、*ZPBP2*、*HLA* 区域、*IL1RL1/IL18R1*、*IL33*、*TSLP*、*SMAD3*、*IL2RB* 等。与哮喘有关的所有基因变异的合并风险约占疾病整体遗传率和发病率的 10% 左右。

1. *ORMDL3*　*ORMDL3* 位于 17q12-21 染色体上，属于高度保守的 *ORM* 基因家族。目前基于德裔、英裔、拉丁裔、非洲裔、亚裔等人群的研究显示该基因与哮喘存在显著相关性。rs7216389 SNP 位点与欧洲裔 *ORMDL3* 基因的表达水平显著相关（$P<1\times10^{-22}$）。基于欧洲裔、亚裔等人群的研究显示，携带 T 等位基因的 rs7216389 SNP 位点与哮喘风险增加正相关，该突变可以上调 *ORMDL3* 基因的表达。目前针对不同人群的多项研究显示该遗传位点多与儿童期起病的哮喘相关，而与成人哮喘的相关性较弱。

ORMDL3 是内质网上编码跨膜蛋白的基因家族的三个成员之一，编码血清类黏蛋白 1 样蛋白 3（orosomucoid 1-like 3，ORMDL3）。ORMDL3 在不同组织中广泛表达，尤其在肝脏和外周血淋巴细胞中高表达。ORMDL3 可能在内质网上影响多个信号通路，从而影响哮喘的炎症反应过程。如 ORMDL3 可以抑制钙离子泵的功能，升高细胞质的钙离子水平，降低内质网内的钙离子水平，使内质网内外的钙离子水平失衡，从而导致内质网应激以及未折叠蛋白反应，作为内源性诱因潜在性激活炎症反应，最终导致气道重塑和炎症。另外，ORMDL3 还可以负调控丝氨酸棕榈酰转移酶（serine palmitoyl transferase，SPT）的活性，而 SPT 是细胞鞘脂合成的第一个限速酶，其负调控作用可引起鞘

脂代谢异常，导致肺部的气道阻力和收缩反应增加而引起哮喘。但具体这一机制如何影响特应性反应、炎症过程以及哮喘表型还有待深入研究。

2. *GSDMB* *GSDMB* 位于 17q12-21 染色体上，位置与 *ORMDL3* 相邻。基于欧洲裔、亚裔、澳大利亚裔等多种族人群的研究发现该基因与哮喘存在相关性。基于欧洲裔人群的研究显示，rs2305479-T 为其风险变异。基于亚洲裔人群的研究显示，rs4794820-G、rs11650680-C 位点变异可增加哮喘的患病风险。基于非西班牙裔白种人群和非洲裔美国人群的研究显示：rs2305479-C 和 rs62067034-C 与哮喘的严重程度显著相关；rs2305480-G 位点变异则与哮喘的患病风险、严重程度、急性加重次数存在相关性；rs1031458-T 和 rs3902920-C 位点变异与哮喘的严重程度和急性加重次数均相关，尤其是早期特应性哮喘（发病年龄<6 岁）。*GSDMB* 不仅是哮喘的风险基因，其与哮喘的严重程度和急性加重也存在相关性。

GSDMB 编码的蛋白在哮喘患者肺部高表达，尤其是气道纤毛上皮细胞和 T 细胞。17q12-21 染色体上与哮喘相关的 SNP 位点变异可上调上皮细胞中 GSDMB 蛋白的表达，而 GSDMB 蛋白的高表达则可以上调转化生长因子 -β1（transforming growth factor-β1，TGF-β1）、5- 脂氧合酶（5-lipoxygenase，5-LO）和基质金属蛋白酶 -9（matrix metalloproteinase-9，MMP-9）等与气道重塑和气道高反应性相关的蛋白的表达。其中 TGF-β1 和 MMP-9 可导致上皮下纤维化，为哮喘气道重塑的特征性病理改变，而 5-LO 及其下游介质半胱氨酰白三烯（cysteinyl leukotriene，CysLT）则可导致气道平滑肌细胞增多和气道高反应性。

3. *ZPBP2* *ZPBP2* 位于 17q12-21 染色体上。*ZPBP2* 在其第五外显子区域包含一个常见的 SNP 位点 rs11557467，该变异可导致非同义氨基酸改变，将丝氨酸变为异亮氨酸，但其具体作用机制尚待进一步研究。基于多个欧洲裔儿童和成人研究的荟萃分析显示，与哮喘风险最相关的 SNP 位点位于 *ZPBP2* 启动子区域的 rs11557467，其风险等位基因 T（OR=1.32，$P=3.29\times10^{-15}$）在拉美裔和西班牙裔人群中也得到了验证，而 rs11655198 则对哮喘具有保护作用。

ZPBP2 编码透明带精子结合蛋白 2（zona pellucida-binding protein 2，ZPBP2），包含一个免疫蛋白样结构域，在睾丸和男性精子细胞中高表达，在精子成熟和受精中起作用。它还包含一个链状透明质酸结合域，可能辅助精子结合到卵母细胞的透明带。另外，在气道上皮细胞、肠上皮细胞和 T 淋巴细胞等体细胞中也可以检测到低水平的 *ZPBP2* RNA 及蛋白质。*ZPBP2* 在有哮喘风险的单倍型的表达水平要低于无风险的单倍型，显示 *ZPBP2* 低表达可能增加哮喘的患病风险。*ZPBP2* 启动子的高度甲基化也与该基因的低表达相关，而这一变化对女性哮喘患病风险有保护作用，对男性则无保护作用，提示 *ZPBP2* 可能是哮喘发病机制的驱动因素，同时其作用机制可能存在性别差异。小鼠模型也显示，敲除 *ZPBP2* 基因可以降低雌性小鼠的气道高反应性，但对雄性小鼠无影响，ZPBP2 可能通过改变鞘脂代谢而影响气道高反应性。

4. *HLA* 区域 *HLA* 区域位于 6p21 染色体上，长度 3 600kb，具有高度多态性，包含超过 224 个基因座位。*HLA* 分为Ⅰ、Ⅱ、Ⅲ类基因，其中与哮喘发病相关的研究主要集中在Ⅱ类基因，包括 *DP*、*DQ* 和 *DR* 位点。基于不同人群的遗传研究显示，*HLA* Ⅱ类基因与哮喘存在相关性。例如：*HLA-DP*（*HLA-DPA1*02*：*01/DPB1*09*：*01* 的 SNP 位点 rs987870）与亚裔人群儿童哮喘的发病风险相关；*HLA-DQA1* 与欧洲裔、亚裔等人群的哮喘风险相关，其中欧洲裔人群的 rs9272346-A 为其风险等位基因（$P=2\times10^{-28}$），该区域的另一 SNP 位点 rs9273349 也与哮喘存在强相关性（$P=7\times10^{-14}$），而单倍型图分析显示 rs9272346 和 rs9273349 存在连锁不平衡；*HLA-DRB1*15*：*01/15*：*02* 与中国汉族的哮喘相关等。不同哮喘表型中最常见的 *HLA* 单倍型不同，如 *HLA-DPB1*、*HLA-DQB1*、*HLA-DRB1* 分别在阿司匹林过敏性、职业性和过敏性哮喘中最常见。

HLA 区域包含至少 132 个功能性基因，编码肿瘤坏死因子（tumor necrosis factor，TNF）、淋巴毒素 A（lymphotoxin A，LTA）和抗原加工相关转运蛋白（transporter associated with antigen processing，TAP），多数蛋白均与不同人群的哮喘表型相关或在免疫调节中起重要作用。

5. *IL1RL1*　*IL1RL1* 位于 2q12 染色体上，长度约 40.2kb，包含 13 个外显子、1 个远端启动子和 1 个近端启动子。SNP rs13408661-G（P=1 × 10^{-9}）、rs1420101-T（P=3.9 × 10^{-21}）、rs3771166（P=7.9 × 10^{-15}）、rs9807989（P=5.59 × 10^{-8}）与欧洲裔人群的哮喘风险具有显著相关性。基于欧洲裔美国人、非洲裔美国人、非洲裔加勒比人和拉丁裔人群 GWAS 研究的荟萃分析显示，SNP 位点 rs3771180-T（P=2 × 10^{-20}）、rs10173081-C（P=1.4 × 10^{-8}）与哮喘风险增加相关。rs4988958-T 作为风险等位基因（P=5 × 10^{-13}）在欧洲裔、西班牙裔、拉美裔以及东亚裔人群中均得到了验证。

IL1RL1 编码人白介素 1 受体样蛋白 1（IL-1 receptor-like 1，IL1RL1），是白介素 -33（interleukin-33，IL-33）受体复合物的一部分，与 IL1 受体辅助蛋白（IL-1 receptor accessory protein，IL1RAP）组成受体复合物，形成 IL-33/IL1RL1 信号转导通路。研究显示通过 IL1RL1 介导的 IL-33 信号通路在促进 Th2 型炎症反应中发挥着重要作用，进一步导致过敏性哮喘。

6. *IL33*　*IL33* 位于 9p24 染色体上，长度约 42.2kb，包含 8 个外显子。目前至少已发现该基因的 8 个 SNP 位点与哮喘风险相关，位于该基因的 5’ 端和第一内含子区。例如：rs1342326-C（P=9.2 × 10^{-10}）、rs2066362-T（P=1.39 × 10^{-8}）与欧洲裔、北美裔白种人群的哮喘风险相关；rs3939286-A 与欧洲裔、东亚裔和非西班牙裔白种人群的哮喘风险相关；rs7025417-C 与非西班牙裔白种人群的哮喘风险相关；rs12551256-A 与欧洲裔、西班牙裔或拉美裔和东亚裔人群的哮喘风险相关。

IL33 编码白介素 -33（interleukin-33，IL-33），最初作为核因子发现于高内皮小静脉的内皮细胞上，同时在气道上皮细胞也有表达，是 IL-1 家族的一员。IL33 可以激活由 IL1RL1 和 IL1RAP 组成的受体复合物，进而激活核因子 κB（nuclear factor κB，NF-κB）和丝裂原活化蛋白激酶（mitogen-activated protein kinases，MAPK），诱导 2 型辅助性 T 细胞（T helper cell type 2，Th2）产生大量的哮喘相关细胞因子，如白介素 -4（IL-4）、白介素 -5（IL-5）和白介素 -13（IL-13）。IL-33 有可能是上皮细胞损伤后免疫系统分泌的重要内源性信号，作为炎性致病因子参与了哮喘的气道炎症病理过程。

7. *TSLP*　*TSLP* 位于 5q22 染色体上。基于欧洲裔美国人、非裔美国人 / 非裔加勒比人、拉丁裔人群 GWAS 研究的荟萃分析显示，rs1837253-C 为其共同的哮喘风险变异（P=7.3 × 10^{-10}），该变异同样也会导致澳大利亚人群（P=1 × 10^{-9}）和日本人群的哮喘风险增加。基于欧洲裔、非洲裔、日本裔和拉丁裔人群的研究显示，rs10455025-C 为其风险变异（OR=1.15，P=9.4 × 10^{-26}）。

TSLP 编码胸腺基质淋巴生成素（thymic stromal lymphopoietin，TSLP），主要表达在皮肤、消化道和肺部的上皮细胞中，通过与树突状细胞（dendritic cell，DC）表面的 TSLP 受体（TSLP-Receptor，TSLPR）结合，活化 DC，促使辅助性 T 细胞免疫反应倾向于 Th2 型，促进 Th2 型细胞因子和趋化因子的表达，加重气道炎症，在哮喘发病中具有重要意义。

8. *SMAD3*　*SMAD3* 位于 15q22 染色体上。基于欧洲裔人群的研究显示，rs744910（P=4 × 10^{-9}）、rs2033784-G（P=7 × 10^{-15}）、rs17293632-T（P=9 × 10^{-16}）、rs117683492-A 等为其风险变异。

SMAD3 编码 SMAD（mothers against decapentaplegic homologue）家族的第三个成员蛋白，在上皮细胞、间充质细胞和免疫细胞中广泛表达。SMAD3 是 TGF-β 的下游信号分子，由 TGF-β 激活，具有转录调节功能，可能在 TGF-β 信号通路中起主导作用。TGF-β 是哮喘气道重塑的重要细胞因子，直接影响气道壁胶原沉积，促进纤维化形成。小鼠模型显示，SMAD3 在健康小鼠的肺组织中几乎检测不到，而在哮喘小鼠中其表达水平却存在显著上调。TGF-β/SMAD3 信号通路在免疫反应调节和气道重塑方面发挥着重要作用，但其具体作用机制尚待进一步研究。

9. *IL2RB*　*IL2RB* 位于 22q12 染色体上。研究发现 SNP 位点 rs2284033 与欧洲裔人群的哮喘具有显著相关性（$P=1.1\times10^{-8}$）。

IL2RB 编码白介素 -2 受体 B（interleukin-2 receptor β B，IL2RB），与 IL-2 结合，通过内吞作用和传导来自 IL-2 的促有丝分裂信号来调节 T 细胞介导的免疫应答。IL-2 可以调控调节性 T 细胞的存活和增殖，同时参与效应 T 细胞的分化和稳态平衡。哮喘小鼠模型显示阻断 IL2RB 可以改善其炎症反应和气道高反应性。

第六节　自身免疫性疾病

人类免疫系统在正常的情况下具备识别“自我”的能力，即对自身的组织成分不会发生免疫应答反应，或在某些情况下仅产生微弱的免疫应答，这种现象称为自身免疫耐受。自身免疫反应则是指免疫系统对自身成分发生免疫应答，并产生针对自身成分的抗体和 / 或致敏淋巴细胞的现象。免疫功能紊乱或自身免疫耐受缺失都可能导致自身免疫反应的发生。自身免疫可以是生理性的，也可以是病理性的。由自身免疫反应引起的疾病称为自身免疫性疾病。本节对常见的自身免疫性疾病及其基因检测指标进行阐明。

在自身免疫性疾病中，自身免疫反应可导致自身组织和器官的损伤或功能障碍，并最终表现出相应的临床症状。自身免疫性疾病患者的血清中常可检出高滴度的自身抗体，且出现以淋巴细胞和浆细胞浸润为主的慢性炎症等与免疫反应有关的病理变化。

一、自身免疫性疾病概述

在自身免疫性疾病中，自身免疫反应可导致自身组织和器官的损伤或功能障碍，并最终表现出相应的临床症状。以下对自身免疫性疾病的疾病特点和遗传背景进行简要介绍。

1. 疾病特点　自身免疫性疾病可累及多个组织，患者的血清中常可检出高滴度的自身抗体，且出现以淋巴细胞和浆细胞浸润为主的慢性炎症等与免疫反应有关的病理变化。当病变局限于某一特定器官或组织时，一般称为器官特异性自身免疫性疾病，可检出针对该组织的自身抗体，如炎症性肠病、乳糜泻、自身免疫性脑炎、1 型糖尿病、慢性甲状腺炎、艾迪生病等。当病变累及多个组织和器官时，一般称为非器官特异性自身免疫性疾病，如系统性红斑狼疮、类风湿关节炎、干燥综合征、强直性脊柱炎、抗中性粒细胞胞浆抗体相关性血管炎等。

自身免疫性疾病的种类繁多、异质性强，通常都具有病程较长、临床发作与缓解交替反复出现、患病女性多于男性的特点，且大多数自身免疫性疾病都能够在实验动物中复制出相似的疾病模型。

自身免疫性疾病的病因多样且复杂，多数是自发或特发性的，感染、药物等外因也可能产生一定影响。目前已知的大多数自身免疫性疾病，其病因尚不十分明确，但可以观察到的是自身免疫性疾病多呈现出明显的家族聚集倾向，且表型复杂。现有的研究认为，遗传、感染、药物及环境等因素都与自身免疫性疾病的发生有关。产生自身抗体是自身免疫性疾病的典型特征，其另一主要特征为Ⅱ类主要组织相容性复合体（MHC-Ⅱ）分子参与发病。

2. 遗传背景　自身免疫性疾病的发生具有显著的家族聚集性。患者同胞的再发风险明显高于正常人群，如系统性红斑狼疮患者的同胞患病率约为常人的 40 倍，而多发性硬化、1 型糖尿病、类风湿关节炎也分别高达 20 倍、15 倍、5~10 倍。家族聚集和同胞更易患病的现象表明遗传是自身免疫性疾病的重要易感因素。此外，自身免疫性疾病的单卵双生共患率都要显著高于其人群发病率，更是突出了遗传对于自身免疫性疾病易感性的重要性，如类风湿关节炎约为 15%，系统性红斑狼疮约为 57%。

双生子等研究表明大多数常见自身免疫性疾病的遗传度都在60%以上，其中强直性脊柱炎、克罗恩病的遗传度最高，可达90%以上，1型糖尿病约为80%，银屑病、类风湿关节炎、系统性红斑狼疮约为66%，炎症性肠病约为87%（表6-7）。

表6-7　常见自身免疫性疾病的遗传度

自身免疫性疾病	遗传度(95%置信区间)
急性风湿热	0.60(0.41~0.81)
强直性脊柱炎	0.97(0.92~0.99)
乳糜泻	0.57(0.32~0.93)(患病率为1/1 000时) 0.87(0.49~1.00)(患病率为1/91时)
克罗恩病	1.00(0.34~1.00)
多发性硬化	0.25(0~0.88) 0.76(0.33~0.88)
银屑病	0.66(0.52~0.77)
银屑病关节炎	0.65(0.22~1.00)
类风湿关节炎	0.68(0.55~0.79)(抗瓜氨酸肽蛋白抗体阳性时) 0.66(0.21~0.82)(抗瓜氨酸肽蛋白抗体阴性时)
结节病	0.66(0.52~0.80)
系统性红斑狼疮	0.66
系统性硬化症	0.008
1型糖尿病	0.88(0.78~0.94)

大多数自身免疫性疾病的遗传易感性由多个基因共同参与。目前，通过连锁分析、候选基因分析、全基因组关联分析等遗传学研究方法，已经在人类基因组上发现了众多与自身免疫性疾病相关的易感基因和变异位点。已发现的与系统性红斑狼疮、类风湿关节炎、多发性硬化显著关联的遗传风险因子超过30个，而自身免疫性肠病的遗传风险因子有近百个。此外，研究还表明，不同类型的自身免疫性疾病似乎有着部分相同的遗传背景，多个基因同时与多种自身免疫性疾病相关。尽管新技术的应用加速了自身免疫性疾病遗传易感因子的发现和鉴定，但迄今为止，*HLA*基因仍然是已知的与自身免疫性疾病联系最为密切的一类基因（表6-8），对于自身免疫性疾病的易感性贡献大于50%，许多自身免疫性疾病都与*HLA*基因有关。不同的疾病与不同的*HLA*分子有关：①有些*HLA*基因特异性地与某种自身免疫性疾病相关，如强直性脊柱炎的易感基因是*HLA-B27*；②有些基因则涉及多种自身免疫性疾病，如*HLA-DQ6*与多发性硬化和1型糖尿病都相关；③还有些基因则在许多自身免疫性疾病中均很常见，如*HLA-DR3*。

表6-8　常见自身免疫性疾病及其显著关联的*HLA*基因

自身免疫性疾病	*HLA*基因位点	相对风险(RR)
强直性脊柱炎	*B27*	>150
亚急性甲状腺炎	*B35*	14
寻常性银屑病	*Cw6*	7
格雷夫斯病	*DR3*	4
重症肌无力	*DR3*	2
艾迪生病	*DR3*	5

续表

自身免疫性疾病	*HLA* 基因位点	相对风险（RR）
类风湿关节炎	*DR4*	9
幼年型特发性关节炎	*DR8*	8
乳糜泻	*DQ2/DQ8*	30
嗜睡症	*DQ6*（*02*）	>40
多发性硬化	*DQ6*（*02*）	12
1 型糖尿病	*DQ8*（+）	14
	DQ6（*02*）	0.02

二、常见自身免疫性疾病及其基因检测指标

自身免疫性疾病的遗传学一直是研究的热点，尽管已发现众多基因与这类疾病的相关性，但可用于或已经用于自身免疫性疾病临床诊断的基因指标屈指可数。目前仅有下述几种易感基因的基因检测用于自身免疫性疾病的临床辅助诊断：① *HLA-B27* 基因检测用于强直性脊柱炎的辅助诊断；② *HLA-DRB1* 基因检测用于类风湿关节炎的辅助诊断；③ *HLA-DQ2/DQ8* 基因检测用于乳糜泻的辅助诊断；④ *HLA-Cw*06* 基因检测用于银屑病的辅助诊断；⑤ *HLA-B*51* 基因检测用于白塞病的辅助诊断。值得一提的是，目前针对自身免疫性疾病的系统性遗传学研究大多在欧美人群中开展，针对亚洲人群的研究相对较少，一些已发现的遗传指标在中国人群中的临床应用价值还有待进一步的验证性研究，如上述 *HLA-DRB1* 之于类风湿关节炎、*HLA-Cw*06* 之于银屑病、*HLA-B*51* 之于白塞病的临床诊断价值有待进一步验证。

自身免疫性疾病的种类繁多，其遗传学研究纷繁复杂，本小节将着重介绍上述已在临床广泛使用的或被普遍接受的自身免疫性疾病的遗传学指标及其临床应用价值。

1. 强直性脊柱炎　该病是一种慢性、进行性和高致残性的自身免疫性疾病。以骶髂关节和脊柱附着点炎症为主要症状，世界范围内的发病率为 0.1%~2%，中国的发病率约为 0.3%。强直性脊柱炎的特征性病理变化包括肌腱、韧带附着点炎症，主要累及脊柱和骶髂关节，其病变特点以椎间盘纤维环及其附近纤维化、骨化、关节强直和活动受限为主，也可累及内脏及其他组织。该病的病因尚不十分明确，目前普遍认为与细菌感染、病毒感染、炎症、外伤、甲状腺疾病、肺结核和精神压力等因素有关，而遗传因素与该病易感性的关系尤为密切，*HLA-B27* 是已经明确的、最主要的强直性脊柱炎易感基因。

HLA-B2 基因不仅是强直性脊柱炎最重要的遗传标记物，也是已知与自身免疫性疾病相关性最高的 *HLA* 基因。约超过 90% 的强直性脊柱炎患者的 *HLA-B27* 为阳性，普通人群中仅 5%~10% 为阳性，*HLA-B27* 被认为是强直性脊柱炎发病的首要遗传风险因素。国内调查显示强直性脊柱炎一级亲属患病率约为 31%，比正常人群高出 120 倍，而强直性脊柱炎患者子女 *HLA-B27* 的阳性率更是高达 50%。另外，强直性脊柱炎的群体发病率与人群的 *HLA-B27* 阳性率相关，即 *HLA-B27* 阳性率高的群体，强直性脊柱炎发病率高。例如，加拿大印第安海达族人 *HLA-B27* 阳性率高达 50%，强直性脊柱炎发病率也高至 6.2%。然而，这种平行关系并不是绝对的，如东南亚、西非某些地区的群体中，*HLA-B27* 阳性率 2%~6%，但发病率却很低。

目前基本上已有定论，*HLA-B27* 作为独立的致病基因在强直性脊柱炎的发病中起作用。另外，虽然强直性脊柱炎患者中 *HLA-B27* 的阳性率很高，但 *HLA-B27* 阳性个体中只有约 5% 发展成为强直性脊柱炎，人群归因危险度小于 50%，提示还有其他基因参与强直性脊柱炎的发病，同时也提示

HLA-B27 用于临床诊断时需结合其他临床表现，不能作为独立的确诊依据。目前采用分子生物学方法，已正式命名了 130 多种 *HLA-B27* 亚型。研究显示，仅 *HLA-B*27：06* 和 *HLA-B*27：09* 尚未发现与疾病的相关性，且其他亚型对疾病的贡献似乎没有差异。

多年以来，除 *HLA-B27* 以外，对强直性脊柱炎其他易感基因的研究一直进展缓慢。虽然有一些关于 *TNF*、*TAP*、*ANKH* 和 *CYP450* 等基因相关性的报道出现，但仍存在很大争议，不同研究团队的结果一致性很差，无法得到重复验证。近两年，随着大规模关联研究的广泛开展、全基因组关联分析研究和荟萃分析等方法的应用，强直性脊柱炎的遗传学研究有了很大进步，除 *HLA-B27* 外，*IL-23R* 和 *ARTS1* 基因均发现与强直性脊柱炎显著关联，且可能参与疾病的发病机制。虽然近几年的研究揭示了一些非 *HLA* 基因与强直性脊柱炎显著相关，但目前能够用于临床辅助诊断的基因标志物仍然只有 *HLA-B27*，其他指标的临床应用价值有待进一步研究。

2. 类风湿关节炎　类风湿关节炎是一种较常见的慢性、全身性、自身免疫性疾病。其主要临床表现为进行性和对称性的多关节炎。类风湿关节炎的患病率为 0.3%~1%，女性是男性的 2~3 倍。不同地域类风湿关节炎患病率不同，我国约为 0.36%。

类风湿关节炎的病因和发病机制较为复杂，遗传因素是该病最主要的发病因素，起到了约 60% 的作用，环境因素约占 40%。通过连锁分析、全基因组关联分析、外显子测序等遗传分析技术，目前在 *HLA* 基因区域和非 *HLA* 基因区域均已鉴定出与类风湿关节炎易感性相关的基因。研究显示，分布在 *HLA* 基因区域的类风湿关节炎易感基因约占 37%，其他非 *HLA* 基因区域的易感基因也日渐受到研究者们的关注。

HLA-DRB1 基因是与类风湿关节炎的相关性最为显著的易感基因。*HLA-DRB1* 属于第二类 MHC 分子，其编码的人类白细胞抗原 DR（HLA-DR）β1 链的 70~74 位氨基酸组成的序列是类风湿关节炎最重要的遗传风险因子。*HLA-DRB1* 具有高度多态性，有研究表明，在 *HLA-DRB1* 的诸多亚型中，*HLA-DRB1*0405* 是最主要的易感基因。此外，*HLA-DRB1* 基因多态性可能会引起该基因功能的改变。目前该基因的检测尚未在临床广泛使用，其用于临床诊断的特异性和敏感性尚有待进一步验证。

迄今，已鉴定出与类风湿关节炎相关的基因有 300 多个，表 6-9 总结了对类风湿关节炎患者关节、滑膜造成一定影响，或在类风湿关节炎的发生、发展中发挥重要作用的基因。

表 6-9　类风湿关节炎的易感基因

类风湿关节炎易感基因	基因位置	基因易感性
HLA-DRB1	6p21.32	增加类风湿关节炎患者抗瓜氨酸肽蛋白抗体血清阳性反应
TIM-3	5q33.2	影响类风湿关节炎患者的 C 反应蛋白和类风湿因子水平
PTPN22	1p13.2	影响类风湿关节炎患者滑膜炎性反应
TRAF1/C5	9q33.2	与类风湿关节炎患者慢性炎症失衡有关
STAT4	2q32.2-q32.3	调节 Th17 细胞起应答作用
CCR5	3p21.31	影响类风湿关节炎患者关节侵蚀
PADI4	1p36	影响类风湿关节炎患者的骨损害
FCGR2A	1q23.3	参与细胞吞噬作用和免疫复合物的清除

3. 乳糜泻　该病又称麸质敏感性肠病。是一种人体摄入麦麸物质（如小麦、大麦和裸麦）后引起的自身免疫性疾病，具有高度的遗传易感性。乳糜泻患者可表现出典型的吸收障碍症状和体征，如腹泻、脂肪泻、缺铁性贫血以及体重减轻或者发育迟缓等；也可表现出肠外的非典型症状，如腹痛、腹胀、

发育不良、骨质疏松、流产、皮疹及情绪低落等。部分乳糜泻患者可能完全没有自觉症状。乳糜泻的临床表现不仅具有显著的多样性，且与年龄相关，不同年龄人群罹患乳糜泻的临床表现也不尽相同。

目前，已经发现编码 HLA 抗原 DQ2（HLA-DQ2.2 和 DQ2.5）和 DQ8 的基因是乳糜泻的最主要遗传标记物。90%~95% 的乳糜泻患者表达 HLA-DQ2，另有约 5% 的乳糜泻患者表达 HLA-DQ8。通常情况下，蛋白质被消化时会在胃和小肠中被降解成氨基酸片段，从而易于小肠吸收。而麸质（即谷醇溶蛋白）不能够被蛋白酶分解，因此，在肠道中，麸质只能被降解为 33 个氨基酸的多肽，也被称为醇溶蛋白多肽。如果肠道上皮细胞破损，醇溶蛋白多肽就会趁机进入黏膜下层，并且在组织型谷氨酰转移酶（tissue transglutaminase，tTG）的作用下脱酰基。tTG 存在于人体所有组织中，是蛋白质合成中的关键酶，在伤口愈合和骨生长中起重要作用。tTG 和脱酰基的醇溶蛋白在 HLA-DQ2 和 HLA-DQ8 的作用下参与机体免疫反应，造成肠上皮细胞炎症，从而引起乳糜泻的一系列临床症状。

大约 95% 的乳糜泻患者具有 *HLA-DQ2.5*，其由等位基因 *HLA-DQA1*05：01*（或 *DQA1*05：05*）和 *HLA-DQB1*02：01*（或 *DQB1*02：02*）编码。参考欧洲儿科胃肠病学、肝脏病学和营养学学会（European Society for Paediatric Gastroenterology Hepatology and Nutrition，ESPGHAN）发布的《儿童慢性乙型病毒性肝炎的诊治指南》，其他乳糜泻患者表现的基因型，如 *HLA-DQ2.2* 或者 *HLA-DQ8*，由等位基因 *HLA-DQA1*03：01* 和 *HLA-DQB1*03：02* 决定。有些研究在阐述 *HLA-DQ* 与乳糜泻的关系时没有区分 *HLA-DQA1*03：01/02/03*，因此认为 *DQ8* 的 α 亚型结合 *DQB1*03：02* 可称为"*HLA-DQ8* 阳性"。

HLA-DQ2/DQ8 基因检测对于乳糜泻的诊断有重要作用，几乎 100% 的乳糜泻患者都是 *HLA-DQ2* 和 / 或 *HLA-DQ8* 阳性。尽管这些标志物特异性不高（大约 50% 的健康人群同样是 *HLA-DQ2* 和 / 或 *DQ8* 阳性），但是 *HLA-DQ2/DQ8* 阴性，即不存在风险因子是乳糜泻重要的排除标准，因此该指标具备很高的阴性预测值。*HLA-DQ2* 和 *HLA-DQ8* 的检测已纳入乳糜泻的诊断路径中。当自身抗体阳性和患者基因型为 *HLA-DQ2/DQ8* 时，指南建议可直接确诊为乳糜泻，并进行去麸质饮食及随访，从而避免了小肠活检。对于不宜活检的患者，这两类检测的价值更加凸显。此外，对于乳糜泻患者的一级亲属，以及高风险人群（如 1 型糖尿病等），指南建议 *HLA-DQ2/DQ8* 基因检测作为筛查，阴性可直接排除乳糜泻。

第七节　精神类疾病

精神疾病一般称之为精神障碍，是对所有病理性的精神活动的一种总称。精神障碍是以临床显著的个体认知、情感调节或行为紊乱为特征的一种综合征，它反映了个体心理、生理、发育过程中相关的精神功能障碍。常见的复杂精神障碍疾病主要包括抑郁症、双相情感障碍、精神分裂症、孤独症谱系障碍和注意缺陷多动障碍。

研究显示，全球约 7.92 亿人患有精神疾病，患病率为 10.7%，美国人群的精神疾病患病率为 20% 左右。从 2012 年开始历时 10 年的中国精神疾病横断面调查研究，2019 年发表研究结果显示，排除痴呆后，六大类精神障碍（心境障碍、焦虑障碍、酒精 / 药物使用障碍、精神分裂症及相关精神病性障碍、进食障碍、冲动控制障碍）的加权 12 个月患病率为 9.3%，加权终生患病率为 16.6%。因而对常见精神疾病的基因遗传研究成为医学研究的热点问题。

一、抑郁症

（一）抑郁症疾病概述

1. 疾病特点　抑郁症是以情绪或心境低落为主要临床表现的一组疾病的总称。伴有不同程度的认知和行为改变,可有精神病性症状,如幻觉、妄想。据 WHO 统计,全球约有 2.8 亿抑郁症患者,患病率 3.8%;抑郁症在女性中的患病率约为男性的两倍,发病年龄多在 21~50 岁,平均 30 岁左右。重性抑郁症在美国的年患病率为 3.1%,我国约为 2.1%。抑郁症患者的自杀率为 10%~15%,每年全球有超过 70 万人死于抑郁症引起的自杀。抑郁症是世界范围内致残的主要原因,是造成全球总体疾病负担的主要因素。

2. 遗传背景　抑郁症的病因和发病机制尚不清楚,可能涉及生物、心理及环境等诸多因素。生物学因素主要包括遗传、神经生化和神经内分泌等方面。遗传与环境的交互作用对抑郁症的发生具有十分重要的影响。

家系研究显示重性抑郁症患者一级亲属患病率约高出一般人群 2~4 倍,并且抑郁症家系遗传具有发病年龄逐代减小和疾病严重程度逐代加重的特征。双生子研究提示重性抑郁症的遗传度约为 37%,异卵双生子的发病一致率约为 20%,同卵双生子的发病一致率约为 44%。抑郁症的发生与个体的遗传因素密切相关,目前确切的机制尚不清楚。

(二) 抑郁症常见基因检测指标

抑郁症是一种异质性的复杂疾病,遗传异质性呈多基因性。发病患者可能有不同的风险等位基因组合,健康人也将携带许多这些突变体,这一特征对于抑郁症易感位点的确认构成了巨大挑战。早期的全基因组关联分析并未发现显著相关的风险基因位点,如最初的精神病基因组学联盟进行的抑郁症的大型分析(9 240 例样本)和 CHARGE 对抑郁症的荟萃分析(34 549 例样本)。新近研究确定了 100 多个风险位点,一项纳入汉族女性患者(5 303 例再发的重性抑郁症)的研究发现 *SIRT1* 和 *LHPP* 基因上的 2 个显著风险位点,一项对抑郁症(161 460 例)的荟萃分析确定了 *KSR2* 和 *DCC* 基因上的 2 个显著位风险位点,一项重性抑郁症(75 607 例)自我报告分析确定了 15 个显著易感位点,这些单核苷酸多态性(single nucleotide polymorphism,SNP)主要位于 *OLFM4*、*MEF2C*、*TMEM161B*、*N6AMT1*、*NEGR1* 和 *MEIS2* 等基因区域。

目前抑郁症遗传易感性的最大型研究是精神病基因组学联盟(psychiatric genomics consortium, PGC)进行的一项荟萃分析,这一研究纳入 135 458 例重性抑郁患者和 344 901 名健康对照者,分析了 960 万个 SNP,发现了 44 个具有统计学意义的显著位点。这些抑郁症风险关联的基因多态性位点包括已知的 14 个遗传易感位点和其他 30 个新发现的易感基因位点。这些新发现关联基因在全基因组范围内大多以独立单位进行复制,新候选基因包括 *NEGR1*、*OLFM4*、*RBFOX1*、*LRFN5*、*CACNA1E*、*DRD2* 和 *GRIK5* 等(详见表 6-10)。

表 6-10　抑郁症的相关易感基因

Chr	SNP	*P*	A1/A2	OR	基因
1	rs1432639	4.6×10^{-15}	A/C	1.04	*NEGR1*
13	rs12552	6.1×10^{-19}	A/G	1.04	*OLFM4*
14	rs4904738	2.6×10^{-9}	T/C	0.97	*LRFN5*
16	rs8063603	6.9×10^{-9}	A/G	0.97	*RBFOX1*
16	rs7198928	1.0×10^{-8}	T/C	1.03	*RBFOX1*
18	rs12958048	3.6×10^{-11}	A/G	1.03	*TCF4*

Chr: 染色体; SNP: 单核苷酸多态性; A1/A2: 次等位基因 / 主等位基因; OR: 比值比。

1. *OLFM4*　*OLFM4* 位于染色体 13q14.3，编码嗅觉调节素 4。这一蛋白质具有多种功能，参与髓样前体细胞分化、固有免疫、抗凋亡效应、肠道炎症等。许多嗅觉调节素在神经发育和突触功能中发挥作用。*OLFM4* 在脊髓横断后表达高度上调，可能与抑制脊髓损伤后的神经突生长有关。GWAS 研究发现抑郁症的易感位点为 rs12552（P=6.1 × 10^{-19}）。

2. *NEGR1*　*NEGR1* 位于染色体 1p31.1，编码神经元生长调节剂 1。这一蛋白质影响皮质、下丘脑和海马中的轴突延伸和突触可塑性，并通过调节神经突生长影响海马中的突触形成。营养状态调节摄食相关的大脑区域中 *NRG1* 表达，表明这一基因在控制能量摄入中发挥作用。同一等位基因与肥胖和重性抑郁症的风险增加相关，并且与脑中 *NEGR1* 基因表达相关，这一基因附近 SNP 位点的显著关联会影响体质量指数和参与神经突生长和突触可塑性形成过程。GWAS 研究发现抑郁症的易感位点为 rs1432639（P=4.6 × 10^{-15}）。

3. *RBFOX1*　*RBFOX1* 位于染色体 16p13.3，编码 RNA 结合蛋白 Fox-1 同源物，这一基因的 5’和 3’端有两个独立的 SNP 位点与重性抑郁症显著相关。Fox-1 调节数千个基因的表达，其中许多基因在突触中表达并富含孤独症的相关基因。Fox-1 网络调节神经元兴奋性并防止癫痫发作，可以指导细胞核中的剪接和结合到细胞质中靶 mRNA 的 3’非编码区。Fox-1 通过促进垂体腺苷酸环化酶激活肽受体选择性剪接为其抑制形式，从而终止压力性的促肾上腺皮质激素释放激素反应。因此，*RBFOX1* 这一重性抑郁症的风险基因可能与慢性下丘脑 - 垂体 - 肾上腺轴过度激活相关，GWAS 研究发现抑郁症的易感位点为 rs8063603（P=6.9 × 10^{-9}）和 rs7198928（P=1.0 × 10^{-8}）。

4. *LRFN5*　*LRFN5* 位于染色体 14q21.1，编码富含亮氨酸重复序列和包含纤连蛋白Ⅲ型结构域 5，这一结构域是黏附分子的重要组成部分。GWAS 研究分析发现，*LRFN5* 的常见多态性位点与老年人的抑郁症状相关；LRFN5 诱导接触性轴突的兴奋性和抑制性突触前分化并调节突触强度；LRFN5 具有限制 T 细胞反应和神经炎症的作用，这一蛋白质的特异性单克隆抗体能增加脂多糖对小胶质细胞和巨噬细胞的激活，并使小鼠实验性获得性脑炎发生恶化；*LRFN5* 表达下降可能会增加神经炎症反应的发生。GWAS 研究发现抑郁症的易感位点为 rs4904738（P=2.6 × 10^{-9}）。

5. *TCF4*　*TCF4* 位于染色体 18q21.2，编码转录因子 4，这一基因在胚胎的中枢神经系统和成人的许多组织中表达，在中枢神经系统发育中发挥重要作用。*TCF4* 是精神分裂症发病的显著风险基因，并且与重性抑郁症之间存在显著关联性，GWAS 研究发现抑郁症的易感位点为 rs12958048（P=3.6 × 10^{-11}）。

抑郁症的遗传基础研究以前主要集中于基于免疫的候选基因。随着基因组学技术的发展，目前已经发现的抑郁症密切相关的基因变异已增加到 100 多个。然而，对抑郁症的基因认识方面仍存在较大空白，迄今收集的遗传信息主要来自欧洲裔人群中的患者，亚裔人群的抑郁症发病风险基因的关联研究较少。通过全基因组测序对非欧洲裔人群进行基因评估，可能会发现新的风险基因和新的变异位点。对抑郁症发病进程所有阶段进行基因组学研究，可以为抑郁症的精准诊断和治疗提供更为广泛的依据。

二、双相情感障碍

（一）双相情感障碍疾病概述

1. 疾病特点　双相情感障碍是一类既有躁狂发作或轻躁狂发作，又有抑郁发作的常见精神障碍。这一疾病具有起病年龄早、患病率高、自杀率高、复发率高、致残率高、疾病负担重的特点，临床上误诊、漏诊，未治、误治现象非常普遍，从而严重影响患者的疾病结局与整体预后。据 WHO 报道，全球目前约有 0.45 亿双相情感障碍患者，全球的终身患病率约为 1%，中国目前约有 840 万双相情感障碍患者，中国的终身患病率约为 0.5%。

2. 遗传背景　遗传因素是双相情感障碍最为主要的危险因素。这一疾病具有明显的家族聚集性，其遗传倾向较精神分裂症更为突出。群体遗传学研究提示双相情感障碍的遗传方式不符合常染色体显性遗传，属于多因素遗传病。中、重度双相情感障碍在人群中的患病率为 1%~2%，而双相情感障碍先证者亲属患病的概率高出一般人群 10~30 倍。研究表明血缘关系越近，发病危险性也越高，一级亲属患病率远高于其他亲属，并且有早发遗传现象。遗传倾向调查显示，双相情感障碍的遗传度高达 80%，随着亲属级别的降低，患病率增加更加明显；双生子研究显示，同卵双生子较异卵双生子具有更高的同病一致率。

（二）双相情感障碍常见基因检测指标

双相情感障碍连锁分析研究发现，在多个染色体上都有可能的致病基因连锁位点，其中包括 18p11.2、21q22、22q11-13、18q22、12q24、4p16 等染色体区域；候选基因关联分析发现 5- 羟色胺转运体、多巴胺转运体、多巴胺 -β- 羟化酶、酪氨酸、单胺氧化酶等基因与双相情感障碍存在关联。随着 GWAS 研究的广泛开展，目前已经发现了 40 多个与双相情感障碍具有显著相关性的基因，PGC 进行的一项标志性的大样本量研究，包括分析研究（7 481 例欧洲患者和 9 250 名对照者）以及验证研究（4 496 例欧洲患者和 42 422 名对照者）两部分，发现了 4 个双相情感障碍相关的易感基因位点，这些位点定位于 *CACNA1C*、*CACNA1D*、*ODZ4* 和 *NEK4* 基因区域。最近由 PGC 发起一项大样本量的两阶段研究，包括纳入欧洲、北美和澳大利亚的 14 个国家的 32 个队列共计 20 352 例患者及 31 358 名对照者的 GWAS 发现研究和纳入 9 412 例患者及 137 760 名对照者的确证研究，发现了 30 个双相情感障碍相关的风险位点，这些位点位于 *ADCY2*、*ANK3*、*POU3F2*、*SCN2A*、*TRANK1*、*RPS6KA2* 和 *NCAN* 等基因区域。这些研究中得到重复验证的显著基因位点，主要是 *CACNA1C*、*ANK3*、*NCAN* 和 *TRANK1* 等基因位点（表 6-11）。

表 6-11　双相情感障碍的相关易感基因

Chr	SNP	*P*	A1/A2	OR	基因
12	rs10744560	2.9×10^{-9}	T/C	1. 09	*CACNA1C*
10	rs10994318	4.5×10^{-7}	C/G	1. 15	*ANK3*
19	rs111444407	2.4×10^{-10}	T/C	1. 12	*NCAN*
3	rs9834970	5.5×10^{-14}	T/C	0. 90	*TRANK*1

Chr：染色体；SNP：单核苷酸多态性；A1/A2：次等位基因 / 主等位基因；OR：比值比。

1. *CACNA1C*　*CACNA1C* 基因位于染色体 12p14，编码大脑中发现的 L 型钙通道的 α 亚基。L 型钙通道调控影响神经元可塑性的基因，并且直接影响这类基因的转录。磁共振成像研究表明 rs1006737 与双相情感障碍的影像学方面的结构和功能改变相关。研究发现的双相情感障碍的易感位点为 rs1006737（$P=7.0 \times 10^{-8}$）、rs4765913（$P=1.5 \times 10^{-8}$）、rs10744560（$P=3.6 \times 10^{-10}$）等，表明 *CACNA1C* 是双相情感障碍的风险基因。

2. *ANK3*　*ANK3* 基因位于染色体 10q21，编码锚蛋白 3。锚蛋白将完整的膜蛋白与潜在的收缩蛋白 - 肌动蛋白细胞骨架连接起来，并在细胞运动、活化、增殖和特殊膜结构域的维护等活动中发挥关键作用。大多数锚蛋白通常由包含多个锚蛋白重复的氨基末端域、具有高度保守的收缩蛋白结合域的中心区域和一个羧基末端调节域组成，容易发生变异。ANK3 最初发现于中枢和外周神经系统神经元的轴突起始段和 Ranvier 节点。GWAS 研究发现双相情感障碍的易感位点为 rs10994336（$P=9.1\times10^{-9}$）、rs4948418（$P=3.7\times10^{-10}$）、rs10994415（$P=6.9\times10^{-11}$）和 rs10994299（$P=1.3\times10^{-9}$）等。

3. *NCAN*　*NCAN* 基因位于染色体 19p13.11，编码神经蛋白聚糖，这是一种硫酸软骨素蛋白多糖，参与调节细胞黏附和迁移。研究发现小鼠的 *NCAN* 表达于皮质和海马区，这些区域参与认知和情感调节，并且既往的神经心理学、神经影像学和尸检研究发现这些区域与双相情感障碍相关。GWAS 研究发现双相情感障碍的易感位点为 rs1064395（$P=2.1\times10^{-9}$）和 rs111444407（$P=1.3\times10^{-9}$）。

4. *TRANK1*　*TRANK1* 基因位于染色体 3p22.2 上，编码三磷酸核苷水解酶的 P 环。这一基因与 DNA 修复相关，在人体的脑组织中高丰度表达。既往研究显示，在 rs9834970 位点的 C 等位基因始终在病例组更常见（$P=2.41\times10^{-11}$）。2018 年的一项研究确认了这一风险位点，2019 年的 PGC 荟萃分析再次确认了这一显著的 SNP 位点（rs9834970，$P=5.7\times10^{-12}$，OR=0.93）。抗双相障碍药物处理三个神经元细胞系后，*TRANK1* 信使 RNA 表达呈现剂量和时间依赖性，表明药物治疗引起 *TRANK1* 的变异功能丧失，进一步表明了 *TRANK1* 在双相情感障碍的发生发展中发挥重要作用。

双相情感障碍的 GWAS 研究结果表明，易感性 SNP 的效应量非常小，而且大量的 SNP 和这些基因或基因与环境相互作用将增加双相情感障碍的发生风险，因而目前确定的易感性 SNP 并不足以作为诊断工具。然而，鉴定影响分子功能与疾病之间关系的基因有助于开发新的治疗药物，从而为双相情感障碍的精准诊疗发展提供依据。

三、精神分裂症

（一）精神分裂症疾病概述

1. 疾病特点　精神分裂症是指一组病因未明的重性精神障碍，具有认知、思维、情感、行为等多方面精神活动的显著异常，并导致明显的职业和社会功能损害。多起病于成年早期（16~25 岁），发病的高峰期男性在 20~25 岁，女性在 25 岁左右。多缓慢起病，病程迁延，呈慢性化，具有精神衰退的倾向。精神分裂症在成年人群中的终生患病率接近 1%，年患病率 0.26%~0.45%，男女发病率相似，据估算我国目前有 700 万左右的精神分裂症患者。

2. 遗传背景　精神分裂症属于复杂的多基因遗传性疾病，具有高度的遗传性。据推算该病的遗传度约为 80%，与精神分裂症患者的血缘关系越近者患病的危险度越高。精神分裂症患者一级亲属的患病平均终生风险为 5%~10%；同卵双生子患病率为异卵双生子的 3 倍，为一般人群的 35~60 倍，同卵双生子中有一半不发病；50% 的未患病的同卵双生子的子女患病率与患病的同卵双生子的子女患病率相同，说明基因型在发病中发挥重要作用；患病的危险度并没有明显的性别差异，排除伴性遗传。

（二）精神分裂症常见基因检测指标

近年来随着分子遗传学技术的进步，疾病的易感基因发现与定位成为可能，全基因组关联分析提示精神分裂症的候选区定位于 1q21.1-21.2、6p22.1、7q11.23、15q11.2-13.1、16p11.2 和 22q11.2 等染色体上。自 2006 年的第一个精神分裂症 GWAS 研究发现 PLXNA2 风险基因以来，发现了一系列的精神分裂症易感基因，包括 *MHC*、*TCF4*、*NRGN*、*VRK2*、*MIR137*、*PCGEM1*、*CSMD1*、*MMP16*、*CACNA1C*、*CACNB2* 和 *ZNF323* 等。最近的一项 PGC 研究纳入 17 836 例精神分裂症患者和 33 859 名健康对照者，成功鉴定了 108 个不同位点上的 128 个连锁不平衡的独立 SNP，这些易感基因包括 *DRD2*、*GRM3*、*GRIN2A*、*GRIA1*、*SRR*、*CACNA1C*、*CACNB2*、*CAMKK2*、*KCTD13*、*CNTN4* 和 *MEF2C* 等。这些研究中得到重复验证的显著基因位点，主要是 *PLXNA2*、*ZNF804A*、*VRK2*、*MIR137*、*AS3MT* 和 *TCF4* 基因位点（详见表 6-12）。

表 6-12　精神分裂症的相关易感基因

染色体	SNP	*P*	A1/A2	OR	基因
2	rs1344706	1.27×10^{-10}	T/G	1. 03	*ZNF804A*
2	rs1051061	1.26×10^{-6}	G/A	0. 95	*VRK2*
1	rs1625579	8.45×10^{-17}	T/G	1. 09	*MIR137*
10	rs59083960	9.91×10^{-7}	C/T	1. 22	*AS3MT*
18	rs2958182	1.43×10^{-4}	A/T	0. 78	*TCF4*

SNP：单核苷酸多态性；A1/A2：次等位基因 / 主等位基因；OR：比值比。

1. *PLXNA2*　*PLXNA2* 位于染色体 1q32，该基因编码跨膜信号素受体家族的成员。这一受体蛋白在神经发育过程中参与轴突引导，并可能调节神经元可塑性和再生，研究显示 PLXNA2 配体信号素 3A 在精神分裂症患者的小脑中表达上调。2006 年发表的第一个精神分裂症 GWAS 研究，纳入 320 例精神分裂症患者和 325 名健康对照者，发现 *PLXNA2* 的 SNP rs752016 可能是欧洲人群精神分裂症的易感位点，这一多态性位点定位于 *PLXNA2* 第 11 个内含子区，C 等位基因的次要等位基因频率在健康对照组和精神分裂症组分别为 0.22 和 0.16（OR=1.49；*P*=0.006）。

2. *ZNF804A*　*ZNF804A* 位于染色体 2q32.1，该基因编码锌指结合蛋白。细胞研究表明，该基因调节精神分裂症相关的 *PRSS16*、*COMT*、*PDE4B* 和 *DRD2* 基因的表达；*ZNF804A* 基因在人脑中终生表达，出生前达到峰值，这一基因编码的蛋白质主要位于皮质锥体神经元。GWAS 研究发现的精神分裂症的易感位点为 rs1344706（$P=1.27 \times 10^{-10}$），影像学研究表明 *ZNF804A* 的 rs1344706 不影响脑容量，但可能会影响神经连接和皮质功能。*ZNF804A* 的 rs1366842（$P=1.24 \times 10^{-6}$）与中国人群的精神分裂症具有显著相关性。

3. *VRK2*　*VRK2* 位于染色体 2p15.1，该基因编码丝氨酸 / 苏氨酸激酶，这一激酶属于酪蛋白激酶 I 组，在人体细胞中广泛表达，在高度增殖的细胞中表达上调。这一基因在参与维持细胞核结构和防止细胞凋亡方面发挥作用；在神经元细胞中，丝氨酸 / 苏氨酸激酶与 JIP1 蛋白结合后发挥对抗压力性的凋亡和参与轴突发育过程的作用。GWAS 研究发现精神分裂症的易感位点为 rs1051061（$P=1.26 \times 10^{-6}$），中国人群研究再次验证这一风险位点 rs1051061（$P=7.11 \times 10^{-10}$）。

4. *MIR137*　*MIR137* 位于染色体 1p21.3，微 RNA（miRNA）是短的非编码 RNA，通过影响信使 RNA 的稳定性和翻译而参与多细胞生物中基因表达的转录后调控。成熟的 miRNA 被整合到 RNA 诱导沉默复合物中，这一复合物通过与 miRNA 的不完美碱基配对识别目标信使 RNA，可导致靶向信使 RNA 的翻译抑制或不稳定。欧洲人群 GWAS 研究发现精神分裂症的易感位点为 rs1625579（$P=8.45 \times 10^{-17}$），中国人群研究再次验证这一风险位点 rs1625579（$P=5.12 \times 10^{-1}$）。

5. *AS3MT*　*AS3MT* 位于染色体 10q24.32，该基因编码亚砷酸甲基转移酶，可催化甲基从 S 腺苷 -L 甲硫氨酸转移到亚砷酸。*AS3MT* 在脑组织中的表达比体细胞组织中高 2.03 倍，在人脑海马区（精神紊乱高度相关的脑区）表达水平最高，精神分裂症患者的 *AS3MT* 表达水平显著高于健康对照者。GWAS 研究发现中国人群的精神分裂症易感位点为 rs59083960（$P=9.91 \times 10^{-7}$）和欧洲人群的风险位点 rs7085104（$P=5.0 \times 10^{-13}$）。

6. *TCF4*　*TCF4* 位于染色体 18q21.2，该基因编码转录因子 4。这一基因在胚胎的中枢神经系统和成人的许多组织中表达，研究表明 *TCF4* 在中枢神经系统发育中发挥重要作用，*TCF4* 缺失和一些编码突变导致皮特霍普金斯综合征。$TCF4^{-/-}$ 小鼠的脑桥核发育被破坏，而小鼠出生后前脑中 *TCF4* 过度表达导致认知缺陷和前脉冲抑制的损伤。GWAS 研究发现精神分裂症的易感位点为 rs2958182

(P=1.43 × 10^{-4}),中国人群研究再次验证这一风险位点 rs2958182(P=3.64 × 10^{-6}),研究进一步发现的精神分裂症易感位点为 rs9960767(P=4.1 × 10^{-9})、rs4309482(P=7.8 × 10^{-9})、rs17512836(P=2.4 × 10^{-8}) 和 rs12966547(P=2.6 × 10^{-9})。

目前,GWAS 研究确定的精神分裂症的易感位点已经达到数百个,然而不同人群之间共有的位点却很少,并且不同研究之间能够得到相互验证的位点也比较少,因而这些基因的可重复性及可靠性尚待进一步验证,而且这些研究结果尚未充分揭示出精神障碍的分子遗传机制。伴随着精细定位分析、外显子组测序和全基因组测序等的进一步开展,有望进一步揭示精神分裂症的发病机制,为这一疾病的治疗提供更为坚实的理论依据。

四、孤独症谱系障碍

(一) 孤独症谱系障碍疾病概述

1. 疾病特点　孤独症谱系障碍(autism spectrum disorder,ASD)起病于心理发育早期,是神经发育障碍疾病的一类。临床主要表现为社会交往损害、语言和非语言交流障碍、重复刻板行为和兴趣范围狭窄。在发达国家 ASD 的发病率约为 1.5%,男女患病比率约为 4 : 1。国内一项研究显示,我国 2006—2015 年小于 6 岁儿童孤独症谱系障碍的患病率为 0.315%,大约有 100 多万 ASD 患儿。

2. 遗传背景　孤独症谱系障碍的发生和许多因素都相关,其病因和发病机制非常复杂,多数学者认为是遗传因素和环境因素相关作用的结果。孤独症谱系障碍具有高度的遗传性,家系及双生子研究显示该病遗传度高达 80%~93%,若在一个家族中年龄大的孩子被诊断孤独症谱系障碍,则较他晚出生的孩子有 7%~20% 的概率也会发生此病。

(二) 孤独症谱系障碍常见基因检测指标

目前已经鉴定出 1 237 个基因与孤独症谱系障碍相关,另有 2 274 个与孤独症谱系障碍相关的拷贝数变异。孤独症谱系障碍的基因变异包括人群中常见的易感基因变异、在人群中发生的罕见变异以及在后代中自发发生的新生突变这三种类型。常染色体和性染色体异常均有报道。报道较多的是 15q11-q13 的重复、缺失、倒位和 7q22-q23 区域的易位。15q11-13 区域是人类基因组中最复杂的染色体区域之一,研究表明该区域上有许多与孤独症谱系障碍相关的罕见基因变异。另外,大约 30% 的孤独症谱系障碍病例是基因的新生突变造成的,迄今为止在大规模孤独症谱系障碍队列的全外显子测序项目中,研究人员鉴定到了 102 个与其相关风险基因,如 *GIGYF1*、*KDM6B*、*PTEN*、*ANK2*、*KMT5B*、*KMT2C* 和 *CHD8* 等。

孤独症谱系障碍全基因组关联分析(genome-wide association study,GWAS)发现了一系列与 ASD 相关的风险基因。丹麦一项对 18 381 例孤独症谱系障碍患者和 27 969 名健康对照者进行的全基因组关联荟萃分析,鉴定到 5 个广泛的重要基因座(详见表 6-13),并且发现了孤独症谱系障碍的临床亚群之间的遗传差异。新近研究发现,中国汉族人群孤独症谱系障碍的发病与 *NEGRE1* 基因的 rs1620977 和 *MROH5* 基因附近的 rs746839 相关联。

1. *KIZ*　*KIZ* 位于染色体 20p11.23,该基因编码的蛋白质定位于中心体,在纺锤体形成前加强和稳定胞外边缘区域,在中心体复制后,编码的蛋白质通常留在母中心体中。该基因的几个转录变体编码的不同异构体已被发现。GWAS 研究发现孤独症谱系障碍疾病的易感位点为 rs910805。

2. *SOX7*　*SOX7* 位于染色体 8p23.1,该基因编码 SOX 转录因子家族的一个成员,结合并激活 CDH5 启动因子,参与调控胚胎发育,在发育过程调控中发挥关键作用。GWAS 研究发现孤独症谱系障碍疾病的易感位点为 rs10099100。

3. *PTBP2*　*PTBP2* 位于染色体 1p21.3,该基因编码的蛋白质与前信使 RNA 分子在内含子多嘧啶簇结合，并参与控制其他剪接调节蛋白的组装，其大部分亚型主要在大脑中表达，在非神经细胞中微弱表达。GWAS 研究发现孤独症谱系障碍疾病的易感位点为 rs201910565。

表 6-13　ASD 相关易感基因

SNP	染色体	BP	A1/A2	Nearest 基因
rs910805	20	21248116	A/G	*KIZ*, *XRN2*, *NKX2-2*, *NKX2-4*
rs10099100	8	10576775	C/G	*C8orf74*, *SOX*, *PINX1*
rs201910565	1	96561801	A/AT	*LOC102723661*, *PTBP2*
rs71190156	20	14836243	GTTTTTTT/G	*MACROD2*
rs111931861	7	104744219	A/G	*KMT2E*, *SRPK2*

SNP：单核苷酸多态性；BP：染色体碱基位置；A1/A2：次等位基因 / 主等位基因。

目前，孤独症谱系障碍相关的致病基因逐渐得以发现，且致病位点突变类型多样，可为临床诊断和治疗策略奠定坚实基础。

五、注意缺陷多动障碍

（一）注意缺陷多动障碍疾病概述

1. 疾病特点　注意缺陷多动障碍（attention deficit hyperactivity disorder，ADHD）是起病于儿童期的常见神经发育障碍，主要表现为注意力不集中和注意持续时间短暂、活动过多和冲动，造成患者的学业困难和人际关系不良。国外报道学龄儿童患病率 3%~5%，国内调查患病率 1.5%~10%。ADHD 可分为注意力不集中为主型、多动 - 冲动为主型和混合型。

2. 遗传背景　ADHD 病因至今尚不清楚，很多学者认为是遗传和环境共同引起的一种复杂疾病，具有家族聚集现象。研究表明患者双亲患病率 20%，一级亲属患病率 10.9%，二级亲属患病率 4.5%；单卵双生子同病率 51%~64%，双卵双生子同病率 33%。寄养研究发现，患者血缘关系亲属患病率高于寄养亲属的患病率。这些研究结果说明遗传是该病的主要发病原因。

（二）注意缺陷多动障碍常见基因检测指标

国内外目前对 ADHD 的基因研究表明，多巴胺（dopamine，DA）、5- 羟色胺（5-hydroxytryptamin，5-HT）和去甲肾上腺素（norepinephrine，NE）等递质系统有关功能基因可能增加 ADHD 的易感性，如 *DRD4*、*DRD5*、*DAT*、*DBH*、*5-HTT*、*HTR1B*、*SNAP-25* 等；另外注意缺陷多动障碍的首个全基因组研究收集了 20 183 例 ADHD 患者和 35 191 名对照者的基因型阵列数据，鉴定出了 12 个与 ADHD 相关的全基因组变异，如 *PCDH7*、*FOXP2*、*SORCS3* 和 *DUSP6* 等基因位点。

1. *DRD4*　*DRD4* 位于染色体 11p15.5，包含 48 个串联重复序列的 2~10 个拷贝数变异，该基因编码多巴胺受体的 D4 亚型。D4 亚型是 G 蛋白偶联受体，抑制腺苷酸环化酶，分布于额叶 - 皮质下通路。该基因的突变与多种行为表型有关，包括自主神经系统功能障碍、注意缺陷多动障碍和追求有个性的人格特征。

2. *HTR1B*　*HTR1B* 位于染色体 6q14.1，编码 5- 羟色胺 G 蛋白偶联受体，抑制腺苷酸环化酶活性，并控制大脑中 5- 羟色胺、多巴胺和乙酰胆碱的释放，大部分位于基底神经节、纹状体和海马额叶皮质区，在纹状体中表达最为丰富。这一基因与强迫症和人格障碍等神经精神疾病发病具有相关性，研究表明这一基因的一个无义 SNP（G861C）与 ADHD 相关。

3. *DBH*　*DBH* 位于染色体 9q34.2。该基因编码一种氧化还原酶，这一蛋白在肾上腺髓质的神经分泌囊泡和嗜铬颗粒中表达，催化多巴胺向去甲肾上腺素的转化。该基因的突变导致患者多巴胺-羟基酸缺乏，其基因的多态性可在多种精神疾病中发挥作用，与ADHD的发病存在显著关联。

4. *ARTN* *ARTN*位于染色体1p34.1。该基因是神经营养因子家族成员之一，协调中枢和外周神经系统的发育与维持，在中枢神经系统中维持多巴胺神经元的存活。GWAS研究发现注意缺陷多动障碍的易感位点为rs11420276。

5. *PCDH7* *PCDH7*位于染色体4p15.1。该基因属于原钙黏蛋白基因家族，编码一个含有7个钙黏蛋白重复序列的胞外结构域的蛋白质，原钙黏蛋白是钙黏蛋白的一种，参与细胞-细胞之间识别、细胞黏附和信号转导过程。研究发现*PCDH7*转录物主要在大脑和心脏中表达，在其他组织中表达水平较低。注意缺陷多动障碍的易感位点为rs28411770。

注意缺陷多动障碍给个人、家庭、社会造成巨大的负担，此病在儿童中具有患病率高、损害重且可治疗的特点，基因检测对此病的发病原因提供了更多的依据，为临床诊断和治疗提供了很大的支持。

小　结

复杂疾病在众多因素如多个基因突变、单个基因的多个突变、环境以及未知的随机因素共同作用下发生。复杂疾病发病率较高，常见的如糖尿病、高血压、支气管哮喘、自身免疫性疾病、精神分裂症等，可能与多种基因变异相关。虽然每个变异只会稍微增加一个人的患病风险，但是几个不同的基因变异结合起来可能会显著增加许多常见疾病的风险。遗传易感性的基础是来自许多基因的变异，每个基因都具有微弱的影响。在具有遗传倾向的人群中，疾病的风险可以取决于环境与生活方式多种因素。虽然复杂疾病通常聚集在家庭，但它们没有一个明确的遗传模式。这使得确定人的遗传风险或评估遗传这些疾病的概率变得很难。复杂疾病也很难研究和治疗，因为导致这些疾病的特定因素尚未确定。目前，芯片和NGS等基因组学技术加快了其研究速度，加深了人们对病因的了解，有望在未来应用于此类疾病的诊断、治疗和预防。在还未形成复杂疾病之前，通过基因检测可以判断患某个复杂疾病的风险，从而把握影响易感基因表达及调控的环境因素，通过改变外部环境因素，达到调节基因表达、恢复正常生理功能、维持代谢平衡的目的。基因检测在预测个体易患的高风险疾病方面提供了个性化的健康指导建议，有望实现早知道、早预防、早受益的目标。未来研究人员将继续为常见的复杂疾病寻找主要贡献基因。

第七章
肿瘤的基因检测

恶性肿瘤（癌症）是严重威胁人群健康的主要公共卫生问题之一。根据世界卫生组织国际癌症研究机构（International Agency for Research on Cancer，IARC）数据显示，2020 年全球约 1 929 万例新发癌症病例，其中中国有 457 万例（约占全球新发病例的 23.7%）；2020 年全球约 996 万例癌症死亡病例，其中中国有 300 万（约占癌症死亡总人数的 30%）。由于中国是世界第一人口大国，新发癌症人数及癌症死亡人数均位居全球第一，远超其他国家。近十年来，恶性肿瘤发病率及死亡率均呈持续上升态势（其发病率每年保持约 3.9% 的增幅，死亡率每年保持约 2.5% 的增幅）。国家癌症中心 2019 年癌症报告显示，每年我国恶性肿瘤死亡占居民全部死因的 23.9%。

随着肿瘤相关基础研究的进展，人们对肿瘤发生的本质有了更深入的认识。肿瘤发生是环境因素和遗传因素共同作用的结果，其病理本质是以基因突变为驱动的系统性细胞周期失控，呈现渐进式发展并且在不同的发展阶段需要多个特定基因突变的参与。这些突变往往导致肿瘤相关基因异常激活或异常失活，扰乱了细胞稳态导致癌变。对肿瘤特征性突变的检测，不仅有助于理解肿瘤的发生机制，还可作为分子标记用于肿瘤早期诊断和风险评估。

第一节　肿瘤基因检测的现状

同一种肿瘤，其致病因素和体内突变基因都不尽相同，每一个患者的肿瘤都有其异质性，这种独特的生物学特征要求必须对每个患者“区别对待”，以实现肿瘤的个体化诊疗。自 2003 年人类基因组计划完成，人类第一张基因图谱展现于世人面前，10 多年来对肿瘤的研究已发现大量与之密切相关的基因突变。目前至少已知 138 个肿瘤相关基因，包括 74 个肿瘤抑制基因和 64 个原癌基因，通过 12 条细胞信号通路调控肿瘤生长。以分子遗传学、生物信息学为代表的现代生物科学和以生物芯片、新一代测序技术、靶向药物制备技术为代表的现代生物技术，为肿瘤的临床诊断和治疗提供了大量工具，使临床个性化医学诊疗走向现实。通过基因检测对肿瘤进行诊断和分类分型、预测不同患者的药物效应，可指导临床医生根据患者独特的肿瘤遗传变异特征选择治疗方式、药物和剂量。即使对于同一种肿瘤，或者同一患者的不同阶段，医生也可以根据患者的肿瘤遗传背景来选择最合适、最具有针对性的治疗方式、药物类型和用药剂量，避免严重的毒副反应和医疗资源浪费。本小节通过回顾肿瘤基因检测的发展历程，阐述肿瘤基因检测的发展特点。

一、肿瘤基因检测由低通量测序向高通量测序变革

随着研究揭示多数肿瘤的发生涉及多个基因共同驱动，肿瘤基因检测技术经历了从单一位点检测到多位点检测，基因测序从低通量测序到第二代、第三代高通量测序的变革。二代测序技术可满足 DNA 序列单碱基突变、结构变异以及拷贝数变化等不同的检测需求，通过荧光标记成像技术获取肿瘤基因全部遗传信息，为肿瘤基因检测提供最全面的基因组特征信息。同时技术的成熟也反过来进一步促进了检测内容的完善。目前，许多基于二代测序技术的肿瘤基因组合已应用于临床实践，如美国食品药品监督管理局（Food and Drug Administration，FDA）批准的可检测 324 种基因突变的 Foundation One CDx 技术体系和可检测 468 个基因的基因突变的 MSK-IMPACT 肿瘤基因检测分析平台。

二、检测方式从组织活检发展到液体活检

肿瘤细胞基因和基因组变异不是一成不变的，由于发育的动态演进，肿瘤细胞基因组存在高度时序性，表现为肿瘤间异质性和肿瘤内异质性，即不同肿瘤、同种肿瘤的不同个体、肿瘤瘤灶内、瘤灶间的基因组和基因表达谱存在明显差异，而这种高度异质性和快速演进也成了肿瘤精准检测和诊治的最大障碍。以往组织活检时受取样区域偏差、侵入性和静态检测等特点的影响，很难全面反映肿瘤特征及其动态变化。随着液体活检技术的成熟，推动肿瘤基因检测从静态向动态变革，通过简单的非侵入性血液采样及分析，可重复、动态监测肿瘤时序性演变过程，已成为监测肿瘤异质性最有力的工具。

肿瘤液体活检是指通过检测血液中的循环肿瘤细胞（circulating tumor cell，CTC）和循环肿瘤 DNA（circulating tumor DNA，ctDNA）来获取肿瘤病变信息，用以辅助诊断治疗。CTC 是肿瘤组织释放到血液中的肿瘤细胞，是肿瘤转移的重要原因。通过对血液 CTC 数量、细胞蛋白表达、基因组序列进行检测分析可获取肿瘤病变信息。目前一代 CTC 技术只用于检测 CTC 的数量，灵敏度低，应用局限于转移性乳腺癌、转移性结直肠癌和转移性前列腺癌。二代 CTC 技术正处于实验室阶段，预期能够实现对除 CTC 细胞计数以外的基因测序、蛋白表达、染色体变异水平等方面的检测，获取更多肿瘤信息，同时灵敏度也将进一步提升。ctDNA 来自循环肿瘤细胞、坏死肿瘤细胞和肿瘤细胞分泌的外泌体，包含肿瘤细胞特异性突变的基因信息，通过捕获并检测 ctDNA 片段可实时获取肿瘤特异性突变信息，帮助医生诊断和个性化用药指导。ctDNA 检测技术目前主要有数字化 PCR 和二代测序方法，可分别检测 ctDNA 的序列信息和序列拷贝数，适用于非小细胞肺癌、结直肠癌、乳腺癌、皮肤癌等常见肿瘤。检测的目标基因目前多以 Kirsten 大鼠肉瘤病毒癌基因同源物（Kirsten rat sarcoma viral oncogene homolog，*KRAS*）基因、第 10 号染色体上缺失与张力蛋白同源的磷酸酶（phosphatase and tensin homologue deleted on chromosome ten，*PTEN*）基因、表皮生长因子受体（epidermal growth factor receptor，*EGFR*）基因、v-RAF 小鼠肉瘤病毒癌基因同源物 B1（v-RAF murine sarcoma viral oncogene homologue B1，*BRAF*）基因等热门基因为主。与传统组织活检相比，液体活检有更多优势，包括非侵入式检测、取样量少（通常只需 5~10ml 血液）、支持反复多次取样、杜绝由于侵入式操作导致的并发症和肿瘤复发风险、操作简便、无需影像学支持等。另外由于患者早期血液中可能已经有 CTC 和 ctDNA 出现，液体活检对肿瘤的检测可早于影像学发现，能做到提前预测。

三、检测从多细胞混杂检测向单细胞精准检测发展

传统基因检测样本为细胞混杂的 DNA 样本，检测结果为组织内大多数细胞的特征或整体平

均值，难以体现不同细胞之间的差异，特别是少量特殊细胞的特征。随着单细胞测序(single cell sequencing，SCS)的临床应用，使单个细胞的基因组、转录组、表观组得以展现在人们面前，为分析肿瘤异质性及克隆演化、揭示肿瘤耐药机制的进化提供了重要证据。比如通过使用单细胞转录组测序和T细胞受体测序(T cell receptor repertoire sequencing，TCR-seq)技术，绘制黑色素瘤免疫细胞图谱，可发现不同病例的免疫细胞相对丰度的差异，从而分析肿瘤微环境浸润T细胞转录组的异质性和分化途径，为免疫治疗方案的设计提供理论依据。

四、肿瘤基因检测由辅助诊断向诊治综合管理的变革

早期肿瘤单一基因的检测无论是其信息准确度，还是其精确度都无法满足临床需要，随着肿瘤靶向治疗方法的突破和随之而来的耐药问题，肿瘤基因检测技术已从传统单一的辅助诊断向诊治综合管理渗透。基因信息分析为肿瘤的精准诊疗、临床护理以及患者参与决策等方面提供了科学的依据。临床上常出现同一类型患者对同一种药物疗效差别很大，而不同的疾病有时可以使用同一种药物，且获得较好疗效的情况。比如在治疗某些大肠癌患者时，临床医生用药一般会先采用西妥昔单抗(Cetuximab)后用贝伐珠单抗(Bevacizumab)，但效果均不佳，这两个单抗药物的靶点基因分别是*EGFR*和血管内皮细胞生长因子受体(vascular endothelial growth factor receptor，*VEGFR*)，经基因检测后，发现患者是*BRAF*基因突变；又如常用的治疗肺腺癌的药物吉非替尼(Gefitinib)是针对*EGFR*基因突变的分子靶向药，在肺癌患者中*EGFR*是除肿瘤蛋白53(tumor protein 53，TP53)之外突变频率最高的基因，所以多数肺癌患者可受益于吉非替尼，但对于没有*EGFR*基因突变的患者则疗效很差。因此，根据肿瘤患者的肿瘤基因检测结果来选择药物，对不同基因背景的人，需要推荐具有针对性的药物。“个体化用药”正走入临床，使医生能够根据患者遗传信息进行有针对性的治疗。自1997年，经FDA批准以CD20为靶点的肿瘤靶向药利妥昔单抗(Rituximab)被用于治疗非霍奇金淋巴瘤以来，肿瘤靶向药物陆续在美国批准上市。目前，超过167种药物经FDA批准在使用前需要了解使用者的基因信息。

第二节　肿瘤基因检测标本的获取

组织样本是肿瘤基因检测的最佳标本，且部分基因检测项目仅通过组织样本才可以实现。在条件允许的前提下，均应优先选择组织样本。肿瘤细胞的数量和比例都是影响检测灵敏度的关键要素。对于常规肿瘤基因检测一般需要200~400个肿瘤细胞或10张5~10μm切片才能满足突变检测的需要。并且选取标识肿瘤丰富的区域，可提高检测的敏感性。此外，不同方法的敏感性要求不一，如测序法一般要求肿瘤细胞比例>10%，而突变扩增阻滞系统PCR(amplification refractory mutation system PCR，ARMS PCR)法通常要求>1%即可。

新鲜冷冻材料或新鲜肿瘤组织提取的DNA和RNA质量较高，因此外科手术标本是获得高质量肿瘤DNA的最佳标本。虽然在手术现场取样的情况较为常见，但需要在显微镜下确认肿瘤细胞含量。对于周围炎症严重的肿瘤或富含黏液的肿瘤以及病变中心广泛纤维化的肿瘤需慎重采集，避免产生假阴性结果。切割后的肿瘤组织一半用于检测，另一半用于制作组织标本，以便后续确认。对于手术切除组织样本，经液氮速冻后置于液氮罐或-80℃冰箱保存为理想的保存方法(该过程需在手术样本离体后30分钟内完成)。由于组织样本通常需先进行病理学分析，在分析完成后应尽早将样本置于稳定剂中(避免核酸降解)。另外，也可放入组织保存液中保存。通常组织保存液能渗透0.5cm厚度的组织，因此组织样本不宜过大。核酸在组织保存液中置于37℃可稳定存放1天，25℃可稳定存

放 1 周，4℃可稳定存放 1 个月或置于 -20℃长期保存。

此外，还可选取石蜡包埋组织，一般置于 10% 中性福尔马林固定手术切除样本，按病理学操作规范取材。制作石蜡切片时，连续切取 5 片，其中 1 片进行染色，确认肿瘤细胞的含量。应注意 DNA 容易受固定时间的影响，长时间（1 周以上）浸泡在福尔马林中的样本 DNA 会片段化，不能检出突变。穿刺等活检样本固定时间控制在 6~24 小时为佳，活检材料的固定时间一般是 24 小时。

用胸腹水中的肿瘤细胞进行基因检测时，必须先确认肿瘤细胞。在穿刺获得胸腹水样本提交给细胞病理检查之后，剩余液体应冷冻保存，也可在含有细胞成分的离心沉淀中加入含有蛋白质变性剂的缓冲液室温保存。由于细胞学样本的肿瘤细胞含量较低，因此必须采用 ARMS-PCR 等高灵敏度的检测方法。

循环肿瘤 DNA 是存在于血浆中来源于肿瘤的游离 DNA，这类 DNA 占血浆游离 DNA 的比例在不同肿瘤及病例中相差悬殊（0.01%~93.00%），限制了外周血在肿瘤分子检测中的应用。不过，一些研究也发现可利用血浆游离 DNA 检测突变，但需要使用灵敏度非常高的检测方法（如 ARMS-PCR）。应使用一次性密闭 EDTA 抗凝真空采血管采集外周血，采集全血 6~10 ml，冷藏运输，6 小时内分离血浆，提取游离 DNA 并保存到 -80℃冰箱中，避免反复冻融。如外周血需长时间运输，建议用商品化的游离 DNA 样本保存管，通常循环肿瘤 DNA 在全血中可室温稳定保存 7 天。

第三节 肿瘤基因检测的常见指标

一种肿瘤的发生发展涉及多个基因突变，而一种基因变异也会导致不同类别的肿瘤发生。同时，肿瘤基因的变异包括点突变、基因过表达、基因重排、基因融合、微卫星不稳定等多种形式，由此也涉及相应的不同基因变异检测方法，本节将针对肿瘤相关的常见基因变异进行阐述。

一、*EGFR* 基因

表皮生长因子受体（epidermal growth factor receptor，EGFR）是表皮生长因子受体家族成员之一。该家族包括 EGFR（又名 HER1/ErbB-1）、HER2（又名 ErbB-2/neu）、HER3（又名 ErbB-3）和 HER4（又名 ErbB-4）四种蛋白。EGFR 属于酪氨酸激酶型跨膜受体糖蛋白，分子量为 170kDa，包括胞外配体结合区、跨膜区和胞内激酶区三个区域。表皮生长因子（epidermal growth factor，EGF）和转化生长因子 -α（transforming growth factor-α，TGF-α）等配体可与 EGFR 胞外配体结合区结合进而激活 EGFR，激活后的 EGFR 由单体转化为二聚体并活化位于胞内的激酶位点，包括 Try992、Try1045、Try1068、Try1148 和 Try1173 等。这些自磷酸化又将进一步引导下游信号活化，调控 RAS-RAF-MEK-ERK-MAPK、PLC-γ、PI3K-PDK、JAK-STAT、AKT 和 JNK 等信号通路。此外，EGFR 还可能和表皮生长因子受体家族的其他成员（如 HER2）聚合并激活。EGFR 蛋白广泛分布于哺乳动物的上皮细胞、成纤维细胞、胶质细胞、角质细胞等细胞表面，可调节肿瘤细胞生长、细胞增殖、血管生成、肿瘤细胞侵袭、转移及细胞凋亡。

EGFR 基因位于第 7 号染色体 p12-q22 区，由 28 个外显子组成，位于 E762-K823 位置的氨基酸由外显子 20 负责编码，包括由 E762-M766 构成的 C 螺旋和 A767-V774 构成的环，最常见突变位点是由 C 螺旋及环结构异常导致。*EGFR* 基因突变多出现在外显子 18~21，其中外显子 19 突变（746 位 ~ 752 位缺失，即 Del19）和外显子 21 突变（Leu858Arg）几乎占据了绝大多数的 *EGFR* 突变。外显子 18 的常见突变 G719 和外显子 20 的点突变与插入突变（以 Thr790Met 为主）分别占 *EGFR* 突变比重的 5%，其他 *EGFR* 突变还包括位于外显子 20 上的 S768I 突变（约占肺癌 *EGFR* 突变的 1%~2%）以

及位于外显子 19 上的 Leu747Ser 和 Asp761Tyr 耐药突变等。值得注意的是，Thr790Met 常见于化疗复发患者中，是引发表皮生长因子受体酪氨酸激酶抑制剂（EGFR-TKI）耐受的原因之一。除单一位点突变外，复合突变约占所有突变病例总数的 3%~7%，常见的复合突变组合包括 Del19+Leu858Arg、Leu858Arg+Thr790Met、Gly719Ser+Leu858Arg 等。目前至少有 60 种以上的 *EGFR* 外显子 20 插入突变形式，最常见的依次为 Asp770_Asn771>AlaSerValAspAsn、Asn771_Pro772>SerValAspAsnPro 和 Asn771_His773dupAsnProHis，约占 *EGFR* 外显子 20 全部插入突变类型的 50% 左右。在众多的突变形式中，最特殊的是 Ala763_764insPheGlnGluAla。该突变是目前发现的 *EGFR* 外显子 20 插入突变中的敏感突变，发生在 C 螺旋内，在 EGFR 外显子 20 插入突变中的占比约 6%，该突变对一代 / 二代 EGFR-TKI 药物有效。通常情况下，*EGFR* 转录激酶区突变（如经典的 Del19 和 Leu858Arg 突变）均为表皮生长因子受体酪氨酸激酶抑制剂（EGFR-TKI）的敏感性突变，会导致酪氨酸激酶域的激活。而 *EGFR* 外显子 20 插入突变中的敏感突变 Ala763_764insPheGlnGluAla，插入的 PheGlnGluAla 将 C 螺旋向 N 末端移动，改变了 β3-αC 环的长度，导致 Ile759Ala，并与 Leu858Arg 和 Leu86lGln 突变紧邻，该突变影响更像 Del19 和 Leu858Arg。其他 *EGFR* 外显子 20 插入突变体，如 Asp770_Asn771insAsnProGly，酶动力学研究显示在其构象发生改变后，与野生型 EGFR 相似。一些研究显示不论一线治疗还是二线治疗，当前已经获批的 EGFR-TKI，不管几代，治疗 *EGFR* 外显子 20 插入突变的效果都不及化疗。

EGFR 基因和 70% 以上的恶性肿瘤有直接关系，如胃肠道肿瘤、非小细胞肺癌（non-small cell lung cancer，NSCLC）、乳腺癌、前列腺癌、胶质细胞瘤等，这些实体肿瘤中均存在 *EGFR* 异常表达。*EGFR* 基因是 NSCLC 发生发展过程中的驱动基因，在Ⅰ期～Ⅳ期肿瘤中的突变率分别为 57.6%、47.9%、47.5% 和 43.4%。*EGFR* 的突变状态已经成为 NSCLC 患者非常重要的治疗靶点，对指导 NSCLC 患者的治疗至关重要。目前 NSCLC 患者检测 *EGFR* 突变的首选策略是利用组织标本进行检测，当肿瘤组织标本难以获取时，可行外周游离 DNA 检测。在组织中检测 *EGFR* 突变为阳性的 NSCLC 患者接受吉非替尼治疗后与传统化疗方案相比无进展生存期（progression free survival，PFS）和总生存期（overall survival，OS）较 *EGFR* 野生型患者明显延长，而 *EGFR* 野生型患者的治疗效果则相反。组织和血浆 *EGFR* 突变检测有较好的一致性，为 70% 左右，血浆 *EGFR* 检测结果可以评价患者用药疗效，其敏感性和特异性分别约为 70% 和 90%。鉴于肺癌 EGFR 靶向治疗的成功应用，目前肺癌诊疗共识普遍提倡携带 *EGFR* 突变的肺癌患者应优先选择分子靶向治疗。*EGFR* Del19、Leu858Arg 以及外显子 18 点突变对 TKI 敏感，这类患者应优先选择 EGFR-TKI 进行治疗。经治疗后如其他外显子未发生突变，可继续使用 TKI 治疗，如治疗后外显子 20 突变，提示 TKI 治疗产生耐药，则转为非 TKI 治疗。对于无外显子 18、19、21 突变的 NSCLC 患者，肿瘤对 TKI 不敏感，不适于 TKI 治疗。对于无 *EGFR* 突变的肺癌患者，EGFR-TKI 靶向治疗效果较差。除点突变和插入突变外，基因扩增也是常见的 *EGFR* 突变类型。在脑胶质瘤中 EGFR 通路的异常激活多是由 *EGFR* 基因扩增和变异引起，可导致脑胶质瘤的发生并多伴随 EGFR 蛋白的过量表达，研究表明，在中间变性星形细胞瘤中 *EGFR* 扩增的发生率为 17%，继发性胶质母细胞瘤（glioblastoma muhiforme，GBM）中的发生率为 50%~60%。对于年长 GBM 患者若伴随 *EGFR* 扩增，往往提示预后不良。此外，*EGFR* 外显子 2~7 框内缺失形成的 *EGFRvⅢ* 重排在 GBM 患者的发生率为 20%~30% 且携带 *EGFRvⅢ* 突变的患者预后较差。

EGFR 突变常用的检测技术包括实时荧光定量 PCR、Sanger 法测序、免疫组化、荧光原位杂交（fluorescence in situ hybridazation，FISH）、突变扩增阻滞系统（amplification refractory mutation system，ARMS）和二代基因测序。*EGFR* 外显子 20 插入突变有多种检测手段，其中 Sanger 法测序的测序深

度为 20%，实时荧光定量 PCR 的检测深度为 1%，而 ARMS PCR 和 NGS 检测到的等位基因频率可低至 0.1%。ARMS PCR 法检测灵敏度和特异度高，信号重复性好，自动化程度高，是目前对 *EGFR* 基因突变检测应用最广泛的技术。但受限于引物，ARMS PCR 只能检测出标本中是否存在已知的突变类型，无法检测所有的突变。而 NGS 能对全基因组进行基因突变分析，并可用于发现未知基因突变类型，与 Sanger 测序相比具有明显的优点，因此美国国立综合癌症网络（National Comprehensive Cancer Network，NCCN）指南也将 NGS 列为推荐的检测方法。在检测 *EGFR* 扩增时，FISH 是目前实验室常规方法，而对于 *EGFRvⅢ*重排，实验室常见检测方法包括实时荧光定量 PCR、免疫组化、多重探针依赖式扩增技术等。

二、*KRAS* 基因

RAS 基因家族是重要的原癌基因家族之一。该基因家族是控制细胞基本功能的鸟苷三磷酸酶（guanosine triphosphatase，GTPase）大型家族的一个重要分支，成员多为表皮生长因子受体信号通路上的重要靶点。RAS 蛋白为 GTP 结合蛋白，本身具有弱的 GTPase 活性，主要分布于细胞膜胞质一侧。通常 RAS 蛋白与 GDP 结合，处于失活状态；当 RAS 与 GTP 结合后，RAS 活化，进而激活下游信号通路。因其状态受 GTP 或 GDP 的结合状态的调控，故 RAS 蛋白又称为 GTPase 开关。RAS 蛋白活性主要受两个蛋白因子控制，一个是鸟苷酸交换因子（guanine nucleotide exchange factor，GEF），作用是促使 GDP 从 RAS 蛋白释放以便结合 GTP 激活 RAS。该因子的活性受生长因子及其受体的影响。另一个是 GTP 酶激活蛋白（GTPase-activating protein，GAP），定位于细胞质膜内表面上，主要作用是激活 RAS 蛋白 GTPase 活性，促进结合在 RAS 蛋白上的 GTP 水解成 GDP，使 RAS 转变为 RAS-GDP 的失活形式。RAS 蛋白参与调控细胞的生长、分化、细胞骨架、蛋白质运输和分泌等多种生理过程。

人 *RAS* 基因家族主要有三种，分别是 Kirsten 大鼠肉瘤病毒癌基因同源物（Kirsten rat sarcoma viral oncogene homolog，*KRAS*）、成神经细胞瘤 ras 病毒癌基因同源物（neuroblastoma ras viral oncogene homolog，*NRAS*）和 Harvey 大鼠肉瘤病毒癌基因同源物（Harvey rat sarcoma viral oncogene homolog，*HRAS*），其中 *KRAS* 基因突变与人类肿瘤的关系最密切。*KRAS* 于 1982 年作为一种致癌基因首次被发现，其编码产物为一种被称为 p21 的小 G 蛋白，定位于细胞膜内侧。正常情况下，当 KRAS 蛋白和 GDP 结合时，活性呈关闭状态；当细胞外的生长分化因子把信号传导至 KRAS 蛋白时，增强了 KRAS 蛋白与 GTP 的亲和性，KRAS 结合 GTP 并激活，信号系统开放。*KRAS* 基因的突变热点通常发生在 12 和 13 密码子上，常见突变类型包括 Gly12（Asp/Cys/Val/Arg/Ala/Ser）或 Gly13（Asp/Cys/Val），该结构区域携带正电荷可结合 GTP 上带负电的磷酸基团，突变后将影响 GAP 蛋白精氨酸残基在水解过渡状态时与 KRAS 的结合稳定性。突变后 KRAS 蛋白与 GAP 蛋白结合力减弱，显著抑制 KRAS 蛋白的 GTPase 催化活性，导致 GTP 水解被抑制从而延长 GTP-KRAS 活性状态的持续时间，最终使 KRAS 蛋白持续处于活跃状态，启动下游复杂信号网络，例如持续激活下游 RAS-RAF-MEK-MAPK 细胞信号通路，导致癌细胞增殖。另外，KRAS 还是众多信号通路中的关键激活因子，如磷脂酰肌醇 3 激酶（phosphatidylinositol 3 kinase，PI3K）和 Ral 蛋白，KRAS 可通过激活二者影响细胞过度增殖、生长、迁移以及血管生成和细胞凋亡，导致肿瘤的发生。KRAS 网络及其下游通路之间相互作用非常复杂，突变的 KRAS 蛋白难以通过传统手段抑制其活性。同时，KRAS 对 GDP、GAP 的固有高亲和性及其蛋白质表面缺乏明确的药物位点，也导致针对 KRAS 的靶向药物开发进展缓慢。

KRAS 基因突变在人类肿瘤中非常常见，占所有人类肿瘤的 17%~25%。大规模的临床研究发现，*KRAS* 基因点突变在胰腺导管腺癌（pancreatic ductal adenocarcinoma，PDAC）中的突变率最高，约 90% 以上的患者具有至少 1 种 *KRAS* 基因点突变；其次为结直肠癌、多发性骨髓瘤和肺腺癌，携带比

例分别为 52%、42% 和 32%，其中在结直肠癌发生的初始阶段，有 34.2%~52.7% 的原发性结直肠癌患者可检测到突变型 *KRAS* 基因。在 NSCLC 病例中，东西方人群的 *KRAS* 基因突变率具有较大差异，*KRAS* 是西方人群最常见的突变基因，突变率接近 30%。*KRAS* 基因突变最常见方式是点突变，常见 *KRAS* 突变位点包括外显子 2 中的第 12 号密码子（70%~80%）和第 13 号密码子（15%~20%），其他 *KRAS* 突变主要集中在外显子 3（第 59~61 号密码子）和外显子 4（第 117 号密码子和第 146 号密码子）。外显子 2 中第 12 号密码子的常见突变为 Gly12Asp（41%）、Gly12Val（28%）和 Gly12Cys（14%）；外显子 3 中常见突变包括 Gln61His 和 Gln61Arg，而外显子 4 中常见突变为 Ala146Thr 和 Ala146Val，在 NSCLC 中最常见的是 Gly12Cys 点突变。不同的基因突变可激活不同的信号通路，Gly12Val 和 Gly12Cys 点突变与 Ral 下游信号传导的增强相关；而 Gly12Asp 突变可激活 PI3K 途径。*KRAS* 突变腺癌的 PFS 较短，其中 Gly12Val 突变患者的 PFS 最短。不过，对 *KRAS* 突变状态是否可以作为肿瘤患者预后生物标志物仍存在争议，多数观点认为 *KRAS* 突变与 NSCLC 的不良预后有关，不少分析显示携带 *KRAS* 突变的 NSCLC 患者存活率较低。*KRAS* 第 13 号密码子突变的患者比第 12 号密码子突变患者的死亡风险高。在排除年龄、性别和吸烟史的多变量分析后，*KRAS* 第 13 号密码子突变的总体生存期较第 12 号密码子突变短。需要关注的是，对于可切除的肿瘤来说，*KRAS* 预后价值较小。另外，局部治疗后的携带 *KRAS* 突变患者相对于 *EGFR* 突变型和野生型肿瘤的脑转移复发率较低。

KRAS 基因突变的检测方法尚无统一认识，各临床研究使用的方法也不尽相同，常用方法有直接测序法、焦磷酸测序法、突变体富集 PCR 测序法、等位基因特异性寡核苷酸分析法及高分辨率熔解曲线分析法等。由于实验室检测的突变位点及检测方法不统一，导致灵敏度和准确度存在着一定的差异。直接测序法是 *KRAS* 基因突变最经典的方法，但对点突变的灵敏度仅有 10%~20%。目前大量研究显示，不同检测方法的结果一致性约为 60%。*KRAS* 基因突变的检测标本较为广泛，患者的血液、穿刺标本、新鲜组织、石蜡包埋组织均可作为检测的有效样本。有研究发现，采用石蜡包埋组织提取 DNA 比较困难，检测质量较低，在石蜡包埋组织里检出的 *KRAS* 基因突变率较冰冻组织标本检出的突变率少 50% 左右。另外，经过福尔马林处理的标本，会较大程度地破坏 DNA 双链结构，造成检测的不准确性，为此检测样本中肿瘤细胞数目应大于 300 个，或 DNA 模板大于 30ng，方可较好地避免这些干扰。还有研究认为外周血检测到 *KRAS* 突变预示着肿瘤具有较高的侵袭性。总之，临床上迫切需要规范化、标准化 *KRAS* 基因检测的方法，以确保其在临床应用中的准确性和可靠性，为临床诊断和用药提供参考和指导。

三、*BRAF* 基因

丝氨酸 / 苏氨酸激酶 v-RAF 小鼠肉瘤病毒癌基因同源物 B1（v-RAF murine sarcoma viral oncogene homologue B1，*BRAF*）与 *ARAF*、*RAF1*（Raf-1 proto-oncogene，serine/threonine kinase；又称 c-Raf proto-oncogene，serine/threonine kinase，cRAF）基因同属丝氨酸 / 苏氨酸蛋白激酶 RAF 家族基因，由 Ikawa 等于 1988 年在尤因肉瘤中首次报道发现。*BRAF* 基因位于染色体 7q34，基因长度约 190kb。BRAF 蛋白编码 783 氨基酸，含 CR1、CR2 和 CR3 三个保守区域。其中，CR1 区含 RAS 蛋白结合区和半胱氨酸富集区；CR2 为 CR1 和 CR3 结合区；CR3 区为激活区，内含 ATP 结合位点和多个磷酸化位点，以 Thr598 和 Ser601 这两个位点最为重要，需同时磷酸化才可激活 BRAF 蛋白并诱导性激活细胞外调节蛋白激酶，当上述位点的氨基酸突变后可导致 BRAF 蛋白持续性活化。

BRAF 蛋白与 KRAS 蛋白同为 RAS-RAF-MEK-ERK 信号通路上游的关键调节因子。BRAF 蛋白位于 MAPK/ERK 途径的入口处，主要职责是将细胞表面受体和 RAS 蛋白通过 MEK 和 ERK 与核内的转录因子相连，激活多种细胞因子，从而调控细胞的分化、分裂等生理过程。ERK 磷酸化后激活

90kDa 核糖体蛋白 S6 激酶（the 90 kDa-ribosomal S6 kinases，p90 RSK），导致凋亡诱导因子 BRD 失活或激活环磷酸腺苷反应元件结合蛋白（cAMP response element binding protein，CREB）调控细胞凋亡。此外，ERK 还参与信号转导，如增强 NF-κB 和细胞周期蛋白 D1（cyclin D1）表达从而促进细胞周期进展和增殖；增强血管内皮生长因子（vascular and endothelial growth factor，VEGF）、表皮生长因子受体（EGFR）表达，促进血管生成；增强 β3 整合素表达，促进组织侵袭和转移，抑制细胞凋亡；诱导 MDM2 表达以抑制 TP53 活性。

人类肿瘤中 *BRAF* 基因的突变率约占 8%。在恶性黑色素瘤、乳头状甲状腺癌、结直肠癌常见，也可见于非小细胞肺癌（NSCLC）、卵巢浆液性癌、脑胶质瘤等。*BRAF* 突变主要分为两类：一种是位于外显子 11 上的甘氨酸环突变，约占 11%，常见突变位点包括 Gly463、Gly465、Gly468 等；另一种是位于外显子 15 上的激活区突变，多为 c.1799T>A 突变，约占 89%，导致谷氨酸取代缬氨酸，而 Val600Glu 突变会使 BRAF 蛋白激活导致 MAPK 激酶信号通路的磷酸激酶活性改变。*BRAF* 基因突变存在于 1%~2% 的 NSCLC 病例中，其中超过半数的 *BRAF* 突变为 Val600Glu。*BRAF* 突变在吸烟者中较为普遍，并且携带 *BRAF* 突变的肿瘤较未携带突变的肿瘤侵袭性更强。*BRAF* 突变在结直肠癌中的检出率为 5%~15%，多见于老年女性病例，肿瘤多位于右半结肠，分化程度低，以黏液癌为常见。与其他类型结直肠癌不同，*BRAF* 突变结直肠癌以腹膜转移多见，较少发生肺转移和肝转移。多数研究认为 *BRAF* 突变提示结直肠癌预后不良。另外，在各级别的脑胶质瘤中，均可检测到 BRAF Val600Glu 突变，在多形性黄色瘤型星形细胞瘤中，有 60%~70% 发生 *BRAF* 突变，而在毛细胞型星形细胞瘤中，*BRAF* 突变率为 10%。值得注意的是，毛细胞型星形细胞瘤 *KIAA1549-BRAF* 融合突变高发（50%~70%），但该突变在其他级别胶质瘤或其他肿瘤中罕见，是重要的诊断分子标志。在卵巢癌中，*BRAF* 突变在浆液性交界性肿瘤（SBOT）和低分化浆细胞癌中普遍存在，其中 BRAF Val600Glu 突变会出现在 2/3 的 SBOT 和低级别浆液性癌中，并且 *KRAS* 突变和 *BRAF* 突变互斥，在携带 *KRAS* 突变的肿瘤中未发现 *BRAF* 突变。

临床诊断试验室中检测 *BRAF* Val600Glu 突变最广泛的方法是免疫组化染色法，具有检测时效性好，操作简便，灵敏度和特异度均较高的特点，但结果判读有时依赖染色质量，主观性较强，可通过此方法检测 BRAF Val600Glu 突变蛋白的表达来间接反映 BRAF Val600Glu 突变情况。直接测序法特异度较免疫组化染色法高，但操作复杂、耗时长、灵敏度稍差，因此不适合在临床工作中广泛应用。PCR 法虽然灵敏度较高，但由于是通过扩增突变基因序列来间接识别，特异性较差。对 *KIAA1549-BRAF* 基因融合的检测，目前临床上应用最多的仍然是荧光原位杂交技术，该方法操作方便并可直观观察，但不能判断融合伴侣。目前检测 *BRAF* 基因融合的 FISH 探针有两类——分离探针和融合探针，分离探针略优于融合探针，可检测出未知片段融合，但无法判断其具体的配体基因。RNA 测序法需要新鲜标本但不能检测涉及非转录区域的重排事件，对于低水平表达的融合基因也难以被检测到，但它仍然是检测重排最基础、最直接以及最准确的方法。Nano String 技术是数字化基因分析系统，是多重基因定量检测技术。该技术具有较高的灵敏度及特异性，可直接检测条形码探针标记的单个 mRNA 转录子，无需酶促和扩增过程就可以单独计数，并可检测多种来源的标本，如冰冻切片及石蜡切片都可检测，也是 *BRAF* 融合检测方法的选择之一，但同样存在无法检测未知的 *BRAF* 融合突变的缺点。

四、*HER2* 基因

人表皮生长因子受体 2（human epidermal growth factor receptor 2，HER2），又称受体酪氨酸蛋白激酶 ErbB-2、CD340、NEU 等，属于表皮生长因子受体（EGFR）家族四大成员之一，参与细胞生存、生长以及分化的调节。*HER2* 基因位于染色体 17q12-21.32，编码相对分子质量为 185kDa 的跨膜受体样蛋白，具有酪氨酸激酶活性。HER2 蛋白的结构可分为 3 个区域，即细胞表面配体结合区、跨膜区和胞内酪氨酸激酶区。尽管 HER2 没有任何已知配体，但常与家族其他成员组成异源二聚体，并且由这种异源二聚体所介导的细胞增殖信号比同源二聚体更强。受体二聚体化可激活酪氨酸激酶活性，使受体羧基端酪氨酸残基发生自身磷酸化，启动包括丝裂原活化蛋白激酶（mitogen-activated protein kinase，MAPK）和磷脂酰肌醇 3 激酶（phosphatidylinositol 3 kinase，PI3K）/ 蛋白激酶 B（protein kinase B，PKB；即 AKT）在内的下游信号转导通路，介导细胞增殖、分化和抗凋亡过程。*HER2* 的过度表达可抑制细胞凋亡、诱导血管和淋巴管新生、提高细胞运动能力及增强肿瘤浸润转移的作用，从而促进细胞生长、增殖以及肿瘤发生。研究发现，多种恶性肿瘤组织存在 *HER2* 基因扩增和 / 或 HER2 蛋白高表达，包括 30% 的乳腺癌、25%~30% 的卵巢癌、35%~45% 的胰腺癌和 30%~80% 的食管腺癌和鳞状细胞癌。正常细胞的 HER2 蛋白定位在细胞质中，主要分布于线粒体嵴，细胞膜上很少，而在肿瘤细胞中，HER2 蛋白则位于细胞膜上。*HER2* 基因在正常卵巢上皮中表达较低，但在上皮性卵巢癌（epithelial ovarian cancer）的表达比例很高，在 11%~66% 之间。无论是基因扩增还是蛋白质过度表达都可能导致卵巢癌中 HER2 信号传导失调，这些研究解释了 HER2 表达与卵巢癌患者存活率之间的负相关关系。

上皮性卵巢癌由卵巢浆液性癌（75%）、卵巢黏液性癌（20%）、卵巢子宫内膜样癌（2%）和卵巢透明细胞癌（<1%）等多种组织学亚型组成。其中卵巢浆液性癌（29%）和卵巢黏液性癌（38%）的 *HER2* 阳性率高于卵巢子宫内膜样癌（20%）和卵巢透明细胞癌（23.1%）。目前对卵巢浆液性癌中 *HER2* 的表达及其预后意义的认识还存在不一致的情况，一些研究认为卵巢浆液性癌中 *HER2* 表达与总生存期和无进展生存期无明显相关性，但更多的研究认为 *HER2* 基因扩增与患者预后密切相关，*HER2* 表达可能是卵巢浆液性癌预后不良的一个潜在因素，HER2 蛋白水平升高对未分类卵巢癌的 OS 和 PFS 具有负面影响。此外，对卵巢浆液性癌 *HER2* 的 FISH 分析提示 *HER2* 基因扩增与患者年龄、组织分级和术后残存瘤的大小有关，并且扩增越显著，患者对化疗的反应越差，生存率越低。*HER2* 与乳腺癌密切相关，是除肿瘤大小、淋巴结转移及激素受体外的乳腺癌重要预后因子，也是复发和生存期长短的独立预后因子。*HER2* 阳性（过表达或扩增）的乳腺癌患者侵袭性强、生存率低、恶性程度高。与 *HER2* 阴性患者平均生存期为 6~7 年相比，*HER2* 阳性患者的平均生存期仅为 3 年。*HER2* 基因扩增的乳腺癌患者治疗模式与其他类型的乳腺癌也有很大的区别，这类患者往往对他莫昔芬等内分泌治疗药物耐药，其治疗宜采用大剂量蒽环类药物和紫杉醇类药物方案。20%~30% 的晚期乳腺癌患者存在 *HER2* 基因过表达现象，这类患者使用曲妥珠单抗等靶向药物治疗将明显受益。*HER2* 也是胃癌病例常见的基因突变位点，阳性率为 6%~30%。肠型胃癌中 *HER2* 扩增比例高于弥漫型胃癌，且与病例年龄和性别无关，但与胃癌病例预后差相关。胃癌病例常表现出 *HER2* 基因型和表型的异质性。研究发现，*HER2* 阳性的晚期胃癌患者使用靶向 HER2 的曲妥珠单抗联合化疗（顺铂、卡培他滨）的治疗效果优于单独化疗的治疗效果。另外，在结直肠癌中，扩增是 *HER2* 常见的突变类型，约 5% 的 *KRAS* 野生型结直肠癌病例可检出 *HER2* 突变，并且 *HER2* 过表达与肿瘤的高侵袭力相关。*HER2* 可被视为 EGFR 靶向治疗的预测因子。使用 EGFR 靶向单抗治疗携带 *HER2* 扩增突变的 *RAS*、*BRAF* 野生型结直肠癌病例较未携带 *HER2* 突变病例的中位无进展生存期（mPFS）显著缩短。

荧光原位杂交（FISH）是检测 *HER2* 基因状态的参考方法，也可以采用免疫组化（IHC）等技术手段进行检测。建议首先使用 IHC 检测 HER2 蛋白，对检测阳性样本再进行原位杂交技术检测。建议检测 *HER2* 基因的乳腺癌患者包括：乳腺原发性浸润癌；复发灶或转移灶来源的肿瘤组织；初次 HER2 检测结果为阴性，但疾病复发且生物学行为提示 HER2 可能为阳性的肿瘤；HER2 检测结果与组织病理学特征不相符，如组织学分级为Ⅰ级的浸润性乳腺癌HER2阳性。其中组织学分级为Ⅰ级的腺癌包括浸润性导管癌或浸润性小叶癌（ER和PR阳性）、小管癌（至少90%为纯小管癌）、黏液癌（至少90%为纯黏液癌）、筛状癌（至少90%为纯筛状癌）、腺样囊性癌（至少90%为纯腺样囊性癌）且常为三阴性（ER、PR和HER2均为阴性）。应注意：①病理组织无需连续监测*HER2*；②Ⅲ、Ⅳ期患者因出现转移不适合手术取材；③一些患者认为针吸法取材可能存在肿瘤种植风险而拒绝接受；④HER2组织学结果判定易受专业人员的技术水平影响，仅凭组织学证据存在漏诊风险，需综合*HER2*基因检测进行判断。

五、*BRCA*基因

同源重组是基因错配修复的最主要的途径之一。在参与细胞同源重组修复的众多基因中有两个重要基因早期发现与乳腺癌高度相关，命名为乳腺癌易感基因1（breast cancer susceptibility gene 1，*BRCA1*）和乳腺癌易感基因2（breast cancer susceptibility gene 2，*BRCA2*）。*BRCA1*和*BRCA2*分别定位于人类染色体17q21和13q12，于1990年和1994年分别被单独鉴定出来。*BRCA1*包含23个外显子，编码蛋白由1 863个氨基酸组成；*BRCA2*含27个外显子，编码蛋白由3 418个氨基酸组成。BRCA1和BRCA2共同参与同源重组修复，对维持基因的稳定性和完整性至关重要，是重要的抑癌基因。二者参与DNA损伤修复、基因转录调控和细胞周期调节等多种细胞生物学过程，可能对胚胎发育也有重要影响。BRCA1蛋白参与同源重组修复的早期和后期步骤，其中在早期阶段，双链DNA损伤形成后，BRCA1蛋白通过抵消非同源性末端连接（non-homologous end joining，NHEJ）因子53BP1对DNA断端的阻断活性，使核酸酶能够充分切除DNA末端；而在后期阶段，BRCA1蛋白与结合BRCA2的乳腺癌易感基因相关蛋白2（partner and localizer of BRCA2，PALB2）蛋白相互作用，促进RAD51细丝形成。BRCA2蛋白在同源重组修复中主要作用是促进RAD51细丝组装到最终切除后的单链DNA上。BRCA2蛋白负责招募RAD51细丝到DNA损伤位点，并在修复过程中交互作用。BRCA1和BRCA2蛋白的另一个功能是与FA蛋白共同参与对复制叉的保护，当压力导致复制叉停滞时，二者和FA蛋白可阻止MRE11核酸酶降解新合成的DNA链。总之，BRCA1和BRCA2蛋白既能修复DNA损伤，又能防止DNA损伤的发生。

不仅是乳腺癌，*BRCA1/2*基因突变还可导致卵巢癌、结肠癌、胰腺癌、皮肤癌以及前列腺癌等患病风险显著增加。在一般人群中，*BRCA1/2*基因的种系突变发生率很低，突变率仅为0.07%~0.24%。5%~10%的乳腺癌和15%~22%的卵巢癌可归因于*BRCA1/2*基因突变。携带*BRCA1/2*基因突变的女性乳腺癌终生风险为60%~85%，且发病呈年轻化趋势。携带*BRCA1/2*基因突变的女性患卵巢癌的终生风险为26%~54%，*BRCA1/2*基因突变使女性发生乳腺癌风险提高5倍、卵巢癌风险提高10~30倍。在家族性卵巢癌中，*BRCA1/2*突变占27%左右。临床数据表明，在美国，普通女性70岁时只有11%的概率死于乳腺癌或卵巢癌，但如果携带*BRCA1/2*突变，那么由这两种肿瘤导致的死亡率高达56%~77%。*BRCA1/2*突变与雌激素受体缺失、肿瘤体积大、高恶性程度有关，并提示分期更晚。其中携带*BRCA1*突变的患者组织病理学更具侵袭性，对侧乳腺癌和卵巢癌的风险显著增加，并且与三阴性乳腺癌密切相关，而*BRCA2*突变携带者乳腺钼靶射线影像更具恶性特征。虽然上述结果都表明携带*BRCA1/2*基因突变者罹患乳腺癌和卵巢癌的风险明显升高，死亡概率也极大提高，但幸运的是，铂类药物和PARP抑制剂治疗对*BRCA1/2*突变患者的疗效显著。另外，*BRCA1/2*基因突变可导致前列腺癌、胰腺癌、男性乳腺癌、黑色素瘤等肿瘤的发病风险增加，如在原发性前列腺癌患者中，携带*BRCA1/2*突变的患者比例为1%~2%，但在转移性前列腺癌患者中*BRCA2*突变率可达5.3%。携带*BRCA2*突变，年龄<65岁的男性前列腺癌相对风险指数为8.6，提示*BRCA2*突变是前列腺癌发生的

重要危险因素。*BRCA1/2* 基因状态的检测有助于对患者及其家系进行相关的遗传风险管理，包括家系验证、采取预防性手术、制订定期筛查方案等。

BRCA1/2 基因突变检测方法包括大规模平行信号测序技术（massively parallel signature sequencing，MPSS）、Sanger 法测序、多重连接探针扩增技术（multiplex ligation-dependent probe amplification，MLPA）、染色体微阵列分析（chromosomal microarray，CMA）或微阵列比较基因组杂交等。早期 *BRCA1/2* 检测主要通过 Sanger 法测序和 MLPA 协作完成，可筛选单个核苷酸突变、小片段插入 / 删除以及较大的拷贝数变异。二代测序技术出现后，利用单一平台提供拷贝数变异检测和基因测序已成为可能，并且样本用量少，诊断周期和成本大幅下降，还可避免由 MLPA 引物杂交位点突变而导致的假阳性结果。但二代测序基于杂交捕获，也有其自身的局限性，如易受假基因外显子扩增的影响。*BRCA1/2* 基因非常庞大，尚无单一测试可以检测 *BRCA1/2* 基因的所有突变，为确保检测到全部突变，需要同时使用多种检测方法。基因突变的频率因地理环境和种族来源有所不同，不同的种群有不同的突变，应根据流行病学特征选择更适合的方法，进行针对性的检测。随着研究进展，*BRCA1/2* 检测的适用人群不断更新和拓展。比如，《美国国立综合癌症网络（NCCN）乳腺和卵巢遗传性 / 家族性高风险评估指南》(2019) 推荐满足以下一条及以上的肿瘤患者或高风险人群进行个体化风险评估、遗传咨询及 *BRCA1/2* 基因检测：来自携带已知 *BRCA1/2* 基因致病 / 可能致病突变的家系中的个体、满足特定条件的乳腺癌患者（如发病年龄在 45 岁及以下、发病年龄在 60 岁及以下的三阴性乳腺癌、满足一定家族史条件等）、卵巢癌（包括输卵管癌及原发性腹膜癌）患者、男性乳腺癌患者、转移性前列腺癌患者、满足一定家族史条件的高级别前列腺癌患者、胰腺癌患者、肿瘤检测发现 *BRCA1/2* 基因致病 / 可能致病突变但未进行胚系突变分析的任何类型肿瘤患者、所有能够因基因检测而有可能受益于靶向治疗的 *BRCA1/2* 相关肿瘤患者，以及不符合以上标准但有 ≥ 1 位一级或二级亲属符合以上任何一条的个体。另外《NCCN 卵巢癌、输卵管癌及原发性腹膜癌临床实践指南》(2019) 推荐所有卵巢癌、输卵管癌及原发性腹膜癌患者在确诊时接受 *BRCA1/2* 基因检测，推荐疾病复发或治疗抵抗时在再次治疗前对肿瘤组织进行分子检测，至少应包括 *BRCA1/2* 基因、微卫星不稳定性或 DNA 错配修复等分子标志物。《NCCN 乳腺癌临床实践指南》(2019) 推荐 *HER2* 阴性乳腺癌患者进行胚系 *BRCA1/2* 基因检测。《NCCN 胰腺癌临床实践指南》(2019) 推荐所有胰腺癌患者在确诊时接受遗传性肿瘤综合征相关的胚系多基因检测，包括 *BRCA1/2* 等。《NCCN 前列腺癌临床实践指南》(2019) 推荐对前列腺癌高风险患者、局部进展患者、转移性患者、有家族史的患者及导管内癌患者也进行胚系基因检测，其中涉及 *BRCA1*/2 等基因。

六、*ALK* 基因

间变性淋巴瘤激酶（anaplastic lymphoma kinase，ALK）是受体酪氨酸激酶，属于胰岛素受体超家族。1994 年 *ALK* 在间变性大细胞淋巴瘤（anaplastic large-cell lymphoma，ALCL）中被首次报道，当时发现 ALCL 中存在 *NPM-ALK* 融合基因且具备致癌特性。随后 *ALK* 基因突变又在神经母细胞瘤、炎性肌成纤维细胞瘤、肺腺癌中陆续被发现。

ALK 基因位于人类染色体 2p23，全长约 728 KB，编码 1 620 个氨基酸，成熟的 ALK 蛋白由胞外配体结合域、跨膜域及胞内酪氨酸激酶结构域组成，为 200~220kDa。ALK 蛋白高度保守，ALK 蛋白的表达在人神经系统发生和分化中有重要意义，在小肠、睾丸、前列腺及结肠中也有表达，但其在正常淋巴组织、肺、脾脏、心脏等组织中不表达。ALK 蛋白激活后，可诱导多个细胞内信号通路的激活，包括磷脂酶 Cγ，JAK 激酶、信号转导及转录激活因子 3（signal transducer and activator of transcription 3，STAT3）、PI3K、哺乳动物雷帕霉素靶蛋白（mammalian target of rapamycin，mTOR）及 MAPK 等，发挥细

胞生长调节、转化及抗细胞凋亡的作用。*ALK* 存在多种形式的基因重组、突变或扩增，在淋巴瘤、神经母细胞瘤、炎性肌纤维母细胞瘤及非小细胞肺癌（NSCLC）等肿瘤组织中均有发现。目前已知至少存在 21 个不同的基因与 *ALK* 发生易位，各种易位突变由于激活不同的信号通路，导致癌细胞在增殖速率、侵袭能力及致瘤能力上各不相同。

ALK 基因有多种类型的基因重排，第一个被证实在 ALCL 细胞系中与 *ALK* 发生融合突变的基因是 *NPM1*。借助包括转基因小鼠在内的临床前模型，初步证实 *ALK* 基因重组促进下游信号通路的激活和肿瘤细胞的增殖，是肿瘤的驱动因素之一。虽然 *ALK* 基因重组的确切机制目前尚不清楚，但包括双链 DNA 断裂和 DNA 末端异常连接在内的一些机制部分解释了 *ALK* 发生基因重组的过程。*ALK* 可与不同基因融合，发生蛋白构象改变，影响肿瘤的发生。在大多数 ALCL 病例中，50% 的成人患者和 90% 的儿科患者存在 *ALK* 基因异常。75%~80% 的 *ALK* 突变阳性的 ALCL 患者可见到 *NPM-ALK* 这种易位形式。其他易位形式有 *TPM3-ALK* 易位。*TFG-ALK*、*CLTC1-ALK* 以及 *ATIC-ALK* 等出现频率较低。在Ⅳ期发生转移的 NSCLC 患者 *ALK* 融合基因阳性率较高，而早期 NSCLC 患者的阳性率明显低于晚期患者。2007 年，*EML4-ALK* 基因首次在在肺腺癌肿瘤组织中发现，鉴定出 ALK 与 EML4 的融合，EML4-ALK 融合蛋白可通过多条信号通路的持续活化，促进细胞增殖与凋亡失控，最终导致肿瘤的发生。*EML4-ALK* 阳性的 NSCLC 患者临床病理特征多为年轻、不吸烟或少量吸烟、富含印戒细胞或实体成分的腺癌年轻人群，且多为男性患者，常常与 *EGFR* 或 *KRAS* 突变相斥，并且与一些特殊的形态学特征密切相关，如多数表达甲状腺转录因子 -1 和 p63。*ALK* 阳性 NSCLC 患者与存在其他基因改变（如 *EGFR* 突变、*ROS1* 和 *RET* 基因重排）的患者在临床病理特征上存在相似之处，因此其分子特征需要准确鉴定才能发挥明确的指导作用。*EMLK-ALK* 融合基因存在多种亚型，目前已知至少 15 种，*EML4* 变体 1 和变体 3 最常见。此外，*TFG*、*KLC1*、*SOCS5*、*H1P1*、*TPR*、*KIF5B*、*BIRC*、*SEC31A*、*CLTC1* 及 *ATIC* 也是 *ALK* 的融合基因伴侣。除基因重排外，基因拷贝数变异也是肿瘤中常见的 *ALK* 突变类型，然而 *ALK* 的扩增或拷贝数增加多数情况下不对应 ALK 蛋白的高表达或下游信号增强，因此目前认为 *ALK* 基因拷贝数变异并非肿瘤的重要驱动事件。不同肿瘤患者均存在一定比例的 *ALK* 基因拷贝数变异，比如：10%~63% 的 NSCLC 患者存在 *ALK* 基因扩增；37% 的结肠癌患者存在 *ALK* 基因拷贝数增加；约 11% 的食管癌患者和约 13.3% 的乳腺癌患者存在 *ALK* 基因扩增，且 *ALK* 基因拷贝数增加与乳腺癌的预后不良相关。

目前，*ALK* 融合基因的检测对早期 NSCLC 患者的预后尚无确切结论，但对于晚期 NSCLC 患者的预后，*ALK* 融合基因的影响已较为明确。含铂化疗方案对 *ALK* 突变患者和 *ALK* 野生型患者的敏感性差异无统计学意义，*ALK* 突变者较 *ALK* 野生型患者有着更短的无病生存期（DFS），但总生存期（OS）无统计学差异。*ALK* 突变肺腺癌患者在被确诊后的 5 年内，疾病的进展和复发率是 *ALK* 野生型患者的 2 倍。*ALK* 融合基因并不影响晚期 NSCLC 患者的预后，但存在 *ALK* 融合突变的患者更易出现疾病进展。*ALK* 基因的表达在人体组织中存在明显差异，导致靶向 ALK 蛋白的治疗毒性作用相对较小，对于存在 *ALK* 重排的恶性肿瘤患者，ALK 融合蛋白和 ALK 酪氨酸激酶是其治疗靶点。克唑替尼（Crizotinib）是为治疗 *ALK* 重排 NSCLC 所引入的第一个 ATP 竞争性口服酪氨酸激酶小分子抑制剂。与标准一线化疗药物相比，克唑替尼可以显著改善无进展生存期和客观缓解率。美国食品药品监督管理局（FDA）已批准克唑替尼作为 *ALK* 重排 NSCLC 患者的标准一线治疗药物。尽管克唑替尼显示出较好的初始应答率，但大部分患者在治疗 1 年内会发生耐药导致疾病复发。克唑替尼的耐药机制有两种途径，分别为 ALK 依赖和非 ALK 依赖。第一种包括 *ALK* 突变或基因扩增等遗传靶点变异。在首个克唑替尼获得性耐药的案例报道中，通过检测克唑替尼治疗复发后的腹水标本发现两个不重叠的 ALK 酪氨酸激酶区域突变，其中任何一种突变都可以导致克唑替尼的耐受。其他 ALK 激酶区域的耐药突变包括 1151Thrins、Leu1152Arg、1206Tyr、1174Leu、Phe1174Cys、Ile1171Thr、Gly1202Arg、Gly1269Ser、Gly1269Ala 等。此外，*ALK* 融合基因扩增在体内外已经被鉴定为耐药的原因，约 1/3 的患者在接受克唑替尼治疗后复发是由 *ALK* 耐药突变或 *ALK* 融合基因扩增引起的。第二种旁路激活耐药，是 ALK 相关信号通路激活及病理转化引起。克唑替尼耐药的其他途径包括 *c-KIT* 基因扩增以及 *KRAS* 激活突变。

ALK 融合基因表达的常见检测方法包括荧光原位杂交法（FISH）、逆转录聚合酶链反应（RT-PCR）、免疫组化（IHC）及高通量测序（NGS）等，其中 FISH 是美国国家综合癌症网络（NCCN）推荐的 *ALK* 融合基因检测参考方法。它利用互补 DNA 探针的 3' 和 5' 端，使用荧光显微镜观察 *ALK* 基因所在的 2p23 区域以便确定是否发生融合突变。RT-PCR 技术在实验室中应用更为广泛，但需要根据 *ALK* 融合伴侣设计引物，而且石蜡组织标本用量大并可能会因 RNA 保存不当而产生假阳性，临床应用受到限制。IHC 具备高效、快速及价格低廉的优势，广泛用于常规病理检查，但 IHC 的结果判定存在很大主观性，检测结果依赖抗体质量。2017 年美国食品药品监督管理局批准基于二代测序技术（NGS）的肿瘤基因检测分析平台 MSK-IMPACTTM 上市，该平台可同时检测肿瘤相关的 468 个基因，不仅可对这些基因上所有重要区域进行突变扫描，还可以检测基因的拷贝数变化、启动子突变、基因组重排及蛋白编码区突变等，为 *ALK* 阳性 NSCLC 的初始治疗及耐药治疗提供了重要参考。依据欧洲大型胸科肿瘤平台 Lungscape 队列中切除 NSCLC 的标本对所有四种技术检测 *ALK* 突变的一致性进行分析，60 个样本中 55 个样本的检测结果一致（其中 43 个 *ALK* 阳性，12 个 *ALK* 阴性）。以 IHC 和 FISH 两种技术检测的一致性结果作为标准，则 RT-PCR 和 NGS 检测的灵敏度分别为 70% 和 85%，检测的特异度分别为 87.1% 和 79%。如果将 IHC 与 RT-PCR 或 NGS 结合起来，检测的特异度可分别提升至 88.7% 和 83.9%。因此，为保障检测结果的准确性，*ALK* 突变建议使用两种技术进行检测，当结果不一致时，可使用第三种方法进行评估。

七、*ROS1* 基因

ROS1 又名 c-ros 肉瘤致癌因子 - 受体酪氨酸激酶（ROS proto-oncogene 1，receptor tyrosine kinase），最早是在鸟肉瘤病毒（UR2 sarcoma virus）中发现的一种具有独特致癌作用的病毒原癌基因序列，属于胰岛素受体家族的一种单体型受体酪氨酸激酶，在人体中的生物学作用尚不明确，也未找到相应的配体。2007 年在 NSCLC 病例中首次被发现，随后又在卵巢癌、胃癌、大肠癌等恶性肿瘤中被检出。ROS1 蛋白包括胞内酪氨酸激酶活性区、跨膜区及胞外区 3 个部分。人类 *ROS1* 基因定位于染色体 6q21，该基因在肺腺癌和肺腺瘤中的表达明显升高，*ROS1* 基因可能在肺癌的早期发生过程中发挥着重要作用。

ROS1 基因突变多为基因重排。发生 *ROS1* 重排的 NSCLC 患者多为女性，以亚裔居多，发病年龄偏小、几乎从未吸烟或轻吸烟，病理诊断为腺癌。回顾性研究表明 *ROS1* 重排患者的中位生存期高于其他基因重排的肿瘤患者。*ROS1* 基因的 32~36 外显子是发生重排的主要位点，常丢失细胞外区域而保留跨膜区和胞内酪氨酸激酶区域。最早在 NSCLC 中发现与 *ROS1* 发生融合的基因为 *CD74* 和磷酸钠协同转运蛋白基因（*SLC34A2*）。*CD74* 编码跨膜糖蛋白，在机体免疫反应中发挥重要作用，主要辅助主要组织相容性复合体Ⅱ类分子完成外源性抗原的递呈；*SLC34A2* 编码 Na 依赖的 Pi 转运蛋白（NaPi-Ⅱb），负责维持体内无机磷平衡，在正常Ⅱ型肺泡上皮细胞内通常呈高表达，属于溶质转运蛋白家族 SLC34 的成员之一。染色体 5q32 和 6q22 易位是导致 *CD74-ROS1* 融合基因发生的根本原因。*SLC34A2* 和 *ROS1* 的结合位点与 *CD74-ROS1* 相似。染色体 t(4; 6)(q15.2; q22) 易位可产生两种不同的 SLC34A2-ROS1 融合蛋白。分别是包含 724 个氨基酸的长产物和 621 个氨基酸的短产物，两者均存在两个跨膜结构域。这两种融合蛋白的 *SLC34A2* 基因相同，区别之处在于长转录产物

的 *ROS1* 基因连接点和短录产物的连接点不同，分别位于 32 号外显子和 34 号外显子。两种融合蛋白 CD74-ROS1 和 SLC34A2-ROS1 导致肿瘤发生的机理一致，均可持续激活 ROS1 酪氨酸激酶区及下游 JAK/STAT、PI3K/Akt、RAS/MAPK 等信号通路。除 *CD74-ROS1* 和 *SLC34A2-ROS1* 外，新发现的 *ROS1* 融合基因还包括 *M3-ROS1*、*SDC4-ROS1*、*EZR-ROS1* 和 *LRI G3-ROS1* 等。

目前，美国食品药品监督管理局还没有批准用于 *ROS1* 融合的辅助检测方法，但由于 *ROS1* 和 *ALK* 在其 ATP 结合位点中的相似性，两者共享>80% 的标志序列，因此通常借鉴 *ALK* 的检测方法检测 *ROS1*。荧光原位杂交（fluorescence in situ hybridization，FISH）目前被认为是确定 *ROS1* 阳性的参考方法，但 FISH 在使用过程中存在荧光信号的易消减和试剂价格昂贵的缺陷，这也限制了其在临床中的广泛应用。比 FISH 更具高效的是 IHC，并且快速及价格低廉，其敏感度和特异度可达 90% 以上，值得推广。但 IHC 也存在不足，会出现一定比例的假阳性。RT-PCR 技术虽然敏感度和特异度均较好，但从组织片样本中获得高质量 RNA 的难度较大，故在临床应用上使用不便捷，限制了其在临床中的应用。NGS 最大的优势是既能准确检测已知的基因，又能准确检测罕见突变和其未知的变异，且样本获取便捷，可通过血浆获取，实现实时检测，相对组织活检检查率有提升。但 NGS 不同检测平台检验标准不统一，会导致检测的准确性下降，并且价格较贵检验周期较长。荧光条形码标记单分子检测技术（nCounter Platform）性价比高，检测快速，有较高的特异度和灵敏度，是一种基于多重 mRNA 的检测方法，可用于包括 *ROS1* 在内的多种基因检测。

研究发现，ALK 和 ROS1 的激酶结构域相似，便将 ALK 抑制剂试用于具有 *ROS1* 重排患者的身上，结论是除了艾乐替尼（Alectinib）外，其他 ALK 抑制剂均能有效地控制 *ROS1* 融合患者的病情。在耐药突变上，*ROS1* 与 ALK 类似，最常见的 *ROS1* 重排 NSCLC 耐药机制是 ROS1 的激酶催化结构域突变。常见的 ROS1 耐药突变包括 Gly2032Arg、Asp2033Asn 和 Ser1986Phe。Gly2032Arg 突变位于 ATP 结合位点的前沿区域，与 ALK 的 Gly1202Arg 突变相似，该突变加速了细胞集落形成和侵袭，并增加转录因子 Twist1 的表达而诱导上皮间充质转换，使得肿瘤细胞的浸润和转移能力增强。Asp2033Asn 的突变区域相同，类似于 *ALK* 的 Asp1203Asn，该突变可引起 HSP 2033 和克唑替尼之间失去关键的静电相互作用。Ser1986Phe 参与耐药是通过影响富含甘氨酸的环在 α-C 螺旋末端的位置。此外，Leu2026Met 和 Leu1951Arg 等突变产生耐药的机制尚不明确。还有一种目前尚未明确的说法是克唑替尼抑制 ROS1 通路信号向下游的传导，而肿瘤细胞却可通过激活其他致癌驱动程序及信号通路使得 ROS1 通路占优势形成耐药，继发出现 *EGFR* 突变、*KRAS* 突变、*KIT* 扩增或间质 - 上皮细胞转化因子（mesenchymal-epithelial transition，MET）扩增等其他基因突变。由于 NSCLC 是基因及细胞异质性最强的肿瘤之一，因基因检测技术及标本量的不足，现今仍不能完全测出肿瘤组织的全貌，因此对 NSCLC 常见基因突变（如 *EGFR*、*ALK*、*ROS1* 等）和相关耐药突变的检测就显得尤为重要。

八、微卫星不稳定

微卫星（microsatellite，MS），又称为短串联重复序列（short tandem repeat，STR），是人类基因组中的短串联重复序列，一般包含几个核苷酸（1~6 个碱基对），重复次数 10~50 次，有单核苷酸、双核苷酸或高位核苷酸的重复，总体约占人类基因组的 3%。MS 因重复结构的存在容易产生复制错误，在正常情况下对 DNA 复制和重组过程中产生的错误插入、缺失和碱基错配的修复需借助 DNA 错配修复（mismatch repair，MMR）系统。MMR 系统高度保守，对保护基因组完整性有重要意义。微卫星长度的改变因重复单位的插入或缺失而称之为微卫星不稳定性（microsatellite instability，MSI）。大量研究表明，MSI 引起的原因是 MMR 系统发生缺陷，与肿瘤的发生紧密联结。临床上已将 MSI 作为结直肠癌及其他实体瘤预后和制订辅助治疗方案的重要分子标志物，并用于协助林奇综合征筛查。

MutS 和 MutL 是 MMR 系统中涉及的主要蛋白质，此外还有不少相关蛋白参与 MMR。比如与 MutS 同源的 MSH2、MSH3 和 MSH6，与 MutL 同源的 MLH1、MLH2、MLH3，以及在减数分裂后 MutL 形成的同源物 PMS1 和 PMS2。真核基因组中检测到错配时，会使 MSH2 与 MSH6 或 MSH3 结合，形成 MutSα 或 MutSβ 异二聚体。MutSα 识别的是单碱基错配和小插入 / 缺失环，而 MutSβ 则识别比 MutSα 更大的环。MutSα 或 MutSβ 可以通过将腺苷三磷酸（ATP）与腺苷二磷酸（ADP）交换来募集 MutLα、MutLβ 或 MutLγ 异二聚体。这种复合物（MutS-MutL）在 DNA 周围构成滑动钳，在其蛋白质与外切核酸酶 -1 和增殖细胞核抗原（PCNA）作用下，切除子链。最后，再通过 DNA 聚合酶和 DNA 连接酶重新合成和重新连接，完成修复错配的过程。微卫星不稳定性（MSI）是指当 MMR 基因发生缺陷，MS 出现的复制错误因未纠正不断累积，使得重复单位由于插入或缺失而导致微卫星长度或碱基组改变。与正常细胞相比，肿瘤细胞的基因组中出现大量种系 DNA 中不存在的交替大小的重复 DNA 序列，即 MSI。大量研究表明，MSI 与遗传型和散发型肿瘤的发病相关，如结直肠癌、非小细胞肺癌、头颈部鳞癌、黑色素瘤、胃癌、子宫内膜癌和卵巢癌等。特别是结直肠癌（CRC）与 MSI 的相关性更值得关注，所有 CRC 病例的 10%~20% 均存在 MSI 阳性。在临床上，MSI 状态的测定对肿瘤的诊断、分类、预后和治疗均有明确的意义。

散发性结直肠癌（sCRC），又称 MSI 型 sCRC，产生原因多由于体细胞启动子超甲基化导致 MLH1 基因表观遗传失活，少数是因为 MSH2 和 MSH6 的改变。MSI 型 sCRC 约 50% 的病例与 *BRAF* Val600Glu 突变相关。*BRAF* 突变被认为是一个预后较差的标志，在 5%~15% 的 CRC 肿瘤中可检测到。*BRAF* 突变发生率可能因肿瘤分期不同而不一致，如转移性结直肠癌 *BRAF* 突变的发生率比早期结直肠癌更高。MSI/MMR、*KRAS* 和 *BRAF* 的状态不同，不同亚型的大肠癌预后可能不同。Ⅱ期 CRC 比转移性 CRC 有更高频率的 MSI 发生。MSI 型 sCRC 的临床病理特征显示好发部位为右半结肠，以年长女性患者居多，黏液或髓样组织学显示出肿瘤浸润性淋巴细胞和克罗恩样肉芽肿及比宫颈上皮内瘤样变（cervical intraepithelial neoplasia，CIN）更好的分期及预后。MSI 状态是所有阶段的 CRC 中的一个重要的预后因素。临床数据显示，与微卫星稳定（microsatellite stability，MSS）型 CRC 相比，MSI 型 CRC 患者在Ⅰ期和Ⅱ期疾病中的无病生存率有所改善，但在Ⅲ期中，MSI 型 CRC 的 DFS 比 MSS 型 CRC 患者短。另外，微卫星高度不稳定型（MSI-high，MSI-H）的 CRC 患者比微卫星低度不稳定型（MSI-low，MSI-L）或 MSS 型 CRC 患者有更长的 DFS，更容易出现局部复发或腹膜转移，而腹外复发比 MSI-L 或 MSS 型 CRC 少。约 3% 的新发的结直肠癌病例可归因于林奇综合征。林奇综合征是常染色体显性遗传疾病，是最常见的遗传性结肠癌综合征，发病原因是几种 MMR 基因之一发生杂合性致病性胚系突变所致，或 *EPCAM* 基因缺失导致 *MSH2* 不表达所致，患者常表现为 MMR 功能缺陷或微卫星高度不稳定性（MSI-H）。林奇综合征患者比 sCRC 患者发病年龄早。林奇综合征相关的肿瘤除了结直肠癌外，还包括子宫内膜癌、小肠癌、输尿管癌、肾盂癌、胃癌、肝胆管癌和卵巢癌等肠外肿瘤也可出现。林奇综合征患者肿瘤间质存在大量淋巴细胞，这提示对高突变负荷产生了相应的免疫反应。高突变产生的原因是由于 MMR 功能缺失导致错配的碱基得不到修复，进而不断积累，反之又引起高度的免疫原性和免疫治疗的反应性。错配修复功能缺陷（deficient mismatch repair，dMMR）型 CRC 与错配修复功能完整（proficient mismatch repair，pMMR）型 CRC 相比，其特征是更具备早期诊断和较低的转移倾向。非转移性 dMMR 型 CRC 患者的预后明显好于同分期的 pMMR 型 CRC 患者。林奇综合征的初筛可通过对 MMR 蛋白 /MSI 的检测实现，诊断包括鉴定错配修复基因（*MLH1*、*MSH2*、*MSH6*、*PMS2*）胚系突变或上皮细胞黏附分子（*EPCAM*）基因胚系缺失（导致 *MSH2* 失活）。既往报道显示，*MLH1* 或 *MSH2* 突变占林奇综合征相关肿瘤的 60%~80%，其余原

因多为 *MSH6* 或 *PMS2* 突变，*EPCAM* 突变的情况非常罕见。*MSH2* 突变与肠外恶性肿瘤相关性高，尤其是与子宫内膜癌。*MSH6* 突变携带者患肠癌或肠外癌的年龄较 *MLH1* 或 *MSH2* 突变的患者晚。*MLH1* 和 *PMS2* 表达缺失表明 *MLH1* 启动子发生体细胞甲基化或 MLH1 胚系突变；MSH2 和 / 或 MSH6 或 PMS2 缺失则通常由胚系突变引起。免疫组化测定结果与 MSI 测定高度保持一致。当发现错配修复蛋白缺失或 MSI 时，继续行 *BRAF* Val600Glu 测试或 *MLH1* 甲基化分析，二者是存在相关性的，但值得注意的是，在胚系突变中未观察到此现象。不过，MMR 蛋白 /MSI 的检测作为初筛手段存在漏诊的可能，有两方面的原因，一是 MMR 蛋白 /MSI 的检测对林奇综合征的敏感度分别为 83% 和 77%~89%，有一定漏诊率；二是有相当部分林奇综合征患者首发肿瘤为肠外肿瘤，因此仅对结直肠癌患者进行 MMR 蛋白 /MSI 的检测将导致漏诊。

MSI 对判断肿瘤治疗效果也有一定价值。MSI-H 会导致肿瘤的突变负荷增高，产生新的肿瘤抗原表达，肿瘤浸润淋巴细胞增加以及上调免疫检查点蛋白表达水平，从而影响免疫检查点抑制剂（immune checkpoint blockade，ICB）的治疗效应。临床试验研究表明，MSI-H 表型的肿瘤使用 PD-1 抑制剂治疗的有效率高于其他类型的肿瘤。PD-1 抑制剂帕博利珠单抗在Ⅱ期临床试验中的研究结果显示，dMMR 结直肠癌患者和非结直肠癌患者客观反应率分别为 40% 和 71%，而这种现象在 DNA 错配修复正常肿瘤患者中并未出现，提示 dMMR/MSI-H 与帕博利珠单抗效果之间存在着相关性。在纳武单抗的Ⅱ期临床试验数据也显示出纳武单抗对 dMMR/MSI-H 转移性结直肠癌患者有持久的疗效和疾病控制的效果。基于以上临床研究结果，2017 年美国食品药品监督管理局加速批准了 PD-1 抑制剂用于治疗表型为 MSI-H 或 dMMR 的实体肿瘤。可见，通过微卫星分析筛选的 MSI-H 表型肿瘤有助于指导临床治疗。

MSI 多由 MMR 蛋白表达缺失所致，据此可通过检测 MMR 蛋白或 MSI 来反映微卫星状态。IHC 法检测 MMR 蛋白和 PCR 法检测 MSI 是评估相同生物学效应的两种不同检测方法。一般认为 dMMR 相当于 MSI-H 表型，pMMR 相当于 MSI-L/MSS 表型。IHC 法通过检测 MLH1、MSH2、PMS2 和 MSH6 蛋白的表达，间接评估微卫星状态。这四种蛋白表达定位于细胞核，当其中任何一个蛋白表达缺失，即可定义为错配修复功能缺陷（dMMR）；当 4 个蛋白表达均阳性，则定义为错配修复功能完整（pMMR）。需注意的是，IHC 检测应强调标本规范处理，由于人工判读易受主观因素影响，采用自动判读与人工判读相结合的方式进行。多重荧光 PCR 毛细血管电泳法是直接检测 MSI 状态的常用方法，也是普遍认可的参考方法。该方法针对人的肿瘤组织样本的几个微卫星位点扩增 DNA，目前推荐的 5 个微卫星（MS）检测位点分别是 *BAT25*、*BAT26*、*D2S123*、*D5S346* 和 *D17S250*。判断标准分以下三级：2 个及 2 个以上位点不稳定称之为微卫星高度不稳定（MSI-H）；1 个位点不稳定称之为微卫星低度不稳定（MSI-L）；5 个位点均稳定称之为微卫星稳定（MSS）。随着测序技术的发展，欧洲肿瘤内科学会指南推荐将 NGS 作为 MSI 的二线检测方法。MSI 检测可通过经验证的 NGS panel 进行，可覆盖检测其他多基因突变状态。目前报道的基于 NGS 的 MSI 检测方法有 MSIsensor、MANTIS、mSINGS、MSI-ColonCore 等。其中 MSI-ColonCore 由中国团队建立，其特征是借助一组特定重复长度的覆盖率作为每个微卫星基因座，当覆盖率小于给定的阈值，则判读为微卫星不稳定，样本的 MSI 状态由给定样品中不稳定基因座的百分比确定。该方法与 PCR 毛细管电泳法一致性为 99%，与 IHC 法一致性为 92.4%。相较于 IHC 法及 PCR 毛细管电泳法，MSI-NGS 分析采用数值量化，这就使得检测结果更加客观，对检出和分析低频 MSI 非常有利，另外 NGS 法构建 DNA 文库可参考人类全基因组公开数据结果，无需正常组织作为对照，同时 NGS 测序可同时捕获患者基因突变谱和 MSI 状态，可减少组织样本量并简化测试过程。目前，一些研究正尝试使用外周血循环肿瘤 DNA（ctDNA）进行 MSI 检测，未来对取材困难的晚期肿瘤患者可提供新的检测方案。

第四节　常见肿瘤的基因检测

基因检测在肿瘤临床诊断中正逐步成为常规化检测，特别在一些肿瘤靶向药物的选择中，基因检测已成为开展治疗的先决条件。2012 年，FDA 提出对部分肿瘤患者，使用某些药物（如西妥昔单抗）前需检测 *EGFR*、*KRAS* 等基因。另外，美国国立综合癌症网络（NCCN）肿瘤学临床实践指南中将 *EGFR*、*KRAS/NRAS*、*BRAF* 和 *HER2* 的突变，以及 *ALK* 和 *RET* 的重排检测分别纳入到肺癌、胃癌、结直肠癌等肿瘤的治疗指南中，通过识别每种肿瘤独特的驱动靶点，给予患者个体化的治疗，体现了肿瘤基因检测在肿瘤临床治疗中的重要价值。下面对国内高发肿瘤的基因检测分别进行介绍。

一、肺癌的基因检测

肺癌（lung cancer，LC）的发生率和死亡率均居于我国恶性肿瘤之首，仅 2020 年全国新发肺癌病例 82 万。根据其生物学特性、治疗及预后，WHO 将其分为两大类：非小细胞肺癌（NSCLC）和小细胞肺癌（small cell lung cancer，SCLC）。NSCLC 占所有肺癌病例的 85% 以上，又包含两种主要类型：非鳞状细胞癌（包括腺癌、大细胞癌及其他细胞类癌）和鳞状细胞癌（又称表皮样癌）。其中肺腺癌是最常见的肺癌类型。NSCLC 患者的 5 年生存率为 15%，约 70% 的 NSCLC 患者确诊即已为晚期。分子靶向治疗已成为 NSCLC 治疗的研究热点。

驱动基因指的是与肿瘤发生发展相关的重要基因，可以诱发和维持恶性肿瘤的分子改变。目前，针对肺癌的肿瘤驱动基因（driver gene）的研究最多，60%~70% 的肺癌患者能找到异常肿瘤驱动基因，其中 80%~90% 的肺腺癌患者存在肿瘤驱动基因异常。美国的研究数据表明，白种人肺腺癌患者中，*KRAS* 基因突变最为常见，占 32.2%；其次是 *EGFR* 基因，占 11.3%；Ⅰ型神经纤维瘤病基因（neurofibromatosis type 1，*NF1*）和 *BRAF* 基因则分别占 8.3% 和 7.0%。而基于东亚人群的研究数据表明，肺腺癌患者中 *EGFR* 基因突变最为常见，突变发生率高达 50%。除 *EGFR* 以外，肺腺癌的主要驱动基因还有 *ALK*、*ROS1*、*HER2* 等。此外，在肺鳞癌和小细胞肺癌中也找到了很多驱动基因，但肺腺癌的驱动基因异常多为基因突变或者融合，而肺鳞癌的驱动基因异常则大多为基因拷贝数的改变。鉴于基因拷贝数的改变不仅限于驱动基因，因此通过基因拷贝数进行肺鳞癌的驱动基因研究通常成功率较低。近几年，有关肺鳞癌靶向基因的研究取得了一些重要进展。2012 年美国 TCGA 研究组进行了 178 例肺鳞癌患者的全基因组分析，结果发现可作为治疗靶点的驱动基因大多数与肿瘤抑制基因（如 *TP53*）、细胞周期调控基因（如 *CDKN2A/RB1*）、凋亡信号基因（如 *PI3K/AKT*）和受体酪氨酸激酶信号转导基因相关，包括成纤维细胞生长因子受体 1（fibroblast growth factor receptor 1，*FGFR1*）扩增或突变、磷脂酰肌醇 3 激酶催化亚单位 α（phosphatidylinositol 3 kinase catalytic alpha，PIK3CA）突变、第 10 号染色体上缺失与张力蛋白同源的磷酸酶（phosphatase and tensin homologue deleted on chromosome ten，PTEN）基因突变或缺失、*EGFR* 扩增、人血小板源性生长因子受体 α（platelet-derived growth factor receptor α，*PDGFRA*）扩增或突变、*BRAF* 突变和 *HER2* 扩增和盘状结构域受体 2（discoidin domain receptor 2，*DDR2*）突变，占比依次为 18%、16%、15%、9%、9%、4% 和 4%。

肺癌的个体化治疗主要根据肺癌临床特征、分子特征和组织学类型进行综合评估判断。2015 年，NCCN 制定了肺癌精准治疗框架图。其中，对于肺鳞癌患者，由于相关分子标志物很少，因此一般不推荐常规检测分子标志物，在明确其组织学类型且体能状态评分（performance status，PS）为 0~2 分时就可以采用传统的化疗模式，直接进入一线化疗。而对肺腺癌、大细胞癌和组织分型不明确的非小细胞肺癌则需要进行分子检测，包括 *EGFR* 突变位点、*EML4-ALK* 融合基因、*ROS1* 融合基因等用于靶向治疗的分子靶点。这些有驱动基因的肺癌患者往往分子分型明确，因此靶向治疗能够取得很好的疗效。例如：对 *EGFR*$^{+}$*ALK*$^{+}$ 的患者给予靶向治疗；对 *EGFR*$^{-}$*ALK*$^{-}$ 且 PS 为 0~2 分的患者给予贝伐珠单抗治疗联合化疗；对于找不到驱动基因或者没有获取足够病变组织的患者，则与肺鳞癌一样，直接进行化疗。

1. *EGFR* 基因　*EGFR* 基因位于染色体 7p12，编码一种跨膜酪氨酸激酶受体（EcFR/Erb/HER1）。ErbB 酪氨酸激酶受体家族包括 EGFR（ErbB-1）、HER2（ErbB-2）、HER3（ErbB-3）和 HER4（ErbB-4）。EGFR 蛋白包括细胞胞外段的氨基酸结合区、跨膜区和细胞胞内段的酪氨酸激酶区三个功能结构域。EGFR 与 EGF、TGF-α 或双调蛋白（amphiregulin，AR）等结合后使酪氨酸激酶磷酸化，进一步激活胞内下游信号通路，如丝裂原活化蛋白激酶（MAPK）和磷脂酰肌醇 3 激酶（PI3K），从而促进细胞增殖迁移、血管生成和存活。

有关 *EGFR* 基因突变的肺癌靶向治疗研究成果众多。其中，IPASS、First-SIGNAL、WJTOG3405、NEJGSG002、OPTIMAL、EURTAC、LUX-LUNG3 和 LUX-LUNG6 是最典型的八大临床随机对照研究。这些研究奠定了上皮生长因子受体 - 酪氨酸激酶抑制剂（EGFR-tyrosine kinase inhibitor，EGFR-TKI）在 *EGFR* 突变阳性患者中的一线治疗地位。厄洛替尼（Erlotinib）、吉非替尼（Gefitinib）均为第一代 EGFR-TKI，可与 ATP 竞争 EGFR 的 ATP 结合口袋以有效地封闭信号转导从而阻止癌细胞生长。与以细胞毒性铂类药物为基础的化疗相较，EGFR-TKI 对肺腺癌的一线治疗在客观缓解率（objective response rate，ORR）、无进展生存期和安全性上都有明显的优势。作为第二代 EGFR-TKI，阿法替尼（Afatinib）具有不可逆的阻断活性（与 EGFR C797 共价结合），并且其抑制谱扩大到了泛 HER 家族蛋白。在 LUX-LUNG3 和 LUX-LUNG6 的研究中，与铂依赖的化疗相比，阿法替尼对未接受治疗并携带 *EGFR* 突变的肺腺癌病例或 *EGFR* Del19 突变病例展现出更好的客观缓解率（ORR）和无进展生存期（PFS）。不过，另一种第二代 EGFR-TKI 达克替尼（Dacomitinib）虽然在 PFS 和总生存期上优于吉非替尼，但出现了更高比例的不良事件。总体来看，携带 *EGFR* 突变（包括 Del19、20Thr790Met、21Leu858Arg 及其他突变）的患者在接受 EGFR-TKI 治疗后，ORR 为 50%~80%，PFS 为 9~13 个月，均优于化疗的疗效，同时可显著提高患者的生活质量，避免了住院治疗，在家自行服药即可。EGFR 靶向治疗在目前肺癌的研究中最为成功，*EGFR* 突变的肺癌患者应优先选择分子靶向治疗，这一思路已写入所有肺癌诊疗共识。*EGFR* 基因突变有很多，外显子 18 点突变（18Gly719Ser）、外显子 19 缺失（Del19）和外显子 21 点突变（21Leu858Arg）的患者，对 TKI 敏感，应使用 TKI 治疗。治疗后如果其他外显子没有发生突变，可继续使用 TKI 治疗。如果治疗后外显子 20 发生突变（20Thr790Met），提示 TKI 治疗产生耐药，应转为非 TKI 治疗。无外显子 18、19、21 突变的 NSCLC 患者，由于其肿瘤对 TKI 不敏感，不适用于 TKI 治疗。对于没有 *EGFR* 突变的肺癌患者，EGFR-TKI 靶向治疗也并非没有效果，而是治疗效果较低而已。对于肺腺癌，*EGFR* 罕见突变的占比小于 15%，主要分布在外显子 18（18Gly719Xxx）、外显子 20（20Ser768Ile）和外显子 21（21Leu861Gln）。与常见敏感型突变相比（Del19 和 21Leu858Arg），携带罕见突变的肺腺癌病例对第一代 EGFR-TKI 反应不佳，但对第二代 EGFR-TKI 反应良好，因此美国 FDA 批准阿法替尼用于治疗携带 *EGFR* 18Gly719Xxx、20Ser768Ile 以及 21Leu861Gln 突变的病例。研究发现，一些 *miR-200c* 高表达的肺癌患者，尽管没有 *EGFR* 突变，但在使用靶向药物吉非替尼后疗效也非常好，提示 *miR-200c* 的作用机制可能与 *EGFR* 有关。还有研究发现，上皮 - 间质转化（epithelial-mesenchymal transition，EMT）即上皮细胞连接与极性丧失而获得间质细胞表型特征，状态可预测 *EGFR* 野生型患者使用 EGFR-TKI 的治疗效果。对于上皮型肺癌患者，即使 *EGFR* 未突变，靶向药物 EGFR-TKI 的疗效也很好，PFS 较长；但对于间质型患者，如果 *EGFR* 未突变，使用 EGFR-TKI 的疗效则与安慰剂组无明显差异，提示 EGFR-TKI 对 *EGFR* 野生型的间质型患者无效。另一项研究发现长链非编码 RNA（long non-coding RNA，lncRNA）与 EGFR-TKI 疗效较差相关。如 lncRNA-*UCA1* 与非 *EGFR* 20Thr790Met 突变肺癌患者发生 EGFR-TKI 获得性耐药相关，lncRNA-*UCA1* 高表达患者比 lncRNA-*UCA1* 低表达患者接受 EGFR-TKI 治疗的效果要差，而且该耐药机制与 20Thr790Met 突变无关，提示这类患者可能是由另外一种耐药机制导致产生耐药性。

多数 EGFR-TKI 治疗的肺腺癌患者会产生耐药，且超过 50% 的抗性与 *EGFR* 20Thr790Met 突变有关。另一抗性机制与 *HER2* 扩增、*MET* 扩增、*PI3KCA* 突变、*BRAF* 突变、上皮间质转化（EMT）和 SCLC 转化有关。20Thr790Met 突变造成 EGFR ATP 结合口袋的空间障碍，最终导致第一代和第二代 EGFR-TKI 亲和力下降。为了克服 20Thr790Met 突变所带来的耐药性，第三代 EGFR-TKI 奥希替尼（Osimertinib）应运而生，该化合物可共价结合外显子 20 第 797 位点上的半胱氨酸（Cys797）。为了更有效地针对传统 *EGFR* Del19、21Leu858Arg 以及 20Thr190Met 突变，奥希替尼对野生型 *EGFR* 的抑制作用极弱，因而其不良事件相对更少。AURA Ⅰ期和 AURA3 Ⅲ期临床试验均显示，奥希替尼对携带 20Thr790Met 突变的患者具有良好的抗癌活性，提示其可作为 *EGFR* 20Thr790Met 突变病例的二线治疗方案。另外，FLAURA Ⅲ期临床试验显示奥希替尼治疗常见 *EGFR* 突变且未经治疗的 NSCLC 患者较第一代 EGFR-TKI 有更长的 PFS。奥希替尼抗性机制不同于第一、二代 EGFR-TKI，常见原因包括 *MET* 扩增（15%）、*EGFR* 突变（Cys797Xxx，7%）、*PI3KCA* 突变（7%）和 *HER2* 扩增（2%）。迄今，所有 FDA 批准的一线 EGFR-TKI（包括吉非替尼、厄洛替尼、达克替尼、阿法替尼、奥希替尼）的单一治疗中，奥希替尼展现出最长的 PFS，并且它可用于至少一半以上的一、二代 EGFR-TKI 治疗失败的 20Thr790Met 突变患者，而奥希替尼的补救方案目前仍为化疗。

EGFR 基因突变的检测样本通常是组织标本，DNA 测序在部分地区仍然是 *EGFR* 检测的“金标准”。突变阻滞扩增系统（ARMS）利用引物 3’ 端末位碱基必须与模板 DNA 互补才能有效扩增的原理，省去了传统探针杂交的步骤，比直接测序更敏感，目前已被广泛应用。新的 *EGFR* 基因检测方法层出不穷，其检测效能有待进一步考证。

2. *ALK* 融合基因　*ALK* 融合基因是肺癌分子靶向治疗的第二个研究热点，在肺癌中阳性率约为 5%。所谓融合基因，是指两个或多个基因的编码区首尾相连，置于同一套调控序列（包括启动子、增强子、核糖体结合序列、终止子等）控制之下所构成的嵌合基因。依靠 ALK 蛋白的酪氨酸激酶活性和 N 端二聚体结构，ALK 融合蛋白可持续活化进而导致肿瘤的生长。目前，关于应用 ALK 抑制剂靶向治疗 *ALK* 融合基因阳性肺癌的著名临床研究已有 5 项。其中，2 项是非对照的Ⅰ/Ⅱ期和Ⅱ期研究，1 项为随机对照的Ⅲ期研究，另外 2 项是将克唑替尼用于一线治疗的多中心Ⅲ期研究。这 5 项研究结果表明，携带 *ALK* 融合基因的肺癌患者接受克唑替尼治疗后，缓解率明显升高，达 60% 以上，PFS 为 7.7~10.9 个月。如果患者不接受化疗，直接使用克唑替尼治疗，其缓解率可达 74%，PFS 是 11 个月。如果在化疗失败以后或再治疗失败以后用克唑替尼治疗，即将 *ALK* 基因靶向治疗作为二、三线治疗应用，其缓解率约为 60%，PFS 为 8~9 个月。这一结果说明，靶向治疗用于一线治疗的效果要优于作为二、三线治疗。与 *EGFR* 突变人群相比，*ALK* 融合基因人群年龄更轻，有研究显示在不吸烟的年轻肺腺癌患者中 *EML-ALK* 融合基因的阳性率较高。在 *EGFR/KRAS* 为野生型的肺腺癌中，*ALK* 融合基因的检出率达 30% 以上。病理形态学研究也发现含印戒细胞的黏液型或实性腺癌中，*ALK* 融合基因的发生率高于其他类型的肺腺癌。一些 *EGFR* 突变阴性的晚期 NSCLC 患者，在化疗发生耐药或耐受不了化疗时，可根据 *ALK* 融合基因的结果选择克唑替尼药物治疗。对 *ALK* 融合基因的检测，常用的方法包括荧光原位杂交技术（FISH）、基于聚合酶链式反应（polymerase chain reaction，PCR）扩增技术（如 RACE-PCR 或 RT-PCR 等）和免疫组织化学法（IHC）三种。其中，FISH 是临床试验验证的参考标准方法；RT-PCR 对标本取材要求较高，需专用的试剂盒进行检测，且只能检出已知的融合；IHC 虽简便易行，但阳性标准不统一。可根据标本的类型合理选择“IHC+qRT-PCR”或“IHC+FISH”的检测组合。

类似于*EGFR*突变，经过间变性淋巴瘤激酶-酪氨酸激酶抑制剂（ALK-TKI）治疗后，肿瘤不可避免地会获得抗性，这种抗性获得的机制包括ALK激酶结构域突变或旁路激活途径，如EGFR、c-Kit、胰岛素生长因子1R（insulin growth factor-1R，IGF-1R）和MAPK等旁路信号通路。ALK激酶结构域G1202R突变导致了对第一代和第二代ALK-TKI的抗性，但对第三代ALK-TKI劳拉替尼（Lorlatinib）仍敏感。在Ⅱ期临床试验中，劳拉替尼对第二代ALK-TKI治疗无效的*ALK*阳性患者具有良好的效果，尤其是由于激酶结构域突变导致抗性的人群。

3. *ROS1*融合基因　*ROS1*基因是胰岛素受体亚家族的一种受体酪氨酸激酶，当与*CD74*等基因发生融合后，将持续激活*ROS1*酪氨酸激酶区以及下游信号通路，从而引起肿瘤的发生。出现*ROS1*基因融合突变的更多为年轻的、非吸烟的肺腺癌患者，1%~2%的肺腺癌病例可检测到该突变。大多数靶向ALK的TKI同样可以作用于*ROS1*突变，包括克唑替尼（Crizotinib）、色瑞替尼（Ceritinib）、劳拉替尼（Lorlatinib）等。克唑替尼和色瑞替尼对未接受治疗的*ROS1*融合基因阳性肺腺癌患者有效，中位无进展生存期（mPFS）超过19个月。克唑替尼对于*ROS1*融合基因阳性的NSCLC患者有显著疗效。一些*EGFR*突变阴性的晚期NSCLC患者，在化疗耐药或耐受不了化疗时，可根据*ALK*或*ROS1*融合基因的检测结果选择克唑替尼药物治疗。研究数据表明，有*ROS1*融合基因的中国患者使用克唑替尼治疗后，缓解率可以达到50%，PFS最长可达25个月，比化疗效果高很多。*ROS1*融合状态可通过实时RT-PCR方法实现检测。值得注意的是，*ROS1*的激酶结构域G2032R突变可导致产生克唑替尼抗性，其他导致克唑替尼抗性的旁路机制还包括EGFR蛋白活化、*KRAS*、*HER2*、*c-Kit*突变等。

4. *BRAF*基因　1%~2%的NSCLC病例可检测到*BRAF*突变，其中超过半数的*BRAF*突变为Val600Glu，可导致下游MEK/MAPK信号通路的持续活化。不同于*EGFR*突变和*ALK*融合，*BRAF*突变在吸烟者中普遍发现，并且有*BRAF*突变的肿瘤较无*BRAF*突变的肿瘤侵袭性更强。单独使用BRAF抑制剂，如维莫非尼或达拉非尼，对*BRAF*突变的NSCLC患者的治疗效果一般，但达拉非尼联合MEK抑制剂曲美替尼治疗，不仅可增强疗效，ORR达到64%，中位总生存期可达24.6个月，并且可减轻BRAF抑制剂的毒性（例如治疗可能引起的皮肤肿瘤等）。

二、胃癌和胃肠道间质瘤的基因检测

胃癌（gastric cancer，GC）是我国最常见的上消化道恶性肿瘤之一。2020年全国新发胃癌为48万，位居新发癌症第三位。由于缺乏特异性症状与体征，我国胃癌早期检出率仅10%左右，大部分患者确诊时已处于进展期而导致患者预后不佳。GC为异质性疾病，以腺癌为主，根据劳伦分类（Lauren’s classification）可分为肠型和弥漫型两种不同的组织亚型。

1. *HER2*基因　胃癌病例常见的基因突变位点，常呈扩增或过表达状态，阳性率为6%~30%。*HER2*扩增在肠型胃癌的比例高于弥漫型胃癌，且与病例年龄和性别无关，但与胃癌病例的预后差相关。胃癌病例常表现出*HER2*基因型和表型的异质性。由于HER2蛋白是酪氨酸激酶受体家族的重要成员，酪氨酸激酶抑制剂在胃癌治疗中有重要价值。曲妥珠单抗是目前针对*HER2*阳性胃癌患者的靶向药物，可干扰HER2相关信号通路，抑制血管生成及肿瘤细胞增殖。应用曲妥珠单抗后虽然*HER2*表达明显降低，但HER2阳性细胞不能完全消失，因此临床采用曲妥珠单抗联合化疗方案以便提高治疗效果。在一项Ⅱ期临床试验中，靶向*HER2*的曲妥珠单抗联合化疗（顺铂、卡培他滨）与单独化疗对*HER2*阳性的晚期胃癌患者治疗对比试验显示，曲妥珠单抗联合化疗是*HER2*阳性的晚期胃癌患者的最佳治疗方案。

2. *PIK3CA* 基因　磷脂酰肌醇 3 激酶催化亚单位 α 基因（*PIK3CA*）位于 3q26.3，突变率约为 10%，突变后通过激活 PI3K/Akt 通路，抑制细胞凋亡，并增强癌细胞的侵袭能力及远端转移能力。*PIK3CA* 突变在 EB 病毒相关胃癌中阳性率明显升高，并与原发胃癌病灶的侵犯深度（T 分期）和肿瘤浸润程度呈正相关。*PIK3CA* 突变多发生在外显子 9 和外显子 20 上，发生在外显子 9 上的 5 年生存率为 0%，发生在外显子 20 上的 5 年生存率为 80%。mTOR 抑制剂（西罗莫司）可阻断与细胞周期进展和血管生成相关的蛋白翻译及表达，该蛋白翻译和表达由 *PIK3CA* 调控。应用西罗莫司后，患者的无进展生存期为 1.9 个月，总生存期为 3.6 个月。

3. *CD44* 基因　*CD44* 基因编码的细胞黏附分子对于肿瘤细胞生长、侵袭、增殖和转移起到关键作用，*CD44* 过表达与结直肠癌和胃癌的弱识别以及胃癌预后不良有关。既往研究表明 *CD44* 基因多态性可能影响胃癌的生存和复发，与携带 *CD44* rs187116 A/A 的患者相比，携带 G/G 基因型的胃癌患者死亡风险更高。*CD44* 的两个内含子突变（rs187116 和 rs7116423）与胃癌患者肿瘤复发、总生存率呈显著正相关。对 *CD44* 基因多态性分析有助于识别具有高肿瘤复发风险的胃癌患者。

4. *MLH1* 基因　*MLH1* 基因位于染色体 3p21 上，编码 DNA 错配修复（MMR）蛋白。DNA MMR 系统参与维持基因组稳定性，MMR 功能的丧失会引起微卫星不稳定性（MSI），这可能是导致胃癌发展的重要因素之一。在胃癌中 *MLH1* 启动子甲基化和 MSI 均普遍存在，并且 *MLH1* 启动子甲基化在胃癌中的频率高于慢性胃炎、胃腺瘤及邻近组织，但胃癌与肠化生和异型增生的速率相似。*MLH1* 基因启动子甲基化与胃癌患者年龄和 MSI 有关，与幽门螺杆菌感染、性别、吸烟、饮酒行为、临床分期、淋巴结状态、远端转移或患者生存率无相关性。具有高频 MSI 的胃癌患者通常具有较长的生存期。

5. *URG4/URGCP* 基因　*URG4/URGCP* 基因是由人乙型肝炎病毒 X 抗原（HBxAg）诱导的一种新基因，位于染色体 7p13 的短臂上。研究表明，与邻近的正常组织相比，人胃癌细胞的 *URG4/URGCP* 明显上调，并且 *URG4/URGCP* 的过表达可促进细胞增殖，抑制 *URG4/URGCP* 的表达则可抑制胃癌细胞增殖和成瘤的潜力。另外，与低表达 *URG4/URGCP* 的胃癌细胞相比，过表达 *URG4/URGCP* 的胃癌细胞中增殖细胞核抗原表达也更高。在五种胃癌细胞系和未成熟的胃黏膜上皮细胞中检测 *URG4/URGCP* 的 mRNA 和蛋白质表达水平，*URG4/URGCP* mRNA 在中度分化的胃癌细胞系中有高表达，在分化不良的胃细胞系中则为低表达，而胃黏膜上皮细胞的表达最低。*URG4/URGCP* 可通过调控细胞周期蛋白 D1 的表达促进细胞生长，可能是胃癌潜在的治疗靶点。

6. 其他胃癌相关基因　*TP53* 基因突变多存在于早期胃癌，其出现频率随着肿瘤的发展而上升，临床中已将 *TP53* 阳性的患者归为胃癌的一个亚类。*TP53* 的突变位点集中在 Arg175、Gly245、Arg248、Arg273 和 Arg282，其中 Arg248 位点突变的胃癌患者预后最差。周期蛋白依赖性激酶抑制因子 1B（cyclin-dependent kinase inhibitor 1B，CDKN1B，或称为 $p27^{Kip1}$）在胃癌细胞内呈低表达，指向肿瘤晚期，在低分化病例中常预示较差的预后。*MDR1* 是一个重要的胃癌进展潜在指标基因，并与耐药性有一定相关性，敲减 *MDR1* 可能逆转胃癌的表型。作为重要的抑癌基因，*p16*（又称为多肿瘤抑制基因 1，*MTS1*；或称为周期蛋白依赖性激酶抑制因子 2，*CDKN2*）的缺失与胃癌癌变和进展相关，*p16* 直接作用于细胞周期，负调节细胞增殖及分裂，它的甲基化与早期胃癌的发生密切相关，提示甲基化修饰在胃癌的发生发展中的重要调控作用。

7. 胃肠道间质瘤相关基因 -*c-Kit* 和 *PDGFRA*　还有一类起源于胃肠道间叶组织的消化道常见软组织肉瘤称为胃肠道间质瘤（gastrointestinal stromal tumor，GIST）。GIST 可起源于胃肠道的任何部位，其中胃（60%）及小肠（30%）最常见，十二指肠（4%~5%）和直肠（4%）少见，还有很小一部分起源于食管(<1%)和阑尾(1%~2%)。常见GIST相关症状,包括早饱、腹胀或腹痛等腹部不适、腹腔内出血、消化道出血及贫血相关的疲乏,也可表现为急腹症(由于肿瘤破裂、消化道梗阻引起的疼痛或阑尾炎样的疼痛)。GIST在临床上最常见的恶性表现是导致肝转移和/或腹腔种植播散,淋巴结转移极为少见,肺转移及腹腔外转移则仅见于晚期患者。

GIST遗传学上存在频发性*c-Kit*基因以及血小板源性生长因子受体-α(*PDGFRA*)基因突变。绝大部分GIST(95%)表达CD117(即c-Kit编码蛋白),近80%的GIST在酪氨酸激酶受体编码基因*c-Kit*上存在着突变,5%~10%的GIST在另一酪氨酸激酶受体相关编码基因*PDGFRA*上存在突变。10%~15%的GIST无法检测到*c-Kit*及*PDGFRA*突变,被称为野生型GIST。*c-Kit*常见突变位点位于跨膜区域(外显子11)或胞浆区域(外显子9),二者为小肠GIST特异性突变位点。此外,还有一些罕见的突变位于酪氨酸激酶区域(外显子13和外显子17)。*PDGFRA*突变多数位于酪氨酸激酶区域2(外显子18),多见于胃GIST,还有很少一部分位于跨膜区(外显子12)及酪氨酸激酶区1(外显子14)。CD117免疫组化染色以及*c-Kit*、*PDGFRA*突变的分子遗传学检测有助于GIST的诊断,但CD117阳性本身并不足以确诊GIST,同时,无*c-Kit*及*PDGFRA*突变也不能排除GIST的诊断。当CD117、DOG-1免疫组化染色阴性而*c-Kit*或*PDGFRA*基因突变阳性时,病例仍可判定GIST,但需排除胃肠道炎性纤维性息肉。这类瘤细胞不表达CD117和DOG-1,但表达CD34和PDGFRA,分子检测*PDGFRA*基因外显子12和外显子18突变。因此,对于这类CD117、DOG-1免疫组化染色阴性但*PDGFRA*基因突变的病例,PDGFRA免疫组化染色有助于鉴别诊断GIST还是胃肠道炎性纤维性息肉。

*c-Kit*突变可见于高级别肿瘤和较小的偶发GIST,也可见于良性病程的肿瘤。虽然*c-Kit*和*PDGFRA*突变不能评估原发GIST的预后,但*c-Kit*和*PDGFRA*突变类型却可以预测晚期或转移性GIST对TKI治疗的应答情况。在随机临床试验中,与*c-Kit*外显子9突变或野生型的GIST相比,*c-Kit*外显子11突变的GIST与更好的治疗效果和更长的PFS相关。

8. GIST相关基因-*DOG-1*　功能未知蛋白DOG-1(discovered on GIST-1)是GIST特异表达的一种膜表面蛋白,由*DOG-1*基因编码,是一种钙离子依赖的受体激活氯离子通道蛋白。*DOG-1*表达在*c-Kit/PDGFRA*突变型及野生型GIST中无明显差异,但在*c-Kit*突变型和*PDGFRA*突变型中*DOG-1*的表达有明显差异。在*PDGFRA*突变型中,*c-Kit*低表达而*DOG-1*高表达,可用于辅助*c-Kit*阴性GIST的诊断。DOG-1免疫组化染色还有助于在CD117染色及*c-Kit*和*PDGFRA*基因突变分析无法确认GIST病例时的进一步诊断。

目前从诊断治疗到预后评价,GIST患者基因突变类型的检测越来越重要,尤其是CD117阴性的疑似病例、疑似家族性GIST或小儿GIST和免疫组化结果不确定病例。根据GIST发生突变的基因位点不同,临床对于酪氨酸激酶抑制剂的选择及其治疗反应和预后也不尽相同。如*c-Kit*外显子9和11的突变情况是目前预测伊马替尼(Imatinib)耐药最重要的指标。NCCN推荐携带*c-Kit*外显子9突变的患者在治疗初始就使用伊马替尼800mg/d;而对于携带*c-Kit*外显子11突变的患者,使用伊马替尼的客观缓解率及PFS均显著高于野生型及外显子9突变的患者。即使在CD117阳性的GIST中,*c-Kit*外显子11突变的患者一般对伊马替尼敏感,而外显子9中A502-T503dup的6个核苷酸重复突变以及*PDGFRA*外显子18的Asp842Val突变的患者则对伊马替尼不敏感。对CD117阴性、临床高危、恶性和复发转移的GIST患者,基因检测尤为重要。同时,GIST的基因型检测有助于手术的选择,因为伊马替尼对野生型GIST的疗效比外显子9和11突变者的疗效都低,该类患者应在早期手术切除。由此可见,所有GIST患者都应进行基因检测。目前推荐的GIST基因检测方法为PCR扩增-直接测序法,可确保检测结果的准确性和一致性。

三、结直肠癌的基因检测

结直肠癌(colorectal cancer,CRC),是常见恶性肿瘤之一。结直肠癌的发病率位居我国癌症谱第二位,死亡率位居我国癌症谱第五位。结直肠癌5年总生存率约为60%。生存率与肿瘤TNM分期显著相关,Ⅰ期、Ⅱ期患者的5年生存率约为90%,Ⅲ期患者的5年生存率约为70%,而Ⅳ期患者的5年生存率则仅约为10%。目前,我国的结直肠癌已经进入高发期,提高结直肠癌的早期诊断水平,针对性实施"个体化治疗"的策略备受关注。结直肠癌的治疗目前仍以手术切除和综合治疗为主,随着*MSI*、*MMR*、*EGFR*、*KRAS*、*NRAS*和*BRAF*等基因突变的检测逐渐从实验研究进入临床应用,结直肠癌已跨入"分子诊断和治疗"时代。根据原发肿瘤的解剖学位置、肿瘤大体形态、病理学分化程度和肿瘤TNM分期,结直肠癌可分为多种类型、级别或者期别。结直肠癌的发生发展是多基因、多分子、多通路间错综复杂、相互作用的结果,结直肠癌精准分子分型已被用于结直肠癌的诊断和治疗。

1. MMR基因缺陷与MSI　错配修复(MMR)可修正DNA复制过程中出现的错误,确保DNA复制的准确性,主要涉及*MLH1*、*MSH2*、*MSH6*和*PMS2*等基因。与MMR基因功能缺陷有关的结直肠癌约占15%,肿瘤DNA可检出微卫星高度不稳定(MSI-H),其中*MLH1*基因启动子甲基化所致的散发性MSI-H肿瘤和MMR胚系突变所致的林奇综合征(即遗传性非息肉病性结直肠癌)分别约占12%和3%。临床MSI-H肿瘤以右半结肠多见、组织学类型以伴黏液腺癌或低分化腺癌多见和多见于年长女性的"三多"为主要特点。MSI-H肿瘤对以5-氟尿嘧啶(5-fluorouracil,5-FU)为主的化疗不敏感,但预后好于微卫星稳定(MSS)的肿瘤。此外,MSI-H肿瘤患者对免疫检查点抑制剂类药物的反应良好,如纳武单抗(Nivolumab)和伊匹单抗(Ipilimumab)联合治疗,响应率达到55%,在长达13.4个月随访中,71%的病例无进展,85%的病例存活,提示MSI-H已成为Ⅳ期结直肠癌免疫治疗的潜在标志。2015年版《NCCN结直肠癌临床实践指南》建议:①所有Ⅱ期肿瘤患者应进行MMR状态检测,以指导治疗和提示预后;②年龄≤70岁,或>70岁但符合Bethesda指南的患者,应检测肿瘤MMR状态以排除林奇综合征。对初诊结直肠癌患者进行MMR状态筛查有助于提高林奇综合征的检出率。MMR基因常用的检测方式为直接测序、实时荧光定量PCR和免疫组化。

2. *KRAS*/*NRAS*基因　RAS蛋白为膜结合型GTP/GDP结合蛋白,参与细胞增殖、分化、黏附和迁移,主要成员包括KRAS、NRAS和HRAS三类。目前尚缺少*RAS*突变携带率的全球流行病调查数据,研究发现*RAS*基因突变阳性率在不同人种中存在差异,其中非洲裔美国人*RAS*突变结直肠癌的检出率高于高加索人种,但尚不清楚这种差异是由环境、遗传还是生活方式差异所导致。*KRAS*突变在结直肠癌中的阳性率为13%~52%,常见的突变位点包括外显子2中的密码子12(70%~80%)和密码子13(15%~20%)。其他*KRAS*突变主要集中在外显子3(密码子59~61)和外显子4(密码子117和146)。外显子2密码子12的常见突变为Gly12Asp、Gly12Val和Gly12Cys;外显子3常见突变包括Gln61His和Gln61Arg,而外显子4常见突变为Ala146Thr和Ala146Val。在结直肠癌治疗中,EGFR靶向治疗是一种常见的免疫治疗方案,使用抗EGFR单抗治疗EGFR表达阳性的患者或EGFR低表达甚至不表达的患者均有一定治疗效果,而*KRAS*突变被视为EGFR靶向治疗抗性的预测指标之一,具有重要的治疗指导意义。研究发现,在西妥昔单抗(Cetuximab)联合FOLFOX方案治疗中,未发现*KRAS*突变的病例预后更好。另外,*KRAS*突变的左半结直肠癌对EGFR靶向治疗的响应更好,可能由于*KRAS*突变的左半结直肠癌较右半结直肠癌有更高频率的EGFR信号活化。

*NRAS*突变在结直肠癌中的发生率为3%~5%,常见突变位于其外显子2、3和4区域内,相较于*KRAS*、*BRAF*突变,*NRAS*突变的研究较少。携带*NRAS*突变的患者对EGFR靶向治疗的反应较差,一些研究发现*NRAS*突变病例对西妥昔单抗反应低下或无反应。类似的,帕尼单抗(Panitumumab)Ⅲ期

临床试验显示 *NRAS* 突变病例对帕尼单抗无反应。鉴于此，欧洲药品管理局提示对 *NRAS* 突变病例，不建议使用 EGFR 靶向药物进行治疗。另外，研究发现 *NRAS* 突变病例较 *NRAS* 野生型病例的总生存期也更短（25.6 个月 vs 42.7 个月），然而 *NRAS* 和 *KRAS* 突变病例的生存情况无差异。同时，结直肠癌病例的总生存期还与 *NRAS* 突变的位点相关，*NRAS* 外显子 3 突变病例的生存期显著低于 *NRAS* 野生型病例和 *NRAS* 外显子 2 突变病例。

KRAS 突变和 *NRAS* 突变可影响 EGFR 的靶向治疗。这是由于 RAS/RAF/MAPK 通路位于 EGFR 蛋白下游，当 RAS 蛋白发生突变后，可不依赖 EGFR 接收信号，从而自动活化下游效应蛋白，引起细胞增殖。因此，EGFR 靶向治疗仅对 *RAS* 基因野生型患者有效。2015 年版《NCCN 结直肠癌临床实践指南》建议对所有转移性结直肠癌进行 *KRAS* 和 *NRAS* 突变检测，有突变者不宜采用抗 EGFR 靶向治疗。*KRAS/NRAS* 基因突变常见的检测方法为直接测序和实时荧光定量 PCR。

3. *BRAF* 基因　*BRAF* 参与 MAPK 信号通路的活化，影响细胞生长、增殖、分化、迁移、凋亡等多种细胞生理过程。约 90% 的 *BRAF* 突变发生在外显子 15 的 T1799 位点，造成氨基酸 Val600Glu 突变，该突变导致 BRAF 蛋白活性提升 10 倍。*BRAF* 突变在结直肠癌中的检出率为 5%~15%，这部分病例数量虽小但独特，常见于 70 岁以上女性病例，肿瘤多位于右半结肠，左半结肠（4%）和直肠（2%）较少受影响。60% 的 *BRAF* 突变肿瘤低分化，仅 36% 的病例呈中度分化或高度分化，组织学特征以黏液癌常见（22%~67%）。与其他类型结直肠癌不同，*BRAF* 突变结直肠癌以腹膜转移多见，较少发生肺转移和肝转移。与 MSS 肿瘤相比，*BRAF* 突变率在 MSI-H 肿瘤中明显升高，但其与 *KRAS* 突变通常互斥。NCCN 指南建议，对 *KRAS/NRAS* 野生型的Ⅳ期患者可选择 *BRAF* 突变检测。尽管目前的研究对 *BRAF* 基因状态预测 EGFR 靶向单抗的作用尚存在争议，多数研究认为 *BRAF* 突变可提示预后不良。另外，该检测还可用于区分散发性和林奇综合征相关性 MSI-H 肿瘤，基于 *BRAF* V600E 突变仅见于 *MLH1* 启动子甲基化所致的 MSI-H 肿瘤。

4. *HER2* 基因　HER2 蛋白参与激活 MAPK 和 PI3K/Akt 信号通路，介导细胞增殖和分化。在结直肠癌中 *HER2* 扩增是常见的突变类型，约 5% 的 *KRAS* 野生型结直肠癌病例可检出 *HER2* 突变，并且 *HER2* 过表达与肿瘤的高侵袭力相关。此外，*HER2* 可被视为 EGFR 靶向治疗的预测因子。两项临床回顾性研究发现，在对 EGFR 靶向单抗疗效的评估中，携带 *HER2* 扩增突变的 *RAS*、*BRAF* 野生型病例较未携带 *HER2* 扩增突变病例的中位无进展生存期（median progression free survival，mPFS）显著缩短。在使用西妥昔单抗（Cetuximab）治疗的过程中，*HER2* 扩增病例的 mPFS 和 OS 显著短于 *HER2* 野生型病例（mPFS 为 3 个月 vs 5 个月，OS 为 10.2 个月 vs 30.5 个月）。限于目前研究多为回顾性，*HER2* 过表达对结直肠癌患者的影响仍需更多的临床研究来进行证实。

5. 其他基因　虽然 *RAS* 基因野生型患者可选择抗 EGFR 靶向治疗，仍有不到 50% 的患者对治疗无反应，有待寻找其他疗效预测标志物。其中，*PI3KCA* 基因突变检测在提示结直肠癌患者预后和指导治疗方面备受关注。PIK3CA 为 PI3K（磷脂酰肌醇 3 激酶）的催化亚基，是 EGFR 下游信号分子，参与 PI3K/PTEN/Akt/mTOR 信号通路调控，在结直肠癌患者中的突变率为 15%~20%。研究提示，*PIK3CA* 基因突变型结直肠癌患者预后较差，且对 EGFR 靶向治疗不敏感。另外，该通路中另一重要基因 *PTEN* 在结直肠癌中的缺失发生率达 15%~20%，可能对 EFGR 靶向治疗有预测作用。

四、肝癌的基因检测

肝细胞癌（hepatocellular carcinoma，HCC）是一种全球范围内常见的高死亡率原发性癌症，发病人数和死亡人数分别位居我国常见恶性肿瘤的第五位和第二位，5 年总体生存率仅 12%。HCC 的起病隐匿，恶性度高且进展迅速，具有侵袭性强、易转移、预后差、病死率高的特点，严重危害我国人群健康。目前，早期诊断手段除 B 超、CT 等影像学检查外，甲胎蛋白（alpha fetoprotein，AFP）是最常用的检测手段，但存在漏诊和误诊的情况。随着对 HCC 基因组学研究的深入，一些潜在的基因诊断分子标志物被逐渐发现，有望提高 HCC 诊断的准确率并指导个体化治疗。

目前 HCC 临床分子分型包括 2015 年版和 2017 年版两类。作为首个 HCC 分子分型，2015 版将 HCC 分为增殖性 HCC 和非增殖性 HCC，两类约各占一半。在增殖性 HCC 中，RAS 信号通路、哺乳动物雷帕霉素靶蛋白（mTOR）和胰岛素样生长因子（insulin like growth factor，IGF）信号通路多呈活化状态，*FGF19*（fibroblast growth factor 19）基因扩增与乙型肝炎病毒（hepatitis B virus，HBV）感染和不良预后有关；而非增殖性 HCC 更多样，但携带 *CTNNB1* 突变并与酒精和丙型肝炎病毒（HCV）感染相关。在 2017 版分型中，HCC 包含 3 个亚类，其中亚类 1 的发病年龄早，多为亚裔女性，表现为肉眼血管侵犯（macrovascular invasion）和增殖性标志物过表达的高等级肿瘤，低频 *CTNNB1* 突变（12%）和低频 *CDKN2A* 甲基化沉默（32%），*TERT* 低表达，预后最差；亚类 2 和亚类 3 均呈现高频的 *CDKN2A* 甲基化沉默、*TERT* 启动子突变、*CTNNB1* 突变和 *HNF1A* 突变。亚类 2 与低等级肿瘤、有限的微血管侵犯（microvascular invasion）密切相关，而亚类 3 表现为染色质高度不稳定（17p 丢失）、高频 *TP53* 突变、多个 CpG 岛去甲基化以及异柠檬酸脱氢酶（isocitrate dehydrogenase 1/2，IDH1/2）突变。

1. *CTNNB1* 基因　*CTNNB1* 基因编码产物 β- 连环蛋白（β-catenin）是 Wnt 信号通路重要调节因子，参与细胞命运决定、增殖等过程。11%~37% 的 HCC 病例可检测到 *CTNNB1* 突变。外显子 3 的大片段框内删除和 32 到 37 位间的错义突变均可导致 β- 连环蛋白高度活化阻碍其与 β-Trcp 的结合，抑制 β- 连环蛋白的泛素化降解。其他位点如 S45 可导致 β- 连环蛋白弱激活，单个拷贝的 S45 突变仅能导致肿瘤发生，当两个等位基因同时突变产生双倍变异 β- 连环蛋白时，才能促进恶性肿瘤的进展。*CTNNB1* A121G 和 T133C 突变可在 13%HCC 病例的循环肿瘤 DNA（ctDNA）中检测到。*CTNNB1* Ser29Thr、Ser33Cys、His36Pro 以及 Gly34Val 可在 29% 的 HCC 病例中检出。携带 *CTNNB1* 突变的 HCC 多属于低增殖类型，染色质较稳定并且分化程度较高。基因表达谱与正常肝细胞类似，并有微梁（microtrabecular）和假腺管（pseudoglandular）结构。有研究提示 *CTNNB1* 突变可能会引发 T 细胞排除（T-cell exclusion）并对 PD-L1 单抗和 CTLA-4 单抗的治疗产生抵抗，导致 *CTNNB1* 突变病例不适合使用免疫治疗。

2. *TERT* 基因　*TERT* 基因编码产物为端粒酶逆转录酶（telomerase reverse transcriptase，TERT）。激活 TERT 可促进端粒的延伸和细胞生长，超过 90% 的 HCC 中 *TERT* 普遍表达上调，常见的突变多集中于该基因的启动子区域（约 60%），涉及 ATG 起始密码子前第 124 位碱基和第 146 位碱基，二者突变后产生了 ETS 转录因子家族蛋白的结合位点，促进 *TERT* 转录。此外，10%~15% 的 *TERT* 活化是由乙型肝炎病毒（HBV）基因插入其启动子区域所导致。另有 5% 是由 *TERT* 扩增导致的转录上调。*TERT* 启动子突变常与 *CTNNB1* 突变相关，提示 β- 连环蛋白信号通路和端粒延伸在肝细胞癌变中的协同作用。在早期 HCC 中，*TERT* 启动子区的突变阳性率显著上升至 61%，其突变率在中晚期 HCC 保持恒定，考虑到全基因组分析发现癌前病变并未发现更多的 HCC 驱动基因突变，目前认为 *TERT* 启动子突变是最早期的体细胞突变事件，在转化过程中起到“守门员”的作用。*TERT* 突变具备 HCC 风险指示价值。

3. *TP53* 基因　*TP53* 突变在 HCC 病例中的检出率为 35%~50%，除 Arg249Ser 突变与黄曲霉毒素 B1（aflatoxin B1，AFB1）暴露有关，导致硬化依赖或不依赖的癌变外，尚未发现 *TP53* 的其他突变热点。另外有研究发现整合后的 HBV 病毒基因组可抑制野生型 TP53 蛋白活性。在 HCC 诊断中，对 AFB1 暴露人群常通过分析 ctDNA 来检测 *TP53* 突变。大量研究发现，无论突变阳性率还是定量拷贝数，Arg249Ser 突变在 HCC 患者 ctDNA 中的检出水平显著高于健康对照人群，提示其具有诊断价值，并且该突变还与生存率差相关。

4. HCC 相关 lncRNA　lncRNA 为一类长度大于 200 个核苷酸、不编码蛋白质的内源性 RNA。lncRNA 的来源有两种，一种来源于蛋白编码序列转变为非编码序列后转录，另一种来源于去除外显子的基因序列转录，序列保守性差，表达具有组织特异性和时空特异性。lncRNA 调节基因表达的机制有：① lncRNA 可干扰转录因子与启动子结合、诱导组蛋白修饰（募集组蛋白甲基转移酶 G9a 甲基化基因启动子区组蛋白，引发转录沉默）和染色质重构，从而直接抑制基因表达，抑制作用在基因转录停止后依然存在；② lncRNA 通过结合靶蛋白来调控基因转录如多梳蛋白、胸板蛋白、细胞周期蛋白 D1 等结合伴侣，抑制或激活目的基因表达；③ lncRNA 可结合转录抑制复合物，促进细胞凋亡，抑制肿瘤形成。

肺腺癌转移相关转录物 1（metastasis associated lung adenocarcinoma transcript 1，lncRNA lncRNA-*MALAT1*）、肝癌高表达转录物（highly up-regulated in liver cancer，lncRNA lncRNA-*HULC*）和 lncRNA-*H19* 在正常肝细胞中含量极低，肝癌发生时表达量明显上升。lncRNA-*MALAT1* 在肝癌病例中的表达水平为正常细胞的 6 倍；lncRNA-*H19* 在绝大多数原发性肝癌病例中的表达水平高于甲胎蛋白，二者联合检测可提高早期肝癌的确诊率。另外，lncRNA-*HULC* 在正常结直肠组织及肿瘤组织中均无表达，在结直肠肿瘤发生肝转移时上调，而在仅发生淋巴转移的患者中无变化。lncRNA-*HULC* 可作为结直肠肿瘤肝转移的分子标志物。类似报道也见于 lncRNA-*H19* 在消化系统肿瘤肝转移中的研究。此外，还有一些新的 HCC 相关 lncRNA 被发现，如 lncRNA-*WRAP53* 可视为独立的 HCC 复发率预测指标，lncRNA-*UCA1* 和 lncRNA-*WRAP53* 联合甲胎蛋白（AFP）筛查 HCC 敏感度可达到 100%，同时另一组 lncRNA-*PVT1* 和 lncRNA-*uc002mbe.2* 联合 AFP 诊断 HCC 的表现也优于单独使用 AFP 筛查。对 lncRNA 的深入认识为 HCC 诊断标志物的发现开辟出一块新的领域。

五、脑胶质瘤的基因检测

脑胶质瘤（brain glioma，BG）是最常见的原发性脑肿瘤。其中超过 50% 为恶性程度最高的胶质母细胞瘤（GBM）。GBM 患者即使采用最积极的治疗手段，其中位生存期仍少于 15 个月。随着对脑胶质瘤认识的深入，依靠分子病理对组织学上较难鉴别的混合性胶质瘤（少突星形细胞瘤和间变性少突星形细胞瘤）进行明确诊断和分级，从而更准确地判断临床预后已成为可能。同时，一些新发现的分子变异也展现出成为治疗新靶点的潜力。目前，BG 检测样本通常为手术切除标本或活检标本。

1. *IDH* 基因　异柠檬酸脱氢酶（isocitrate dehydrogenase，IDH）有三种异构酶形式（IDH1/2/3），90% 以上的 *IDH* 基因突变为 *IDH1* 突变（Arg132His），其余为 *IDH2* 突变（Arg172His），目前尚未发现 *IDH3* 突变。*IDH1/2* 基因突变常见于成年和青少年弥漫性胶质瘤患者。*IDH* 突变状态可辅助诊断胶质瘤，是 50 岁以下的 GBM 患者的首选检测指标。除辅助诊断外，目前认为 *IDH* 突变状态对胶质瘤预后的影响优于组织学分级，携带 *IDH* 基因突变的高级别胶质瘤的预后明显较好。*IDH1/2* 突变的间变性星形细胞瘤和 GBM 患者的生存期分别为 65 个月和 20 个月，而野生型的生存期分别仅为 31 个月和 15 个月。虽然 *IDH* 突变对高级别胶质瘤的预后有很高的预测价值，其对于低级别弥漫性胶质瘤的预后提示作用尚不明确。实验室可采用 *IDH* 基因测序进行分子水平的检测，对 *IDH* 表达产物的检测可采用免疫组织化学法。

2. *MGMT* 启动子甲基化　六氧 - 甲基鸟嘌呤 -DNA- 甲基转移酶（O6-methylguanine-DNA-methyltransferase，MGMT）是一种重要的 DNA 修复酶，能够迅速修复由烷化剂药物引起的 DNA 烷基化损伤，使细胞对烷化剂产生耐受。*MGMT* 基因启动子富含 CpG 岛，正常情况下处于非甲基化状态，脑胶质瘤组织中 *MGMT* 的甲基化水平与肿瘤细胞耐药性有关，*MGMT* 启动子甲基化提示 GBM 患者对化疗、放疗敏感，生存期较长，预后良好。对于 70 岁以上 GBM 患者，如肿瘤患者生存质量评分标准（KPS）评分低于 70 分，在可耐受的情况下采用替莫唑胺治疗可延缓复发，延长总生存期，改善生存质量；如患者同时伴有 *MGMT* 启动子甲基化，则使用替莫唑胺的疗效更佳。老年 GBM 患者的 *MGMT* 基因启动子甲基化发生率高，单纯放疗联合辅助化疗可延长生存期；但对于无 *MGMT* 基因启动子甲基化的老年患者，辅助化疗对延长生存期无明显作用。用免疫组化检测 MGMT 蛋白表达从而推测 *MGMT* 启动子区甲基化状态的方法并不可靠，评估 *MGMT* 启动子甲基化状态的最佳方法是焦磷酸测序或甲基化特异性 PCR。

3. 染色体 lp/19q 共缺失　在胶质瘤中，染色体 1p 和 19q 的缺失与肿瘤中的少突胶质细胞成分有关。lp/19q 联合性缺失在少突胶质细胞瘤和间变性少突胶质细胞瘤的发生率分别为 80%~90% 和 50%~70%。lp/19q 联合性缺失可作为少突胶质细胞瘤的诊断性分子标志物。存在 lp/19q 联合性缺失的少突胶质细胞瘤生长速度较慢，对化疗敏感。治疗指南推荐对少突胶质细胞瘤检测 lp/19q 联合性缺失的状态。对于 lp/19q 联合性缺失的少突胶质细胞瘤的患者，用替莫唑胺或单纯放疗治疗均会延长其无进展生存期。实验室检测 1p/19q 状态的方法主要有荧光原位杂交（FISH）、基于杂合性缺失分析的聚合酶链式反应（PCR）和微阵列比较基因组杂交，其中 FISH 技术为推荐检测方法。

4. *EGFR* 扩增和 *EGFRvⅢ* 重排　*EGFR* 扩增在许多肿瘤的发生中少见，但在脑胶质瘤中发生率很高，常伴有编码蛋白过表达。*EGFR* 扩增在间变性星形细胞瘤和继发性胶质母细胞瘤（sGBM）中的发生率分别为 17% 和 50%~60%。*EGFR* 扩增在小细胞 GBM 中常见，可用于鉴别诊断小细胞 GBM 与高级别的少突胶质细胞瘤。临床上在 60 岁以上的 GBM 患者中，伴随 *EGFR* 扩增提示预后不良。

存在 *EGFR* 扩增的肿瘤可伴发 *EGFR* 基因的其他变异，其中外显子 2~7 框内缺失形成的 *EGFRvⅢ* 重排最常见，在 GBM 患者的发生率为 20%~30%。*EGFR* 扩增导致 *EGFRvⅢ* 编码出截断体蛋白，从而不能绑定配体的短胞外区。*EGFRvⅢ* 重排可激活下游信号转导通路。虽然 *EGFRvⅢ* 重排可提示预后尚存在争议，从长期趋势来看，存在 *EGFRvⅢ* 重排的患者的预后变差。截至目前，*EGFR* 靶向治疗对 GBM 的疗效尚不明确，但 *EGFRvⅢ* 重排为我们提供了一个靶向治疗的平台。多个Ⅱ期临床试验表明，针对 *EGFRvⅢ* 重排的抗体药物可改善预后。可通过监测外周血 *EGFRvⅢ* 重排来观察 *EGFRvⅢ* 重排阳性 GBM 患者的治疗反应并监测是否复发。FISH 是检测 *EGFR* 扩增的实验室常规方法，*EGFRvⅢ* 重排的实验室检测方法包括实时荧光定量 PCR、免疫组化、多重探针依赖式扩增技术。

5. *PTEN* 基因　第 10 号染色体上缺失与张力蛋白同源的磷酸酶（phosphatase and tensin homologue deleted on chromosome ten，*PTEN*）基因是蛋白酪氨酸磷酸酶家族成员。作为重要的抑癌基因，*PTEN* 参与信号通路的转导，阻止细胞异常增殖从而限制肿瘤形成。*PTEN* 基因是众多肿瘤的预后评价指标，参与 RTK/PI3K 信号通路，86% 的 GBM 患者存在 *PTEN* 基因缺失和 RTK/PI3K 通路基因突变。*PTEN* 在原发性 GBM 中的点突变率为 26%~34%，而在间变性星形细胞瘤的突变率则仅为 18%，明显低于 GBM。携带 *PTEN* 突变的间变性星形细胞瘤患者预后较差。对外显子区域进行 PCR，通过 Sanger 法测序检测 *PTEN* 突变是目前实验室推荐的检测方法。

6. *TP53* 基因　超过 50% 的人类肿瘤涉及抑癌基因 *TP53* 突变。*TP53* 突变在低级别星形细胞瘤、混合性少突星形细胞瘤、原发性 GBM 和继发性 GBM 中的发生率分别为 50%~60%、40%、25%~37% 和 70%，而在少突胶质细胞瘤中的发生率很低。对于低级别胶质瘤，*TP53* 突变提示预后较差，但对于 GBM，却并不能提示预后。目前 TP53 蛋白已用于诊断，可通过福尔马林固定、石蜡包埋组织进行免疫组化检测。然而，无证据表明基因突变和蛋白过度表达存在相关性，因此蛋白的过度表达并不能用来推断 *TP53* 突变状态。因此，TP53 免疫组化结果的分析必须结合详尽的临床信息。对外显子区域进行 PCR、Sanger 法测序检测 *TP53* 突变是目前的实验室推荐检测方法。

7. *BRAF* 基因融合和点突变　BRAF 蛋白是 RAF 家族成员之一，此外还包括 ARAF 和 CRAF。RAF 家族是 RAS/RAF/MEK/ERK/MAPK 通路的重要转导因子，参与调控细胞内多种生物学事件。编码基因 *BRAF* 的串联重复可导致基因融合，如 *KIAA1549-BRAF* 和 *FAM13IB-BRAF*（少见）。其中，*KIAA1549-BRAF* 融合是重要的诊断分子标志物，其在毛细胞型星形细胞瘤中的发生率高达 50%~70%，而在其他级别胶质瘤或其他肿瘤中极为少见。由于毛细胞型星形细胞瘤存在微血管的增生，在组织学上难以与 GBM 区分。检测存在 *KIAAl549-BRAF* 融合高度提示为毛细胞型星形细胞瘤。此外，在各级别的胶质瘤中，均检测到 *BRAF* V600E 突变。*BRAF* V600E 突变在多形性黄色瘤型星形细胞瘤中的发生率最高，为 60%~70%，而在毛细胞型星形细胞瘤中发生率仅为 10%，在其他胶质瘤中少见。针对 V600E 突变的药物，如威罗菲尼，为存在 *BRAF* 突变的胶质瘤治疗提供了新的治疗方法。目前，对 *KIAAl549-BRAF* 基因融合的实验室检测方法有 FISH 和实时荧光定量 PCR 等，对 *BRAF* Val600Glu 突变的检测方法有焦磷酸测序、免疫组织化等。

8. 微 RNA 基因 *miR-181d*　微 RNA（miRNA）是在真核生物中发现的一类内源性具有调控功能的非编码小 RNA，长度为 20~25 个核苷酸。miRNA 可作为抑癌基因或癌基因，与肿瘤的恶性进展密切相关。微 RNA *miR-181d* 可抑制胶质瘤的增殖、诱导细胞周期停滞并促进凋亡。*miR-181d* 的靶基因包括 *KRAS*、*BCL-2* 和 *MGMT* 等。与低表达患者组相比，编码基因 *miR-181d* 高表达患者组的中位生存期明显更长。*miR-181d* 表达上调可增加 GBM 患者对替莫唑胺的敏感性。其中，部分是由于 *miR-181d* 可下调 *MGMT* 的表达。由于 *MGMT* 有修复 DNA 损伤的功能，而替莫唑胺可促进 GBM DNA 的损伤，*miR-181d* 通过下调 *MGMT* 来提高 GBM 患者对替莫唑胺的敏感性。*miR-181d* 的表达水平可提示替莫唑胺的治疗效果，GBM 中 *miR-181d* 的高表达提示预后较好。实验室检测方法以原位杂交为主。

六、乳腺癌的基因检测

乳腺癌（breast cancer，BC）是中国女性最常见的恶性肿瘤。年龄标化发病率为 30.69/10 万人，并逐年上升，严重威胁女性健康。中国女性的乳腺癌诊断时年龄主要集中在 45~55 岁，总体患病年龄低于欧美女性。以免疫组化为基础，将乳腺癌划分为 Luminal A 型（雌激素受体 ER、孕激素受体 PR 为阳性，HER2 阴性）、Luminal B 型（ER、PR 和 HER2 全阳）、HER2 过表达型、三阴型（ER、PR 和 HER2 全阴）四种基本亚型，其中 Luminal 型乳腺癌局部治疗效果较好，而 HER2 过表达型和三阴型乳腺癌预后较 Luminal 型差。其中，5%~10% 的乳腺癌患者具有明确的遗传基因突变，称为遗传性乳腺癌（hereditary breast cancer，HBC），*BRCA1/2* 基因突变占比 15%，其他主要易感基因有 *HER2*、*c-Myc* 等。

1. *BRCA1/2* 基因　乳腺癌易感基因（breast cancer susceptibility gene，*BRCA*）是重要的肿瘤抑制基因，包括 *BRCA1* 和 *BRCA2*，其编码的蛋白作用于多种细胞活动过程，如 DNA 损伤修复、基因转录调控和细胞周期调节等。携带 *BRCA1/2* 基因突变的女性，发生乳腺癌、卵巢癌、输卵管癌、胰腺癌、胃肠癌及黑色素瘤等疾病的风险显著高于正常人群，男性携带者罹患乳腺癌、前列腺癌风险也明显增加。对欧美女性人群的研究提示，*BRCA1* 基因突变携带者 70 岁前发生乳腺癌的累积风险为 57.0%~60.0%，发生卵巢癌累积风险为 40.0%~59.0%；*BRCA2* 基因突变携带者对应风险分别为 49.0%~55.0% 和 16.5%~18.0%，较一般人群的风险提高了 10 倍以上。另外，*BRCA1/2* 基因突变对男性携带者乳腺癌发病风险的影响更大，其风险增加高达 50~100 倍。基于中国人群的研究表明，*BRCA1* 基因突变携带者 79 岁前乳腺癌的发生风险为 37.9%，*BRCA2* 基因突变携带者 79 岁前乳腺癌的发生风险为 36.5%。乳腺癌信息中心（Breast Cancer Information Core，BIC）的报道表明，目前

BRCA1 和 *BRCA2* 基因突变位点分别至少有约 1 800 多个和 2 000 多个，其中一半以上位点为个体突变，仅个别存在家族性遗传。中国人群 *BRCA* 总体突变率约 5% 左右，其中变异位点 5589del8 的突变率高达 0.17%，而欧美人群中该位点的突变频次极低。*BRCA1/2* 基因突变相关乳腺癌的病理学特征与非 *BRCA1/2* 基因突变相关的散发性乳腺癌有很大不同。三阴性乳腺癌（triple-negative breast cancer，TNBC）中 *BRCA1/2* 基因突变率约为 12%，60%~80% 的 *BRCA1* 突变相关乳腺癌为 TNBC，超过 75% 的 *BRCA2* 基因突变相关乳腺癌为 Luminal 型。虽然激素受体阳性乳腺癌中 *BRCA1/2* 基因突变率较低，但该部分患者占整个乳腺癌人群的 70%。*BRCA* 编码蛋白通过同源重组（homologous recombination）参与 DNA 损伤修复。*BRCA1/2* 基因突变乳腺癌患者自身的同源重组修复功能有缺陷，因而患者对铂类或多聚（ADP- 核糖）聚合酶（poly ADP-ribose polymerase，PARP）抑制剂等致 DNA 损伤药物可能更敏感。在有家族史的高危人群中，*BRCA1/2* 突变检测对乳腺癌和卵巢癌患病风险评估、发病检测及早期诊断均有重要作用。2013 年著名影星安吉丽娜·朱莉检测出存在 *BRCA1* 基因遗传缺陷，估测乳腺癌和卵巢癌的患病率分别为 87% 和 50%，因而选择双侧乳腺切除术以降低乳腺癌的患病风险。

2. *HER2* 基因　*HER2* 基因编码的蛋白是具有酪氨酸激酶活性的跨膜蛋白。*HER2* 基因过表达会导致生长因子与之结合并激发一系列连锁反应增强，引起细胞有丝分裂增强、细胞增殖周期缩短、抗凋亡并诱发肿瘤。*HER2* 是除肿瘤大小、淋巴结及激素受体外的乳腺癌的重要预后因子，也是复发和生存期长短的独立预后因子。*HER2* 阳性（过表达或扩增）的乳腺癌患者浸润性强、生存率低，平均生存期为 3 年。相对地，*HER2* 阴性患者的生存期则可达 6~7 年。此外，*HER2* 基因扩增的乳腺癌患者对他莫昔芬等内分泌治疗药物产生耐药，其治疗模式与其他类型的乳腺癌有很大的区别，宜采用大剂量蒽环类药物和紫杉醇类药物方案。20%~30% 的晚期乳腺癌的癌组织中有 HER2 受体基因的过度表达，这些患者明显受益于曲妥珠单抗等靶向药物治疗。*HER2* 检测方法有免疫组化（IHC）和荧光原位杂交（FISH）等，其中 FISH 是检测 *HER2* 基因状态的"金标准"，建议先进行 *HER2* 蛋白的 IHC 检测，对 IHC 阳性样本再进行 ISH（FISH、DISH 或 CISH）检测。临床上推荐 *HER2* 检测的乳腺癌患者有：①乳腺原发性浸润癌应进行 *HER2* 检测；②只要能获取肿瘤组织，对复发灶或转移灶也应进行 *HER2* 检测；③如 *HER2* 检测结果为阴性，但疾病复发且生物学行为提示可能为 *HER2* 阳性肿瘤时，应重复 *HER2* 检测；④如 *HER2* 检测结果与组织病理学特征不相符时，若组织学分级为Ⅰ级的浸润性乳腺癌 *HER2* 阳性，应重复 *HER2* 检测。其中组织学分级为Ⅰ级的腺癌包括：①浸润性导管或小叶癌，ER 和 PR 阳性；②小管癌（至少 90% 为纯小管癌）；③黏液癌（至少 90% 为纯黏液癌）；④筛状癌（至少 90% 为纯筛状癌）；⑤腺样囊性癌（至少 90% 为纯腺样囊性癌）且常为三阴型。

3. *c-Myc* 基因　*c-Myc* 基因编码产物是一种核内转录调控蛋白，在乳腺癌、胃癌及白血病等肿瘤中都存在高表达。c-Myc 蛋白可促进细胞周期生长相关基因的表达，抑制生长抑制基因表达，促进细胞增殖和恶性转化。乳腺癌中 *c-Myc* 过表达检出率约为 40%。人为下调乳腺癌细胞中 *c-Myc* 的表达，可抑制乳腺癌细胞的增殖。

4. 乳腺癌其他相关基因　乳腺癌 21 基因检测是目前临床上应用广泛、对化疗指导最明确的乳腺癌基因检测方案。该方案通过检测肿瘤组织中一组特异性基因的表达，对乳腺癌的预后、复发、转移进行预测并用于指导治疗。21 基因中包含 16 个肿瘤相关基因和 5 个参考基因。16 个肿瘤相关基因包括增殖相关基因 *Ki-67*、*STK15*、*MYBL2*、*Survivin*、*CyclinB1*，侵袭相关基因 *Stromelysin3*（*MMP11*）、*Cathepsin L2*（*CTSL2*），*HER2* 相关基因 *HER2*、*GRB7*，激素相关基因 *PR*、*ER*、*Bcl-2*、*SCUBE2*，及其他基因 *GSTM1*、*CD68*、*BAG1*。5 个内参基因包括 *β-actin*（*ACTB*）、*GAPDH*、*RPLPO*、*GUS*、*TFRC*。根据 21 基因检测结果可计算复发评分值（RS），将患者分为三组，即低、中、高复发风险组：① RS<18 为低复

发风险组，化疗获益较小，考虑内分泌治疗；② RS 在 18~30 之间为中复发风险组，考虑根据临床其他指标确定是否需要额外化疗；③ RS ≥ 31 为高复发风险组，化疗获益较大，考虑临床治疗。基因检测不仅能提供 1~5 年及 5 年后的复发风险评估，还能预测雌激素受体阳性浸润性乳腺癌患者化疗及内分泌治疗的获益程度，将低复发风险者从传统的治疗中解放出来，避免过度治疗。复发风险评估的适用患者包括 1 期或Ⅱ期、雌激素受体阳性、淋巴结转移阴性和需采用他莫昔芬治疗的新确诊乳腺癌患者，以及绝经后，淋巴结阳性、雌激素受体阳性的浸润性乳腺癌患者。2005 年，FDA 批准了 21 基因检测。2007 年，ASCO 和 NCCN 联合推荐 21 基因检测。另外，21 基因检测还可以识别哪些人除他莫昔芬治疗以外还需要进行辅助化疗。2015 年，NCCN 指南更加明确了"乳腺癌 21 基因检测"的价值，推荐用 21 基因检测进行系统性辅助化疗方案的选择，适用于雌激素受体阳性、*HER2* 阴性、pN0 或 pN1mi（腋窝淋巴结转移灶 ≤ 2mm），临床分期为 pT_1、pT_2、pT_3，肿瘤组织 > 0.5cm 的浸润性乳腺癌患者。乳腺癌 21 基因检测属于非侵入性检测，患者无需进行任何额外的穿刺程序，利用原手术（乳房肿瘤切除手术、乳房切除手术或核心穿刺活组织检查）过程中取出的组织进行检测即可。基因芯片和二代测序是乳腺癌 21 基因检测常用的检测方法。

七、卵巢癌的基因检测

卵巢癌（ovarian cancer，OC）是中国女性另一种常见恶性肿瘤。在女性生殖系统肿瘤中占第三位，次于宫颈癌和子宫内膜癌，同时也是病死率最高的妇科恶性肿瘤，位居癌症相关死因第五位，5 年生存率仅为 20%~36.1%。全球每年约 20 万人被诊断为卵巢癌，我国年龄标准化发病率约为 30.69/10 万人，且呈逐年上升趋势。由于卵巢癌缺乏特异性的临床症状和体征，超过半数的卵巢癌患者就诊时已是晚期。

在卵巢恶性肿瘤中，上皮性卵巢癌（epithelial ovarian carcinoma，EOC）约占 90%，其中卵巢浆液性癌（serous ovarian carcinoma，SOC）约占 EOC 的 75%。世界卫生组织（WHO）将 SOC 分为卵巢低级别浆液性癌（low-grade serous ovarian cancer，LGSOC）和卵巢高级别浆液性癌（high-grade SOC，HGSOC），其中 HGSOC 导致的死亡占卵巢癌死亡总数的 70% 以上。与 HGSOC 相比，LGSOC 好发于年轻女性，临床预后较好，但也可能对初始化疗发生耐药。除影像学外，一些分子标志物如人附睾蛋白 4（human epididymis 4，HE4）、糖类抗原 125（carbohydrateantigen 125，CA125）联合检测已广泛用于卵巢癌的辅助诊断，而卵巢癌风险评估法则（risk of ovarian malignancy algorithm，ROMA）的应用更有助于临床评估女性患 OC 的风险。另外，一些基因诊断标志也具备一定的辅助诊断价值。

（一）卵巢低级别浆液性癌与卵巢高级别浆液性癌

遗传学目前尚未发现与卵巢高级别浆液性癌（high-grade serous ovarian cancer，HGSOC）致病或复发直接相关的突变位点，但对基因组和蛋白质组分析显示细胞内存在信号通路普遍失调的情况。其中 PI3K/Akt/mTOR 通路的多个基因在 HGSOC 中发生突变，并且该通路的激活水平与患者生存期相关。相较于 HGSOC，LGSOC 多继发于浆液性交界性肿瘤（serous borderline tumos，SBOT），存在着较高比例的 *BRAF* 和 *KRAS* 基因突变，突变发生分别为 0%~33% 和 19%~55%。*KRAS* 基因突变可能是 LGSOC 进展的致癌驱动因素。LGSOC 组织中雌激素受体（estrogen receptor，ER）和孕激素受体（progesterone receptor，PR）表达水平较高。此外，丝裂原活化蛋白激酶（mitogen-activated protein kinase，MAPK）靶向制剂对 LGSOC 有抑制作用，提示 MAPK 通路在 LGSOC 有抑制作用，提示 MAPK 通路在 LGSOC 中也发挥重要作用。

1. *TP53* 基因　*TP53* 突变在 LGSOC 中罕见，但在超过半数的 HGSOC 中存在。超过半数的早期卵巢浆液性癌中 TP53 蛋白高表达或携带 *TP53* 突变，提示 *TP53* 突变在 HGSOC 发展中为早期事件，参与致病。此外，一小部分输卵管浆液性上皮内癌（serous tubal intraepithelial carcinoma，STIC）见于输卵管，并且卵巢与浆液性癌拥有相同的 *TP53* 突变，提示这两种不同的肿瘤可能有相同的来源。

2. *KRAS* 和 *BRAF* 基因　活化的 *KRAS* 突变和下游的效应因子 *BRAF* 在多种人类肿瘤中存在，*KRAS* 或 *BRAF* 突变将导致 MAPK 信号持续活化。分子遗传研究提示 RAS/RAF/MEK/MAPK 信号通路在 LGSOC 中的重要作用。*KRAS* 和 *BRAF* 突变在浆液性交界性肿瘤（SBOT）和 LGSOC 中普遍存在，其中 *KRAS* 的活性突变密码子 12 和不常见的突变密码子 13 以及 *BRAF* 的突变密码子 600 会出现在 2/3 的 SBOT 和 LGSOC 中。值得注意的是 *KRAS* 突变和 *BRAF* 突变互斥，在携带 *KRAS* 突变的肿瘤中未发现 *BRAF* 突变。另外，*HER2* 上 12bp 的插入突变可激活上游调控因子 *KRAS*，该突变在 9% 的 SBOT 中存在，并只出现在缺少 *KRAS* 和 *BRAF* 突变的肿瘤中。相反，*KRAS* 和 *BRAF* 突变在 HGSOC 中较为罕见。以上证据也提示，SBOT 并非 HGSOC 的前身，而更像是 LGSOC 的前身。

3. *BRCA1/2* 基因　临床研究显示大约有 10% 的卵巢癌与 *BRCA1* 和 *BRCA2* 基因突变有关，超过 1/5 的 HGSOC 存在 *BRCA* 突变。与 *BRCA2*（70/1 331，5.3%）相比，*BRCA1*（227/1 331，17.1%）突变导致的卵巢癌患病率更高。*BRCA1/2* 突变者，患卵巢癌和乳腺癌的终身风险分别为 10%~54% 和 60%~80%，明显高于普通人群的 1.4% 和 13%。既往有乳腺癌病史后续又发展为卵巢癌的妇女患者中，*BRCA1/2* 的突变率高达 20%。其中，三种最显著的复发性有害突变为 *BRCA1* c.5470_5477delATTGGGCA、*BRCA1* c.981_982delAT、*BRCA1* c.3770_3771delAG，被认为是创始者突变。

4. 染色体结构异常　染色体结构异常包括特定区域的重复和缺失。HGSOC 较 LGSOC 和 SBOT 有更高水平的亚染色体增加或减少并且更易扩散。某些基因，如 *CCNE1*、*NOTCH3*、*RSF1*、*AKT2* 和 *PIK3CA* 位点分别在 36.1%、32.1%、15.7%、13.6% 和 10.8% 的 HGSOC 中呈高水平拷贝扩增。目前基因重复对卵巢浆液性癌的影响尚处于研究早期，其中 *CCNE1* 基因扩增或过表达参与成瘤和遗传不稳定，特别是当 *TP53* 突变存在时，多见于 HGSOC 中，而 *PIK3CA* 基因扩增将导致 PI3K/PTEN 信号受到抑制进而诱发卵巢癌的侵袭、转移和耐药。位于染色体 11q13.5 的 *RSF1* 基因，该基因编码的染色质重塑因子 RSF1 过表达时可刺激细胞增殖，而对携带 *RSF1* 扩增的卵巢癌细胞敲减 *RSF1*，可抑制细胞生长。临床研究也显示，携带 11q13.5 扩增或 *RSF1* 过表达的病例总体生存显著短于阴性病例。体外实验中，上调 *RSF1* 将赋予卵巢癌细胞紫杉醇和卡铂抗性，可能解释了 *RSF1* 过表达与较差临床结局的关联。对位于 19p13.12 的 *NOTCH3*，研究显示使用 γ- 分泌酶抑制剂（γ-secretase inhibitor）或 *NOTCH3* 特异性小干扰 RNA，失活过表达 NOTCH3 细胞系的 *NOTCH3* 基因，将抑制细胞增殖并诱导凋亡，但对低表达 *NOTCH3* 的细胞系则无效，提示 *NOTCH3* 扩增肿瘤细胞中，NOTCH3 蛋白对细胞增殖和存活的重要性。与 HGSOC 不同，目前尚未在 LGSOC 或 SBOT 中重复检测到染色体特定区域的扩增，但 LGSOC 中一些亚染色体区域表现出高频缺失。研究发现，杂合染色体 1p 在 LGSOC 中常见，但在 SBOT 中罕见，提示染色体 1p 特定区域的缺失促进了 SBOT 向 LGSOC 的转化。另外还发现了一些潜在肿瘤抑制基因的缺失，如 *CHD5* 和 *miR-34*，二者都位于染色体 1p36 的删除区域。*CHD5* 作为抑癌基因主要调控细胞增殖、凋亡和衰老。*miR-34* 是 TP53 调控的小 RNA，可模拟 TP53 对生长阻滞和凋亡的效应。

（二）子宫内膜样高级别卵巢癌与子宫内膜样低级别卵巢癌

卵巢子宫内膜样肿瘤的组织结构具有子宫内膜上皮和 / 或间质相似的特点，可来自异位的子宫内膜和卵巢表面上皮。卵巢子宫内膜样癌分为低级别（Ⅰ型）和高级别（Ⅱ型）两类，其中低级别子宫内膜癌占新发病例的 70%~80%，多为围绝经期女性，属于雌激素依赖型，常表达 ER 和 PR，而高级别型患者的发生年龄较低级别型患者大 5~10 岁，属于非雌激素依赖型，侵袭性强，往往容易浸润子宫深层或发生淋巴结转移。

1. *CTNNB1* 基因　*CTNNB1* 在 16%~38% 的卵巢子宫内膜样癌中失活，通常由于编码基因 *CTNNB1* 突变导致，少数由 β- 连环蛋白的负调控因子突变导致，如 *APC*、*AXIN1* 或 *AXIN2*。值得注意的是，*CTNNB1* 突变体在其他类型的卵巢癌中并不常见。一些研究提示 *CTNNB1* 突变与鳞状分化、低肿瘤分级、较好的结局有关。

2. *PTEN/PIK3CA* 基因　肿瘤抑制基因 *PTEN* 在 14%~21% 的人卵巢子宫内膜样癌中呈失活状态。与 *CTNNB1* 类似，*PTEN* 突变在其他主要类型的卵巢癌中罕见。*PTEN* 失活将导致肿瘤 PI3K 信号激活。另外，在部分子宫内膜样腺癌中 PI3K/PTEN 信号还可通过 *PIK3CA* 突变而激活。*PIK3CA* 编码 PI3K 催化亚基 p110，突变多集中在外显子 9 和外显子 20，约 20% 的卵巢子宫内膜样癌、20% 的透明细胞卵巢癌和 2% 的卵巢浆液性癌可检出这些突变。一些研究发现，在子宫内膜腺癌中 *PIK3CA* 和 *PTEN* 突变有高比例的同阳性，提示两种突变对 PI3K 信号通路的活化存在叠加效应。*PIK3CA* 突变与不良预后相关。

3. *TP53* 基因　*TP53* 突变在卵巢子宫内膜样癌中很常见，在超过 60% 源自卵巢的子宫内膜样癌和高比例的高级别肿瘤中可检测到。*TP53* 突变与高肿瘤等级显著相关，但在 Wnt/β-cat 和 PI3K/PTEN 信号缺陷的肿瘤中少见。类似卵巢浆液性癌，分子标志物支持将卵巢子宫内膜样癌分为低级别肿瘤（经典 Wnt/β-cat 和 PI3K/PTEN 信号失控但并无 *TP53* 突变）和高级别肿瘤（*TP53* 突变但并无 Wnt/β-cat 和 PI3K/PTEN 信号缺陷）两类。

4. *KRAS* 和 *BRAF* 突变　这两个基因突变也见于卵巢子宫内膜样癌中，但突变发生率低于 7%。微卫星不稳定性（MSI）在 13%~20% 的卵巢子宫内膜样癌中发现，并且常伴随 *hMLH1* 或 *hMSH2* 不表达。

（三）卵巢透明细胞癌与卵巢黏液性癌

卵巢透明细胞癌是所有卵巢上皮性癌中预后最差的一种，相较于其他种类的卵巢癌，卵巢透明细胞癌中 *KRAS*、*BRAF* 和 *TP53* 突变发生率总体很低（6%~8%）。PI3K/PTEN 信号缺陷相关基因在卵巢透明细胞癌中更为常见，其中 *PIK3CA* 突变可在 20%~25% 的肿瘤中检测到，8% 的肿瘤中存在 *PTEN* 突变。从目前有限的研究来看，卵巢透明细胞癌并未与卵巢子宫内膜样癌共享很多相同的突变，如经典 Wnt 信号通路缺陷、微卫星不稳定性等未在透明细胞癌中观察到显著的频率异常。在卵巢黏液性癌中，*KRAS* 突变较为常见，约 50% 的卵巢黏液性癌存在该突变。

基因组表达分析显示卵巢透明细胞癌与其他类型卵巢癌显著不同，其中肝细胞核因子 1β（hepatocyte nuclear factor 1β，HNF1β）为卵巢透明细胞癌相对特异性的标志物。HNF1β 为一种核同源域蛋白，参与调控肝脏和其他组织的基因表达。*HNF1β* 基因上调可能部分调控了卵巢透明细胞癌的细胞学特征（富含糖原、细胞质清晰），并且很多透明细胞癌相对特异基因也受其调控。敲减卵巢透明细胞癌细胞中的 *HNF1β* 将诱导细胞凋亡，提示其存在对癌细胞存活的必要性。

八、宫颈癌的基因检测

宫颈癌（cervical cancer，CC）也是一种女性常见恶性肿瘤，其中宫颈鳞状细胞癌占所有 CC 的 85%~90%，其次为宫颈腺癌。2020 年我国新发宫颈癌病例约为 11 万，死亡约为 6 万，分别位列女性新发癌症和癌症死亡人数的第六位和第七位。宫颈组织癌变的发生可能位于子宫颈阴道部、移行带的鳞状上皮、柱状上皮下的储备细胞、子宫黏膜柱状上皮细胞。宫颈癌存在很长的癌前病变阶段，它是由宫颈疾病，即宫颈鳞状上皮内病变（cervical intraepithelial neoplasia，CIN）逐步进展形成的，进展阶段包括 CIN Ⅰ、CIN Ⅱ、CIN Ⅲ、早期浸润癌和浸润癌等。CIN 有消退、持续和恶化三种转归。CIN

级别越高，其消退的机会越少，恶化的可能性越大。宫颈癌在发展中国家高发，尤其是在亚洲、非洲、南美洲，具有明显的地理分布特点，并且宫颈癌的发病率、死亡率在不同地区、不同经济状况的国家有着显著差异，可能与规范的早期筛查有关。近年来宫颈疾病的发病率和死亡率明显上升，宫颈癌患者呈年轻化趋势。

1. HPV-DNA 型　高风险人乳头瘤病毒（human papilloma virus，HPV）属于乳多空病毒科的乳头瘤空泡病毒 A 属，为球形 DNA 病毒，可引起人体皮肤黏膜的鳞状上皮增殖。HPV 感染除引起几乎所有的 CC（99.7%）外，还与 90% 的肛门癌、40% 的外阴癌 / 阴道癌和 12% 的头颈癌密切相关。WHO 推荐 30~65 岁之间的妇女均应进行高危型 HPV 检测筛查，高危人群如 HIV 感染、器官移植、服用免疫抑制药物的妇女筛查起始年龄应提前至 25 岁。在临床研究中，HPV-DNA 检测比细胞学检测更为敏感。因此，子宫颈抹片检查（pap smear）和 HPV 检测结果均阴性的妇女可以被认为无 CIN Ⅱ级、CIN Ⅲ级或 CC 风险。HPV-DNA 可能是 CC 复发的早期检测分子标志物，在与 HPV 相关的 CC 患者中，高危 HPV-DNA 型是 CC 高度特异性的标志物。

2. 宫颈癌相关基因　限于较少的研究资料，目前宫颈癌相关基因还局限于科学研究中。*CDH1* 编码产物 E- 钙黏蛋白（E-cadherin）在上皮细胞膜上表达，参与细胞黏附、胞外信号感知、细胞成熟和运动等。作为肿瘤抑制基因，目前仅有一个 *CDH1* 的单核苷酸变异（single nucleotide variation，SNV）在宫颈癌中研究。*CDH1* c.*54C>T SNV 位于 3'-UTR 区域，携带碱基 T 变异的病例表现出更低的宫颈癌三期比例，具有保护作用。此外 *CDH1* 的超甲基化也与不良预后相关。*RB1*（retinoblastoma 1）为肿瘤抑制基因，编码蛋白 pRB 参与调控细胞生长、分化和凋亡。*RB1* c.1814 + 394G>A SNV 位于内含子区域，研究显示携带 AA 型变异的个体发展成宫颈癌的风险较正常个体高 1.77 倍。周期蛋白依赖性激酶抑制因子 A（cyclin-dependent kinase inhibitor 2A，CDKN2A），由于选择性剪切外显子 1β 和 1α，该基因分别编码的 2 个不同蛋白 $p14^{ARF}$ 和 $p16^{INK4}$，均可诱导细胞周期停滞。*CDKN2A* 有 12 个 SNV，其中位于 3'-UTR 的 c.*29G >C 在宫颈癌中报道最多。病例研究提示 G 变异对宫颈癌患者有保护作用。目前尚未发现 *CDKN2A* 与 HPV 感染增殖相关。*TP53* 作为研究最广泛的肿瘤抑制基因，与宫颈癌相关的 SNV 共有 40 个，其中错义突变 *TP53* c.215C>G（对应突变 P72R）报道最多。一些研究认为 *TP53* c.215C>G 是宫颈癌发生的风险因素，但同时也有研究发现该突变与鳞状细胞癌或宫颈上皮内瘤样病变有关。

第五节　肿瘤耐药基因检测

肿瘤耐药已成为导致临床肿瘤化疗失败的主要原因之一。关于肿瘤细胞产生耐药性的原因目前尚未完全阐明，可能的原因包括肿瘤异质性、药物压力下肿瘤克隆演化等。肿瘤细胞耐药性有多种分类方式。根据耐药性的来源，可将其分为内在性耐药（即一开始就对药物无反应）和获得性耐药（经治疗诱导所产生）。根据耐药表型特点还可分为原药耐药（primary drug resistance）和多药耐药（multidrug resistance，MDR）。其中原药耐药指肿瘤细胞在对抗某种药物过程中所产生的耐药性，只针对其诱导药物，对作用机制和结构不同的其他药物则不产生交叉耐药；而多药耐药指的是肿瘤细胞对某种药物耐药的同时，对其他与之结构不相关、作用机制不同的药物也产生交叉耐药。MDR 对肿瘤耐药化疗失败的影响更显著。下面列举常见的几种肿瘤耐药机制及相关基因。

一、突变干扰靶点和药物间亲和力

1. *EGFR* 相关耐药突变　半数以上肺腺癌患者对 TKI 治疗的耐药与 *EGFR* 外显子 20 上

Thr790Met 突变有关。Thr790Met 突变造成 ATP 结合口袋的空间障碍，导致第一代和第二代 EGFR-TKI 与 EGFR 间的亲和力下降。相似原理的突变还有与 Thr790Met 突变顺式的 Cys797Ser 突变（即两者位于同一等位基因上）、外显子 19 缺失（Del19）和外显子 21 上的 Leu858Arg 突变。临床研究报道 *EGFR* Val689Met、Asn700Asp、Leu718Pro、Val765Ala、Val783Ala、Ala839Thr 和 Lys846Arg 与吉非替尼反应有关，Glu709Gln/Leu、Ala763Val、Asn826Ser、Val752Ile 与药物耐受相关。此外，还有一些不常见的耐药突变，如 Asp761Tyr、Thr854Ala 以及 Leu747Ser。

2. *ALK* 相关耐药突变　二代 ALK 抑制剂克唑替尼（Crizotinib）常见的耐药位点包括 *ALK* Leu1196Met、Cys1156Tyr、Phe1174Leu 等。其中 Leu1196Met 是 *ALK* 最核心的突变位点，也最为常见，作用机制类似于 EGFR Thr790Met 突变对 TKI 治疗的抗性。1196 氨基酸处于 ATP 结合口袋底部，该位点的突变将影响 ALK 与 TKI 的结合。类似的突变位点还包括二代 ALK 抑制剂色瑞替尼（Ceritinib）相关的耐药位点 Gly1202Arg 和 Phe1174Cys，以及与阿来替尼（Alectinib）抗性相关的 Ile1171 位点错义突变（Ile1171Asn）。值得关注的是，*ALK* G1202R 突变使得一代和二代 ALK-TKI 均失效，目前仅对第三代 ALK-TKI 劳拉替尼（Lorlatinib）敏感。

3. *ROS1* 相关耐药突变　克唑替尼（Crizotinib）抗性相关的 *ROS1* 突变包括 Gly2032Arg、Ser1986Tyr、Ser1986Phe、Asp2033Asn、Leu2026Met 以及 Leu1951Arg，其中 Leu2026Met 是最核心的耐药突变，而 Gly2032Arg 最为常见。Gly2032Arg 发挥作用的方式是通过影响 ROS1 蛋白溶剂前沿区域的 ATP 结合活性从而干扰 TKI 对 ROS1 的结合。

4. *MET* 相关耐药突变　间质 - 上皮细胞转化（mesenchymal-epithelial transitions，MET）因子是继 *EGFR*、*ALK* 和 *ROS1* 之后另一个重要的 NSCLC 肿瘤驱动基因。研究发现，*MET* D1288 和 Y1230 突变可能导致Ⅰ型 MET-TKI 耐药，其中 Y1230A/C/D/H 是守门员突变，这些突变影响Ⅰ型 MET 抑制剂与 MET 激酶结构域的结合以及稳定性。而 L1195 和 F1200 突变可能导致Ⅱ型 MET-TKI 耐药，其中 F1200 是最主要耐药突变位点，F1200I/L 突变阻碍Ⅱ型 MET 抑制剂 AMG458 进入 MET 的疏水口袋导致耐药，并且Ⅰ型 MET 耐药和Ⅱ型 MET 耐药间无交叉耐药现象。对克唑替尼治疗后耐药的 NSCLC 患者，其 *MET* 基因常发生 Asp1228Asn/His 和 Tyr1230His/Cys 突变。*MET* Asp1228Val 突变可能是沃利替尼继发性耐药的原因之一。此外 *MET* Tyr1248His 和 Asp1246Asn 突变也是 MET 抑制剂继发性耐药的原因之一。

二、突变激活信号旁路

Val600Glu 是结直肠癌 *BRAF* 突变的常见形式，由于该突变本身对化疗的抗性，不仅患者很难从常规的化疗（如 5-FU）中受益，单独使用 EGFR 靶向治疗临床效果也有限。目前认为 *BRAF* V600E 可以视为 EGFR 靶向治疗的排除指标，这是由于 BRAF 蛋白本身是下游 MAPK 信号传导通路的最强激活因子，*BRAF* V600E 突变可在 EGFR 受抑制时激活下游 MAPK 信号通路，类似于 RAS 突变，使靶向治疗失去作用。RAS/RAF/MEK/MAPK 信号通路或 PI3K/Akt/mTOR 信号通路的再激活是 *BRAF* V600E 突变的主要耐药机制。

三、药物外排和药物解毒

包括多药耐药相关蛋白（multidrug resistance-associated protein，MRP）、P 糖蛋白、肺耐药相关蛋白（lung resistance related protein，LRP）等在内的转运蛋白的高表达会导致肿瘤细胞内药物浓度降低，产生耐药性。由 *MDR1* 基因所编码的具有 ATP 酶活性的跨膜蛋白 P 糖蛋白，能将进入细胞内的多种化疗药物泵出胞外，有效降低化疗药物在细胞内的浓度；MRP 与 P 糖蛋白同属于 ATP 结合盒转运蛋白家族，其高表达后，可通过转运抗肿瘤药物产生耐药；LRP 则是通过胞吐作用将药物排出细胞外，以阻止药物进入细胞。

多药耐药涉及的酶包括蛋白激酶 C（protein kinase C，PKC）、DNA 拓扑异构酶Ⅱ（Topo Ⅱ）、谷胱甘肽 S- 转移酶（glutathione S-transferase，GST）等。其中，GST 由于参与细胞解毒作用，与肿瘤多药耐药的关系最为密切。GST 可催化谷胱甘肽结合化疗药物，形成 GST-X 结合物，进而被耐药相关蛋白泵出胞外，降低药物的杀伤作用。

四、表观遗传修饰调控基因表达

通过甲基化修饰参与耐药的基因包括促凋亡基因、DNA 修复相关基因、药物结合及转运基因等。这些基因的启动子经甲基化修饰后可导致基因表达封闭，从而产生化疗耐药性。人卵巢肿瘤细胞顺铂耐药细胞株 COCl/DDP 中，*hMLHI* 基因因高甲基化而沉默，从而对顺铂产生耐药性；当对该耐药细胞株进行去甲基化处理后，*hMLHI* 基因恢复表达，对顺铂的敏感性也相应提高。此外，阿霉素耐药细胞株 MCFq/Adr 中 *MDR1* 基因过度表达，导致胞内阿霉素浓度下降，并且对紫杉醇产生交叉耐药；经去甲基化处理后，胞内阿霉素浓度提高，恢复了对阿霉素的敏感性，提示去甲基化可以逆转肿瘤细胞耐药性。

五、非编码 RNA 介导的耐药

lncRNA 调控肿瘤细胞耐药的方式包括影响细胞周期、调控细胞凋亡、扮演竞争性内源 RNA、调控耐药基因表达、调控药物转运系统、调节上皮 - 间质转化等。骨肉瘤组织中 lncRNA-*HOTTIP* 是第一个具有反式调节转录作用的 lncRNA，它能在顺铂治疗时通过激活 Wnt/β-catenin 信号促进细胞进入 S 期，从而产生耐药。又如，对铂类药物耐受的卵巢肿瘤中 lncRNA-*HOTAIR* 高表达，可使 DNA 损伤修复持续激活并激活 NF-κB 等炎性细胞因子表达，抑制细胞发生凋亡，从而产生化疗耐药性。作为竞争性内源 RNA，lncRNA-*UCA1* 可竞争性结合 *miR-204-5p* 来调控 *CREBl/BC12/RAB22A*，发挥多重耐药的作用。还有研究发现，lncRNA-*ANRIL* 在顺铂耐药的胃癌细胞中高表达，其表达与 MRP 正相关。敲减 lncRNA-*ANRIL* 可抑制 *MDR1* 和 *MRP1* 的表达，从而抑制胃癌耐药性。ATP 结合盒超家族（ATP-binding cassette，ABC）是一类通过 ATP 水解将胞内药物泵出胞外的重要药物转运蛋白，lncRNA-*MRUL* 可调节 ABC 家族的细胞膜 P 糖蛋白表达从而发挥增强子样作用，促进 MDR 形成；当抑制 lncRNA-*MRUL* 表达时，胃癌细胞对化疗药物的敏感性也相应提高。上皮 - 间质转化（EMT）是与基底膜相连的上皮细胞丧失细胞极性和细胞间黏附能力，转化为间充质细胞的现象，这种生物的性状现象改变不仅使细胞获得迁移和侵袭能力，还可使肿瘤细胞发生继发性耐药。lncRNA-*UCA1* 可通过调节 EMT，影响肿瘤细胞对铂类化疗药物的敏感性。另外，lncRNA-*ATB* 在曲妥珠单抗抗性 SKBR-3 细胞中明显上调，它通过增加乳腺癌细胞的侵袭性和 EMT，促进乳腺癌细胞产生曲妥珠单抗抗性。

目前，肿瘤耐药基因检测的常见技术包括 FISH、Northern 杂交、普通 RT-PCR、巢式 PCR、实时荧光定量 PCR、基因芯片等。其中基因芯片技术因高通量而受到重视，一方面可实现对药物诱导下基因表达改变的检测，分析其耐药性，另一方面还能对基因组序列亚型或突变位点进行检测。随着分子靶向药物在肿瘤治疗中的推广，肿瘤耐药基因检测越来越受到重视。对肿瘤多药耐药基因及表达产物进行检测，综合分析耐药指标，实现肿瘤耐药性的客观评估，越来越成为肿瘤规范化治疗、提高临床治疗效果的必要保证。

小　　结

肿瘤基因检测对指导肿瘤靶向治疗、耐药监测及预后判断都具有重要意义。肿瘤基因研究内容日趋丰富，在表观遗传学、罕见基因检测、个体化靶向治疗和多基因靶向药物联合治疗等方面均展现出不错的应用前景。近年来，对肿瘤发生机制的深入理解，使得新的肿瘤基因和靶向药物不断涌现出来，并且已经取得了很好的诊断治疗效果。传统的基因突变检测方法，如 Sanger 测序、实时荧光 PCR 和基因芯片可以对单个乃至数十个肿瘤基因突变进行检测。随着高通量测序技术的兴起，不仅使得低成本下对上百个肿瘤相关基因、全外显子乃至全基因组进行同时检测得以实现，更是解决了既往对于复杂变异类型难检测的困扰。展望未来，面对海量的研究数据，单凭人力已无法实现数据的妥善分析处理，借助云计算和人工智能技术，将有望使肿瘤基因研究的广度和深度发生质变，推动医学科技前沿进一步拓展。可以想象，根据每一位患者的分子谱与突变信息特征评估患癌风险、制订个性化诊疗方案、实时监测疾病发展并科学判断预后和评价疗效的精准医学时代终将到来。

第八章
感染性疾病的基因检测

感染性疾病仍然是全世界所有患者人群中发病率和死亡率高的主要原因。根据 WHO 统计，全球由于感染性疾病导致的患者死亡占全部死因的 25% 以上。感染性疾病多样化、复杂化的发展趋势，以及诊疗面临的紧迫感，不断给临床带来新的、超乎寻常的挑战。近年来，基因检测技术发展非常迅速，尽管存在一些不足和局限性，但在感染性疾病领域中精准、快速的病原学诊断已取得广泛应用。以病原体为对象的基因组时代的检测技术 - 宏基因组技术，更是以其多方面优势逐渐得到了应用，并且发挥了重要的作用。

第一节　感染性疾病概述

感染性疾病是病原微生物入侵机体引起的疾病的统称，常见的病原微生物包括病毒、细菌、真菌、寄生虫、衣原体、支原体、立克次体、螺旋体等。感染性疾病包括传播和非传播疾病，其中有传播性且可能造成流行的感染性疾病称为传染病。感染性疾病是当今世界严重威胁人类健康的重大疾病，其发病率呈上升趋势。尽管感染性疾病病原体呈现多样化和复杂化的发展趋势，但随着检测技术的不断发展，以及临床医学研究的不断深入，人类对感染性疾病的发生和防治也会有新的突破。

近几十年来，虽然以往常见感染性疾病的发病率有所下降，但感染病流行趋势依然非常严峻。在感染性疾病中，新发感染病越发受到关注，尤其是严重急性呼吸综合征冠状病毒（severe acute respiratory syndrome-related coronavirus，SARS-CoV）、中东呼吸系统综合征冠状病毒（Middle East respiratory syndrome-related coronavirus，MERS-CoV）、寨卡病毒、埃博拉病毒和新型冠状病毒（severe acute respiratory syndrome coronavirus 2，SARS-CoV-2）等新发感染病的暴发和流行，严重威胁人类生命安全，已成为全球公共卫生防控的重点。此外，结核、疟疾、登革热、狂犬病等感染病死灰复燃，成为再发性感染病，重新流行，再次威胁人类健康。与其他疾病相比，感染性疾病的暴发更不可预测，疾病的大流行严重威胁人类健康和全球稳定。

一、感染性疾病的特征和分类

（一）感染性疾病的基本特征

1. 有病原体　病原体为引起感染性疾病的病原微生物，每一种感染性疾病均由特异性的病原体所致，主要是病毒、细菌、真菌和寄生虫；此外，支原体、衣原体、立克次体、螺旋体和朊病毒等也会引发感染性疾病。人体与外界相通的组织器官如皮肤、口、鼻、咽、消化道等在正常情况下即存在大量的微生物，在机体免疫功能正常的情况下，这些正常菌群大多与机体维持共生或共栖状态，不引起感染，有些甚至对机体有益，如肠道益生菌可以合成多种维生素。当宿主免疫防御能力受到干扰或损坏，机体免疫力降低，大量使用抗菌药物，器官移植、放射治疗或手术等打破宿主与微生物之间的平衡关系时，正常菌群也可感染宿主，这个过程称为机会性感染。引起机会性感染的病原体可能是毒力较弱的条件致病菌，也可能是体内的正常菌群或是处在隐匿状态的致病菌。

2. 有传染性　传染性是感染性疾病与其他疾病的主要区别。传染性意味着传染病患者或病原携带者能排出病原并传给他人，感染病有传染性的时期称为感染期，每一种感染病的感染期都相对固定，可作为隔离患者的重要依据之一。一般认为，病原体的传染性与其黏附能力一致，易感者的上皮细胞对病原体的黏附作用增加，如果能在微生物入侵之前，阻止病原体对细胞表面的黏附作用，可能会预防感染病的发生。

3. 流行性　感染病在人群中发生、传播、终止的过程为流行过程。传染源、传播途径和易感人群为感染病流行的三个基本环节。首先传染源是指能使病原体在体内生长繁殖并将其排出体外的人或动物，主要为：①显性发病患者，有明显症状，在感染期内排出病原体数量大，是重要的感染源；②病原携带者，无明显临床症状，但携带病原体的个体，也是非常重要的感染源；③受感染动物，感染或携带病原体的昆虫、鱼类、家禽、家畜或野生动物等。其次是传播途径，传播途径有多种形式，包括呼吸道传播、消化道传播、接触传播、性传播、血液传播、虫媒传播、医源性传播、垂直传播等。最后为易感人群，是指对某种感染病缺乏特异性免疫力的人，新生人口增加，易感人口流入，或计划免疫实施不佳等均可增加人群易感性。此外，感染疾病的流行会出现一定季节性和地方性。春冬季易发生呼吸道感染病，夏季多发肠道性感染；黄热病常在非洲和南美洲的热带和亚热带流行等。

4. 免疫性　感染性疾病痊愈后，多数人体能产生针对该病原体及产物的特异性免疫，称感染后免疫。感染后免疫的形成受病原的抗原性和免疫原性的影响。有些病原体感染后免疫力持久，甚至可以终生免疫，如天花、麻疹等，一次感染后不再感染，这类称为持续免疫。而流行性感冒，细菌性痢疾等感染病的病原体易变异，患病后免疫时间较短，一般为数月至 1 年。

（二）感染性疾病的临床特征

感染性疾病是由病原微生物所致的一类疾病。其临床特征主要包括病程发展的阶段性、患者发热、炎症、皮疹和血象变化等。

1. 病程发展的阶段性　感染性疾病的感染过程是病原体突破机体防御屏障，在机体定位繁殖、损伤组织并最终排出体外的过程。大多数感染性疾病的病程具有明显的阶段性，这是感染病的共同规律。

(1) 潜伏期：潜伏期是从病原体侵入人体到出现临床症状之前的这段时间。潜伏期的长短一般与病原体的种类、毒力、数量和人体的免疫力强弱有关，短者仅数小时，如细菌性食物中毒，长者可达数月至 10 多年，如狂犬病等。潜伏期是判断流行过程、追溯传染源及推测传播途径的重要依据，有助于感染病诊断、检疫期限制定及流行病学调查。

(2) 前驱期：前驱期是从潜伏期至出现典型的疾病临床症状之间的时间段。在前驱期，由于病原体在体内繁殖产生的毒性物质，可使患者出现轻微的非特异性症状，如乏力、头痛、发热、肌肉酸痛及食欲下降等，一般会持续 1~3 天。并非所有感染病都有前驱期，一般急性感染无前驱期。

(3) 症状明显期：在症状明显期，感染性疾病的特有症状及体征全部出现，症状由少而多，由轻而重，逐步或迅速达到高峰。此期持续时间长短不一，随着机体免疫力的产生和提高，最后体温徐降或骤降，症状慢慢减轻而开始恢复，死亡也多发生在此期。

(4) 恢复期：在恢复期，随着感染患者体内免疫力的增长，体内的病理生理过程基本结束。需要注意的是，尽管体内大部分病原体被清除，但有一些病原体仍能排出体外，如伤寒、病毒性肝炎等。有一些感染病在恢复期内可出现复发或再燃，有些感染者则在恢复期结束后由于器官功能长期未恢复而出现后遗症，多见于中枢系统感染疾病。

2. 发热　机体体温稳定升高，即发热。发热是感染病的典型症状，感染性疾病的发热可能与病原体致热源作用于体温调节中枢有关。正常人体温一般维持在36.2~37.3℃之间，昼夜及个体之间会稍有差别。许多病原体各有特殊的发热规律，称热型，如体温在39℃以上，昼夜波动小于1℃者，为稽留热，多见于典型伤寒；昼夜波动在3~4℃为消耗热，见于脓毒症及重症结核；高热及不发热间隙出现为间隙热，见于疟疾等。病程中最高温度不超过38℃为低热，不超过39℃为中热，39~40.9℃为高热，超过41℃为超高热。热型对感染病的诊断具有一定的价值。

3. 炎症　炎症是机体对损伤的基本反应，主要生理意义在于阻止组织损伤的发展，促进损伤修复。受影响部位出现炎症的四个基本特征为红、热、肿和疼痛，对临床具有一定的辅助诊断意义。

4. 皮疹　有些感染性疾病在发热的同时伴发皮疹，是由病原体或其毒素造成的损害或过敏导致。发疹性的感染病多为急性感染病，常见于各种病毒、立克次体或细菌性感染病。感染病常见的皮疹有斑疹、斑丘疹、玫瑰疹、红斑疹、疱疹和荨麻疹等。不同发疹性感染病有各自的特点，根据皮疹出现情况和形态可对疾病做出诊断。

5. 血象变化　血象变化即血常规指标的变化，不同种类病原体导致的血象表现各异。由细菌感染导致的血常规指标变化多为白细胞计数增高、中性粒细胞百分比增加以及淋巴细胞百分比下降等；而病毒感染往往存在白细胞减低，淋巴细胞比例升高或单核比例升高之类的改变。

（三）感染性疾病的分类

感染病种类复杂多样，可以从多种维度进行分类和分型，以下从病原体来源、病原体种类和感染部位进行分类介绍。

1. 根据病原体的来源分类　感染可分为外源性感染和内源性感染。外源性感染是指患者遭受非自身存在的病原体的侵袭而发生的感染，即病原体来自患者本身以外的地方，感染源为感染病患者、携带病原体的病畜和虫媒等，如病毒性感染、细菌性痢疾等。内源性感染是指由于各种原因导致人体免疫力下降时，患者受自身常驻细菌的侵袭而发生的感染，如长期大量使用抗生素，会引起体内肠道正常菌群失调，由此而造成感染。

2. 根据感染的病原体分类　主要分为病毒性疾病、细菌性疾病、真菌性疾病和寄生虫疾病等。

（1）病毒感染：感染性疾病中有80%是由病毒感染引起的，目前已确定和人类致病有关的病毒达400多种，其中DNA病毒主要有天花病毒、痘苗病毒、疱疹病毒、乙肝病毒、人乳头瘤病毒等；RNA病毒有流感病毒、呼吸道合胞病毒、脊髓灰质炎病毒、汉坦病毒、埃博拉病毒、狂犬病毒、冠状病毒等。病毒性疾病根据传播途径不同，可分为飞沫传播、粪-口传播、体液传播及媒介传播等。其中空气飞沫传播主要引起呼吸道病毒性疾病，包括病毒性肺炎、流行性感冒、流行性腮腺炎等；粪-口传播主要引发消化系统疾病，包括甲型病毒性肝炎、戊型病毒性肝炎、轮状病毒等；体液传播主要引起乙型病毒性肝炎、艾滋病等；媒介传播则引起登革热、寨卡病等。病毒可引起多个系统感染，如呼吸道感染、神经系统感染、皮肤黏膜出疹性疾病、心肌心包病毒感染和胃肠炎综合征等。

（2）细菌感染：细菌感染是由细菌侵袭人体各部位引起的感染，是目前最常见的感染性疾病之一。广义的细菌概念包括细菌、支原体、衣原体和立克次体。狭义的细菌概念专指其中的细菌。在导致社区感染的病原体中，最常见的细菌有金黄色葡萄球菌、肺炎链球菌、化脓性链球菌等、大肠埃希菌、流感嗜血杆菌等；导致医院感染的多为耐药性的金黄色葡萄球菌、表皮葡萄球菌、肠球菌及铜绿假单胞菌等。

支原体、衣原体、立克次体均属细菌。支原体是一类无细胞壁、可通过除菌滤器、能在培养基中生长繁殖的最小原核细胞型微生物。对人体有致病作用的支原体有 5 种,包括肺炎支原体、人型支原体、生殖支原体、发酵支原体及解脲支原体。衣原体是一类严格细胞内寄生,能通过细菌滤器的原核细胞型微生物。衣原体具有 DNA 和 RNA 两种核酸,抵抗力低,对热、多种抗生素和干扰素敏感。对人体有致病作用的衣原体有沙眼衣原体。立克次体是严格细胞内寄生的原核细胞型微生物,大小介于细菌和病毒之间。革兰染色一般呈阴性,是引起斑疹伤寒、恙虫病、Q 热等传染病的病原体。

(3) 真菌感染:根据真菌侵犯人体的部位,分为浅部真菌感染病和深部真菌感染病。浅部真菌感染侵犯部位为毛发、皮肤和指甲等浅表组织,主要致病菌为藓菌,比较常见且容易治愈;深部真菌病是真菌侵犯角质层以下的皮肤、皮下组织或全身各组织器官所引起的疾病,甚至可能引起全身性疾病,主要致病菌为曲霉菌和假丝酵母菌,常见的致病性真菌包括白色假丝酵母菌、热带假丝酵母菌、新型隐球菌、曲霉菌等。

(4) 寄生虫感染:寄生虫疾病包括原虫感染性疾病、蠕虫感染性疾病和医学节肢动物感染性疾病。原虫病共有 40 多种,常见的有疟疾、黑热病、锥虫病、弓形虫病等。WHO 确定疟疾、利什曼病和锥虫病是全世界重点防治的三种原虫病。蠕虫病是由蠕虫引起的感染性疾病,常见的蠕虫病有吸虫病、绦虫病、线虫病等。

3. 根据感染系统分类　感染性疾病侵犯系统涉及全身的多个部位,常见的有呼吸系统感染、中枢神经系统感染、血液系统感染、消化系统感染和泌尿生殖系统感染等。

(1) 呼吸系统感染:呼吸系统是人体各个系统中与外环境接触最频繁的系统之一。呼吸道及肺部感染是呼吸系统疾病的重要组成部分,也是临床上最常见的感染性疾病。呼吸道感染病原体来源多样,病毒、细菌、支原体和衣原体均可感染致病。常见病毒有冠状病毒、流感病毒、腺病毒、鼻病毒、呼吸道合胞病毒、柯萨奇病毒等。细菌有葡萄球菌、链球菌、流感嗜血杆菌、卡他莫拉菌、肺炎克雷伯菌、百日咳鲍特菌等。此外,还有肺炎支原体、肺炎衣原体也可致病。上呼吸道感染常以病毒多见,下呼吸道感染则多为细菌感染。呼吸道感染疾病主要有流行性感冒、病毒性感冒、严重急性呼吸综合征(severe acute respiratory syndrome, SARS)、新型冠状病毒感染、流行性腮腺炎、结核病、百日咳、白喉等。特别是 SARS 和新型冠状病毒感染的暴发,传染性极强,以肺炎为主要临床表现,可侵害多个脏器系统,病情危重患者可引起死亡。呼吸系统感染疾病很难从患者临床症状诊断,需结合病原学、影像学和核酸基因检测等进行临床诊断。

(2) 中枢神经系统感染:病原体侵犯中枢神经系统实质、被膜及血管引起的急性或慢性炎症疾病。主要包括脑炎和脑膜炎。脑炎是脑实质发生的炎症,由感染或免疫系统攻击自身脑实质导致,患者常出现意识障碍、精神行为异常、癫痫发作等症状。脑膜炎是脑和脊髓表面的保护膜发生的炎症,患者常出现发热、头痛、颈部僵硬、意识障碍等脑膜刺激症状。引起中枢神经系统感染的病原体很多,一般细菌、病毒、真菌等均可引起感染,病毒主要为疱疹病毒、乙型脑炎病毒、肠道病毒等;细菌包括肺炎链球菌、流感嗜血杆菌、脑膜炎奈瑟菌、大肠埃希菌、金黄色葡萄球菌、铜绿假单胞菌、结核分枝杆菌等;真菌主要为新型隐球菌和格特隐球菌等。此外,螺旋体、原虫、蠕虫等也可致病。目前临床上常用脑脊液培养、涂片、镜检等方法进行诊断,但阳性率低、周期长。随着测序技术发展,从脑脊液(cerebrospinal fluid, CSF)中检测微生物的分子实验的可行性和使用率与日俱增,成为诊断中枢神经系统感染的重要手段。

(3) 血液系统感染:是各种病原微生物入侵血流所引起的血液感染,引起全身感染、中毒和全身炎症反应,可能进一步发展为重度脓毒症和感染性休克,从而导致死亡。血液系统感染最典型的就是人类免疫缺陷病毒(human immunodeficiency virus, HIV)感染,会引起艾滋病,死亡率极高。除 HIV

以外，登革病毒、汉坦病毒、EB 病毒（Epstein-Barr virus，EBV）、弓形虫和疟原虫等也会引起血液系统感染。

(4) 消化系统感染：人体消化系统感染是仅次于呼吸系统感染的一种严重常见病和多发病。许多细菌、真菌、病毒均可直接或间接地位于人体消化系统，引起消化系统疾病。常见有肝炎病毒、轮状病毒、诺如病毒、肠道病毒（脊髓灰质炎病毒、柯萨奇病毒、埃可病毒、新型肠道病毒）、霍乱弧菌、腺病毒、血吸虫等。

(5) 泌尿生殖系统感染：致病微生物侵入泌尿生殖系统引起的感染，根据感染的部位分为上尿路感染和下尿路感染。可致泌尿生殖系统感染的病原体以革兰氏阴性菌为主，其中大肠埃希菌占 50%，但革兰氏阳性菌的感染也明显增加；此外，其他微生物，如支原体、衣原体、病毒等也会致病。对泌尿生殖系统感染的病原体检测，常见有细胞涂片、培养法、免疫法和核酸检测等。

二、感染性疾病的研究现状

目前，从世界范围看，感染性疾病仍是全球第二大死因，与其他疾病相比，感染性疾病的暴发更不可预测，疾病的大流行严重威胁人类健康和全球稳定。近几十年来，虽然经典感染性疾病的发病率有所下降，但感染病流行趋势依然非常严峻，尤其是 SARS-CoV、MERS-CoV、寨卡病毒、埃博拉病毒和 SARS-CoV-2 等新发感染病的暴发和流行，严重威胁人类生命安全，已成为全球公共卫生防控的重点。此外，结核、疟疾、登革热、狂犬病等感染性疾病死灰复燃，成为再发性感染病，重新流行，再次威胁人类健康。在感染性疾病防控、防治的道路上，全球各领域专家从多方面不断揭示疾病的基础认知和临床应用，促进人类健康。

（一）微生物组学研究

微生物组学研究使用各类组学技术收集数据，用于研究感染性疾病。美国国立卫生研究院的人类微生物组项目（Human Microbiome Project，HMP）已经开展了十多年，研究微生物组和宿主在三种情况下的动态变化（怀孕和早产、炎症性肠病以及影响糖尿病初期患者的压力源），阐明宿主 - 微生物组在这些条件下的相互作用机制，为未来人类微生物组的多组学研究提供了范例。基于人群队列采集的粪便等生物标本将是深入揭示菌群影响健康机制的重要资源。目前已有研究证实人肠道微生物群的移植在治疗复发性艰难梭菌感染方面有超过 90% 的有效性。由于一些肿瘤治疗会激活免疫系统，随着肠道微生物组特定菌群的功能逐渐被鉴定出来，微生物组未来可能会成为治疗肿瘤的一种新方法。

（二）未知病原体鉴定

据 WHO 的最新统计数据显示，自 20 世纪 70 年代以来，发现了 1 500 多种新病原体，确定了近 40 种新传染病。为了尽可能地减少新病原体的未知性，来自美国、中国等国家的专家于 2018 年联合发起了全球病毒组项目（Global Virome Project）。这一浩大工程的目标是提前鉴定出全球大部分的未知病毒，为及时开展公共卫生干预提供数据，以更充分地应对未来可能出现的新发传染病的大流行。

（三）宿主和病原体相互作用

病原体对宿主的锚定和黏附是病原体进入宿主的第一步，是病原体致病机制研究的重要领域。黏附素是病原体表面蛋白质结构或糖脂，对病原体的锚定起重要作用。科学家在不断深入的研究中，发现了越来越多的病原体的黏附素，如白念珠菌的凝集素样序列黏附素、疟原虫的红细胞结合抗原 175 等。SARS-CoV-2 表面膜蛋白，即棘突糖蛋白（Spike 蛋白），是一类含高糖基化修饰的三聚体跨膜糖蛋白。研究发现，Spike 蛋白承担病毒与宿主细胞膜 ACE2 受体结合及膜融合功能，从而将 SARS-CoV-2 内遗传物质注入细胞，达到感染细胞的目的。另外特定受体 - 配体相互作用可激活机体免疫反应，SARS-CoV-2 感染可能同时激活 NF-κB 和 STAT3 信号转导，促进 STAT3 过度激活 NF-κB，诱发多种炎症和自身免疫性疾病。

在人类机体和病原体无休止的斗争中，各种各样复杂的感染发病机制在不断地被挖掘，但仍有很多未解之谜，如病原体的变异机制、变异株传染性和感染力、宿主内微生物菌群的作用、机体抗炎和自身免疫的界限、机体的代谢变化和表观遗传的重编程以及个体遗传的作用等，都有待于进一步的研究。

（四）感染性疾病的疫苗研究

近年来，诸如 HIV、SARS-CoV、埃博拉病毒和 SARS-CoV-2 等迅速传播和蔓延，其诱发症状的严重性无法预测，强烈凸显了防御感染性疾病的重要性。疫苗成为预防感染性疾病的有效且重要的措施，也是感染性疾病研究重要领域之一。但常规疫苗研发时间过长，近年来病毒载体疫苗和核酸疫苗的出现，成为应对全球性新发感染病的一种新策略，是目前疫苗研究的主要方向。

核酸疫苗包括 DNA 疫苗和 RNA 疫苗，可以将编码具有抗原性蛋白质的基因序列的载体直接导入宿主体内，通过宿主细胞表达抗原产生免疫应答。该技术可支持选择任何病原体抗原的传递，无论是病毒、细菌，还是寄生虫。核酸疫苗研究的关键是核酸传递系统，为了提高核酸疫苗的抗原表达和免疫原性，已经开发出各种递送设备，如基因枪、无针注射设备（喷射注射）和体内电穿孔等。近年来纳米颗粒疫苗引起了越来越多的关注，基于纳米载体的传递系统，能够将抗原或核酸安全地递送到作用靶点，正常有效地刺激机体产生免疫应答。纳米颗粒疫苗的出现为未来疫苗的研发提供优势。

新型冠状病毒感染大流行使得 mRNA 疫苗的价值也开始显现。和传统疫苗生物技术相比，mRNA 在疫苗中的应用优势是灵活和快速。传统疫苗是用灭活、减毒或者是微生物片段来生产的，是由外界递入的蛋白片段或者由外界递入的病毒产生的蛋白片段，来直接激发人体的免疫应答。而 mRNA 疫苗是将编码特异抗原的 mRNA 包装在脂质纳米载体颗粒中输送到人体细胞，然后诱导人体细胞产生部分病毒蛋白，这些病毒蛋白根据 mRNA 的序列而表达。

第二节　感染性疾病基因检测方法

诊断感染性疾病的首要目标是查明病原体，病原学的精准诊断对疾病的确诊和治疗具有决定性作用。常见的病原体检测方法主要基于显微镜观察、病原体分离培养、免疫学和基因检测的技术手段，不同方法在检测灵敏度、特异度、准确性、检测时间、费用、操作复杂程度等方面各有优劣，往往需要根据实际情况灵活选取，或多种方法联合使用以满足临床的要求。

显微镜检查方法包括显微镜直接镜检和涂片染色镜检：直接镜检可对粪便、血液、尿液等的细菌、脓细胞及寄生虫进行检测，无菌部位查看更具诊断价值；涂片染色镜检通过革兰染色、抗酸染色或其他处理，对病原体进行镜检观察，通常在疑似的感染性疾病诊断中使用，这种方法快速、特异，但检出率较低。病原体分离培养技术对患者标本中的病原微生物进行分离培养和鉴定，是诊断病原体感染的经典方法和临床诊断“金标准”，但该方法培养周期长、阳性率低，不少病原微生物难以培养，甚至不能培养，限制了该方法在临床诊断中的广泛应用。免疫学方法以检测特异性抗原和抗体来分析判断病原体种类和疾病进程，但受限于病原体入侵，到特异性抗体检出需要较长的“窗口期”，难以实现早期诊断。

基因检测以病原体遗传物质 DNA 或 RNA 为靶分子，进行分子水平的检测，具有速度快、灵敏度高、样本用量少、“窗口期”短等优势，同时检测病原体种类多、范围广，可用于未知和新发感染病的检测，其定量方法还可满足对检测病原体进行疗效监测的需求，对病原体进行分型和耐药检测也较传统方法更精确。在感染病检测领域，基因检测是继形态学、生物化学和免疫学之后的第四代诊断技术，常用的技术方法有基于聚合酶链式反应的核酸扩增法、恒温扩增技术和核酸序列测定技术等。这些方法在病原体诊断中优势明显，因此近年来发展较快，已成为病原体诊治中不可或缺的重要工具，广泛应用于感染性疾病的个体化诊疗中。

在临床应用中，基因检测的基本依据为传统检测方法不能达到预期诊断效果时，使用基因检测明确结论，辅助临床诊断。常见有以下几种情况：①解决免疫学检测的“窗口期”问题，需要判断患者是否处于隐性或亚临床状态，使用基因检测提前明确患者有无病原体入侵及感染，进行早期干预；②血清学的检测结果模棱两可或血清学结果与临床表现不符，不能得出明确结论，使用基因检测进行结果确认及验证；③对未知病原体的检测，宏基因组检测是理想的检测方法，可以实现其他技术无法克服的检测难题；④为体外难以培养或培养周期太长的微生物提供快速检测手段。

一、基因检测在感染性疾病的应用

感染性疾病的基因检测包括两方面的含义：一是病原体的确认，通过杂交、扩增及信号放大等各种基因分析技术发现病原体独特的基因片段、基因或基因组，以证实某种病原体的存在；二是从感染宿主方面，指寻找罹患某种疾病的易感基因，有助于临床疗效预测，使患者获得最大收益。基于以上含义，可以确定病原体基因检测的核心为：鉴定是否感染及感染病原体的种类；通过检测与病原体生物学特征相关的遗传物质，确定病原体的生物特征，如数量或载量、耐药情况、致病力和传播能力等。通过明确这些信息，帮助临床医生有针对性地选择最为有效的治疗手段，精准进行抗感染治疗。以下四个方面为感染性疾病基因检测的主要目的和用途。

1. 鉴定病原体和新发感染　利用基因检测技术可以确定有无感染以及鉴定出具体的病原体。通过对病原体特异性 DNA 片段、基因或整个基因组进行检测，来识别相应病原体的存在及感染。常用方法有 PCR 技术、基于微流控的基因芯片、全基因组测序、宏基因组技术等。其中，定量 PCR（quantitative PCR，qPCR）技术应用最为广泛，已应用于各种特定已知病毒、细菌、结核分枝杆菌、真菌的病原体鉴定。在确定新发感染过程中，测序技术更具应用价值，通过宏基因组技术进行无偏倚测序，可对未知病原体进行鉴定。全基因组测序可以对分离微生物整个基因组进行全面解析，并提供完整的序列信息，为病情诊断、疫情监测、污染源调查提供新方法，也为病原学研究、疫苗研制和治疗靶点的筛选提供了有力的技术支撑。

2. 病原体核酸定量　目前主要用于进行病毒的定量检测，细菌和真菌暂无成熟的定量方法。定量检测有助于判断疾病病程和严重程度、观察疗效以及判断预后，指导临床合理用药。例如：乙型肝炎病毒（hepatitis B virus，HBV）、丙型肝炎病毒（hepatitis C virus，HCV）载量定量检测能反映患者体内病毒复制情况，是预测和监测抗病毒疗效的重要指标，也是评价患者传染性的重要参考指标；检测 HIV 感染者血液、淋巴细胞中的病毒载量也具有重要的临床意义，血浆中病毒滴度较低时，患者表现为无症状携带者状态，病毒滴度的持续升高则预示着患者可迅速进入艾滋病（acquired immunodeficiency syndrome，AIDS）状态，当患者血浆中 HIV 水平达到 30 000~50 000copies/ml 时，无论处于何种疾病状态，均应接受抗病毒治疗，治疗后 HIV 下降则表明抗病毒治疗有效；此外，人巨细胞病毒（human cytomegalovirus，HCMV）DNA 或 mRNA 定量检测是活动性 HCMV 感染较为可靠的指标，患者血清中 HCMV DNA 超过 400copies/ml，可作为开始抗病毒治疗的标志。EBV 基因定量结合外周血淋巴细胞计数，对诊断器官移植后淋巴细胞增生障碍有重要价值。

3. 病原体基因分型　利用基因分型技术对病原体进行检测，鉴定特定菌株，追溯传染源，有助于明确传播途径,在指导临床合理治疗以及判断疾病预后等方面有重要意义。如对 HCV 感染者治疗前进行基因分型,可以更好地指导临床用药。HCV 分为 6 个基因型和 80 多种基因亚型,不同基因型患者的病毒学应答率差异明显,特别是使用干扰素的疗效。HCV 基因分型常被作为干扰素联合利巴韦林治疗丙型肝炎的重要基线预测因子,因此在用药前进行 HCV 基因型检测,有助于确定治疗方案。人乳头瘤病毒(human papilloma virus,HPV)的基因分型有助于宫颈癌的筛查和防治,经美国食品药品监督管理局确认的 HPV 高危型有 14 种,低危型有 7 种。多中心研究表明,我国宫颈癌及宫颈高危病变以感染 HPV16 和 18 型为主,且 HPV16 和 18 型的感染率和致癌率都明显高于其他高危 HPV 型别。因此,对高风险人群进行 HPV16 和 18 型等高危型筛查有助于宫颈癌的防治。

4. 耐药检测　产生耐药性的病原体,其耐药的产生均与病原体基因位点突变有关,在表型耐药和临床耐药之前检测耐药基因,可以在早期指导临床用药。目前病原体耐药基因的检测方法主要有 PCR 产物直接测序、聚合酶链反应 - 限制性片段长度多态性(cleaved amplification polymorphism sequence-tagge,PCR-RFLP)、qPCR、核酸杂交、基因测序等。常见的耐药细菌及其耐药基因举例如下:结核分枝杆菌对利福平耐药与 *ropB* 位点突变有关;肠球菌对糖肽类抗生素的耐药基因由 *Van A*、*Van B*、*Van C* 等介导;葡萄球菌对甲氧西林耐药与 *mecA* 基因有关;大肠埃希菌对 β- 内酰胺类耐药有关的基因为 *blaTEM*、*blaSHV*、*blaOXA*。基因检测在 HBV、HIV 等病毒耐药检测中,也发挥重要的作用,能及时发现耐药突变,进行治疗方案和用药调整。

5. 宿主基因型检测　虽然基于病原体的诊断依然是诊断感染的主要依据,但宿主基因型的多态性可能会对病原体的清除和治疗产生影响。通过遗传位点识别易感基因或易感人群,不但可以实施预防性干预,还为深入了解感染病的发病机制提供思路,如 IL-28B 的单核苷酸多态性(single-nucleotide polymorphism,SNP)与抗 HCV 疗效密切相关。新近的研究方向转向对宿主转录组学的分析和研究,如基于病原体的诊断难以区分活动性与潜伏性的结核感染,但有研究表明宿主循环白细胞的转录谱有上百种的表达模式差异,可用于区分活动性或潜伏性的结核感染。

二、感染性疾病基因检测方法

感染性疾病的基因检测策略大致分为一般检出策略和完整检出策略两种。一般检出策略适用于检测特定已知病原体。检测原理一般是针对病原微生物的特征性核酸序列设计并制备特异性引物,利用 PCR 技术进行序列扩增;或制备针对病原微生物特征性核酸序列的杂交探针,与样本中核酸进行分子杂交,根据检测结果判断有无特定病原体感染。完整检出策略不仅要鉴别出感染病原体,而且还要鉴定病原体型别和耐药等特性。高通量测序技术实现了对所有微生物组和已知生物学特性的完整检出,不仅可以确定病原体不同亚型或株系,还可以鉴别出新的变异位点。一般检出策略和完整检出策略在应用中具有各自的优势,一般检出策略虽然只提供感染病原体少量的信息(如有无感染、感染病原体种类),但其相对简便,对人员的技术要求低,适用于临床快速诊断。完整检出策略可以获得关于病原体更全面的信息,但相应的技术要求更高,耗时更长,更适用于病情复杂的临床诊断和治疗效果评价。

(一) 基于核酸扩增的病原体检测方法

PCR 技术是体外基因扩增技术的重大革新,包括等位基因特异性 PCR(allele specific-PCR,AS-PCR)、多重 PCR(multiplex PCR)、qPCR、PCR-RFLP 等技术。使用 PCR 技术可以对已知病原体靶标进行扩增,实现对病原体的鉴定、定量、分型及耐药检测,是目前应用最广泛的病原体检测技术,但其不能用于未知新发病原体的鉴定。

基于 qPCR 方法进行病原检测的产品非常丰富,肝炎病毒系列包括甲型肝炎病毒、乙型肝炎病毒、丙型肝炎病毒等；呼吸道感染检测产品最多，包括肺炎支原体、呼吸道合胞病毒、甲型流感病毒、乙型流感病毒、SARS-CoV-2、腺病毒、白喉、百日咳、肺炎链球菌、肺炎克雷伯菌等；肠道病毒有肠道病毒71型、柯萨奇病毒A16、肠道沙门菌、幽门螺杆菌等；生殖系统感染病原体检测包括HIV、HPV、解脲支原体、沙眼衣原体等。虽然PCR技术在检测灵敏度、特异度上有一定优势，但PCR平台需要严格的实验室环境，对人员操作熟练度和专业技能也有较高要求。

数字PCR已应用于多种临床病原体的检测，包括乙型肝炎病毒、丙型肝炎病毒、戊型肝炎病毒、巨细胞病毒、流感病毒、HPV、HIV、沙眼衣原体等。数字PCR是病原体鉴定和定量的有效方法。研究表明，采用qPCR和数字PCR技术对肠道病毒71型（EV71）病毒标准品进行检测定量，两个方法的结果完全一致。同时使用数字PCR和qPCR检测结核耐药基因，数字PCR方法能在低至1/1 000的耐药突变比例中检测到突变，进一步证实了其高灵敏度的特点。

核酸恒温扩增技术在一个恒定温度条件下可实现核酸的扩增，对仪器的要求低，非常适合于POCT诊断产品，已成功应用于感染病原体的检测，如NASBA对于HIV-1、HAV、HCV、CMV、肠道病毒等mRNA的检测，基于解旋酶恒温基因扩增（helicase-dependent isothermal DNA amplification，HDA）开发结核分枝杆菌复合群核酸检测试剂盒（特异性检测结核分枝杆菌复合群）、沙门菌检测试剂盒、军团菌检测试剂盒等。将恒温扩增集成到微型系统或便携式设备中，不仅促进了POCT诊断的发展，更能满足现在基因检测既快速又便捷的需求。

（二）基于测序及序列分析的病原体检测方法

测序技术能精确分析碱基序列，通过序列比对，可对病原体进行鉴定、分型、溯源和耐药检测。感染病的基因测序方法包括Sanger测序、二代测序（next generation sequencing，NGS）及三代测序，其中Sanger测序是临床“金标准”，NGS技术正处于科研向临床转化或科研合作的阶段，三代测序对感染病的检测尚处于研究阶段。

1. Sanger测序　在感染性疾病检测中，Sanger测序可对病原体基因组片段测序，如对细菌的16S rRNA和真菌的18S rDNA进行测序，用于细菌和真菌的种属鉴定。然而，Sanger测序只能检测已知病原体，且通量小。

2. 二代测序　以感染病原体为检测目标的高通量测序技术包括全基因组测序、目标扩增子测序（16S rRNA基因）和宏基因组测序。

全基因组测序可以得到病原体的全部基因组序列，能够更全面地了解病原体的遗传信息，研究样品中的功能基因及其在环境中的作用，特别是可以鉴定出新的未知病原体，快速应答新发的传染病，进行突发传染性疫情的检测与监测。2010年，海地地震后暴发霍乱，基于全基因组序列分析表明，引起暴发的霍乱弧菌并非源自本地，而是尼泊尔。2013年3月，中国长三角地区暴发了人感染H7N9型禽流感的疫情，有关H7N9病毒的起源、进化和感染途径等大部分信息，均来自对已发现的H7N9病毒基因组序列分析，这些分析结果对疫情控制、疾病治疗发挥了十分重要的作用。2019年底暴发的新型冠状病毒感染疫情，基因序列分析对确定其病原体起了关键作用，也为新型冠状病毒感染的诊断及预后提供参考。因此，基于全基因组测序的序列分析方法可以应用于病原体暴发流行的分子流行病学分析和公共卫生防控领域，为控制病原体传播、指导抗感染治疗，提供科学依据。但全基因组测序费用高、周期长、数据分析复杂。

目标区域的扩增子测序，针对序列已知的病原体，先扩增富集特定区域的基因片段，再进行测序。应用最多的是对细菌16S rRNA编码基因进行检测，16S rRNA测序能够检测高度保守的16S核糖体亚基，准确鉴定已知细菌和发现新细菌。扩增子测序具有检测特异性、敏感度较高、测序成本低等优点。但这种方法仅能检测部分病原体（如细菌）已知的基因序列，无法对不同物种的基因功能进行分析，对于未知病原和不具备 16S rRNA 编码基因的病原体（如真菌、病毒、寄生虫），则无法检出。

宏基因组测序（metagenomic NGS，mNGS），也称为鸟枪法测序，能对宿主和病原体的全部基因组进行大规模平行测序，获得样品中的核酸序列信息。测序数据进行生物信息学分析、数据库比对，可以明确样品中病原体的种类、数量等情况，同时也可以鉴定出耐药、毒力等病原体特征或机制信息。mNGS 无需靶向扩增，因而能够检测包括细菌、病毒、真菌、寄生虫等在内的所有病原体。近年来，随着测序成本的下降和技术的不断完善，逐渐从科研走向临床，成为病原微生物检验的重要补充。mNGS 不依赖培养，对传统微生物检验阴性、经验治疗失败、不明原因的危急重感染以及新发突发传染病的诊断具有独特价值，目前该技术在血流感染、重症肺炎、中枢神经系统感染、胸腔和腹腔感染等疾病中均有一定应用。

3. 三代测序　即单分子测序。对于感染病原体检测，基于 Oxford Nanopore 三代测序平台的应用较多。该技术平台基于电信号测序技术，提供动态、实时的测序数据，在几分钟内就可获得病原体信息。Nanopore 最主要的特点是读长长，最长读长可以达到数十万碱基，这可以覆盖大多数的病毒基因组长度。Nanopore 在感染性疾病检测、动态监测疫情等方面潜力巨大。研究人员基于 Nanopore 测序平台建立了三代测序流程，能在 6 小时内快速检测下呼吸道感染病原体，并进行抗生素耐药基因检测。研究人员通过小型便携式 Oxford Nanopore MinION 设备，对尼日利亚暴发的拉沙热疫情进行了动态监测，仅 7 周就完成了 120 名患者样本的宏基因组测序，揭示了病毒类型和传播途径等问题。

（三）质谱检测技术促进病原体精确诊断

质谱法是利用电场和磁场将离子根据质荷比进行分离和检测的方法，广泛应用在物质的鉴定和定量领域。近几年，利用质谱技术进行基因检测也得到了发展。质谱技术早期的应用是通过检测细菌核糖蛋白来进行细菌种属鉴定，基本原理为通过检测细菌肽 / 蛋白的指纹图谱，并和微生物数据库进行比对，快速获得细菌种属信息。

近期，很多研究拓展了基质辅助激光解吸电离飞行时间质谱（MALDI-TOF MS）技术在病原菌基因检测中的应用，如用于 HBV 的耐药基因突变检测，通过质谱检测分子质量，再根据碱基互补配对原则，在计算机算法运行时推算出 PCR 产物的碱基组成，从而实现耐药基因突变检测。此外，MALDI-TOF MS 技术能够分析细菌的全部蛋白质和核酸，所以可用于罕见细菌鉴别、细菌病原体毒力分析及蛋白质组学研究等。

和传统检测技术相比，质谱技术的灵敏度和准确性非常高，通量也较高，并且兼容性强，除了可鉴定常见细菌和酵母样真菌，更极大提高了临床微生物实验室对苛养菌、厌氧菌、丝状真菌以及分枝杆菌等难鉴定微生物的鉴定效率和能力。但是，由于质谱仪价格昂贵，目前该技术在基因检测的市场应用受到了一定的限制。

（四）微流控基因芯片技术提高病原体检测效率

PCR 结合微流控芯片的分子检测技术兼具微型化、集成化和自动化的特点，且检测时间短、成本低、对环境要求低、有助于降低潜在的生物安全风险等。此外，其加速了 POCT 技术发展的进程，目前已有较成熟的感染病 POCT 产品用于病原体定性检测。

2015 年，流感 A/B 检测试剂盒，成为首个被美国临床检验改进修正计划批准上市的 POCT 产品。Cobas Liat 平台也较早用于临床，该平台检测项目主要有甲型流感 / 乙型流感病毒、甲型流感 / 乙型流感和呼吸道合胞病毒、A 群链球菌三种。GeneXpert 平台是感染病检测中的经典之作，该平台组建了多机并联检测系统，能满足不同通量的检测需求，已拥有 17 项 FDA 认证及 23 项欧盟认证的诊断项目，其中 Xpert MTB/RIF 能在 2 小时内检测患者标本是否含有结核分枝杆菌及是否含有利福平耐药基因，被 WHO 推荐用于结核病的筛查诊断。

由于单靶标检测的病原体单一，且检测通量上有一定局限性，目前 POCT 已呈现出从单一靶标检测向高通量、多靶标检测发展的趋势。Filmarray 检测系统，实现了高通量、多靶标的病原体检测，该平台运用巢式多重 PCR 结合微流控技术，将试剂进行冻干预制，使得操作极为简便。Filmarray 检测系统可对同一个样品同时最多进行 24 靶标的检测，检测芯片包括四种，为呼吸道感染疾病、血液感染疾病、胃肠道感染疾病和脑膜炎感染疾病，检测时间为 40~60 分钟。

病原学诊断是感染性疾病诊断中最重要的一环，随着基因检测技术的快速发展，基因检测在病原学诊断中发挥了越来越重要的作用。针对不同的使用场景，可将不同技术方法联合应用，以获得感染病原体最准确的鉴定信息。

第三节　常见病原体的基因检测

病原体基因诊断包括两个核心目的：一是鉴定是否感染及感染病原体的种类；二是通过检测与病原体生物学特征相关的遗传物质，确定病原体的生物特征，如数量或载量、耐药情况、致病力和传播能力等。通过明确上述两点来帮助临床医生有针对性地选择最为有效的治疗手段，精准进行抗感染治疗。

基于临床诊断的要求，感染性疾病的基因检测方法有多种。传统的方法主要依赖于微生物的形态学、生化学和质谱学特征，但其检测效率和灵敏度较低，而且不能覆盖所有的病原体。基于 PCR 的方法主要利用微生物的特异性核酸序列进行扩增和检测，但其检测范围和通量受限于引物的设计和数量。基因芯片技术主要利用微生物的特异性核酸序列进行杂交和检测，但其检测范围受限于探针的设计和数量。测序技术主要利用微生物的全基因组信息进行分析和鉴定，但其检测成本和时间较高。近年来快速发展的 NGS 技术则克服了上述方法的局限性，具有高效、高灵敏度、高通量、无偏向等优点，在临床微生物领域展现了广阔的前景。一般是针对病原体的型别特征、核酸序列和耐药等生物学特征基因设计引物或探针，通过核酸杂交和 / 或 PCR 技术进行分型鉴定。目前，NGS 技术的成熟又进一步推动基因检测实现所有微生物组和已知生物学特性的完整检出，从而不仅可以确定病原体不同亚型或株系还可以鉴别出新的变异位点。

一、病毒的基因检测

（一）DNA 病毒的基因检测

1. 乙型肝炎病毒　乙型肝炎病毒（hepatitis B virus，HBV）属嗜肝 DNA 病毒科（*Hepadnaviridae*），基因组为部分双链环状 DNA。HBV DNA 两条链的长度不一致，长链（L）完整，为负链，短链（S）为正链，长度可变，为长链长度的 50%~100%。HBV 基因组较小，约 3 200 个核苷酸。负链 DNA 含有 4 个 ORF，分别为 S、C、P 及 X 区，各 ORF 相互重叠，能编码全部已知的 HBV 蛋白质。HBV DNA 检测则是采用 PCR 技术，特异性扩增乙型肝炎病毒基因组保守的 C 基因区上 270bp 基因片段，为临床诊断 HBV 感染提供了一种强有力的手段。目前 HBV 已鉴定出至少 10 种基因型（A~J），不同的基因型对 HBV 感染患者的治疗和预后转归差别很大，因此 HBV 基因分型有助于 HBV 感染者的对症治疗。

2. 人乳头瘤病毒　人乳头瘤病毒（human papillomavirus，HPV）属乳多空病毒科（*Papovaviridae*），基因组是双链闭环 DNA。根据编码主要衣壳蛋白的 *L1* 基因可读框的序列同源性对 HPV 进行分型，目前已知的 HPV 基因亚型超过 100 多种，按致癌的风险程度可将 HPV 分为高危型和低危型两类。高危型 HPV 包括 15 个亚型（16、18、31、33、35、39、45、51、52、56、58、59、68、73、82）以及 3 个疑似高危型（26、53、66），主要导致高度鳞状上皮内瘤变和宫颈癌，特别是 HPV 16 型与宫颈鳞状细胞癌、HPV-

18 型与宫颈腺癌和腺鳞癌均呈强相关性。低危型 HPV 主要包括 HPV 6、11、40、42、43、44、54、61、70、72、81、CP6108 等,引起恶性病变的概率较小,主要引起生殖道、肛周皮肤和阴道的外生殖性湿疣类、扁平疣类病变。

此外鳞癌角化程度与宫颈癌的恶性程度也与 HPV 的类型有关,因此对 HPV 基因型的检测显得尤为重要。基因型之间 *L1* 序列的同源性小于 90%,亚型之间 *L1* 序列的同源性为 90%~95%。通常选取 HPV 基因组序列中较为保守的 *L1* 和 *E1* 基因区域设计引物,通用引物有 GP5/6、GP11/12、GP5+/6+、MY09/11/HMB01、PGMY09/11 及 SPF1/2。HPV 常见的基因分型方法包括基因芯片、亚型特异性 PCR 法、PCR 产物直接测序法、反向杂交法和 PCR-RFLP 等。其中亚型特异性 PCR 法选取亚型特异性引物,特异性高但对重叠感染标本易漏检。反向杂交法可同时对多个 HPV 基因型进行检测,是目前应用最为广泛的 HPV 基因分型方法。

3. 单纯疱疹病毒　单纯疱疹病毒(herpes simplex virus,HSV)属疱疹病毒科(*Herpesviridae*),是最早发现的人类疱疹病毒。HSV 为有包膜的双股线性 DNA 病毒,包括 HSV-1 和 HSV-2 两种亚型,HSV-1 主要感染头部和腰以上部位,常引起颜面疱疹和口唇疱疹,由其引起的单纯疱疹性脑炎的死亡率很高;HSV-2 感染生殖器和腰下部位,可引起生殖器疱疹。HSV 病毒粒子由 4 个同心结构组成,包括核心、核衣壳、被膜和包膜。HSV 基因组分子量约为 108Da,长度约为 152kb,G+C 含量在 HSV-1 中为 68%,在 HSV-2 中为 69%。HSV 的基因检测多选择在 HSV DNA 的高度保守序列如 DNA 多聚酶基因区、胸腺嘧啶核苷酸激酶基因区和糖蛋白基因区等区域设计引物和探针。由于 HSV-1、HSV-2、EBV、巨细胞病毒(cytomegalovirus,CMV)的 DNA 多聚酶氨基酸序列同源性较高,可采用 PCR-RFLP 进行酶切图谱分析或特异性探针进一步鉴定。此外,为了监测病毒载量还可通过 qPCR 进行检测。

(二) RNA 病毒的基因检测

1. 丙型肝炎病毒　丙型肝炎病毒(hepatitis C virus,HCV)属于黄病毒科(*Flaviviridae*)肝炎病毒属(*Hepacivirus*),是导致人类丙型肝炎的病原体,也是肝硬化和肝癌高风险因素之一。HCV 基因组为单股正链 RNA。由于其 RNA 聚合酶保真性不高,HCV 基因组变异性高,基因型多样。而 HCV 基因组中 5’- 非编码区(5’-untranslated region,5’-UTR)序列最保守,可根据该区域序列对 HCV 进行基因分型。在检测 HCV RNA 时必须根据病毒基因组中高度保守的核酸序列设计 PCR 引物,HCV 的 5’-非编码区和核心区常作为引物或探针设计的靶序列区。

HCV 的基因序列差异较大,不同的基因型直接影响 HCV 患者的临床治疗和病情转归。目前国际上 HCV 常用的分型法是 Simmonds 基因分型法。该法将 HCV 分为 6 个主要基因型和 80 多个基因亚型。在呈全球性分布的主要基因型 1、2、3 中,1 型占 HCV 感染总数的 70% 以上,也是亚洲 HCV 患病人群的主要基因型。不同基因型对抗病毒治疗的反应也不一样,如基因型 1 对干扰素治疗的反应性较基因型 2、3 差,对基因型的检测有助于指导临床治疗策略。HCV 的基因分型依据主要是病毒 RNA 的 5’-UTR 区,但 5’-UTR 仅能区分 1~5 基因型,不能用于 1 型和 6 型的区分及亚型的进一步细分,通常还需要根据核心区或 NS5B 区序列来辅助分型。

2. 人类免疫缺陷病毒　人类免疫缺陷病毒(human immunodeficiency virus,HIV)是获得性免疫缺陷综合征即 AIDS 的病原体。HIV 属于逆转录病毒科(*Retroviridae*)慢病毒属(*Lentivirus*)。根据血清学反应和核苷酸序列的差异,目前将其分为 HIV-1 和 HIV-2 两型,其基因组包含有 *gag*、*pol* 和 *env* 三个结构基因,以及 *rev*、*tat*、*nef* 等六个调节基因。HIV-1 型又分为三组,即 M 组(major group)、O 组(outlier group)和 N 组(non-M/non-O group)。HIV-1 型的 M 组内分为 A、B、C、D、F、G、H、J 和 K 共 9 个基因亚型。HIV 型别鉴定的“金标准”是对 HIV 全基因组或部分基因序列(如 *env*、*gag* 和 *pol* 区域）进行测序分析。

3. 流行性感冒病毒　流行性感冒病毒（influenza virus），简称为流感病毒。属于正黏病毒科（*Orthomyxoviridae*），是一类带包膜、分节段的单股负链 RNA 病毒，呈球形或丝状，直径 80~120nm。内核为螺旋状的单股负链 RNA，基因组长约 13.6kb，合成各种蛋白，包括聚合酶蛋白（PB1、PB2 及 PA），核蛋白，血凝素（hemagglutinin，HA），神经氨酸酶（neuraminidase，NA），基质蛋白 M1、M2、M3，非结构蛋白 NSI 及 NS2，其中 M2 蛋白为甲型流感病毒所独有。依据病毒颗粒外膜 HA 和 NA 蛋白抗原性的不同，甲型流感病毒（influenza virus A，FluA）可分为 16 个 H 亚型（H1-H16）和 9 个 N 亚型（N1-N9），目前已有 H1、H2、H3、H5、H7 和 H9 等亚型感染的报道。

按其核蛋白的抗原性，可分为甲、乙、丙三型，近年来发现了丁型流感病毒。FluA 最容易引起流行，乙型流感病毒次之，丙型流感病毒极少引起流行，而丁型流感病毒主要感染牛。FluA 毒株核酸序列最为保守的是基质蛋白基因，而其编码 HA 和 / 或 NA 的核苷酸序列容易发生突变，致使 HA 和 / 或 NA 的抗原表位发生改变。

二、细菌的基因检测

1. 结核分枝杆菌　结核分枝杆菌（*Mycobacterium tuberculosis*，MTB）属于分枝杆菌属（*Mycobacterium*），基因组为环状双链 DNA，是引起结核病的病原菌。我国是结核病高发国家之一，结核分枝杆菌的常见基因检测方法有 PCR 技术、基因芯片、LAMP、PCR- 线性杂交酶显色法等。常用的 PCR 技术包括直接 PCR 法、竞争 PCR 法、LCR 法等。PCR 引物常根据 MPB64 基因、rRNA 基因、插入序列 IS6110 等设计，PCR 检测是临床培养和涂片均为阴性的结核患者早期诊断与鉴别诊断的常见辅助技术，但也存在较高假阳性和假阴性的问题，一般作为常规实验的补充。目前对结核分枝杆菌耐药分子机制的研究主要集中在各种药物的作用靶点及其相关基因的突变上，如利福平耐药基因（*ropB*）、异烟肼耐药基因（*inhA*、*katG* 和 *ahpC*）以及乙胺丁醇的推测靶点基因（*embB*）的突变检测。

2. 金黄色葡萄球菌　金黄色葡萄球菌属于葡萄球菌属，常引起化脓感染、肺炎、败血症、脓毒症等，是临床中常见的病原菌。金黄色葡萄球菌的基因检测方法以 PCR 法为主，检测靶标为金黄色葡萄球菌的特异基因或保守基因，如耐热核酸酶基因（*nuc*）、16S rRNA 基因、毒力基因（肠毒素 *entA*、*entB*、*entC*、*entD*、*entE*）等，常采用 PCR 或荧光定量 PCR 进行定性或定量检测。

由于抗生素滥用导致多重耐药菌株出现，如耐甲氧西林金黄色葡萄球菌（methicillin resistant Staphylococcus aureus，MRSA）和耐万古霉素的金黄色葡萄球菌（vancomycin-resistant Staphylococcus aureus，VRSA），对临床治疗产生了很严重的威胁，因而早期准确鉴定便显得尤为重要。多位点序列分型（multilocus sequence typing，MLST）目前被认为是金黄色葡萄球菌分型方法的“金标准”。该方法分辨能力和重复性均较好，广泛用于金黄色葡萄球菌的院内感染鉴定和耐药抗性的流行病学调查，缺点是需要特殊仪器，过程烦琐、耗时。MLST 分型具备高分辨率，通过 PCR 扩增金黄色葡萄球菌 7 个管家基因 *arcC*、*aroE*、*glpF*、*gmk*、*pta*、*tpi*、*yqiL* 并测序，与公布的相应基因序列进行比对（MLST 数据库网站）确定临床分离株的序列分型，结合国际菌株资料鉴定型别。耐药基因分型是使用多重 PCR 法检测金黄色葡萄球菌含有耐药基因 *mecA* 的盒式基因组 SCCmec（Staphylococcal cassette chromosome mec）从而对 MRSA 进行分型，确定耐药基因型别。

三、真菌的基因检测

1. 隐球菌　隐球菌（Cryptococcus）是酵母菌。包括 37 个种，临床上最常引起隐球菌病的是新生隐球菌和格特隐球菌。新生隐球菌包括格鲁比变种和新生变种，以及两者的杂合子，其血清型包括 A、D 和 AD 血清型，基因型分为 VN Ⅰ、VN Ⅱ、VN Ⅲ和 VN Ⅳ。格特隐球菌的血清型包括 B 和 C 型，基因型分为 VN Ⅰ a、VN Ⅰ b、VN Ⅰ c 和 VN Ⅰ d。国际人类和动物真菌病协会（ISHAM）推荐用 MLST 技术对新生隐球菌和格特隐球菌进行基因分型，通过检测隐球菌的 *CAP59*、*GPD1*、*LAC1*、*PLB1*、*SOD1*、*URA5* 6 个管家基因与 *IGS1* 非编码区进行基因分型。

2. 耶氏肺孢子菌　耶氏肺孢子菌又称耶氏肺囊虫、耶氏肺孢子虫，现在通过分子生物学证据证明该菌为真菌，属于肺孢子菌属，是一种机会性致病的真菌，专门感染哺乳动物。保守靶基因有肺孢子菌的内转录间隔区 rRNA 基因、18S rRNA 基因、5S rRNA 基因、线粒体大亚基 rRNA 基因、二氧叶酸合成酶基因、主要表面糖蛋白基因和胸苷酸合成酶等基因，但较常用于临床诊断的是线粒体大亚基 rRNA 基因。

四、寄生虫的基因检测

1. 刚地弓形虫　刚地弓形虫是猫科动物的肠道球虫，简称弓形虫。刚地弓形虫是一种可以同时感染鸟类和哺乳动物的细胞内球虫，其可引起弓形虫病，广泛寄生于人及动物的有核细胞内。除传统 PCR 外，巢式 PCR 和 RFLP 结合、免疫 PCR 均表现出更强的敏感性和特异性。在其基因组中，*B1*、529bp 重复序列（repeat element，RE）及 30 编码区基因均有高度保守的区域。大多采用高度保守的 *B1* 基因和高度重复的非编码 529bp 序列区域，针对高度重复的非编码区 529bp 序列区域检测的敏感性要好于针对 B1 基因的检测。

2. 疟原虫　疟原虫是疟疾的病原体。寄生于人类的疟原虫共有 5 种，即间日疟原虫、恶性疟原虫、三日疟原虫、卵形疟原虫和诺氏疟原虫。常用的疟原虫分子生物学检测用靶基因包括裂殖子表面蛋白 1（MSP1）基因、环子孢子蛋白（CSP）基因、种特异性的共识重复序列（CRS）和核糖体小亚基 rRNA（SSUrRNA）基因等。目前实验室采用上述基因已完成疟疾患者的血液、尿液和唾液的相关疟原虫检测和分型鉴定。

3. 利什曼原虫　利什曼原虫为鞭毛虫。利什曼病在世界上分布广泛，患者为主要传染源，利什曼原虫寄生于人或其他动物的单核吞噬细胞内。用于临床诊断的方法包括 DNA 印迹法和 PCR- 斑点杂交等，均具有良好的特异性和敏感性。利什曼原虫的动基体 DNA（kinetoplast DNA，kDNA）作为检测靶基因在检测中显示出较高的优越性。所有利什曼原虫小环有几个区域的 DNA 序列高度保守（100~200bp 的序列具有 85%~90% 的保守性），其余序列显示出报读的异质性。其他一些保守序列，如核糖体小亚基 rRNA 和剪接前导序列 RNA（SLRNA）等也可作为检测靶分子。

4. 锥虫　锥虫是一种血鞭毛原虫，寄生于鱼类、两栖类、爬虫类、鸟类、哺乳类以及人的血液或组织细胞内，为锥虫病的病原体。目前研究发现，还原型烟酰胺腺嘌呤二核苷酸（NADH）脱氢酶亚基 7 在锥虫感染有临床症状和无临床症状患者体内的表达有明显差异。*NADH7* 基因与慢性克氏锥虫病的发展有密切关系。环介导恒温扩增技术和 PCR 技术均被证实可以用于克氏锥虫病、布氏锥虫病患者的血清及全血样本检测，同时唾液和尿液标本中游离 DNA 的检测在非洲锥虫病诊断中也具有重要意义。

五、其他病原体的基因检测

1. 幽门螺杆菌　幽门螺杆菌是一种革兰氏阴性并且高度适应胃黏膜酸性环境的微需氧菌，主要定植于胃黏膜表面和黏膜层之间，基因组为环状 DNA。常见的基因诊断方法主要基于 PCR 技术，包括普通 PCR、巢式 PCR、qPCR、PCR-RFLP 等。引物设计的靶序列主要是幽门螺杆菌脲酶基因（*ureA*、*ureB*、*ureC*）、16S rRNA 基因、磷酰亚胺变位酶基因（*glmM*）。其中脲酶基因 *ureC* 的诊断特异性较其他基因高，16S rRNA 基因是细菌种系划分的特异性依据。

此外，幽门螺杆菌的基因分型主要根据菌株是否携带空泡毒素基因 *VacA* 和细胞毒素相关蛋白基因 *CagA*，幽门螺杆菌可分为Ⅰ型（毒力型）和Ⅱ型（非毒力型）。其中Ⅰ型菌株携带空泡毒素 VacA 和细胞毒素相关蛋白 CagA，能引起广泛的组织炎症，导致胃炎及溃疡病；Ⅱ型不携带相关毒力基因，感染后仅引起轻度的慢性浅表性胃炎，临床症状不明显。由于 *VacA* 核苷酸编码序列具有多态性，其等位基因可编码具有不同毒力的空泡毒素从而影响幽门螺杆菌的毒性，因此也可根据 *VacA* 信号传导区编码序列（s1/s2）和中央区编码序列（m1/m2）进行分型。其中 VacAs1/m1 菌株毒性较强，能大量产生使胃上皮细胞空泡化的高活性空泡细胞毒素；VacAs1/m2 毒素产量中等；VacAs2/m2、VacAs2/m1 菌株仅编码低毒性的空泡细胞毒素且毒素产量低，该型菌株与消化性溃疡或胃癌相关性较低，多与慢性胃炎有关。

2. 沙眼衣原体　沙眼衣原体属于衣原体属，是一种严格细胞内寄生、有独特发育周期的病原体。共有 3 个生物型，小鼠生物型、沙眼生物型和性病性淋巴肉芽肿（biovar lymphogranulomavenereum，LGV）。后两种生物型与人类疾病有关。目前沙眼生物型分为 14 个血清型（A、B、Ba、C、D、Da、E、F、G、H、I、Ia、J、K），LGV 生物型分为 4 个血清型（L1、L2、L2a、L3）。沙眼衣原体基因检测主要通过靶核酸扩增技术，扩增的靶序列通常为主要外膜蛋白（major outer membrane protein，MOMP）基因、隐蔽性质粒基因和 16S rRNA 基因。针对不同靶基因的 PCR 引物使得 PCR 反应的敏感性不同，其中质粒引物 PCR 敏感性最好，MOMP 编码基因 *omp1* 引物 PCR 敏感性最差，16S rRNA 基因引物介于二者之间。由于 *omp1* 的特异性很好，临床上常采用质粒 PCR 筛查后再用 *omp1* 引物 PCR 验证的策略进行沙眼衣原体的诊断。

3. 解脲支原体　解脲支原体又称解脲脲原体，属脲原体属，染色体为环状，基因组亦为环状双股 DNA，全长 200 万 ~300 万个碱基。解脲支原体不编码某些高度保守的真细菌酶，包括细胞分裂蛋白 FtsZ、Chaperonins GroES、GroEL 和核糖核苷二磷酸还原酶。针对解脲支原体的编码脲酶的基因序列设计引物和探针，最具有特异性。此外，解脲支原体 PCR 检测引物和探针也可选择基因组中保守的编码 16S rRNA 的区域。解脲支原体基因分型的方法主要根据其保守序列进行分型，目前常见的有三个基因序列区间：①基于 16S rRNA 基因序列的分群，基因的群间差异主要发生在第 185~285 碱基之间；②基于 16S~23S rRNA 基因间隔区域对脲原体生物群进行分析；③基于多条带抗原 *MBA* 基因的分型和分群。除此以外 *tetM* 基因是解脲支原体四环素耐药性的唯一功能基因，基于 *tetM* 基因设计引物进行 PCR 扩增，根据产物的有无判断菌株是否对四环素耐药进行耐药分型。

4. 梅毒螺旋体　梅毒螺旋体属密螺旋体属，是引起梅毒的病原体。梅毒螺旋体经性接触传播或垂直传播，感染后很快散播至全身，几乎可侵犯人体各器官而表现出多样化的临床症状。梅毒螺旋体的基因诊断方法主要是 PCR 技术，如 PCR、随机引物 PCR、核酸探针限制性酶分析、核糖体基因分型等。目前用于梅毒检测的常见靶基因主要有 47kDa 膜抗原基因（*tpp47*）、39 kDa 碱性膜蛋白基因（*bmp*）、TpF1 蛋白基因（*tpf-1*）、*tmpA* 基因、酸性重复蛋白基因（*arp*）以及苍白螺旋体重复基因簇（*tpr*）。PCR 技术可以检测多种临床样本并且具有很高的特异性和敏感性。采用聚合酶链反应 - 限制性片段长度多态性分析（PCR-RFLP）检测 tpr Ⅱ类基因家族（*tprE*、*tprG* 和 *tprJ*）核酸序列，不仅可以鉴别梅毒螺旋体还可以对其进行基因分型，辅助临床诊断。

第四节　宏基因组测序在感染性疾病中的应用

近年来，随着测序技术的飞速发展，二代测序技术已逐步应用于感染性疾病的诊断、治疗和监测。宏基因组测序（metagenomics next generation sequencing，mNGS）技术是对样本中所有核酸进行无偏倚测序,结合病原微生物数据库及特定算法,检测样本中含有的病原微生物序列,在病原微生物的鉴定、分型、耐药突变检测及新型病原体鉴定等方面具有独特的优势和吸引力。

早在 2014 年,美国 Charles Chiu 教授首次应用 mNGS 技术诊断了一例神经系统钩端螺旋体病,而这类疾病依靠常规检测方法是难以检出的,此次应用证实了 mNGS 技术在病原微生物鉴定领域尤其是疑难微生物鉴定方面的应用潜能。随着该技术的社会经济成本不断降低和技术的不断完善,mNGS 已逐渐从科研走向临床应用,成为临床疑难和未知病原微生物检验的重要手段。

一、宏基因组测序的临床应用

感染性疾病的病原体种类多样,除常见的病原体外,罕见细菌、病毒、真菌及寄生虫等病原体不易被传统的方法检测,给临床诊断带来困难。而 mNGS 的无偏倚检测能力,可对样本中的 DNA 或 RNA 进行高通量随机测序,可快速、高效、准确地获取检测样本的全部基因组信息,从而分析出致病病原体,在临床感染性疾病的诊断中具有极大的潜在价值。除病原体检测外,mNGS 作为一种综合性和敏感性高的检测方法,在分析过程中也可鉴定出相关病原体的毒力基因和耐药基因,进一步提高了感染性疾病的精准诊断和治疗能力。

1. 宏基因组测序与中枢神经系统感染　多种微生物可引起中枢神经系统感染,现已确定超过 100 多种不同的病原体可引起脑炎。通常血脑屏障等能够抵御各种病原体进入中枢神经系统,但一旦病原体感染中枢神经系统就具有高致病性且这种疾病预后差、病死率高。由于传统病原学检测方法的局限性,半数以上的中枢神经系统感染病例不能明确诊断。和传统检测方法相比,mNGS 无需输入临床预测因子或其他实验室结果,即可识别病原体。脑脊液正常是无菌状态,因此脑脊液的宏基因组分析对诊断中枢神经系统感染的价值也许是迄今为止最引人注目的。

有多个病例报道显示,通过脑脊液和脑组织的 mNGS 技术诊断出相应的感染病因,鉴定出病毒、细菌、真菌或寄生虫病原体。不仅得到传统检测方法的验证确认,也结合病情进一步验证检测了结果。2014 年,Wilson 等报道了 mNGS 技术在中枢神经系统首次有效的诊断,即患有严重联合免疫缺陷的 14 岁男孩,在 4 个月时间内因多次发烧和头痛就诊,并发展为脑积水和癫痫持续状态。该患者在常规实验室检查包括脑组织活检,均显示阴性结果;对该患者的脑脊液采用病原体宏基因组技术,鉴定出 475 个钩端螺旋体序列,从而诊断出该患者因钩端螺旋体感染致脑病。经过针对性的抗菌药物治疗后,患者恢复健康。当地疾病控制和预防中心采用靶向 PCR 技术和血清学技术也证实了钩端螺旋体的感染。在这之后,该技术引起了相关领域专家的极大兴趣。

目前已有多个病例报道应用 mNGS 技术从脑脊液和脑组织中鉴定出病毒、细菌、真菌、寄生虫等,并表明 mNGS 在诊断难度较大的亚急性或慢性脑膜炎病例中具有突出价值。在病毒感染中,有学者通过 mNGS 成功确诊了由卡奇谷病毒感染引起的脑膜炎病例。Piantadosi 等学者仅仅用了 4 天时间,利用 mNGS 技术在脑炎患者的脑脊液中鉴定出罕见的波瓦生病毒,相比传统血清学检查方法提早了 4 周,体现了 mNGS 技术在病毒感染的快速检测的优势。在细菌感染中,研究发现 mNGS 检测相比传统临床检测方法,更有利于细菌性脑膜炎的检出。Yao 等报道了 3 例临床疑似单核细胞增多性李斯特菌的脑膜炎患者,脑脊液培养阴性,而脑脊液 mNGS 确诊为单核细胞增多性李斯特菌感染,这是第一次成功将 mNGS 技术应用于该细菌的诊断。在神经性布鲁氏菌病的诊断方面,有文献报道 4 例疑似患者用宏基因测序仅 48 小时,均检出布鲁氏菌,进一步表明了宏基因组测序检测病原菌的迅速、高效和准确;其他引起中枢神经系统感染的病原体,如真菌、寄生虫、支原体等,传统检测方法很有限,且影响因素多。而 mNGS 技术高效、精准和快速的特点使其成为临床急慢性、复杂性中枢神经系统感染诊断的有效补充手段。Wilson 等报道了 7 例难诊断的脑膜炎患者的宏基因组检测,结果显示

2 例寄生囊虫感染（猪带绦虫），1 例病毒感染（HIV-1）和 4 例真菌感染（新生隐球菌、米曲霉、荚膜组织胞浆菌和杜氏假丝酵母），展现了 mNGS 检测的巨大潜力。

尽管国内外一直有宏基因组测序辅助中枢神经系统感染的诊断报道，但不同专家关于其在中枢神经系统感染的诊断地位仍持有不同的意见。通过对 44 例病例的回顾性研究，BROWN 团队提出了宏基因组测序应被视为慢性和复发性脑炎的一线诊断实验。2019 年，《新英格兰医学杂志》报道，由 Wilson 团队开展为期 1 年的多中心前瞻性研究，调查脑脊液宏基因组测序对感染性脑膜炎和脑炎的诊断应用，肯定了脑脊液宏基因测序在某些病例中尤其难以诊断的病例中的诊断价值，提出了中枢神经系统感染的最佳诊断是 mNGS 技术和常规检查组合，且检查标本不仅限于脑脊液。2020 年中国团队也在线发表了一项在国内开展的多中心前瞻性研究，综合评价脑脊液 mNGS 技术在诊断中枢神经系统感染方面的表现，并提出了 mNGS 技术在中枢神经系统感染应用的一系列标准，对宏基因组在临床的应用有重要指导意义。

2. 宏基因组测序与血液系统感染　血流感染是指各种病原体微生物入侵血循环所引发的血液感染。是临床上严重的感染性疾病之一，易诱发败血症和脓毒血症，严重威胁患者生命。近年来，尽管现代医疗技术在不断进步，但由于各种放化疗、大量侵入性诊疗技术的开展以及各种药物尤其是抗生素的不合理使用，血流感染的发病率和死亡率却仍有不断上升的趋势，成为全球重大公共卫生问题之一。全球每年平均发生 1 800 万例血流感染，平均每天有 2 万例患者因血液感染而死亡。血流感染的延迟治疗会严重影响患者的预后，因此早期快速和准确识别病原体，及时针对性的抗菌治疗，可有效改善患者的预后，降低病死率，减轻经济负担。在过去几十年，关于血液感染的诊断技术取得了重大进展，不仅是对传统检测方法的改进，还涌现出很多新的诊断技术，宏基因组测序就是其中之一。

多个病例报道和初步研究表明，血液中循环游离病原体 DNA 或 RNA 与血液感染有关。类似临床无创胎儿基因检测，微生物细胞游离脱氧核糖核酸（microbial cell-free deoxyribonucleic acid，mcfDNA）的宏基因测序被应用于临床血液感染的诊断。Abril 等人首次利用 mNGS 检测实现快速诊断，确诊了 1 例疑难感染性休克病例为犬链球菌感染，且经血培养和 16S rRNA 测序证实了这一诊断。同年中国研究团队报道了 78 例重症加强护理病房患者的血液 mcfDNA 的宏基因组二代测序和血培养的结果，结果显示宏基因组测序的病原体检出率为 30.77%，而血培养法仅为 12.82%，表明宏基因组测序在病原体检测中具有更高的灵敏度。

传统血培养是血流感染诊断的“金标准”，但近年来血液感染病原谱的变迁以及抗生素广泛使用，导致结果的滞后性或假阴性，给传统检测方法带来了很大挑战。与传统微生物方法相比，血液 mcfDNA 的 mNGS 检测不受影响，且拥有非侵入性和快速报告周期的优势，得到各临床工作者的关注。但作为新兴检测技术，该检测的临床实际效应还有待更多的临床数据支持。来自美国斯坦福大学医学院的一项多中心回顾性队列研究，评估了血浆 mcfDNA 的 mNGS 检测在感染性疾病临床诊断的效果。共检测 82 例，结果显示有 9 例（11.0%）影响实际临床治疗方案，而 70 例（85.4%）对实际临床治疗方案无影响，3 例为不确定；82 例中常规检测阳性的 25 例患者中，有 16 例（64.0%）mNGS 检测与常规检测结果一致。可见，mNGS 在血流感染诊断方面有一定的应用价值，是传统常规诊断方法的有力补充。波士顿儿童医院 Rose 团队回顾性分析了本院 2 年内展开的血浆 mNGS 的临床检测，评估所鉴定微生物的临床相关性及对抗生素使用的影响。本研究结果显示 mNGS 检测的敏感度和特异度分别为 53% 和 79%，其中阳性结果中有 72% 符合临床阳性，阴性结果中有 50% 符合临床阴性，其中有 14% 的抗生素治疗得到有效指导；指出血浆宏基因测序对免疫功能低下患者有较高的临床效用，但同时会多检测出 45% 临床无关的微生物，提示应谨慎判读检测结果。

3. 宏基因组测序与呼吸系统感染　据 2016 年 WHO 报道，呼吸系统感染至少造成了 300 万人死亡，是全球十大死因之一。在全球范围内暴发的严重急性呼吸综合征（SARS）、中东呼吸综合征（MERS）、新型冠状病毒感染，传染性强，病死率高，又无针对性药物，不仅引起公众恐慌，也造成了巨大经济损失。不定时报道的禽流感病毒，首先攻击人的呼吸系统；这些说明了呼吸系统感染是一类严重的疾病，对人类健康危害很大，及时有效的诊断出相关病因，采取措施，控制病情，是临床迫在眉睫的需求。

宏基因测序技术在呼吸系统感染的应用在新型冠状病毒感染全球疫情暴发中起到非常关键的作用。SARS-CoV-2 是一种新型病毒，致病性高，传染性强，但对其致病原理却是一无所知，给临床的诊疗带来极大的困难。中国科学家快速甄别病原体，利用宏基因测序对分离的病毒进行测序获取全基因组序列，与国内外其他科研团队共享研究成果，从而快速展开溯源性分析、传播途径研究、检测试剂研制、疫苗研发等，为快速诊断和控制疫情起到独特的贡献。mNGS 技术的全面性检测，可检出未知病原体，发现新发传染病，获取全部基因组序列，从而实现更全面地了解病原体的遗传信息。

呼吸道是人体与外界环境相通的一个器官，是一个有大量菌群定植的系统，而这些微生物菌群的存在是一把双刃剑，通常情况下不致病但在某些情况下也可能转变为致病菌，这就给呼吸道感染的诊断带来干扰。定量和半定量的统计分析可能有助于区分感染和定植。已有文献报道 mNGS 技术能够通过定量的方式鉴定出病原体。不过，专家仍建议临床在解读相关 mNGS 的检测结果时，尤其是传统检测方法无法加以证实的病例，需结合临床综合评估。

4. 宏基因组测序与其他部位感染　除上述系统的应用外，宏基因组测序在其他部位的应用也有报道，如骨关节感染、眼部感染、心包炎和消化道系统等。关节液培养的普遍低阳性率，引起该领域对宏基因测序诊断的兴趣。在 168 例关节置换术失败的微生物检测中，与培养法比较，关节滑液的 mNGS 检测的敏感度和特异度分别是 93% 和 88%，此外还鉴定出 12 种未被培养出的细菌感染。有多篇文献报道用 mNGS 诊断已知和未知的眼部感染患者，包括 1 例 16 年双眼慢性葡萄膜炎患者，PCR 技术病毒检测阴性，通过眼内液宏基因组测序发现风疹病毒，该结果被 Sanger 测序证实。与常规方法比较，在有限眼内液的前提下，宏基因测序以其独特的检测优势可检测出更多的病原体，能成功应用于眼部感染的诊断。关于 mNGS 技术在心包炎诊断的报道有限，但也显示了 mNGS 在个别案例中的诊断优势。关于宏基因测序在胃肠道的应用，现阶段主要是胃肠道菌群多样性，即微生物组学的研究，而临床的实际效应相对较少，有待于进一步的研发。而在有限的临床报道中，也反映出 mNGS 的相关疾病确诊的优势性，且在相关致病菌的致病性和耐药方面能够提供更多的信息。

各种新发和再发的感染性疾病、低丰度的感染、不易发现多重感染以及不明病因的发热等，给人类健康带来了巨大的威胁，也迫使临床上对感染性疾病诊断的准确性和时效性提出了更高的要求。而宏基因组测序尽管有其方法学局限性，但其快速、无偏倚、高效、准确的检测优点，在各系统的感染性疾病的诊治中有着广阔的应用前景。

二、宏基因组测序的方法学介绍

mNGS 是在一代测序技术的基础上发展起来的一种新兴测序技术，不同于传统的病原体微生物检测技术，mNGS 是直接对样本中所有的核酸（DNA 和 RNA）进行混合高通量测序，然后与数据库进行数据比对，根据比对出来的序列信息判断临床样本中存在的各种病原体微生物，快速、客观地检测临床样本中的病毒、细菌、真菌和寄生虫，可以检测现有检测技术无法检测出来的病原体，打破了现有技术检测病原体的局限性，对于临床危重和疑难病症的诊断具有重要的参考价值。

mNGS 分为两个技术环节：①湿实验环节，包括样本采集、核酸提取、文库制备和上机测序；②干实验环节（生物信息分析），包括但不限于数据质控、人源序列比对过滤、微生物物种鉴定，统计分析和结果解读(图 8-1)。就具体操作流程而言,mNGS 的整个操作流程主要包括样本采集和运输、核酸获得、文库构建、上机测序、生物信息分析、报告发送。本节主要对 mNGS 的实验流程进行简单阐述。

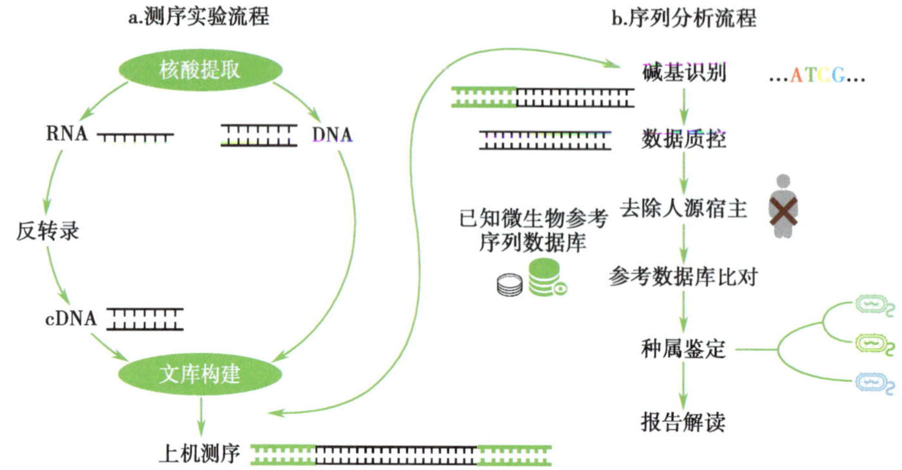

图 8-1 宏基因测序技术流程示意图

1. 样本采集和运输 mNGS 样本类型具有多样性,主要包括脑脊液、静脉血、肺泡灌洗液、痰液、咽拭子、组织等多种类型。原则上,样本直接从患者感染部位的体液或组织中进行采集,如果感染部位不易采集或标本不理想,可以选择血液标本。为保证样本质量、减少样本污染,样本收集过程应尽可能在使用抗菌药物之前或者在起始治疗后,由专业的医护人员严格按照各样本的临床采样流程开展。采集管上贴上医院样本的唯一条码,并标明送检者姓名等信息,确保送检单的信息一致。鉴于临床样本的特殊性和珍贵性,对不同样本应采取不同的要求和标准(表 8-1)。

表 8-1 样本采集注意事项表

样本类型	体积	保存管	储存条件	运输条件
静脉血	成人:≥3ml 幼儿:≥1.5ml	保存管(DNA/RNA)	6~35℃	6~35℃
脑脊液	DNA:≥1ml DNA+RNA:≥2ml (留取第 2 管以后样本)	无菌 干燥 洁净冻存管	1. DNA 测序 -20℃保存不超过 7 天	1. 若标本在 24 小时内到达实验室并开始检测,可考虑冰袋低温运输
肺泡灌洗液	≥3ml		2. RNA 测序应置 -80℃	
痰液	≥3ml		3. 保存避免反复冻融一般不超过 2~3 次	2. 若标本在 24~72 小时内到达实验室,应用干冰运输
房水	≥0.2ml			
骨髓	DNA:≥0.5ml DNA+RNA:≥1ml			3. 怀疑高致病性或新发突发传染病,应按"国际通用生物安全标本转运要求"包装及转运
其他无菌体液	DNA:≥1ml DNA+RNA:≥2ml			
粪便样本	黄豆粒新鲜样本,稀便 3~5ml			
组织	5~10mg 新鲜组织	液氮 0.5 小时或含组织保护液的无菌,干燥,洁净冻存管		

采集后的标本用无菌容器盛装,容器应无渗漏且用封口膜密封。

2. 核酸提取 mNGS 的一个关键步骤即为核酸获得，保证核酸质量对于整个 mNGS 操作成功至关重要。mNGS 需要的核酸提取方法依赖样本类型和临床需求。不同类型的样本其预处理方式不同，文献报道肺泡灌洗液和痰液样本首先进行灭活，灭活后样本进行去黏稠处理；静脉血样本进行血浆、白细胞分离等。

由于细菌、真菌和寄生虫等微生物细胞结构差异大，核酸提取的方法需要兼容不同微生物的特征，使得"破壁"成为难点。目前常用的破壁方法包括物理破壁法（如超声波破壁）、化学法（如二硫苏糖醇、氢氧化钠）和酶法（如溶菌酶、胰蛋白酶）等。然而，常规的破壁方法对细胞壁较厚的病原体（如胞内菌和真菌）细胞壁裂解效率低，从而影响胞内菌和真菌的检出。有文献报道，样本经匀浆仪机械化匀浆和研磨处理，充分裂解病原体，再使用商品化病原体核酸提取试剂盒进行核酸提取，可获取病原体核酸，用于后续实验。

3. 文库制备和上机测序 完成样本 DNA 和 RNA 提取后，准备文库构建。文库构建是 mNGS 中生物数据转换必不可少的流程，主要包括 DNA 测序建库和转录组测序（RNA-seq）建库。文库制备是将样本中 DNA 加上测序需要的接头并对含量进行数量级扩增。

DNA 测序建库包括对样本 DNA 进行随机片段化，加接头、PCR 扩增等步骤，构建的文库覆盖样本中所有的基因组。对于转录组测序（RNA-seq）建库，常见的方法是使用随机引物进行 RNA 逆转录，然后二链合成互补 DNA，然后以类似于 DNA 建库的方式完成 RNA 文库构建。

在大多数的临床样本中，DNA 和 RNA 主要都来自宿主（人类），而 mNGS 主要检测的核酸来自病原体微生物。如果样本中含有高水平宿主 DNA，将影响检测病原微生物的灵敏度。因此，在测序前进行去人源处理尤为重要。目前常用的去人源技术包括提取 DNA 前去除法（如物理法、生物法、化学法），以及提取 DNA 后去除法（主要通过抗甲基化 DNA 磁珠来实现）。

在样本 DNA 提取时，有文献报道使用皂素（一种非离子表面活性剂）选择性地溶解宿主（人类）细胞，降解人源 DNA 以获得高质量的 DNA，保留有细胞壁的生物体的核酸，主要包括一些细菌和真菌等。此外，有文献在临床样本 DNA 提取时使用"MolYsis"方法，即在样本 DNA 提取之前，先用 MolYsis 去人源试剂盒进行样本人源处理。通常不同类型临床样本单位体积内人源宿主核酸量存在差异，但无论是何种类型的临床样本，降低人源核酸量，提高上机测序样本中病原体微生物的测序深度对 mNGS 病原体检出都有帮助。对于 RNA，通过使用捕获性探针杂交将宿主人类核糖体或者线粒体 RNA 去除，或者使用 Cas9 核酸酶靶向性去除人源背景 RNA 序列，可以提高病原体 RNA 在测序数据中的占比。

使用保守引物将目标扩增子进行文库构建，可降低人源宿主 DNA 和 RNA 的比例。该方法主要针对已知的病原体微生物，保守引物与接头进行连接，PCR 扩增进行单个病原文库制备。该方法主要应用于 16S rRNA 编码基因，利用保守引物靶向扩增该基因的高变区，然后对扩增的序列进行 Sanger 测序或者 NGS 测序，通过 NGS 测序就可以对样本中存在的细菌种属进行鉴定。这种方法主要用于微生物检测和宏基因组分析，以及临床样本中细菌感染的诊断，但是对于序列高度复杂的病毒、真菌或者寄生虫检出不太适合。

文库上机测序之前，对文库 DNA 进行质控和定量，包括片段分析和定量 PCR，最终确保待上机的文库中含有足够核酸量。

4. 生物信息分析 用于临床 mNGS 分析的生物信息学软件需要专业的编程人员进行开发、运用和维护，目前已有多个用于检测和鉴定微生物序列的软件，如 SURPI、Kraken、Taxonomer 等。用于生物分析比对的数据库包括人源数据库和病原体微生物数据库。

上机测序数据产出后，通过计算服务器进行数据分析。第一，对上机数据质量进行评估，过滤掉低质量的数据，剩余数据主要包括所有物种的高质量数据（宿主基因、微生物基因及其他生物体基因）。第二，通过比对数据库里的人源数据库，计算机减去人源宿主基因组，剩余无法比对到宿主的数据。第三，将剩余的未标明序列数据与病原体微生物数据库进行序列比对。通过分类学进行分类，单个读取数据会被分类到特定的分类单元（例如种、属、科），数据可以通过不同的格式进行分析和呈现出来，如覆盖图和比对序列图，以确定有多少微生物基因组被检测出来，以及与数据库里引用序列的同源性。

mNGS 数据通常是从公共数据库（如 GenBank）中得到序列构建而成，构建微生物数据库应优先选择全长参考基因组以及测序质量高、样本来源清楚、注释详细的序列。临床重要的病原微生物序列应选择在地域和时间上有代表性的基因组。mNGS 数据库包含两个部分，即微生物数据库与人源数据库。人源数据库是为去除人源序列而构建，包含染色体基因组、线粒体基因组及转录组等序列信息。微生物数据库包含细菌、真菌、病毒和寄生虫基因组序列信息，而支原体、衣原体、螺旋体、立克次体可独立作为一类也可并入细菌类别。构建完成的 mNGS 数据库需要经过验证才能使用，比如使用已知阴阳性的测序数据或者模拟数据对数据库的有效性进行验证。

5. 报告生成和解读　目前关于 mNGS 的报告生成和结果判读并没有统一标准。以下几种情况均会影响正常 mNGS 的报告生成：①罕见病原体或者新发病原体的数据库参考序列不完整；②参考数据库着重偏向于某些生物，从而对别的病原体微生物的比对造成干扰；③个别病原体具有高度的遗传相似性；④正常菌群的干扰和试剂、实验室环境中污染造成的假阳性，均较常见。

mNGS 报告结果需要紧密结合临床。实验室应按照不同临床标本类型和微生物类型，确定各自的阳性阈值和判读标准。如无菌部位（血和无菌体液等）与有微生物定植的部位（呼吸道和开放性伤口等）要区别对待。传统微生物学中的正常无菌部位（血液和脑脊液等）在 mNGS 检测时也可以测到一些低浓度病原体的核酸序列，但是没有微生物活体存在。对于有微生物定植部位的 mNGS 报告的解读需要紧密联系临床表现、实验室检查和影像学特征等一系列临床指标进行综合解读，并与临床专家密切沟通。mNGS 检测的目标是核酸，并非存活的病原体，DNA 在体内需要一定时间降解，可能存在病原微生物已死亡，但 mNGS 检测结果是阳性这种看似不相符的情况，应该从方法学角度进行解释与甄别。同时注意 mNGS 报告解读要与传统培养结果紧密结合，从而更好地指导临床，提高临床诊断率。

另外，阳性阈值一般采用受试者操作特征曲线（receiver operator characteristic curve，ROC curve）等统计方法确认，然而针对某些特殊传染病病原微生物，即使检出 1 条序列也应视为阳性（在排除污染的前提下），如 MTB、鼠疫耶尔森菌、霍乱弧菌、汉坦病毒等。对于某些破壁困难的微生物（如分枝杆菌属、诺卡菌属、曲霉菌、隐球菌属等）要考虑提取效率存在差异，应降低报出阈值，以免漏检。同时这类病原体应采用多方法学（PCR、GM 实验、隐球菌荚膜多糖抗原实验等）进行验证，从而进一步提高报告的准确性。

此外，mNGS 检测的某些平台可能会发生错误的序列拆分，也就是索引跳变（index hopping），这可能导致一些临床样本文库的索引出现在另一些样本文库中，从而影响测序结果的解读。虽然 DNA 分子双端同时携带 index（索引）会降低这种问题的发生率，但并不能完全消除这种风险。因此，在解读测序结果时，需要考虑到不同样本之间可能存在的索引跳变问题，特别是在同一批次的样本中，如果出现了高度相似的病原体序列，则要格外谨慎对待。

关于 mNGS 不同的报告结果，应充分结合临床患者的实际情况进行解读。若检测报告为阴性，不代表该样本中一定不存在病原微生物，可能是病原体的含量过低或病原体序列信息未被收录数据库所致等。若检测报告为阳性，报告病原微生物不一定是临床责任致病菌，应考虑患者免疫状态及与临床表现的符合性。

6. mNGS 流程的质量控制　mNGS 整个流程比较长，包括湿实验和干实验，需要在整个 mNGS 中预先设立质量控制。每批实验操作过程中，应设置阴性对照品和阳性对照品。其中阴性对照品用于监测环境或试剂微生物污染和样品交叉污染；阳性对照品用于动态监控整个操作过程，从核酸提取、文库制备、上机测序到生物信息分析可能出现的异常。如上述指标出现异常，需分析失控原因，采取纠正措施后，重新进行检测。

关于 mNGS 的整个流程仍在不断优化过程中，如特殊病原体核酸提取的优化，如结核分枝杆菌、胞内菌或者难破壁微生物，测序平台的优化等。建立关于 mNGS 行业内的统一规范化标准，规范 mNGS 湿实验的实验操作和干实验的生物信息学分析，减少实验误差带来的偏差，提供临床结果判断，实现临床的精准诊疗。

第五节　宏基因组测序技术在临床应用中的局限性和反思

尽管宏基因组技术已被逐渐应用于临床，辅助临床诊断，然而该技术仍存在一些问题，如实验流程长、设备要求高、数据库不完整和不准确、数据分析算法不一致以及缺少行业内统一标准等，因此 mNGS 尚未被纳入临床常规检测中。

一、宏基因组测序技术临床应用的标准化和规范化

为促进和规范 mNGS 的合理应用，加快感染性疾病诊断，mNGS 在临床应用中的标准化和规范化迫在眉睫。尽管 FDA 已经为 NGS 应用于感染性疾病的临床验证提供了一般指南，但对于 mNGS 试验的临床实施没有明确的建议，也未提到具体的要求。在 2020 年 5 月，中国专家发表了《宏基因组学测序技术在中重症感染中的临床应用专家共识》(第 1 版)，此篇共识进一步促进和规范了 mNGS 的合理应用，以及为 mNGS 检测的仪器、实验过程和正确的结果判读提供了标准。

1. 检测设施设备控制　必须按照《医疗机构临床基因扩增检验实验室管理办法》的相关规定开展临床 mNGS。检测实验室应符合《医疗机构临床基因扩增检验实验室工作导则》的相关规定。实验室空气洁净度需要建立标准对照和监测系统，实验室存在的背景微生物需要进行定期的汇总更新。测序设备需要采用获得国家医疗器械注册许可的测序平台。目前还没有一套成熟的质量控制系统和标准化程序可参照使用，mNGS 检测实验室可以因地制宜，按照相关原则配备检测设施和设备。

2. 检测实验质控　mNGS 过程主要包括样本处理(包含运输)、核酸提取、文库构建、上机测序及数据比对与结果判读。关键质控点包括样本运输状态和运输温度、核酸提取质量、文库浓度和片段分布大小、下机数据总数据量、有效数据量、测序质量及数据分析可靠性等。不符合质控标准的操作都应当及时终止并重新检测，否则无法保证数据的可靠性。

全流程质控包括如下几点：①每批次实验中都应该包括内参和 / 或阳性、阴性对照品；②内参和 / 或阳性对照品被有效检出且检测到的碱基序列片段数量应该满足实验预期的检测敏感度阈值；③对于不同类型的样本，建议有基本的序列数据量；④为确保序列比对的准确性，避免因同源错配导致的序列比对错误，建议测序序列读长不少于 50bp(单端读长 50 个碱基)。推荐采用临床应用级别的数据库，对临床病原体的不同种、不同型别有不同的区分度。

3. 测序结果的实验室判读控制　专家共识提出 mNGS 病原体检测满足以下原则：①剔除试剂、环境中引入的假阳性病原体信息；②剔除比对流程中交叉引入的假阳性病原体信息；③报告病原体信息原则上准确到种(检出序列数极少、相似度极高的病原复合群和分节段分型的病毒等例外)，同时

也应包含相应的属信息；④建议将临床高度关注和健康者样本中极少出现的病原体信息优先呈现（即高度致病可能性），同时将某些部位（如呼吸道、皮肤、肠道等）的常见、低（或无）致病性病原体（定植菌等）独立呈现。

此外，mNGS 技术的检测步骤多、流程长且自动化程度低，操作易出现混淆或遗漏等现象，因此需要标准规范化的流程和专业熟练的人员配备。

二、数据库建设

微生物参考基因组数据来源较多（如 NCBI、PATRIC、EuPathDB、ViPR、WormBase、RVDB、FDA-ARGOS 等），数据质量良莠不齐。构建本地基因组数据库时，需要建立数据质控标准进行筛选，充分考虑微生物基因组的组装水平、基因组版本和基因组组装质量等，并需要进行性能验证，评估物种鉴定的性能。

（一）数据库的选择

已知基因组序列的微生物大多是模式生物，或者是可培养的微生物。现有宏基因组分析工具大多依赖已知基因组，这就会导致使用数据库不同而带来结果偏差，不可培养或是未经宏基因组鉴定的微生物可能无法鉴定出。参考数据库的多样性极大地影响许多分类算法的准确性，参考数据库中不存在的菌株由于与参考数据库中已存在的某些物种近源，而通常会被错误分类。使用非精密的数据库进行序列比对而产生假阳性结果，可能是由于低复杂度的序列与来自样本的低质量读取（即计算噪声）、错误注释的物种或来自数据库条目的污染（也包括对人类 DNA、测序适配器或载体的读取）引起的。由于数据库中的分类表示不完整或缺乏，可能出现假阴性结果。因此，急需大而全面的多样性数据库。美国 FDA 的公共参考数据库（FDA-ARGOS，2016 年 12 月 6 日向全球开放），致力于建立一个高度准确的序列数据库，目前仅限于病原微生物（包括 125 个基因组，大部分是细菌），可以应用于临床。

（二）数据库维护

除了参考序列的来源，实验室需要确认注释的准确性、序列的完整性、参考文献的全面性以及相关分类群的表示。从参考数据库中删除错误注释的物种或增加临床丢失及不够代表性（如出现某种病原体暴发）的物种的序列信息，可以用于产生一个通用型的数据库，但是需要定期验证准确性并根据需要进行更新。

基于用户定义的序列标识阈值并使用由此产生的压缩数据库对序列进行聚类是限制冗余和减少计算周转时间的一种方法。根据数据库大小和参考序列的来源，采用自动或半自动方法对数据库进行维护。

（三）数据库的标准化

目前，各检测实验室有各自的数据库，常采用多个数据库注释序列的组合方式，提高病原微生物的检出。这些数据库的完整性和准确性缺乏统一的质量标准，无法形成标准化的数据集，用于检测数据分析。此外，数据库还需与临床实践相结合，形成标准化的临床应用级别的数据库，满足对临床病原体的不同种、不同型的精准检测，实现临床的精准诊疗。因此，相关部门应联合主流检测机构，进一步确定和完善数据库的质量标准，规范和提升 mNGS 的应用。

三、病原体鉴定的生物信息学方法优化

对于实验室程序，通常需要对软件进行自定义修改，然后固定软件配置并确定参考数据库用于临床验证。典型的生物信息学由一系列来自原始输入 fastq 文件的分析步骤组成，包括预处理（质量控

制、去除接头)、比对去除寄主基因序列(人)、比对序列至参考序列或经拼接组装后比对参考序列、计算每种微生物的丰度或其他分析。必须仔细评估数据分析中的每个步骤,以确保数据处理的准确性和完整性,同时考虑误差。可准备定制的数据集,以模拟输入序列数据,并扩大检测到的微生物范围。使用标准化参考资料和 NGS 数据集也有助于不同生物信息学流程的比较评估。

1. 准确性 美国病理学家委员会要求实验室应在实验室验证之前,使用已知结果和 / 或先前分析的临床样本序列数据或模拟软件(如 Wgsim)生成的序列数据集来验证生物信息分析流程(也称为 pipeline)。序列数据集一般包含宿主的参考序列(如人类基因组或转录组)、共生微生物非灭菌标本、相关病原体以及近缘微生物(如需评测流程分析特异性时)。此外,数据集可考虑测序平台特定的错误配置文件(如测序错误的频率和类型)以保证数据集真实性。也可采用将病原体阴性样本的真实测序数据与感兴趣病原体的模拟序列读取相结合,确保序列数据集真实性。在实验室验证之前进行模拟研究是有利的,特别是当实验室希望修改数据库或分类算法时。

对于所有的病原体而言,参考数据库是不全面的且具有偏好性的,因此许多常见的病原体可能在参考数据库中不会有完美的匹配。目前面临的一个挑战就是,仅根据参考序列数据库生成模拟样本并用于分类。更为现实的挑战是,准确性评估应考虑目标生物的预期遗传多样性。由于公开的数据库经常被错误注释,实验室可能会使用独立的分类工具或其他方法查看比对数据,以确认正确地注释病原体序列用于模拟研究。模拟研究是通过模拟病原体的序列数,最终生成覆盖率(阳性水平),并反映测序的序列长度、成对或单端特征、插入片段大小和误差曲线。最后,将模拟病原体读数添加到序列读数中,以反映患者标本中观察到的全部背景成分。除了模拟读取外,还可以从注释充分的临床标本的测序数据中开发相应的参考数据集,这些数据集是具有已知结果的数据集。然后,参考数据集可用于对生物信息学算法中所做的任何更改或微生物参考数据库的更新进行基准测试。

2. 特异性 开放的数据库,不同种类微生物的同源序列(如质粒的序列)会干扰种类的鉴定,降低鉴定的准确性。序列比对(或算法)需要生物信息学技术人员进行不断改进和优化,建议使用不同的算法,如 k-mer、DNA 标记和序列比对等来分析数据,确保分类特异性。

3. 快速化 目前,依据测序技术、方法和所开发的生物信息学程序的不同,已经报道的 mNGS 检测时间约为从样本接收时起的 6h~7d(平均 48h)。一般来说,mNGS 检测需要大量的人工操作,包括核酸提取、文库构建、测序和数据分析。根据测序的化学原理(读长、单端与双端测序、测序深度或测序平台),仅生成序列数据可能就需要 48h(平均约 24h)。一旦生成测序数据,快速生物信息分析可能只需 1h 就可以产生结果,并具有显著的计算能力来支持分析。通常 mNGS 报告的样本序列长度可超过 2 000 行,实验室可以在本地托管计算服务器,也可以将生物信息学分析和数据存储转移到云平台。

测序深度越大,获取的序列数就越多。保证一定的测序深度能够获取足够的序列信息用于生物信息学分析,保证检测结果的敏感度和准确度。然而加大测序深度会增加测序过程和数据分析流程的负担,进而延长检验结果报告时间。研究表明,每份样本中获取 1 兆(100 万)序列数量,在鉴定病原菌种类时即能达到 99% 的效果。

四、未来与展望

感染性疾病的病原体种类多样,除常见的病原体外,罕见细菌、病毒、真菌及寄生虫等病原体不易被传统的方法检测,导致漏诊和延误,造成经验性广谱抗生素药物的滥用,给临床诊断带来困难。高通量测序技术的发展和兴起为感染性疾病的诊断提供了新的途径和思路,mNGS 无偏移检测样本中存在的所有 DNA 和 RNA,让致病微生物无所遁形。许多病例已经证明了 mNGS 在多方面的优越性,包括鉴定复杂和非典型病原体感染、人畜共患病病原体以及新发 RNA 和 DNA 病毒等。虽然

mNGS 技术的发展和兴起为感染性疾病的诊断提供了新的途径和思路，但其本身的技术仍需优化和规范。在目前的技术能力条件下，为实现感染性疾病的精确诊断，建议将 mNGS 与传统培养、其他分子生物学以及血清学检测等方法联合使用，使 mNGS 测序技术真正地受益于更多医生和患者。

在多个病例报道中已证明 mNGS 应用于临床诊断的优势，但临床实用性尚未在大规模前瞻性临床试验中得到证实。前瞻性临床研究对于指导临床何时进行 mNGS 检测，以及如何将诊断结果与其他方法进行比较至关重要。特别是，需要前瞻性临床试验和经济数据来证明这些相对昂贵的试验在改善患者预后方面的成本效益分析，以证明其使用的合理性。目前，mNGS 技术已被写入呼吸道感染和检验等多项专家共识与指南中，自 2019 年以来，我国已有《宏基因组高通量测序技术应用于感染性疾病病原检测中国专家共识》《中国成人 2019 冠状病毒病的诊治与防控指南》等十余篇 mNGS 相关共识、指南和标准被相继发布。尽管如此，mNGS 的临床应用尚处于早期阶段，还未形成美国食品药品监督管理局（FDA）或我国国家药品监督管理局（National Medical Products Administration，NMPA）批准的用于病原诊断的流程与方法。

希望在未来几年有更多高质量的 mNGS 临床研究，为该项技术在临床的应用提供指导。未来，随着 mNGS 技术的不断发展，mNGS 的总体成本和检测时间将继续下降，自动样本处理和微流控技术将被开发用于缩短检测时间，更专业和全面的生物信息学数据库将得到广泛应用。此外，国家对于传染病监测网络的全球部署以及测序技术等快速诊断技术的发展，将实现更早地控制传染病暴发和扩散，从而拯救更多的患者生命。

小　结

病原微生物导致的感染性疾病仍然是严重威胁人类健康的一个重要原因。基因检测以病原体遗传物质（DNA 或 RNA）为靶分子，常用检测技术包括核酸扩增技术、微流控芯片技术和测序技术等，具有快速、特异的特点，可用于感染病原体的检测、病原体的分型、耐药基因和毒力基因检测等。近年来，二代测序宏基因组测序技术采用无差别、一网打尽方法实现感染病原体的检测，对疑难杂症、不明原因的危重症、免疫缺陷等特殊患者的感染性疾病以及新发突发传染病有重要临床指导意义。

尽管如此，基因检测技术在感染性疾病的临床应用中仍然存在许多挑战。例如质谱技术可高通量地进行病原体检测，但临床应用普及性不足，质谱设备价格昂贵、试验操作复杂等限制了质谱技术在临床的开展。核酸扩增技术可检测已知病原体，灵敏度高，操作简单，但检测通量低。而宏基因测序技术在感染病原体的检测方面有待进一步成熟、规范化和标准化。另外，宏基因组测序操作复杂、成本高也限制了它在临床的广泛应用。基因检测病原体仍有非常大的改进空间。

未来，随着基因检测技术发展不断突破局限性，基因测序、基因芯片技术和质谱技术等检测方法将在病原微生物检测中得到广泛的发展和应用。基因检测技术的自动化、高通量将逐步扩大范围，对检测样本的要求也逐步趋于微量化和无创无损化。此外，POCT 病原体检测技术的快速发展也将会在感染性疾病诊断的应用上打开新的思路、展现更广阔的前景。

第九章
个体化医疗中的基因检测

随着精准医疗概念的提出及我国精准医疗项目的逐渐落地，根据患者个体具体情况，借助先进检测技术，定制针对患者个人的给药方案，合理有效地完成个体化治疗的这一目标逐渐成为现实。在此过程中药物基因组学研究和基因检测技术的发展起到关键性的作用。

第一节　个体化医疗和药物基因组学

个体化医疗是指通过综合利用基因检测分析技术、临床观察和家族史信息来制订每个患者的治疗方案。个体化医疗的最终实现经历了个体间差异现象研究、药物遗传学研究和药物基因组学研究等几个阶段，为个体化医疗提供了理论基础。

早在公元前 510 年，Pythagoras 就发现某些人会因吃蚕豆而致死，而直到 19 世纪加拿大医生 William Osler 发现并提出了“个体间差异现象”才产生了个体化医疗的概念。虽然之后临床治疗仍然是基于随机对照临床试验和大样本观察，根据统计学的分析结果制订治疗方案，但是一百年后的研究者已开始对引起个体间差异的原因有所了解，并根据这些研究结果预测患者病情的严重性，如 20 世纪初英国科学家 Archibald Edward Garrod 在尿黑酸尿症的代谢障碍研究中发现该病是由缺乏尿黑酸氧化酶而导致，这与个体间的基因差异有关。

随着遗传药理学的发展，许多研究发现个体间差异也能导致药物反应性的差异。1959 年由德国人类遗传学家 Friedrich Vogel 提出了药物遗传学的概念，这是研究基因多态性与药物个体间反应差异相关性的学科。比较著名的案例包括 20 世纪 50 年代发现的抗疟疾药物伯氨喹会引起一些非洲裔美国士兵出现溶血性贫血，后被证明是因为这些士兵体内存在葡糖 -6- 磷酸脱氢酶（glucose-6-phosphate dehydrogenase，G-6-PD）的等位基因差异，从而导致 G-6-PD 酶的缺乏。G-6-PD 在红细胞戊糖代谢途径中有重要作用，其催化 6- 磷酸葡萄糖发生脱氢反应，使氧化型谷胱甘肽（oxidized glutathione，GSSG）还原为还原型谷胱甘肽（reduced glutathione，GSH），GSH 具有保护血红蛋白免受氧化的作用。G-6-DP 酶的缺乏，将导致该代谢途径中的产物 GSH 减少，患者在服用伯氨喹等氧化药物后，GSH 将进一步减少，从而导致血红蛋白氧化变性形成海因茨小体，增加了红细胞膜的脆性，使其易破裂进而发生溶血。如在进行电休克疗法时，加入神经肌肉阻断剂琥珀酰胆碱后，一部分患者会出现神经肌肉的过度阻断和长时间的窒息，后被证明这些临床表现是由常染色体隐性遗传的丁酰胆碱酯酶（butyrylcholinesterase）缺失而导致。抗结核病治疗药物异烟肼有时会引发严重的不良反应，后期研究显示是由 N- 乙酰基转移酶 2（N-acetyltransferase 2，NAT2）的等位基因差异所导致。所有这些早期发现的药物所致的不同临床表现推动了药物遗传学快速发展。

此后，随着药物遗传学研究数量的不断增加，特别是人类基因组计划（Human Genome Project, HGP）的完成，不断有与药物疗效及不良反应相关的基因和变异序列被鉴别出来。国际人类基因组单体型图计划（International HapMap Project）建立了公开的人类基因数据，目的基因可以被挑选出来，整个基因的单核苷酸多态性（single nucleotide polymorphism，SNP）信息可通过测序和直接访问公开的数据库得到，使得药物基因组学研究可扩展到已知候选基因以外的范围。随着高通量测序技术的发展，研究者可以通过对整个基因组的 SNP 分型以进行全基因组关联分析（genome-wide association study，GWAS），更促成了药物基因组学的产生。GWAS 研究将药物产生的不同效应和以往不曾关注的基因联系起来，如辛伐他汀（Simvastatin）诱发的肌肉病与有机阴离子转运多肽（organic anion transporting polypeptide，*OATP*）基因相关联，二甲双胍在糖尿病患者中的药效与毛细血管扩张性共济失调突变基因（ataxia telangiectasia-mutated gene，*ATM* gene）之间的相关性。目前药物遗传学和药物基因组学这两种说法都在使用，但药物遗传学通常指影响个体药物反应性的单基因变异，如影响卡维地洛（Carvedilol）降压作用的 β1- 肾上腺素能受体基因变异；而药物基因组学则是指对整个基因组中影响药效和药物安全性的多种基因及其相互作用的研究，如研究 CYP2D6，β1-、β2- 和 α1- 肾上腺素能受体基因变异相互作用对卡维地洛药效的影响。所以药物基因组学的内涵包括了发现和鉴别引起药效差异的候选基因、基因多态性以及多态性与治疗效果的关联，并基于个体的基因型对药物疗效与临床结局进行预测，从而确定药物种类与剂量来降低不良反应。

目前，药物基因组学在临床及研究中主要应用于个体化治疗和药物的研发，通过药物基因组学临床检测和筛查来预测治疗个体的药物反应性，从而增进患者治疗的依从性，降低或消除某些不良反应和减少治疗中的某些不必要支出，以达到个体化治疗的目的。另外，药物基因组学也着重体现了遗传信息对药物研发的影响。药物基因组学研究贯穿了药物研发的整个过程，新药作用的分子靶标选择及上市前的安全性和有效性评估均涉及药物基因组学的分析研究和一系列基因检测技术。

第二节　药物相关的基因变异及多态性

治疗药物安全性和有效性的个体间差异涉及药物代谢、吸收、分布及药物作用靶标对药物的反应性等方面。目前，针对这些方面的个体基因变异、基因多态性和基因表达差异等已获得很多成熟的研究结果，并为临床用药提供了重要的参考。

一、药物代谢酶的基因变异及多态性

药物代谢是指药物作为外源性物质在体内经化学结构处理，至其排出体外的过程，这一过程又称为生物转化。这是药物从体内消除的主要方式之一。药物的代谢主要在肝脏，但也可发生在肠、肾、肺。通常口服药物经过肝门静脉进入肝脏，在肝脏经过代谢酶的作用，有效的化学结构被改变，使血药浓度降低，药理作用减弱，这种现象称为首过效应。药物在肝脏内代谢的过程可分为两个时相：Ⅰ相和Ⅱ相。这两个时相均在特定代谢酶的催化作用下进行反应。遗传变异可影响这些酶的表达及活性，从而造成不同人群对同一药物及剂量产生治疗效果上的差异。

Ⅰ相代谢的化学结构变化包括氧化、还原和水解反应，在药物分子结构中引入或脱去功能基团（如 -OH、$-NH_2$、-SH），生成极性较高的代谢产物。细胞色素 P-450（cytochrome P-450，CYP450）是药物Ⅰ相代谢所需的主要酶之一，具有对多种外源物包括药物进行代谢的功能。该酶系由多种具有氨基酸序列雷同性的同工酶组成，依次可分为家族、亚家族和酶个体三级。目前在人体中发现有 57

种 CYP450，其中与药物代谢相关的有 15 种，主要涉及 CYP1、CYP2 和 CYP3 家族，研究较多的包括 CYP1A2、CYP2C9、CYP2C19、CYP2D6、CYP2E1、CYP3A4、CYP3A5 等。Ⅱ相代谢为结合反应，也是药物解毒过程，药物分子的极性基团通过与内源性物质（如葡糖醛酸、硫酸、谷胱甘肽、甘氨酸、醋酸等）经共价键结合，生成极性大、水溶性高的结合物而经尿排泄。药物的代谢可包括Ⅰ相或Ⅱ相反应，也可依次经过Ⅰ相和Ⅱ相反应。

药物代谢酶的基因多态性是发现最早、研究最多的与药物反应和毒性相关的基因变异。CYP450 酶具有复杂多样的基因多态性，可表现为由某种 CYP450 酶在个体间的表达量差异引起个体间药物反应差异，其中表达量高的个体代谢速度快，称为快代谢型（extensive metabolizer，EM）；表达量低的个体代谢速度则慢，称为慢代谢型（poor metabolizer，PM）。具有基因多态性的Ⅱ相代谢酶包括 N- 乙酰基转移酶（N-acetyltransferase，NAT）、尿苷二磷酸葡萄糖醛酸转移酶（uridine diphosphate-glucuronosyl transferases，UGT）和谷胱甘肽 S- 转移酶（glutathione S-transferase，GST）等。另外，核苷酸碱基代谢酶也具有基因多态性，如硫嘌呤甲基转移酶（thiopurine methyltransferase，TPMT）和二氢嘧啶脱氢酶（dihydropyrimidine dehydrogenase，DPD）。

1. *CYP2D6* 基因多态性　在 CYP450 酶系中，第一个被发现存在药物代谢基因多态性的是 CYP2D 家族。*CYP2D6*（又称异喹胍 4'- 羟化酶基因）的基因多态性是该家族中研究最多的典型代表，该基因位于第 22 号染色体上，迄今至少鉴定了 100 余种基因多态性，这些基因多态性以 * 号开头进行编号，可由一种或多种突变组合而成。*CYP2D6* 基因多态性较为复杂，可分为三类：野生型、活性减弱型、活性缺失型。

常见的导致酶活性减弱的等位基因包括 *CYP2D6*10*（rs1065852，c.100C>T，Pro34Ser）、*CYP2D6*17*（rs28371706，c.1023C>T，2850C>T，Thr107Ile，Arg296Cys）、*CYP2D6*9*（rs5030656，c.2615-2617delAAG，Lys281del）、*CYP2D6*29*（rs61736512，rs1058164，rs16947，rs59421388，rs1135840，c.1659G>A，1661G>C，2850C>T，3183G>A，4180G>C，Val136Met，Arg296Cys，Val338Met，Ser486Thr）和 *CYP2D6*41*（rs28371725，c.2988G>A，异常剪接）。*CYP2D6*4*（rs3892097，c.1846G>A，剪接缺陷）、*CYP2D6*5*（整个基因缺失）、*CYP2D6*36*（c.1846G>A）均为酶活性功能缺失等位基因型。其中 *CYP2D6*10* 和 *CYP2D6*17* 这两种等位基因型分别在亚洲和非洲人种较为多见，*CYP2D6*4* 和 *CYP2D6*5* 在白种人群的慢代谢型个体中多见。根据携带的等位基因种类，可准确预测个体的代谢类型，分为超快代谢型（ultrarapid metabolizer，UM）、快代谢型（EM）、中间代谢型（intermediate metabolizer，IM）和慢代谢型（PM）。快代谢型携带野生型等位基因（如 *CYP2D6*1*、*CYP2D6*2*）的纯合子或杂合子，慢代谢型携带 2 个功能缺失等位基因，中间代谢型携带 1 个功能缺失等位基因和 1 个酶活性减弱等位基因。在各类等位基因型中，*CYP2D6*2*、**1*、**4*、**6*、**10*、**17*、**29*、**35*、**41*、**43* 和 **45* 被发现有双拷贝和多拷贝现象，携带多拷贝的野生型等位基因的个体表现为超快代谢型。

对于慢代谢型，高剂量的 CYP2D6 酶底物药物会引起副作用，如血管平滑肌舒张药物哌克昔林（Perhexiline）会引起周围神经炎等副作用，抗精神病药物奋乃静（Perphenazin）引发帕金森病和心律失常，治疗药物普罗帕酮（Propafenon）导致药物性心律失常。而对于前体药物，如可待因（Codeine）和曲马多（Tramadol）均需要通过 CYP2D6 分别代谢成活性物质吗啡和去甲基曲马多才能达到镇痛的效果，在慢代谢型中上述药物的麻醉作用就会减弱。又如，他莫昔芬（Tamoxifen）由 CYP2D6 催化成抗雌激素活性更强的代谢物，慢代谢者服用此药的效果会较差，复发间隔期较短且无复发生存率较差。

对于超快和快代谢型，则需要调整 CYP2D6 酶底物药物的剂量，如对于抗抑郁药物去甲替林（Nortriptyline），携带 *CYP2D6*2* 三倍体的超快代谢型患者需要加大用药剂量至 3~5 倍，而 *CYP2D6*2* 二倍体患者则建议剂量加倍。已有案例报道，对于可待因等前体药物，超快代谢型患者在正常剂量时可能会因生成过高水平的吗啡而发生过度麻醉。

CYP2D6 酶抑制剂和 CYP2D6 酶底物药物之间的相互作用在不同类型的代谢者之间也有差异。CYP2D6 酶抑制剂在快代谢型中的作用效果远高于慢代谢型，如当 CYP2D6 酶抑制剂苯海拉明（Diphenhydramine）和 CYP2D6 酶底物美托洛尔（Metoprolol）联合用药时，快代谢型患者体内的美托洛尔消除率就会显著降低，而慢代谢型患者体内的美托洛尔的血流动力学不受影响，此时美托洛尔对快代谢型患者的心率和收缩压降低的作用比慢代谢型患者更为显著，药效也更长；抗抑郁药帕罗西汀（Paroxetine）和氟西汀（Fluoxetine）为 CYP2D6 酶抑制剂，可显著降低快代谢型的药物代谢活性，形成慢代谢型的表型。他莫昔芬需通过 CYP2D6 代谢转换成雌激素拮抗的活性物质，应避免与帕罗西汀和氟西汀同时使用，而应选择 CYP2D6 抑制作用较弱的西酞普兰（Citalopram）和文拉法辛（Venlafaxine）。

2000 年的一项对心理精神疾病住院患者药物经济学研究显示，在使用 CYP2D6 酶底物药物治疗的患者中出现严重不良反应的数量从超快代谢型到慢代谢型有增高趋势，超快代谢型和慢代谢型患者人群每年的治疗费用比快代谢型和中间代谢型要高出 4 000~6 000 美元，药物引起的严重不良反应导致的治疗费用远高于基因检测的费用，慢代谢型的整体住院时间也是最长的。因此，美国 FDA 早在 2005 年就批准了罗氏诊断公司生产的 AmpliChip CYP450 检测试剂盒对 27 种 CYP2D6 的等位基因进行分型。

2. *CYP2C9* 基因多态性　CYP2 是细胞色素 P-450 酶家族（CYP450）中最主要的三大家族之一（CYP1、CYP2、CYP3），其中包括 CYP2A、CYP2B、CYP2C、CYP2D、CYP2E 5 个亚家族成员。CYP2C9 则是 CYP2C 亚家族的主要成员之一，在肝脏中高度表达。此外，该家族成员还包括 CYP2C8、CYP2C18、CYP2C19。

在人群中，*CYP2C9* 基因存在高度多态性，目前已知 *CYP2C9* 至少有 50 种基因变异型，其中，野生型为正常代谢的基因型，被命名为 *CYP2C9*1*。另外两种研究最多的基因型为 *CYP2C9*2*（rs1799853，430C>T，Arg144Cys）和 *CYP2C9*3*（rs1057910，1075A>C，Ile359Leu），是导致 CYP2C9 酶活性降低的主要等位基因，二者均为点突变，该基因突变引起所编码的酶与底物之间亲和力降低，进而影响其底物特异性和催化活性。

有研究表明，这两种基因型在不同种族人群中存在显著差异。在白种人中 *CYP2C9*2* 和 *CYP2C9*3* 是最为普遍的 CYP2C9 变异型，其发生率为 30%~35%，在非洲裔美国人中也有 6% 的阳性率。但在中国人群中 *CYP2C9*2* 的频率为 0%，为罕见突变；而 *CYP2C9*3* 是中国人群中最常见的突变类型，频率也仅为 3.3%。另外研究发现，大约有 10% 的非洲裔美国人携带 *CYP2C9*8*（rs7900194，449G>A，Arg150His）等位基因。这些等位基因均导致人群中出现慢代谢型。

CYP2C9 参与了大约 15% 的临床药物的氧化代谢，包括抗凝血药、抗惊厥药、降糖药、非甾体类解热镇痛抗炎药、抗高血压药以及利尿药等，*CYP2C9* 基因分型对其中治疗指数较窄的药物如华法林、苯妥英、甲苯磺丁脲等尤其重要。

华法林作为口服抗凝药物，临床上用于防止血栓的形成及发展，治疗血栓栓塞性疾病，也是治疗手术及创伤后静脉血栓形成、心肌梗死的辅助用药，目前已明确 *CYP2C9* 基因型可用于华法林的临床用药指导。*CYP2C9*3* 纯合子基因型个体中的 *S*- 华法林清除率比野生型纯合子个体低 90%，因而需要降低用药剂量，以防止出现严重出血事件。另外 *CYP2C9*8* 携带患者的 *S*- 华法林清除率和野生型纯合子个体相比，也下降了 30%~40%。*CYP2C9* 基因多态性对华法林剂量的影响程度在不同研究中还存在差异，总体上大约 12% 的华法林剂量差异可通过该基因的多态性来解释。

抗高血压药物氯沙坦属于前体药物，在体内主要经 CYP2C9 代谢转化为有降压作用的产物。携

带 *CYP2C9*3* 的个体因氯沙坦代谢率减低、活化产物生成减少，导致降压作用下降，因而需适当增加用药剂量以增强降压疗效。

3. *CYP2C19* 基因多态性　CYP2C19 是很多临床药物的重要代谢酶，包括质子泵抑制剂、抗抑郁药物如西酞普兰、阿米替林（Amitriptyline），抗血小板药氯吡格雷（Clopidogrel），二唑类抗真菌药伏立康唑（Voriconazole），镇静药物地西泮（Diazepam）等。

CYP2C19 基因位于第 10 号染色体，也存在显著多态性，具有多个 SNP 位点，根据代谢活性也可区分为超快代谢、快代谢、中间代谢和慢代谢型。野生型 *CYP2C19*1* 属于快代谢型，而位于外显子 5 的导致酶活性功能缺失的 *CYP2C19*2*（rs4244285，c.19154G>A，异常剪接）、位于外显子 2 的 *CYP2C19*3*（rs4986893，c.17948G>A，提前终止密码子）和导致超高酶活性的 *CYP2C19*17* 等位基因（rs12248560、-3402C>T、-806C>T）是亚洲人群中最常见的 3 种多态型，且均为点突变。人群中个体携带不同等位基因形成 4 种代谢型：携带 *CYP2C19*17* 杂合子或纯合子的超快代谢型、携带野生型纯合子的快代谢型、携带野生型和酶活性功能缺失型（*CYP2C19*2* 或 *CYP2C19*3*）杂合子的中间代谢型、携带酶活性功能缺失型 *CYP2C19*2* 或 *CYP2C19*3* 纯合子的慢代谢型。亚洲人种对 CYP2C19 酶底物药物的代谢活性普遍较白种人低，慢代谢型频率为 13%~23%，杂合子中间代谢型的阳性率高达 30%，而白种人和黑种人中的慢代谢型只占 2%~5%，超快代谢型在白种人中出现的频率超过 25%。

CYP2C19 代谢的药物较多，以几种药物为例进行说明。质子泵抑制剂如奥美拉唑（Omeprazole）、雷贝拉唑（Rabeprazole）和兰索拉唑（Lansoprazole）是抑制胃酸分泌的药物，具有抑制胃溃疡、保护胃黏膜和抗幽门螺杆菌等药理作用。*CYP2C19* 基因多态性对质子泵抑制剂的代谢有影响，进而影响药物疗效及导致不良反应的发生。服用同剂量的胃酸抑制剂，EM 型的血药浓度和胃酸 pH 最低，PM 型的最高。研究显示 PM 型的奥美拉唑的曲线下面积是 EM 型的 10 倍。一项持续 20 年的前瞻性研究显示奥美拉唑与阿莫西林联合用药治疗幽门螺杆菌和消化性溃疡，PM 型患者的治愈率为 100%，IM 型杂合子患者为 60%，纯合子 EM 型仅为 29%。同时，各基因型患者的十二指肠溃疡和胃溃疡治愈率差异也相仿。基于奥美拉唑和兰索拉唑的胃三联药物治疗研究显示，EM 型患者的根治率为 72.7%，PM 型患者为 97.8%。而对治疗失败的 EM 型，再次提高兰索拉唑剂量治疗，31 个 EM 型患者中 30 个最终获得治愈。另外 *CYP2C19*17* 纯合子的 UM 型对奥美拉唑的清除率显著高于野生型纯合子的 EM 型，曲线下面积比后者低 2 倍，提示在此类个体中质子泵抑制剂和其他 CYP2C19 酶底物制剂的用药剂量需要放大。针对质子泵抑制剂，应利用药物基因组学及药理遗传相关研究数据指导治疗，以改善治疗效果及减少不良反应的发生。

氯吡格雷为血小板抑制剂，主要用于预防和治疗因血小板高聚集状态引起的心、脑及其他动脉的循环障碍疾病。氯吡格雷属于前体药物，IM 型和 PM 型对药物反应性较低，需要加大剂量或选用其他类型的药物，如普拉格雷（Prasugrel）。*CYP2C19* 基因多态性是影响药物疗效及安全性的重要原因，在氯吡格雷的代谢转化中发挥重要作用。正常等位基因 *CYP2C19*1* 具有完好的氯吡格雷代谢功能；等位基因 *CYP2C19*17* 对氯吡格雷代谢能力增强；*CYP2C19*2~CYP2C19*8* 这些等位基因对氯吡格雷代谢能力减弱。

不同的 *CYP2C19* 基因型也影响阿米替林的疗效和不良反应的产生。该药对 PM 型的药理作用增强，同时也增加引发不良反应的风险，因此美国临床药物基因组学实施联盟（Clinical Pharmacogenetics Implementation Consortium，CPIC）指南建议 *CYP2C19* PM 基因型个体阿米替林的起始剂量应降低至常规剂量的 50%，并进行治疗药物监测，以防止不良反应的发生。

4. *CYP2A6* 基因多态性　尼古丁是烟草中的主要有害物质，是导致吸烟行为的主要生化活性物质，其在人体内的代谢主要由细胞色素 P-450 酶调控。CYP2A6 是尼古丁的主要代谢酶，尼古丁在体内的清除有赖于CYP2A6的活性。因此,CYP2A6多态性被认为对个体吸烟行为有重要影响,其编码基因*CYP2A6*是*CYP2A*基因家族重要成员,主要表达于肝脏。研究表明,*CYP2A6*基因通过调控CYP2A6酶来影响机体对尼古丁的代谢速度,目前人们已发现10余种等位基因。除了野生型*CYP2A6*1A*,以及在3'端非翻译区和*CYP2A7*发生基因转换的基因型*CYP2A6*1B*(该基因转换对CYP2A6活性无影响)外,*CYP2A6*的其他基因型大多为导致酶活性功能缺失的基因型,如*CYP2A6*2*、*CYP2A6*4*、*CYP2A6*5*、*CYP2A6*20*。CYP2A6参与了尼古丁转化为非活性产物的代谢过程。有研究显示,相比吸烟者,非吸烟人群中有更多为酶活性功能缺失基因携带者,同时携带该基因型的吸烟者其吸烟数量也相对较少。这些研究提示使用CYP2A6抑制剂有可能治疗烟草依赖。

5. *CYP2B6*基因多态性　CYP2B6是CYP2家族中重要的药物代谢酶,参与环磷酰胺、异环磷酰胺等抗肿瘤药物和抗逆转录病毒药物的代谢。依非韦仑(Efavirenz)是治疗Ⅰ型艾滋病的非核苷类有效药物,常与其他药物联合用于艾滋病的治疗。依非韦伦在肝脏主要经CYP2B6羟化代谢为8-羟依非韦伦,后继续羟化为8,14-二羟依非韦伦,除CYP2B6外,参与依非韦伦代谢的其他酶还有CYP2A6、CYP3A4、CYP3A5,与其代谢相关的基因多态性可导致不同个体间的药代动力学存在差异。

目前,对*CYP2B6*基因多态性的研究较多,其中研究较为深入的是基因多态性对依非韦伦血药浓度的影响。常见基因多态516G>T可增加中枢神经系统发生不良反应的风险,这与该基因多态位点可导致CYP2B6酶活性降低有关。研究显示在携带*CYP2B6*6*(516G>T,785A>G)等位基因的患者中降低依非韦仑给药剂量可达到同时抑制HIV-1病毒和减少中枢神经系统不良反应的目的。

另一种非核苷逆转录酶抑制剂奈韦拉平(Nevirapine),常与其他抗逆转录病毒药物联合用于治疗HIV-1感染。奈韦拉平主要由CYP2B6和CYP3A4两种酶进行代谢,且有研究表明,*CYP2B6*基因多态性对奈韦拉平的血药浓度有影响,还可引发不良反应。

6. *CYP3A*亚家族基因多态性　CYP3A亚家族包括CYP3A4、CYP3A5、CYP3A7等同工酶,参与50%以上临床药物的氧化代谢过程。*CYP3A*基因位于第7号染色体上,其中*CYP3A4*多态性发生率很低,因此用药前筛查的临床意义很有限。*CYP3A5*是肝脏外主要的*CYP3A*亚型,*CYP3A5*的基因存在明显的基因多态性,且可以影响蛋白的表达,其基因多态性主要发生在内含子3中,除野生型*CYP3A5*1*酶活性正常外,基因型*CYP3A5*3*(rs776746,6986A>G)、*CYP3A5*6*(rs10264272,14690G>A)、*CYP3A5*7*(rs41303343,27131-27132insT)均为酶活性功能缺失型,其中*CYP3A5*3*和*CYP3A5*6*因存在点突变导致*CYP3A5* mRNA异常剪切,引起终止密码子过早剪切CYP3A5蛋白,从而使酶活性功能缺失。*CYP3A5*6*和*CYP3A5*7*在亚洲人群中为罕见突变。个体至少含有1个野生型等位基因才能表达足够水平的CYP3A5。不同种族人群中基因型的分布情况存在差异,在非洲裔美国人和白种人中基因多态性的发生率较高。在中国人群中,*CYP3A5*1/*1*型(EM型)、*CYP3A5*1/*3*型(IM型)和*CYP3A5*3/*3*型(PM型)的频率分别为5%、36%和59%。在*CYP3A5*的基因多态性指导临床用药中比较明确的是其对他克莫司(Tacrolimus,FK506)给药剂量的调整。他克莫司为大环内酯类免疫抑制剂,临床上用于抑制肾脏、肝脏等器官移植患者的排斥反应。该药的治疗窗很窄,血药浓度较低时其排斥抑制效果差、药物敏感性降低,会产生急性排斥反应;血药浓度过高则可导致多种不良反应,如肾脏、神经、血液系统的毒性反应、糖尿病、高血压和胃肠道紊乱等。因此,*CYP3A5*突变纯合型患者相较于*CYP3A5*野生型及*CYP3A5*突变杂合型,其发生不良反应的风险更高。为避免上述药物不良反应,CPIC指南建议对携带*CYP3A5*3/*3*基因型的移植患者减少他克莫司的用药剂量。欧洲科学家委员会对*CYP3A5*3*纯合子、杂合子基因型个体均提供了给药剂量的建议,目前已有基于中国人群各基因型的给药剂量计算公式。

7. *CYP4F2*基因多态性　CYP4F2为维生素K单氧酶,可氧化底物生成ω-羟基衍生物,是肝脏中维生素 K 的主要氧化酶。突变型等位基因 *CYP4F2*3*（rs2108622，c.1297G>A，Val433Met）可导致酶活性降低而致维生素 K 浓度升高。*CYP4F2* 野生型纯合子 CC 的发生率在黄种人及白种人中较低，黑种人中较高，而杂合子 CT 型在黄种人和白种人中较多，突变型纯合子 TT 频率在不同人群中均较低。在白种人、黄种人和非洲裔美国人等各类人群中的研究显示 *CYP4F2* 基因多态性与华法林维持剂量存在相关性，其中 *CYP4F2*3* 等位基因与华法林高剂量相关。因此 *CYP4F2* 多态性是除 *VKORC1* 和 *CYP2C9* 以外影响华法林用药剂量的又一个遗传因素，可解释 1%~10% 的华法林剂量个体差异。

8. *DPYD* 基因多态性　二氢嘧啶脱氢酶（dihydropyrimidine dehydrogenase，DPD）作为核苷酸碱基的体内代谢酶，是抗肿瘤药物 5- 氟尿嘧啶（5-FU）分解代谢的限速酶，可将其转化为无活性的分解代谢物，患者体内 85% 以上的 5-FU 都经过分解代谢。DPD 的编码基因为 *DPYD*，位于第 1 号染色体上，目前已发现的 *DPYD* 基因多态性有 20 多种，其中 *DPYD*2A*（rs3918290，c.1905+1G>A）是最常见和研究最充分的基因多态，在外显子 14 与内含子交界处发生了 G → A 突变，导致整个外显子 14 缺失，进而引起酶活性功能缺失，因此携带该突变基因的患者接受氟尿嘧啶治疗时易产生严重的毒副作用。5-FU 及其类似物，如卡培他滨（Capecitabine）和 5-FU 衍生物均属于目前最常见的抗肿瘤化疗药物。5-FU 的毒性反应主要发生于消化道黏膜和骨髓中，其次是神经系统中。与大多数抗肿瘤药物一样，5-FU 的治疗指数也相对较窄，因而药物剂量增加很容易出现毒性反应。在对胃癌、结肠癌、乳腺癌等患者中的多项研究显示，氟尿嘧啶治疗可导致 DPD 酶低活性个体中血药浓度过高而出现严重的粒细胞减少。40%~80% 的 DPD 酶低活性患者携带 *DPYD*2A* 等突变等位基因，而乳腺癌患者研究显示约有 6% 的患者表现为 DPD 酶活性功能缺失，因此需要根据 *DPYD* 基因型调整嘧啶类化疗药物的剂量，降低毒性反应发生的风险。鉴于此，FDA 明确指出在使用氟尿嘧啶时应进行 *DPYD* 基因检测。

9. *NAT* 基因多态性　N- 乙酰基转移酶（N-acetyltransferase，NAT）为Ⅱ相药物代谢酶，催化 N- 乙酰化反应，与人体的解毒代谢密切相关。NAT 包括 2 个编码基因：*NAT1* 和 *NAT2*。这两个基因均位于人染色体 8p21.1-23.1，为单一序列、无内含子的编码蛋白质的外显子，两者同源性高达 87%。*NAT1* 基因表达的酶存在于多种器官，其乙酰化底物为对氨基水杨酸（para-aminosalicylate，p-AS）和叶酸代谢物对氨基苯谷氨酸（para-aminobenzoylglutamate，p-ABAGlu）。*NAT1* 基因具有高度的多态性，已发现 28 种等位基因型，其中 *NAT1*4* 为野生型，*NAT1*10*（1088T>A，1095C>A）和 *NAT1*11*（9bp 缺失）导致酶活性升高，这两个等位基因的携带者为 EM 型，其余的等位基因携带者为 PM 型。在不同人群中 *NAT1* 等位基因发生频率存在种族差异，高活性的变异等位基因 *NAT1*10* 在日本人中的发生频率明显高于白种人。NAT1 主要参与异烟肼、吡嗪酰胺、利福平、氨基水杨酸等药物代谢，其中异烟肼受 *NAT1* 基因多态性的影响最大。PM 型口服给药的半衰期是 EM 型的 2~6 倍，反复给药可导致蓄积中毒和周围神经炎等毒性反应。

NAT2 主要存在于肝脏，其代谢底物为肼屈嗪（hydralazine），其等位基因类型多达 87 种，一些突变可以导致酶活性的改变，主要表现为 3 种类型：PM 型、IM 型、EM 型。其中，*NAT2*4* 为野生型，携带者属于 EM 型。另有近 20 种基因型因酶活性功能降低，与底物的亲和力改变等导致表现为 PM 型，且这些突变基因大多为单核苷酸多态性，包括导致酶活性功能降低的突变基因型 *NAT2*14A*、**14B*、**17* 和 **22*，以及导致酶活性功能缺失的突变基因型 *NAT2*15*、*NAT2*19A* 和 **19B*，另外还有酶活性无变化的突变基因型有 *NAT2*20*、**21*、**23*、**24*、**25* 和 **27*。

NAT2 酶底物药物种类较多，*NAT2* 对异烟肼、普鲁卡因胺、磺胺等 20 多种肼类化合物进行乙酰化代谢，其中研究最为充分的属抗结核药物。以抗结核的代表性药物异烟肼为例，异烟肼作为治疗结核病的一线药物，在体内主要通过 NAT2 乙酰化代谢消除。异烟肼的乙酰化速度在不同种族人群中有显著个体差异，因此在不同个体间产生的毒副反应也存在显著差异，*NAT2* 基因多态性对其有重要影响，且有研究表明 *NAT2* 基因多态性与异烟肼引起的肝脏毒性相关。对于 PM 型需要降低异烟肼给用剂量以避免毒性反应，而 IM 和 EM 型则可使用常规剂量。目前临床上推荐检测 *NAT2* 基因的四个 SNP：rs1801279（G191A）、rs1799930（G590A）、rs1801280（A803G）、rs1799931（G857A），以确定给药剂量，避免发生肝脏毒性。

10. *TPMT* 基因多态性　巯基嘌呤甲基转移酶（thiopurine S-methyltransferase，TPMT）是细胞毒性和免疫抑制剂巯基嘌呤类药物诸如 6- 巯基嘌呤（6-mercaptopurine，6-MP）、6- 硫鸟嘌呤（6-thioguanine，6-TG）和硫唑嘌呤（azathioprine，AZA）的代谢酶，广泛分布于各脏器，催化 6- 巯基嘌呤中硫原子甲基化，形成无活性的 6- 甲巯基嘌呤（6-methyl MP，6-MMP）。除了应用于抗肿瘤外，上述药物在炎症性肠病、自身免疫性疾病和抑制器官移植排斥反应的治疗中亦有广泛应用。*TPMT* 基因位于第 6 号染色体，其多态性主要表现为低活性、中活性和高活性 3 种表型，其中 *TPMT*1* 为野生型，携带突变基因型 *TPMT*2*（rs1800462，238G>C，Ala80Pro）、*TPMT*3A*（rs1800460，460G>A，Ala154Thr；rs1142345，719A>G，Tyr240Cys）、*TPMT*3B*（rs1800460，460G>A，Ala154Thr）、*TPMT*3C*（rs1142345，719A>G，Tyr240Cys）的患者，其体内酶活性功能下降甚至缺失，约占无活性等位基因的 90% 以上，在使用上述药物时会增加造血系统毒性及出现严重骨髓抑制的风险。由于这些药物的治疗指数相对较窄，所以需要按个体基因型来调整用药剂量。在白种人和非洲裔美国人群中，突变杂合子基因型的发生频率约为 10%。白种人最常见的突变等位基因为 *TPMT*3A*（频率约 5%），而 *TPMT*3C* 则是东亚人群中最常见的突变等位基因，发生率约为 2%，在中国人群中未检测到 *TPMT*2*。

目前，临床上用于治疗淋巴和血液系统肿瘤的 3 种常用嘌呤类药物，硫唑嘌呤（AZA）、6- 巯基嘌呤（6-MP）、6- 硫鸟嘌呤（6-TG）中，6-TG、6-MP 及其二次代谢产物巯基次黄嘌呤核苷单磷酸（thioinosine monophosphate，TIMP）均为 TPMT 的底物，而 AZA 在体内转变为 6-MP 同样经 TPMT 代谢。因此，TPMT 酶活性将影响整个代谢过程及毒副反应的发生。已有研究表明，*TPMT* 突变纯合子患者在长期接受 6-MP 常规剂量治疗时会发生致命性的严重毒副反应，同时亦有相当比例突变杂合子对常规剂量 6-MP 和 AZA 无法耐受。对 6-TG 而言，因其二次代谢产物 TGMP 并非 TPMT 的底物，故受 TPMT 的影响不及 6-MP 明显。鉴于 3 种嘌呤类药物受 TPMT 不同程度的影响，在个体治疗时应考虑结合基因型对酶活性的影响及药物因素制订方案。

另外，肿瘤化疗药物顺铂也是通过 TPMT 来促进顺铂 - 嘌呤复合物的代谢，TPMT 酶活性降低的患者在顺铂治疗时，其不良反应的发生风险增高，如携带 *TPMT*3B* 或 **3C* 的儿童患者发生耳毒性的风险增加 17 倍。*TPMT* 突变等位基因检测对顺铂致听力丧失的阳性预测值高达 96%。

11. *UGT1A1* 基因多态性　尿苷二磷酸葡萄糖醛酸转移酶（uridine diphosphate-glucuronosyl transferases，UGT）是人体最大的Ⅱ相约物代谢酶家族，UGT1A1 是 UGT1 家族的成员，主要分布于肝脏，在肝脏中催化抗肿瘤药物伊立替康（Irinotecan）的活性代谢产物 SN-38 的葡萄糖醛酸化灭活过程，其药物基因组学研究是 UGT 家族成员中研究最多的。

UGT1A1 基因位于染色体 2q3 处，目前已发现有 100 余种突变，分布于基因的不同位置。目前，对 *UGT1A1* 基因研究最多的变异是 *UGT1A1*6* 和 *UGT1A1*28*。其中，*UGT1A1*28* 等位基因中的突变（rs8175347）是位于基因启动子 TATA 盒内 TA 重复序列个数的多态性，是最常见的突变基因型，具有 7 个 TA 重复序列，即 $(TA)_7$，使得 UGT1A1 酶活性低于具有 6 个 TA 重复序列 $(TA)_6$ 的野生型 *UGT1A1*1*。研究发现，携带 *UGT1A1*28* 患者服用伊立替康时，SN-38 葡萄糖醛酸化率明显低于野生型个体，其发生延迟性腹泻和粒细胞缺乏等不良反应的风险增加，且严重程度更高。种族间多态性的研究显示，在苏格兰人中，野生型纯合子 $(TA)_6/(TA)_6$ 的频率为 40%，$(TA)_6/(TA)_7$ 杂合子的频

率为 48%，$(TA)_7/(TA)_7$ 纯合子的频率为 12%；而在中国和日本人群中，$(TA)_7/(TA)_7$ 纯合子的频率则较低。*UGT1A1*6* 等位基因中的突变是位于 71 号密码子上的非同义点突变（rs4148323，211G>A，Gly71Arg），其在东方人群更为常见，突变频率为 13%。该等位基因会导致所编码蛋白中的第 71 个氨基酸从甘氨酸变为精氨酸，致使 UGT1A1 的活性下降 70%。由于这两种突变均会影响 UGT1A1 的酶活性，且会导致伊立替康的代谢产物 SN-38 在体内的聚集，据此可以预测该药物对患者的毒副反应。已有大量研究表明，*UGT1A1*6* 和 *UGT1A1*28* 突变纯合子患者发生药物毒副反应的概率明显增加，且与药剂量相关。因此，美国 FDA 批准了 *UGT1A1* 基因分型检测试剂，明确指出接受伊立替康治疗的患者需进行 *UGT1A1* 基因型检测，并在伊立替康药物说明书中加入了对 *UGT1A1*28* 纯合子个体的药物剂量调整建议。

二、药物转运蛋白的基因变异及多态性

药物转运蛋白是跨膜蛋白中的一大类，参与了药物在体内的吸收、分布和排泄。根据转运特点可将转运蛋白分为两大类：一类为继发性主动转运及易化扩散型，称为溶质载体超家族（solute carrier superfamily，SLC superfamily），如有机阴离子转运蛋白（organic anion transporter，OAT）、有机阴离子转运多肽（organic anion transporting polypeptide，OATP）等；另一类为原发性主动转运型，依赖 ATP 释放的能量将底物泵出细胞，称为三磷酸腺苷结合盒转运体（ATP-binding cassette transporter，ABC transporter），目前发现的转运蛋白有多药耐药蛋白（multidrug resistance，MDR）、多药耐药相关蛋白（multidrug resistance-associated protein，MRP）等。近年来的研究表明，药物转运蛋白存在遗传多态性，并且这些多态性对个体给药剂量、不良反应和用药效果的预测具有指导作用。

1. P 糖蛋白的遗传多态性　多药耐药蛋白 P 糖蛋白是 ATP 依赖的外排型转运蛋白，其编码基因为多药耐药基因 1（*MDR1*），亦称为 *ABCB1* 基因，是 ABC 超家族中 B 亚家族的第 1 个成员，存在显著多态性。P 糖蛋白的流出泵作用可以预防正常细胞内毒性物质的蓄积，对肠黏膜上皮细胞、肝细胞、肾小管细胞等起到保护作用。但另外，P 糖蛋白能将肿瘤化疗药物泵出肿瘤细胞，参与肿瘤药物耐药，也同时能够影响地高辛、环磷酰胺、他克莫司和逆转录病毒蛋白酶抑制剂等的体内吸收与分布。因此 P 糖蛋白的过度表达会限制药物的吸收，降低其生物利用度，而表达量过低则导致血药浓度高出治疗范围，导致药物毒性反应。

ABCB1 基因位于第 7 号染色体上，目前发现 *ABCB1* 基因在启动子和外显子区域至少有 50 种 SNP 和 3 种插入 / 剪切突变。最为常见的 SNP 位于外显子 12（c.1236C>T）、21（c.2677G>T）和 26（c.3435C>T）上，其中 2677G → T 为非同义突变，其余两个均为同义突变。这些 SNP 连锁不平衡遗传，形成多种类型的单倍体。研究表明，不同的 *ABCB1* SNP 分型和地高辛的血药浓度相关，可用来预测不同基因型的心律失常和心力衰竭患者的地高辛血药浓度，以调整给药剂量。野生型，即 3435CC 基因型表达高水平 P 糖蛋白，很大程度上限制了抗癫痫药物苯巴比妥（Phenobarbital）通过血脑屏障进入脑，导致患者有较高的癫痫发作频率，此类基因型患者也表现出对苯妥英（Phenytoin）的耐药性。相反，3435TT 或 CT 基因型患者因 P 糖蛋白表达水平低，摄入的药物可以更多地通过血脑屏障进入脑，在接受阿霉素治疗的过程中疗效显著优于 CC 基因型，在进行抗癫痫药物治疗的过程中，敏感性更高。

2. 有机阴离子转运蛋白的遗传多态性　他汀类药物，即 3- 羟基 -3 甲基戊二酰辅酶 A（HMG-CoA）还原酶抑制药，是目前最有效的降脂药物。该药物作为有机阴离子转运多肽 B1（OATP1B1）的底物，促使肝细胞对他汀类药物进行摄取，OATP1B1 功能的改变可显著影响他汀类药物产生毒副反应。肌病（如横纹肌溶解）是他汀类药物相关的不良反应，特别是在高剂量用药时。该转运多肽

的编码基因是 *SLCO1B1*，位于第 12 号染色体，目前已发现有 44 个 SNP，比较常见的 SNP 突变型为 *SLCO1B1* c.388A>G（rs2306283，Asn130Asp）和 *SLCO1B1* c.521T>C（rs4149056，Val174Ala）。在非洲裔美国人、亚洲人和高加索人中 *SLCO1B1* c.388A>G 的发生频率分别为 74%、63% 和 40%，而 *SLCO1B1* c.521T>C 的发生频率分别为 1%、16% 和 14%。上述两个 SNP 可形成四种单倍型：*SLCO1B1*1a*（388A，521T）、*SLCO1B1*1b*（388G，521T）、*SLCO1B1*5*（388A，521C）和 *SLCO1B1*15*（388G，521C）。

OATP1B1 的基因多态性可导致他汀类药物转运功能减弱、药物在肝脏中的摄取率下降、血药浓度升高，从而增加了发生肌病不良反应的风险。辛伐他汀的研究数据表明，*SLCOO1B1* 521T>C 与他汀相关肌病发生有高度的相关性，该突变会导致 OATP1B1 的转运活性降低，进而减少他汀类药物进入肝细胞，致使他汀的血药浓度增加，易发生肌病不良反应，因此对携带该突变基因个体，需要调整减少辛伐他汀的给药剂量。GWAS 研究显示，辛伐他汀高剂量给药时，每增加一个拷贝的 521T>C 等位基因，肌病风险则增加 4.5 倍。*SLCOO1B1*15* 个体普伐他汀的药时曲线下面积（area under the curve，AUC）比 *SLCO1B1*1a* 高 93%，而 *SLCOO1B1*1b* 等位基因对 OATP1B1 功能没有影响。*SLCOO1B1*15/*15* 影响普伐他汀 AUC 的程度高于 *SLCOO1B1*1a/*15*。其他作为该蛋白转运底物的药物还有甲状腺素、瑞格列奈、依那普利、替莫普利、缬沙坦、奥美沙坦、甲氨蝶呤以及伊立替康的活性代谢产物 SN-38 等。

三、药物作用靶点的基因变异及多态性

药物到达目标器官后，将作用于目标受体、相应的酶、离子通道和细胞内信号通道相关蛋白等以达到其药效。这些作用靶点的蛋白分子也具有多态性，并和药物代谢转运过程中的多态性基因一起影响药效并可能产生药物不良反应。

（一）药物目标受体的基因变异及异常表达

1. *ADRB1* 的基因多态性　β1 肾上腺素受体（β1-adrenergic receptor，β1-AR）属于 G 蛋白偶联受体超家族，是三种 β 肾上腺素受体亚型（β1、β2 和 β3）中的一种，分布于心脏和肾脏，参与心率血压调节的生理过程。两种常用的 β1 受体拮抗剂普萘洛尔和美托洛尔主要通过 CYP2D6 代谢，β1-AR 作为 CYP2D6 的作用靶点，二者的遗传变异均是影响 β1 受体拮抗剂临床疗效的主要遗传因素。编码 β1-AR 的 *ADRB1* 基因位于第 10 号染色体，目前对该基因多态性的研究主要集中在 145A>G 和 1165G>C 两个碱基位点上，这两种突变最终表现为 β1-AR 的 Ser49Gly 和 Arg389Gly 氨基酸的改变。第 49 位氨基酸为丝氨酸的 β1-AR 可抑制激动剂介导的下调，而第 389 位氨基酸为精氨酸的 β1-AR 可增强 G 蛋白的偶联，从而产生更多的环磷酸腺苷导致下游效应。*ADRB1* 多态性对 β 受体阻断剂的疗效有显著影响，包括高血压患者的血压改善情况、冠心病患者的生存率和心衰患者治疗的结局改善。很多研究证明对于 Ser49-Arg389 纯合子基因型高血压患者而言，美托洛尔的降压作用尤其强。Arg389 纯合子基因型心衰患者采用卡维地洛（Carvedilol）和美托洛尔治疗后左室射血分数改善情况更佳，采用布新洛尔（Bucindolol）治疗也获得更好的生存率。因此，可以确定 *ADRB1* 基因型对预估 β 受体拮抗剂的疗效、选择替代药物等都具有指导作用。

2. *HER2* 基因表达水平差异　表皮生长因子受体（epidermal growth factor receptor，EGFR）为酪氨酸激酶受体家族，主要包括 EGFR、HER2、HER3 和 HER4 四种蛋白，分别由基因 *erbB-1*、*erbB-2*、*erbB-3*、*erbB-4* 所编码。人表皮生长因子受体 2（human epidermal growth factor receptor 2，HER2）在正常组织中为阴性或微量表达，而在胎盘、胚胎上皮组织及乳腺癌、胃癌及非小细胞肺癌等肿瘤中呈高表达，并在肿瘤发生中起关键作用。临床研究显示 *HER2* 基因扩增或过表达的乳腺癌肿瘤分化差、浸润性强、病情进展迅速、普通化疗预后差、复发危险性高、无进展生存期且总生存期缩短。对于化疗

药物，有临床研究显示 *HER2* 基因过量表达的乳腺癌患者对 CMF（CTX+MTX+5-FU）方案耐药，对最佳剂量的蒽环类药物敏感，对他莫昔芬药物的反应性降低。*HER2* 基因同时也是乳腺癌发生、发展过程中的关键基因，针对该基因的靶向药物的问世，使 HER2 阳性的肿瘤成为可治疗的疾病。乳腺癌单抗药物曲妥珠单抗是以 HER2 蛋白为靶点开发的靶向性治疗药物，该单克隆抗体靶向附着于过量表达 HER2 肿瘤细胞的 HER2 蛋白胞外域结合部位，以阻止人表皮生长因子在 HER2 上的附着，下调 HER2 蛋白，干扰细胞生长下游信号传导，激活抗体依赖细胞介导的细胞毒作用和补体依赖的细胞毒作用来抑制肿瘤生长。因此，对 HER2 mRNA 的定量检测能明确预测曲妥珠单抗治疗的有效性。

（二）药物作用酶的基因变异及异常表达

1. *VKORC1* 基因多态性　抗凝药物华法林是通过阻碍维生素 K 依赖型凝血因子Ⅱ、Ⅶ、Ⅸ及Ⅹ的活化来发挥抗凝作用的，而 *VKORC1* 基因编码的维生素 K 环氧化物还原酶复合物 1（vitamin K epoxide reductase complex 1，VKORC1）是华法林的作用靶标。该基因位于第 16 号染色体，其遗传变异影响个体对华法林的敏感性，目前已发现 10 种以上与华法林剂量相关的 SNP，主要突变位点包括 -1639G>A（rs9923231）、497T>G（rs2884737）、1173C>T（rs9934438）、1542G>C（rs8050894）、2255C>T（rs2359612）。其中位于基因启动子区的单核苷酸突变 -1639G>A 改变了 VKORC1 转录因子的结合部位，导致蛋白表达降低，是导致华法林用药剂量个体差异的主要原因之一。-1639 G/A 和 G/G 基因型患者所需华法林平均剂量分别比 A/A 基因型患者高 52% 和 102%。*VKORC1* 多态性对华法林剂量影响的比重因种族而异，需要低剂量的 -1639 A/A 在亚洲人种中较为常见（出现频率为 86%），在非洲裔人群中的频率最低（频率<1%）；中等剂量给药的 -1639 G/A 在欧洲人种中较多（出现频率为 48%）；非洲裔人群中 -1639 G/G 较为常见（出现频率为 83%），需要高剂量给药。总体上，*VKORC1* 多态性在不同种族不同人群中可解释 15%~35% 的华法林用药剂量个体差异；而 *VKORC1* 的基因多态性合并华法林代谢酶基因 *CYP2C9* 的多态性及其他临床因素（如年龄、体重、药物相互作用、吸烟等）可解释至少 50% 的华法林用药剂量个体差异。根据明确的临床研究结果，华法林产品说明书中已经加入推荐 *VKORC1* 和 *CYP2C9* 的基因检测的内容。

2. *ACE* 基因多态性　血管紧张素转换酶（angiotensin converting enzyme，ACE）是肾素 - 血管紧张素系统的关键酶，也是血管紧张素转换酶抑制剂（ACEI）的作用靶点。*ACE* 基因位于第 17 号染色体，基因多态性表现为内含子 16 存在 288bp 的插入（I）和缺失（D）的变异，形成 I/I（插入纯合型）、I/D（杂合型）和 D/D（缺失纯合型）三种基因型。关于不同的基因型对血浆 ACE 活性是否有影响，ACE I/D 基因多态性与 ACEI 及血管紧张素受体阻滞剂药物的疗效差异是否有相关性，目前的研究结果尚无定论。有研究显示 D/D 基因型个体血浆 ACE 的活性升高，而经依那普利治疗后 ACE 活性下降更明显；在高血压合并左心室肥大和舒张期充盈障碍的患者中，D/D 基因型患者服用依那普利和赖诺普利后心功能改善程度优于 I/D 和 I/I 基因型患者；而在一项大规模的包含 35 000 病例的研究中并未发现 ACE I/D 基因多态性与赖诺普利疗效之间存在相关性。目前认为导致这种不一致情况出现的原因之一是没有综合考虑整个肾素 - 血管紧张素系统中的其他遗传因素的多态性。由于不同基因型对 ACEI 类药物的敏感性存在差异，建议针对不同基因携带者在临床用药选择方面应给予充分考虑。

3. *TOP2A* 基因多态性　DNA 拓扑异构酶Ⅱα（DNA topoisomerase Ⅱ alpha，Topo Ⅱα）参与 DNA 的复制、转录、重组及修复过程。蒽环类药物通过抑制拓扑异构酶Ⅱ，影响 DNA 超螺旋转化成为松弛状态的过程，从而阻碍 DNA 复制与转录。DNA 拓扑异构酶Ⅱα编码基因为 *TOP2A* 基因，多项研究显示该基因异常（扩增和缺失）可预测蒽环类药物对乳腺癌的疗效，但同时也存在很多争议，如该基因扩增是否和 *HER2* 扩增有关联，扩增异常和缺失异常对蒽环类化疗药物的疗效是否一致等。

4. 药物作用酶基因的表达水平差异　药物作用酶的基因表达水平异常能影响药物的疗效，如核糖核苷酸还原酶(ribonuclease reductase,RR)是DNA合成通路中的限速酶,其中RR的调节亚基RRM1(ribonuclease reductase modulator 1)是吉西他滨(gemcitabine)的主要作用靶点。吉西他滨是一种类似于胞嘧啶的抗代谢药物,临床上用于非小细胞肺癌、乳腺癌、胰腺癌、膀胱癌等实体瘤。该药为前体药物,在细胞内经过核苷激酶的作用转化为具有活性的吉西他滨二磷酸核苷(dFdCDP)和吉西他滨三磷酸核苷(dFdCTP)。dFdCDP作用于RRM1进而抑制RR,导致dFdCTP的大量集聚,而大量的dFdCTP与细胞中的dCTP竞争直接抑制DNA合成。在肿瘤细胞中*RRM1*基因表达水平有较大差异,且*RRM1* mRNA表达水平与吉西他滨的疗效呈负相关。对胰腺癌术后复发患者进行吉西他滨治疗,发现低*RRM1*表达水平的患者预后较好、中位生存期较长;在晚期非小细胞肺癌患者,肿瘤组织中*RRM1* mRNA表达水平与中位数生存期相关,*RRM1*低表达者的中位生存期显著延长。因此,检测*RRM1* mRNA表达水平可用于指导临床是否采用吉西他滨进行化疗。NCCN《非小细胞肺癌临床实践指南(2011年)》将*RRM1* mRNA表达水平作为吉西他滨疗效预测的生物标记物,*RRM1* mRNA低表达水平患者选用以吉西他滨为主的化疗方案疗效更好。

(三)药物作用相关的信号通道与离子通道蛋白的基因变异

急性早幼粒细胞白血病(acute promyelocytic leukemia,APL)曾是病死率极高的白血病亚型,95%~99%的患者含有特异性融合基因*PML-RARα*。*PML*为早幼粒细胞性白血病基因,*RARα*为视黄酸受体α基因。该融合基因的表达产物干扰细胞内正常的PML和RARα信号通路,使粒细胞的分化在早幼粒阶段停滞,从而导致APL的发生。由于三氧化二砷能与融合基因中的*PML*直接结合,从而降解融合基因,清除其对细胞分化和凋亡的阻遏作用,所以检测APL患者是否携带*PML-RARα*融合基因对于选择治疗方案、检测残留病灶和判断预后有重要的指导作用。

ATP敏感性钾通道(ATP-sensitive potassium channel,K_{ATP})在胰岛素分泌和保持体内葡萄糖平衡中发挥重要作用,由内向整流钾通道Kir6.2亚基和磺酰脲受体1共同组成。编码钾离子通道Kir6.2亚单位亚家族的*KCNJ11*基因和编码磺酰脲类受体1(SUR1)的*ABCC8*基因是2型糖尿病的重要候选基因,在一些个体中出现了激活性变异,造成钾离子通道持续开放,导致胰岛β细胞膜超极化和胰岛素分泌异常。因此,治疗糖尿病的磺酰脲类药物对携带该变异基因患者的疗效显著。

大电导钙激活钾通道(large-conductance Ca^{2+}-activated potassium channel,BKCa)是控制血管紧张性的主要因素,而阻力血管张力的持续增加是引发原发性高血压(essential hypertension,EH)的生理机制。BKCa由不同的亚基构成,包括离子介导的α亚基和不同的β亚基。其中,β1亚基由*KCNMB1*基因编码,该基因多态性对高血压发生有重要影响。*KCNMB1*基因存在两个常见的SNP(p.Glu65Lys和p.Val110Leu),采用维拉帕米(Verapamil)治疗时,携带Lys65突变的高血压和冠心病患者会起效更快,携带Leu110突变的个体出现心血管系统副作用的风险也较携带非Leu110突变的个体低。

(四)药物作用靶点相关基因的多态性和表达差异

除如上所述的药物作用靶点的基因多态性外,还有其他多种与药物作用靶点相关的基因,这些基因的多态性也同样影响药物的疗效以及与之相关的不良反应。例如,位于第11号染色体上的与多巴胺D2受体基因相邻的锚定蛋白重复结构域蛋白激酶1(ankyrin repeat and kinase domain containing 1,*ANKK1*)基因。多巴胺D2受体是抗精神病药的主要作用靶点。抗精神病药物通过阻断多巴胺D2受体改善临床症状,但也会引起静坐不能等不良反应。这种不良反应和*ANKK1*基因中与多巴胺D2受体基因终止子相邻的外显子8上的SNP(rs1800497,c.2317G>A)有关,该突变可导致纹状体上多巴胺D2受体表达下降。携带2317A等位基因(如A/A、G/A基因型)的患者在服用氟西汀等抗精神病药物期间静坐不能的发生率显著高于G/G纯合子基因型患者。该基因多态性检测已被CPIC列为

1B 级药物基因组标记物。

核苷酸切除修复交叉互补组 1（excision repair cross-complementing group 1，ERCC1）是一种高度保守的单链 DNA 核酸内切酶，是识别并切除修复铂 -DNA 复合物的限速酶，对顺铂、卡铂和奥沙利铂等铂类药物造成的 DNA 损伤进行修复。*ERCC1* 基因位于第 19 号染色体，其基因表达水平与铂类药物的疗效呈负相关。*ERCC1* mRNA 表达水平低的非小细胞肺癌患者在接受铂类与吉西他滨联合化疗方案或以铂类为主的化疗后疗效更好，总生存期显著延长。在卵巢癌患者中，顺铂化疗耐药组的 *ERCC1* 基因的阳性表达率也明显高于顺铂化疗敏感组。NCCN《非小细胞肺癌临床实践指南（2010 年）》将 *ERCC1* mRNA 表达水平作为预测铂类药物疗效的生物标记物，*ERCC1* mRNA 呈高表达水平的患者耐药，低表达水平的患者则对药物敏感。

IFNL3 基因多态性和丙型病毒性肝炎的干扰素治疗效果有关。*IFNL3* 基因位于 19 号染色体，其编码产物是干扰素，参与病毒治疗的应答反应。*IFNL3* 基因的 SNP 中与抗 HCV 疗效相关性研究最多的主要有 rs12979860（C>T）、rs8099917（T>G）和 rs12980275（A>G）。rs8099917 和 rs12980275 的多态性与干扰素联合利巴韦林治疗的个体应答差异有很强的相关性（OR 分别为 4.09 和 4.00）。聚乙二醇干扰素联合利巴韦林治疗后，*IFNL3* rs12979860 CC 基因型患者的持续病毒学应答是 CT 和 TT 型患者的 2 倍以上。非 HCV 感染者中的研究显示，*IFNL3* rs12979860 CC 型在黄种人中的占比大于 90%，在白种人中为 37%，而非洲裔人群中为 20%~50%。*IFNL3* rs8099917 TT 为保护性基因型，抗病毒治疗中其快速病毒学应答率高于 TG 型和 GG 型。*IFNL3* rs12980275 AA 型亦为保护性基因型，与多种病毒学应答相关。美国肝脏病研究协会（American Association for the Study of Liver Diseases，AASLD）和欧洲肝脏病学会（European Association for the Study of the Liver，EASL）2011 年 HCV 感染防治指南已将基因多态性作为基线预测聚乙二醇干扰素反应性的主要因素之一。美国 FDA 已批准在聚乙二醇干扰素 α-2a、α-2b 和利巴韦林说明书中增加用药前筛查 *IFNL3* rs12979860 基因型的建议。

（五）药物疗效相关的微卫星不稳定性

染色体不稳定性或微卫星不稳定性（microsatellite instability，MSI）均可导致结直肠癌的发生。微卫星是指基因上含有重复的 DNA 短小序列或单核苷酸区域。在人类基因组中，有成百上千个微卫星，当 DNA 进行复制时，由于微卫星重复序列错配（即微卫星突变）导致其重复序列增加或减少，从而引起微卫星不稳定性（MSI）。微卫星情况分为微卫星稳定（microsatellite stability，MSS）、高频微卫星不稳定（high-frequency microsatellite instability，MSI-H）和低频微卫星不稳定（low-frequency microsatellite instability，MSI-L）。现有大量研究表明，大约 90% 的遗传性结直肠癌患者有 MSI，而 MSI 可用于预测氟尿嘧啶的疗效，因此对于需接受氟尿嘧啶治疗的Ⅱ期结肠癌患者应进行 MSI 检测。此外，5-FU 联合左旋咪唑或甲酰四氢叶酸钙辅助治疗是Ⅲ期结直肠癌或高风险Ⅱ期结直肠癌患者的标准治疗方案，MSI 与结直肠癌预后及 5-FU 治疗疗效高度相关。研究发现，MSI-H 患者较 MSS 或 MSI-L 患者的预后更好，但 MSI-H 患者不能从氟尿嘧啶辅助治疗中获益，而 MSS 和 MSI-L 患者可从氟尿嘧啶辅助治疗中获益。

另外，DNA 错配修复（mismatch repair，MMR）系统可修复微卫星突变。该系统由一系列特异性修复 DNA 错配的修复蛋白组成。MMR 家族的基因异常导致 MMR 功能缺失产生 MSI，MMR 家族基因正常则对应 MSS。MMR 改变普遍见于肠癌、胃癌、子宫内膜癌等恶性肿瘤，在这些肿瘤细胞内，MMR 蛋白功能缺失导致细胞内出现 MSI。在结肠癌的临床治疗中，MMR 基因筛查可用于 5-FU 辅助治疗的疗效预测。5-FU 辅助治疗能显著提高 pMMR 患者的无进展生存期，而 dMMR 结直肠癌患者并不能从氟尿嘧啶治疗中获益。

因此，MSI 和 dMMR 既可用来预测Ⅱ期和Ⅲ期结直肠癌患者预后，又可用来判断结直肠癌患者能否从 5-FU 化疗中获益。NCCN《结肠癌临床实践指南》2010 年起推荐检测 MMR，并建议 dMMR 者不接受含氟尿嘧啶的辅助化疗方案。

四、HLA-B 等位基因多态性

人类白细胞抗原（human leukocyte antigen，HLA）是人类主要组织相容性复合体的表达产物，在免疫系统中主要负责细胞间的相互识别和诱导免疫反应，调节免疫应答。

HLA 基因多态性与某些药物的严重不良反应密切相关，如 *HLA-B*15：02* 和 *HLA-B*58：01* 等位基因分别与卡马西平（Carbamaseping）、苯妥英（Phenytoin）和别嘌醇（Allopurinol）所致的中毒性表皮坏死松解症（toxic epidermal necrolysis，TEN）及史 - 约综合征（Stevens-Johnson syndrome，SJS）相关。*HLA-B*15：02* 的频率在南亚人群中为 2%~4%，在日本和韩国仅为 1%，其他地区人群中未见。在东南亚裔人群中，卡马西平导致的 SJS/TEN 的频率也比日本、韩国和欧洲国家人群高出 2~3 倍，而不携带该基因的汉族人群未见卡马西平导致的 SJS/TEN。已有研究提示，*HLA-B*15：02* 直接参与 SJS/TEN 的致病机制。4 877 例的大样本临床研究显示，*HLA-B*15：02* 阳性的个体不服用卡马西平，完全可以避免严重皮肤毒性反应的出现。美国 FDA 已批准在卡马西平药品说明书中增加东南亚裔人群在服用卡马西平前进行 *HLA-B*15：02* 等位基因筛查的建议，以避免发生 SJS/TEN。CPIC 也将 *HLA-B*15：02* 和 *HLA-B*58：01* 分别列为预测卡马西平、苯妥英和别嘌醇所致皮肤毒性的 1A 级药物基因组标记物。

核苷逆转录酶抑制剂阿巴卡韦作为 HIV-1 的抗病毒药，有 5%~8% 的患者在用药开始的前 6 周会出现以发热、皮疹、肠胃道反应等为症状的药物超敏综合征（drug-induced hypersensitivity syndrome，DIHS），停药后症状减轻，但再次服药可出现致命性的严重过敏反应，可发生 SJS/TEN。从 2002 年起多项不同种族人群的研究均表明 *HLA-B*57：01* 等位基因与服用阿巴卡韦出现的 DIHS 密切相关，携带该基因的杂合子和纯合子个体发生 DIHS 的风险均很高，服药前进行筛查，可显著降低此反应的发生。*HLA-B*57：01* 在西南亚人群中的频率最高，携带者高达 20%，欧洲人群中的携带频率为 6%~7%，而在亚洲和非洲人群中频率最低甚至在日本人群中未检测到。FDA 已推荐使用阿巴卡韦前进行 *HLA-B*57：01* 等位基因检测，以避免发生 SJS/TEN，药物说明书也添加了用药前筛查的建议。CPIC 已将 *HLA-B*57：01* 作为预测阿巴卡韦所致 DIHS 的 1A 级药物基因组标记物。

第三节　药物基因组学的基因检测方法

美国 FDA 和中国国家药品监督管理局（NMPA）已经批准了一系列用于个体化用药基因筛查的检测试剂盒。药物基因组学的基因检测包括 DNA 水平的 SNP 检测、基因片段的插入 / 缺失检测，和 RNA 水平的基因过表达检测。随着我国越来越多的医院广泛开展各种基因分型检测项目，2015 年由国家卫生和计划生育委员会个体化医学检测技术专家委员会制定的《药物代谢酶和药物作用靶点基因检测技术指南（试行）》，旨在为临床检验实验室进行药物代谢酶和药物靶点基因的检测提供指导。

实验室个体化用药的基因检测首先是规范标本采集。用于药物代谢酶和药物作用靶点基因检测的标本类型包括全血标本、组织标本、口腔拭子、骨髓、胸腹水等。药物代谢酶的基因检测标本为静脉血全血提取 DNA，而检测肿瘤组织中过表达基因、融合基因、微卫星不稳定性、基因扩增、基因插入 / 缺失等，需要采集肿瘤组织标本提取 RNA 或 DNA。

针对遗传物质的分子检测是药物基因组学的常用检测技术，由于遗传物质存在多种变异形式，检测技术也较为复杂，需根据具体需求选择合适的检测方法。基因检测的方法包括等位基因特异性PCR（AS-PCR）、实时荧光定量PCR、焦磷酸测序、高分辨率熔解曲线（HRM）、Sanger法测序（一代测序）、限制性片段长度多态性（RFLP）、基因芯片法、原位杂交（ISH）、毛细管电泳分析等，每种方法具有其优缺点（表9-1）。

表9-1　药物代谢酶和药物作用靶点基因检测技术优缺点及适用性比较

方法	优点	缺点	适用性
AS-PCR	灵敏度高，适用于肿瘤组织中突变比例较低的SNP位点	通量低	对小样本、低突变比例的SNP位点检测
实时荧光定量PCR	通量较高，操作简单，仪器设备较为普及	探针较昂贵，检测位点有一定局限性	适合于大样本相同位点的检测，可用于检测mRNA表达。我国已批准用于*CYP2C9*，*VKORC1*等基因多态性检测的实时荧光定量PCR试剂盒
焦磷酸测序	高通量，高灵敏度，可检测插入/缺失突变和未知突变。等位基因含量的比例可用于室内质控	需要特殊仪器设备	适合于较大样本、突变比例高于5%的各种类型SNP检测，以及对甲基化位点的确定
HRM	成本低，灵敏度高，闭管操作，降低污染风险	需要特殊仪器设备，条件摸索过程较为困难	适合有该类仪器的实验室开展各种类型SNP分型研究，可用于已知甲基化位点的检测
Sanger法测序	直接获取序列，分型的“金标准”，可发现未知突变	通量低，不能检测突变比例小于20%的SNP	突变比例大于20%的各类型SNP检测，未知突变的筛查以及验证其他分型的结果
RFLP	无需特殊的仪器设备，成本较低，实验过程简单，可操作性强	通量低，只适用于部分SNP分型，灵敏度和准确度均较差	适用于实验条件有限的实验室开展小样本的分型
基因芯片	通量高	灵活性差，成本高，需要特殊的仪器设备	适用于具备芯片检测能力的实验室对已知固定位点、大样本标本进行多位点SNP分型。我国已批准用于*ALDH2*，*CYP2C9*，*CYP2C19*，*CYP2D6*，*ADR1*，*ACE*，*VKORC1*等基因多态性检测的基因芯片试剂盒
原位杂交（ISH）	在细胞核原位对基因的异常进行检测	成本高，通量低，时间较长	适于对基因扩增和缺失异常进行检测

引用参考文献：药物代谢酶和药物作用靶点基因检测技术指南（试行）概要[J/CD].实用器官移植电子杂志，2015，3（5）：257-267。

第四节　药物基因组学在疾病个性化治疗的临床实践

相比于基因检测的其他应用领域，药物基因组学的研究已经有了较多积累，且对某一种药物药效和不良反应相关的基因变异、过表达等问题，已有来自不同人种的大量研究数据。这些研究发现遗传因素是影响药物疗效及造成不良反应个体化差异的主要原因，基因信息的改变，包括SNP、插入、缺失、重复等，均可引起药物反应的个体差异。根据基因多态性对药物疗效及不良反应的影响，选择合适的药物及调整给药剂量是目前药物基因组在临床上的主要应用，包括药物代谢酶基因、药物靶点基因及其他相关基因。譬如，当药物代谢酶基因出现变异时，会导致酶活性降低，进而引起药物效应降低，甚至无效。当药物作用靶点出现变异时，常会影响药物的代谢或效应，需通过调整给药剂量，以提高药物疗效。同时，药物的作用在很多情况下还受年龄、体重等影响，并非仅由基因决定，因此综合多种因素的个体化给药模型将成为未来药物基因组学的发展趋势。

国际上多个学术委员会也分别针对"个体化用药"发布了指导指南，主要包括美国临床药物基因组学实施联盟（Clinical Pharmacogenetics Implementation Consortium，CPIC）、荷兰皇家药学 - 药物遗传学进展学会协作工作组（Royal Dutch Association for the Advancement of Pharmacy-Pharmacogenetics Working Group，DPWG）、加拿大药物基因组学药物安全网络（Canadian Pharmacogenomics Network for Drug Safety，CPNDS）等。药物基因组学知识库（Pharmacogenomics Knowledgebase，PharmGKB）已汇总了近百份来自这些学会的基于药物基因组学的用药剂量指导。此外，PharmGKB 还汇总了约 630 种已报道疗效和不良反应与个体基因变异相关的药物，并列出了每种药物相关的基因和变异种类。

目前美国 FDA 在超过 100 种药物的说明书中添加了药物基因组学相关的说明，其中包括与基因标记物相关的临床疗效差异、发生不良反应的风险、基因型相关的剂量调整、药物作用靶点的多态性等，有的明确要求进行用药前基因型筛查。同样欧洲国家、加拿大、日本和中国也在部分药物说明书添加了药物基因组说明或基因型筛查的要求。

基于中国口服抗栓药物治疗现状和存在的问题、中国人华法林和氯吡格雷基因多态性的特点，以及基因多态性检测在指导临床抗栓药物应用的循证医学证据，由中国心胸血管麻醉学会精准医疗分会与心血管药学分会专家组 2017 年共同撰写发布了《基因多态性与抗栓药物临床应用专家建议》，建议对于华法林的药物基因多态性提供起始剂量指导，明确 *CYP2C19* 基因型检测可作为缺血 / 出血高风险患者选用 P2Y12 抑制剂的参考。

药物基因组学研究结果为提高疗效、避免药物毒性反应提供了可能性，临床医生在考虑患者年龄、体重、同步用药、肝肾功能的同时，基于患者基因型信息有望做到个体化用药，即针对个体给予合适剂量的正确药物，把不良反应发生的风险降到最低，优化药物的治疗效果。但是，实际临床操作并不简单，药物在体内经过一系列的药代动力学和药效学过程包括代谢、转运吸收、作用靶标等，整个过程中将涉及多种酶、转运蛋白、受体、信号通路等，其中任何一个蛋白的基因多态性或过表达等问题都将影响其疗效或导致不良反应的出现。因此在多数情况下，药物的药理作用不会仅受单基因的影响，往往还会受多基因的交叉作用影响。例如：前面提到的 *CYP2C9* 和 *VKORC1* 的基因多态性的交叉作用影响个体对华法林的反应；研究发现个体对安定药物氟哌啶醇（Haloperidol）的反应性和 *CYP3A4*、*CYP2D6*、*UGT2B7*、*COMT*、*DRD2*、*SLC6A4* 等基因的多态性均有不同程度的相关性；他克莫司的体内代谢受 *CYP3A4*、*CYP3A5*、*MDR1* 多态性的影响，这是因为其转运过程主要与 *MDR1* 编码产物 P 糖蛋白有关，P 糖蛋白延长药物在肠细胞内的滞留，增加药物与 CYP3A 代谢酶的作用，增加其代谢消除，因此编码这些蛋白的基因的多态性均可影响他克莫司在体内的代谢过程。上述这种多基因参与的药物基因组学特性给临床预测疗效、预后以及制订用药方案带来了困惑，这也是造成多项药物基因组学临床研究结果不一致的原因之一。因此，需要研究人员投入更多力量来研究和鉴定会影响药物代谢、药效，并可准确预测最终疗效的基因型组合，甚至建立预测模型。

小　　结

随着药物基因组学及基因检测技术的快速发展，基于基因检测的个体化治疗为临床治疗开辟了新领域。基于药物基因组学的用药指导和临床报道已经涉及了几百种药物，同时越来越多的基因检测技术应用于药物基因组学的研究和临床应用中。目前，药物研发过程中，其药物基因组学的研究也同步进行，其研究结果在药物靶点的发现、临床前研究、临床试验以及上市后不良反应监测等方面均有重要的应用。然而，药物在人体内的代谢途径、药效机制等环节和通路非常复杂，多基因及未知基因的异常以及不同患者个体状态都会影响药物疗效、不良反应和预后，为制订用药方案带来了困难。因此，精准的个体化医疗，仍然需要临床及科研人员的共同协作、努力与探索。

第十章
精准医学与相关技术发展趋势

以美国前总统奥巴马 2015 年 1 月在国情咨文中正式提出“精准医疗计划”和我国在 2016 年 3 月正式颁布科技部“精准医学研究”重点专项申报指南为标志，国内外精准医学均进入了全面高速发展的时期。围绕精准医学的研究与探讨成为当前医学领域的重点，精准医学的实现与应用所需的各类技术也得到了突飞猛进的发展。精准医学的发展与精准医疗目标的实现，需要大量的数据积累，同时也依赖分子技术的进一步发展。精准医学对人类健康的贡献，不止局限在对疾病的精确诊断，更将发展向对疾病的精准治疗。

第一节　精准医学与大数据技术

目前我国已颁布的科技部“精准医学研究”重点专项申报指南均以我国常见高发、危害重大的疾病及若干流行率相对较高的罕见病为切入点，规划中将构建百万人以上的自然人群国家大型健康队列和重大疾病专病队列，并建立多层次精准医学知识库体系和生物医学大数据共享平台，突破新一代生命组学大数据分析和临床应用技术，建立大规模疾病预警、诊断、治疗与疗效评价的生物标志物、靶标、制剂的实验和分析技术体系，形成重大疾病的精准防诊治方案和临床决策系统。在这一系统性工程中，疾病相关数据的累积与大数据的管理、应用、分析技术将起到至关重要的作用。目前全球范围内疾病分子数据的管理与使用已有一定程度的积累，针对疾病(无论是符合孟德尔遗传方式的遗传病还是非孟德尔遗传的复杂疾病)相关分子数据、多种疾病的药物遗传学数据以及集体与环境交互的宏基因组数据，均已有专项数据库出现，这些不断涌现和发展壮大的数据工具为未来精准医学的发展提供了基本的数据基础，也为我国未来精准医疗领域的大规模数据管理与应用提供了方法学参照。

当前与精准医学发展及应用密切相关的基因相关数据库主要涵盖以下类型的数据：疾病致病基因、疾病遗传易感性数据、药物基因组数据、宏基因组数据、疾病表型数据等。下文列举了各领域的一些代表性数据工具。

一、遗传病致病基因数据库

遗传病致病基因的检测是目前精准医学领域应用最为广泛的基因检测项目，在这个领域已有大量数据和信息积累。其中 OMIM、ClinVar、HGMD 是较权威的遗传病基因数据库。本书第四章已对 OMIM、ClinVar 和 HGMD 数据库进行了详细介绍，在此不再赘述。

二、疾病遗传易感性数据库与分析工具

1. 全基因组关联研究汇总数据库(GWAS Catalog) GWAS Catalog 是由美国国立人类基因组研究所(National Human Genome Research Institute,NHGRI)与欧洲分子生物学实验室 - 欧洲生物信息研究所(European Molecular Biology Laboratory's European Bioinformatics Institute,EMBL-EBI)联合提供的已发表全基因组关联研究数据的汇总。该数据库提供经过质量控制和人工整理的文献导向全基因组关联研究数据。数据库系统呈现了十万余个与特定表型存在关联倾向($p<1\times10^{-5}$)的单核苷酸多态性(single nucleotide polymorphism,SNP)位点。目前该数据库由 EMBL-EBI 维护,免费访问地址 www.ebi.ac.uk/gwas/。

2. 肿瘤基因组数据库(Cancer Genome Atlas,TCGA) TCGA 是美国国立肿瘤研究所(National Cancer Institute,NCI)与美国国立人类基因组研究所(National Human Genome Research Institute,NHGRI)联合创立的肿瘤基因组数据库(https://cancergenome.nih.gov/),迄今已完成了 33 种肿瘤关键基因组改变的复合多维图谱。该数据库包含 2.5Pb 的数据集合,这些数据采自超过 11 000 名患者的肿瘤组织与匹配的正常组织。这些数据可自数据库网站公开获取并已广泛应用于上千项独立的肿瘤研究。除数据本身的价值外,针对 TCGA 还创建了一套可高效采集、选择、分析人类组织基因组大规模改变的工作与分析流程。

三、药物基因组学数据库

1. 综合性药物基因组学数据库(PharmGKB) PharmGKB(https://www.pharmgkb.org/)是药物基因组学(pharmacogenomics,PGx)知识资源库,包括临床资料、用药指南和药品标签等信息,在基因 - 药物联合和基因型 - 表型的关系方面具有潜在的临床应用价值。

(1) PharmGKB 数据库提供的信息如下。

1) 变异注释(不同出版物在研究水平对遗传变异与药物之间关系的注释;这些注释是基于文献 - 文献的检索方式创建的)。

2) 以药物为中心的通路。

3) 非常重要的药物基因摘要。

4) 临床注释(基于基因型的药物基因组学关系的汇总,包含相同的遗传变异 - 药物关联的所有变体注释)。

5) 基于药物基因组学的药物剂量指南。

6) 药物标签与药物基因组学信息。

(2) PharmGKB 数据库通过以下活动收集、提供和传播人类遗传变异对药物反应的影响的知识。

1) 通过文献回顾注释遗传变异和基因 - 药物 - 疾病关系。

2) 汇总重要的药物基因组学基因,总结遗传变异与药物及药物通路之间的关联。

3) 通过药物基因组学信息管理 FDA 药品标签。

4) 联合各组织在药物基因组学检查重要问题。

5) 策划并参与编写基于药物基因组学的药物剂量指导。

6) 通过合作为药物基因组学的临床实施项目做出贡献。

7) 发布基于药物基因组学的药物剂量指导,汇总非常重要的药物基因和以药物为中心的通路。

2. 罕见病及孤儿药数据库 Orphanet Orphanet(http://www.orpha.net)成立于 1997 年,该数据库致力于收集稀有罕见病的知识,改善罕见病患者的诊断、治疗和护理。目前这一数据库由欧盟委

员会资助，并已逐渐发展成为有 40 个参与国家的全球性联盟。Orphanet 数据库致力于实现三个主要目标。

(1) 罕见病通用命名系统的建立：通过维护 Orphanet 罕见病命名法——ORPHA 号码（ORPHA numbers），在保健和研究领域提高罕见疾病的知名度，在罕见病领域提供一种通用语言来相互了解。

全球范围的交流需要彼此了解，尽管大家可能不会说同一种语言。因此，开发一种与其他国际术语交叉引用的稳定命名系统是很有必要的。为了提高信息系统中稀有疾病的知名度，Orphanet 开发并维护了一个独特的多语种稀有疾病命名法，其他 Orphanet 的相关数据库都是围绕这个命名法而构建的。每一种疾病都被赋予一个独特的 ORPHA 号码，通过将这一命名法结合到健康和研究信息系统中，确保罕见疾病的可见性。这个命名法与其他数据库命名法是一致的，包括 OMIM、ICD、SNOMED-CT、MedDRA、UMLS、MeSH、GARD。这种交叉引用是实现数据库互操作性的关键一步。

(2) 罕见病专业信息的共享：提供有关罕见疾病的专业知识和高质量信息，在网上大量信息中指导用户和使用者，确保所有利益相关者平等获取知识。

罕见疾病患者及罕见疾病专家遍布全球。Orphanet 通过提供 40 个国家的专家服务目录（如专业知识中心、实验室和诊断测试、患者组织、研究项目和临床试验），为专家和患者提供了可见性数据。这些数据促进了网络化，解决了孤立问题，有助于促进适当的转诊。Orphanet 借鉴世界各地专业人士的专业知识，提供有关罕见疾病（基因 - 疾病关系、流行病学、表型特征、疾病功能性后果等）的科学数据。此外，Orphanet 制作了一个罕见疾病百科全书，现已逐渐翻译成英文、法文、西班牙文、意大利文、德文、荷兰文、葡萄牙文共 7 种语言，数据库还有波兰文、希腊文、斯洛伐克文、芬兰文和俄文的在线文本免费提供。Orphanet 整合并提供全世界生产的高质量信息，如发布临床实践指南和面向公众的信息等。

(3) 团队及信息的整合：将罕见病的相关信息如拼图的各个部分整合在一起，以更好地了解罕见疾病。

为了更好地发展和管理 Orphanet 数据库中的科学数据，Orphanet 与来自世界各地的专家协作，组成了包括医疗保健专业人员、研究人员、患者代表和医学社会学专业人士的专家团队。Orphanet 中的大量数据以及这些数据的结构可以生成更多的知识，有助于将数据拼凑在一起，并通过数据整合解决类似的罕见病相关问题。这种数据的整合增加了数据的价值并使罕见病相关问题得到解释。Orphanet 为罕见疾病鉴定提供标准，尤其是通过 Orphanet 命名法，这是互操作性的关键。Orphanet 通过标准化命名、在线数据共享等方式为罕见病的研究提供数据支持，并为罕见病的诊断提供标准。这些信息资源有助于提高全球罕见疾病在保健和研究领域数据的互用性，并正在被整合到世界各地的生物信息学项目和基础研究项目中，以改善诊断和治疗。

四、宏基因组数据库

宏基因组是指某一环境中所有生物遗传物质的总和。随着微生态状况与慢病（如肥胖、糖尿病、高血压）间关联的不断揭示，人体微生态，尤其是肠道菌群的宏基因组状态，与个体健康间的联系日渐紧密。EMBL-EBI 构建的宏基因组数据库 EBI metagenomics（http://www.ebi.ac.uk/metagenomics）是一个提供免费使用的宏基因组学平台，用于分析和存档从特定环境中发现的微生物群体获得的序列数据。过去的两年，EBI 宏基因组学平台已经将分析的数据数量增加了 10 倍。除了提高数据吞吐量外，还对基础分析流程进行了大修，包括新增加的以及升级的工具和参考数据库。新分类作业工作流程已经扩展到包括基于大小亚基 RNA 标记的指定基因，并且涵盖所有细胞类微生物。EBI 宏基因组学分析平台新增了宏基因组组装的分析服务，通过试点研究已经从公共领域的数据集中产生了 2 400

多个程序集。通过上述程序集，网站设计者构建了一个有超过 5 000 万个可搜索序列且无冗余蛋白质的数据库。为了改善访问存储在资源内的数据，设计者又开发了一个编程接口，可以访问分析结果和相关的示例数据。最后设计者综合一系列统计分析方法，提供了多样性评估及样本比较的结果。

五、人类表型数据分析工具

这类工具主要包括人类表型术语集（the Human Phenotype Ontology，HPO）和基于疾病 / 表型名词描述的相关基因分析工具 Phenolyzer。本书第四章对相关数据工具有详细介绍。

第二节　精准医学与新技术、新策略

除了数据的累积，分子领域相关技术的迅猛发展也在方法学、医疗策略、实际操作等领域为精准医学提供了越来越多的选择，使得精准医学的快速推进与全面应用成为可能。

一、测序技术与精准医学

测序技术的迅猛发展快速拓展了相关领域的认知深度。现在，遗传学家可以为地球上任意一个人（无论是健康人还是罹患某种疾病的患者）进行 DNA 或表观遗传修饰的测定，这种检测不受细胞类型、组织类型、发育阶段的限制。这些在 20 世纪 90 年代还是完全不能预见的。除了 DNA 信息，细胞或组织的全面基因表达模式可以通过 RNA 分子的互补 DNA 拷贝测定来获得。虽然现阶段落后于测序技术的遗传变异解读水平限制了测序技术在临床医学领域的全面应用，但有一些 DNA 测序技术已经应用于临床相关领域，例如低覆盖度全基因组测序在非侵入性产前检查（non-invasive prenatal testing，NIPT）中的应用，全外显子测序技术在孟德尔遗传性疾病检测中的应用，以及 DNA 测序在肿瘤机制研究与临床治疗方面的应用。在疾病机制方面，医学界对肿瘤的认识正逐渐被 DNA 测序所转变，大规模的重新测序揭开了肿瘤的非同寻常的遗传异质性，有效地定义了分子分类学。同时，越来越多的证据提示肿瘤是一种基因组疾病。在临床肿瘤治疗方面，测序技术可以应用于以下三个方面：①基于个体肿瘤中存在的突变进行的靶向治疗；②通过对肿瘤释放的循环细胞或无细胞 DNA 进行测序来实现无创诊断或监测；③鉴定肿瘤特异性的蛋白质的突变，可作为新抗原发挥“个体化疫苗”的作用。尽管这些领域的成功案例尚不算太多，但相对于肿瘤的整体研究状况来说，上述领域显然正在取得积极的进展。

虽然测序技术在近几十年中取得了颠覆性的发展（在本书相关章节中对这些进展已有详细的描述），但在人类科技发展的长河中，它还是一项有无限发展可能的年轻技术。现有的测序技术在检测稳定性、准确性、仪器可携带性等方面都还有较大的提升空间；初露头角的单分子测序技术令人期待；被应用于核酸测序的纳米孔技术被认为同样有可能应用于其他生物大分子的测定。2017 年底 *Nature* 杂志撰文推断，未来测序技术的发展很可能不是像过去几十年一样是被一些关键技术的发展所驱动，而是被测序应用领域的需求所驱动。在受益于测序技术的同时，精准医学领域对核酸分析的具体需求也将进一步推动测序技术的发展。

二、基因组非编码区数据的检测与应用

在过去的几十年中，针对致病变异的研究大多把目光集中在基因组编码区域。这种高度选择性的方法成功鉴定了数千种疾病相关基因，但同时忽略了基因组其他区域的功能及疾病相关性。然而，在生物学功能中，非编码区（包括基因间序列、蛋白编码基因的非编码元件和非编码 RNA，如

microRNA 和 lncRNA 等）在生物功能和人类疾病中的重要作用需要更多的关注。来自全基因组关联分析（genome-wide association study，GWAS）的大多数疾病相关 SNP 位于基因组非编码区，这为复杂疾病与非编码区之间的联系提供了数字证据。GWAS 揭示的非编码风险变异可能提示了基因组相邻区域的编码变异，但另一种更可能的解释是，功能相关的遗传变异存在于非编码区，其功能影响邻近基因。越来越多的证据表明，GWAS 变异在功能非编码区（如增强子元件、DNase Ⅰ超敏区和染色质标记区）显著增加。最近的多项研究也提示基因组非编码区的异常与发育疾病和肿瘤的发生存在重要关联。因此，在研究人类疾病的病理时，必须考虑到基因组的调控背景。随着测序成本的降低和新的高通量技术，如染色质共沉淀测序和染色体构象捕获方法的出现，系统地研究非编码基因组成为可能。当前表观遗传学领域多项数据计划已经积累并且仍在不断生成大量基因组非编码区数据，这些都有可能为精准医学提供更多的诊断标志物与干预靶点。

1. 表观遗传学相关组学计划

（1）DNA 元件百科全书（Encyclopedia of DNA elements，ENCODE）计划：DNA 元件百科全书（ENCODE）计划是旨在鉴定人类基因组序列内所有功能元件的庞大数据计划。该计划 2004 年开始进行试点阶段工作，至 2007 年该阶段工作结束时对人类基因组 1% 区域（约 30Mb 区域）内包含可转录区、染色质活性区、转录因子结合区域等多类功能元件进行了鉴定。2007 年后该计划进入全面铺开阶段，到 2012 完成了项目的主体工作，对基因组范围内 80% 左右的区域进行了生化功能的探索与分析。除转录组数据的累积外，该项目发现了大量基因间区的顺式调控元件，如增强子、沉默子、启动子，以及许多先前被忽视的区域，这些区域内包含有调节作用的未翻译的 RNA 转录物。得益于高通量测序技术的发展，ENCODE 项目的数据仍在不断累积中，迄今为止该计划已经产生了超过 9 000 种高通量测序库，其中包括转录组测序（RNA-seq）、染色质免疫沉淀测序（ChIP-seq）、靶向开放染色质测序（ATAC-seq）、DNA 核酸酶超敏感位点测序（DNase-seq）和一系列旨在染色体构象捕获的文库。

（2）表观基因组学图谱计划（Roadmap Epigenetics Project）：美国国立卫生研究院（NIH）启动的这一计划，其目标是提供一种人类表观基因组数据的公共资源，以促进基础生物学和疾病导向的研究。该计划利用新一代测序技术构建的实验流程，对干细胞和主要的体外组织（它们经常被用来代表人类疾病研究中的正常组织和器官）的 DNA 甲基化、组蛋白修饰、染色质可及性和小 RNA 转录物进行系统研究，并据此提供一个体现人类正常值范围的数据集。该计划还致力于通过快速发布原始序列数据、表观基因组特征和更高级别的集成图谱来缩小数据生成与公共传播之间的差距，并通过开发、标准化和传播议定书、试剂和分析工具，使研究者们能够利用、整合和进一步丰富相关数据。

2. 非编码区变异调控功能分析数据工具

（1）RegulomeDB 数据库：RegulomeDB 数据库是一个使用在人类基因组的基因间区域的已知和预测的调控元件来对单核苷酸变异进行注释的数据库。已知和预测的调控 DNA 元件包括 DNAase 超敏区、转录因子的结合位点和启动子区域，大多可以作为调控转录相关的功能指针。这些数据的来源包括 NIH 基因表达综合数据库（Gene Expression Omnibus，GEO）公共数据集、ENCODE 项目和其他一些已发表文献。

（2）HaploReg 数据库：如前所述，目前已知的与复杂性状相关的常见变异中，90% 以上的变异并不直接影响蛋白质结构，理解基因组的调控活动已成为遗传学研究结果转化为病理机制研究并最终指导治疗的关键。HaploReg（http：//compbio.mit.edu/HaploReg）是一个对全基因组关联分析（GWAS）的结果进行功能解析的工具，它可以对单倍体组合中潜在的因果变异进行预测，对可能发生调控行为的细胞类型、候选目标基因进行包含比较、表观遗传学和调控注解等系统的数据挖掘。该数据工具于 2011 年在线发表，目前已更新至第四版。最新版本的 HaploReg 匹配了来自 ENCODE project 和

Roadmap Epigenomics project 的 127 个参考表观基因组，可以结合调节因子结合数据来进行调控模块紊乱的注释，并从 GTEx、Geuvadis 和其他最近的研究中整合表达数量性状变异位点（eQTL）和它们的组织特异性靶基因。

（3）rSNPBase 系列工具：rSNPBase 系列数据库是人类遗传学变异调控功能注释与分析工具，该系列工具旨在使用经实验鉴定的各类调控元件对基因组范围内的各类变异（已报道或新发的序列变异、结构变异）进行潜在的调控功能注释。这一系列工具由三个数据库构成：单核苷酸变异调控功能注释数据库 rSNPBase（http://rsnp.psych.ac.cn）；多类型变异调控功能注释数据库 rVarBase（http://rv.psych.ac.cn）；基于单核苷酸变异的调控功能注释及基因调控网络分析工具 rSNPBase3（http://rsnp3.psych.ac.cn）。该系列工具提供的注释内容包括：①对变异所在区域是否参与基因表达调控进行推断；②如可能参与调控，则对该区域所涉及的调控类型进行分析；③提供该区域相关的调控元件及该调控元件被鉴定的组织及发育环境；④判断该区域所参与调控行为可能的目标基因；⑤与变异调控及致病功能有关的其他信息，如表达数量性状数据、变异之间的连锁不平衡关系、已报道的变异相关疾病等。除基本注释外，该系列工具的最新版本还可生成基于变异的基因调控网络。

三、单细胞测序技术对分子诊断领域的拓展

虽然高通量测序技术在过去的 20 年中已经推动和改变了分子诊断的整体格局，但是在传统测序方法中，待测样本来自多个细胞的核酸集群，测序结果更多反映的是集群特征，样本中不同细胞间的核酸差异无法得到有效体现。近年来测序技术和细胞分选技术的进步使得对单个细胞实现序列检测成为可能，针对单个细胞核酸组分，尤其是单个细胞转录组的序列测定有助于研究者探讨存在强细胞异质性的生物学过程（如机体发育过程和免疫应答过程），并使得更精细的分子诊断成为可能。在一篇 2020 年 7 月发表于《免疫学前沿》（*Frontier in Immunology*）杂志的文章中，研究者使用了单细胞扩增和 Sanger 测序技术对抗 NMDAR 型自身免疫性脑炎的免疫组库信息进行了研究。该研究共纳入 12 位首次发病的抗 NMDAR 脑炎患者，收集其脑脊液样本通过 B 细胞受体（BCR）单细胞扩增和 Sanger 测序技术研究 BCR 与 NMDAR 的结合关系。研究发现入组的 12 位患者中，有 11 位脑脊液 B 细胞中检测到重链克隆 IGHV1-18*04、IGHD1-26*01/IGHD2-2*03/IGHD2-8*01、IGHJ3*02_（CDR3）ARVGSKYGFETFDI，且该克隆未见于健康人、抗 LGI1 脑炎、多发性硬化症（MS）、视神经脊髓炎谱系障碍（NMOSD）等其他疾病的 BCR 数据库中。此外，研究还发现抗 NMDAR 脑炎患者中存在 4 种相同的克隆型（IGHV1-18*04、IGHJ3*02、IGHV4-39*01、IGHJ4*02）。与健康人相比，抗 NMDAR 脑炎患者具有不同的 V-D-J 基因家族使用偏好性，但却有相同的抗体突变率。这项研究揭示了抗 NMDAR 脑炎 B 细胞受体克隆类型的潜在临床应用价值，提示患者间的公共克隆可能是潜在的疾病诊断标志物，将分子诊断的潜在应用领域拓展到了自身免疫性脑炎这一非遗传性疾病中。

第三节　从分子诊断到分子治疗

在精准医学的发展中，分子治疗与分子诊断一样受到越来越多的关注。虽然距离大规模应用于临床还有较长的路要走，但精准医学分子治疗领域，如个体化生物制剂的发展，基因治疗在临床的应用，表观遗传学分子治疗手段的发展等已经有一些可喜的突破，为未来精准治疗的全面铺开带来了曙光。

1. 个体化生物制剂　人体中有效的抗肿瘤免疫与针对肿瘤新抗原的 T 细胞存在有关，肿瘤新抗原是由肿瘤特异性突变产生的一类与人类白细胞抗原（human leukocyte antigen，HLA）结合的肽，这

种肽具有高度免疫原性，因为它们不存在于正常组织中，因此绕过了中心胸腺的免疫耐受。尽管肿瘤抗原作为抗肿瘤免疫应答的最佳靶点长期以来一直备受关注，但直到近年来，伴随大规模的肿瘤内基因编码突变可行性分析和自体HLA分子高亲和性突变肽预测等技术的发展，针对患者独特肿瘤抗原的个体化免疫操作才逐渐变成现实。2017年《自然》杂志报道了一项该领域的成功案例，该项工作中研究者假设用新抗原疫苗既可以扩大原有的抗原特异性T细胞群，也可以诱导肿瘤患者T细胞特异性更加广泛，使肿瘤内达到平衡有利于抑制肿瘤生长。作者设计了针对多达20个预测的个人肿瘤新抗原位点的疫苗，并对其可行性、安全性和免疫原性进行评价。疫苗诱导的多功能$CD4^+$和$CD8^+$ T细胞，分别靶向患者的97种独特肿瘤抗原中的58种（60%）和15种（16%）。这些T细胞从野生型抗原识别突变，并且在一些情况下直接识别自体肿瘤。6名接受肿瘤疫苗的患者，4名在25个月没有复发，2名复发的患者随后在接受抗编码性细胞死亡分子（programmed cell death-1，PD-1）抗体治疗后肿瘤完全消退并产生了新的抗原特异性T细胞。上述结果为单独使用和联合免疫检查点封闭或结合其他免疫疗法联合使用治疗肿瘤提供了强有力的证据。

2. 基因治疗　在过去十年中，基因治疗技术的发展为生物医学领域带来了极大的变革与希望。这种将基因定向引入或改变的方法使研究人员能够为目前还没有治疗方案的遗传和获得性疾病开发新的治疗方法。2017年《新英格兰医学》杂志报道了这一领域的突破案例，研究人员通过在脊髓神经元中添加缺失的基因，挽救了一名患有脊髓性肌萎缩的婴儿的生命。这种疾病是一种致命的遗传性神经肌肉病，如果不及时治疗，婴儿将会在2岁之前死亡。除了这一案例，2017年美国食品药品监督管理局相继批准了一项将患者的免疫细胞在体外进行基因改造然后再注入患者体内的基因疗法和一项治疗罕见的导致失明的遗传性疾病的基因疗法。未来将有更多基因治疗方法被应用于临床，造福人类。

3. 基于表观遗传学调控技术的分子治疗　除了直接对蛋白质编码基因进行操作，表观遗传学领域的进展使得越来越多的研究者考虑表观遗传学调控技术在分子治疗领域的应用。2012年一项针对唐氏综合征的研究就应用了这一类技术。唐氏综合征是一种花费巨大医疗和社会成本的常见疾病，由21号染色体的三体造成。研究者尝试通过操纵单个基因XIST（X失活基因）校正额外染色体上的基因不平衡。利用锌指核酸酶进行基因组编辑，研究者在唐氏综合征多能干细胞中插入了一个大的可诱导的XIST转基因到21号染色体上的DYRK1A基因座。这种非编码RNA覆盖到21号染色体，并引发稳定的异染色质修饰，染色体广泛的转录沉默和DNA甲基化，形成21号染色体巴氏小体。这为研究人类染色体失活提供了一种模型，并建立了一套系统来研究21三体的染色体基因组表达变化和细胞病理变化，并且不受基因和表观遗传的干扰。值得注意的是，21号染色体沉默后扩散和神经网络的缺陷迅速得到逆转。这一成功的探索为唐氏综合征的治疗提供了潜在方法。

小　结

在本书之前的章节中，我们介绍了近年来基因诊断相关的理论与技术的发展，以及基因诊断在多种疾病中的具体应用实例。尽管基因诊断技术已经在当前的临床工作中发挥了十分重要的作用，但其应用无论从深度还是广度来说还远未达到其边界。随着检测手段、数据分析技术的飞速发展以及海量人群参考数据的迅速累积，基因诊断有望在精准医学、分子治疗等领域发挥更大的作用。与此同时，这些领域的发展与进步又将带动基因诊断技术不断突破，新的需求不断被提出，新的壁垒不断被突破。在这无止境的探索与循环往复中，人类，未来可期。

附录
疾病指标对应表

附表 1　肿瘤基因检测指标

疾病分类	亚类	基因
非小细胞肺癌	肺腺癌	*KRAS*、*EGFR*、*NF1*、*BRAF*、*ALK*、*ROS1*、*HER2*、*EML4-ALK*
	肺鳞癌	*TP53*、*CDKN2A/RB1*、*PI3K/AKT*、*PIK3CA*、*PTEN*、*FGFR1*、*PDGFRA*、*BRAF*、*HER2*、*DDR2*
胃癌		*HER2*、*PIK3CA*、*CD44*、*MLH1*、*URG4/URGCP*、*TP53*、*CDKN1B*、*MDR1*、*CDKN2*
胃肠道间质瘤		*c-Kit*、*PDGFRA*、*DOG-1*
结直肠癌		*MLH1*、*MSH2*、*MSH6*、*PMS2*、*MSI*、*KRAS*、*NRAS*、*BRAF*、*HER2*、*PIK3CA*、*PTEN*
肝细胞癌		*CTNNB1*、*TERT*、*TP53*、lncRNA-*MALAT1*、lncRNA-*HULC*、lncRNA-*H19*、*lncRNA-WRAP53*、*lncRNA-UCA1*、*lncRNA-PVT1*、*lncRNA-uc002mbe.2*、*lncRNA-CUDR*
脑胶质瘤		*IDH1/2*、*MGMT*、染色体 lp/19q 共缺失、*EGFR*、*PTEN*、*TP53*、*BRAF*、*miR-181d*
乳腺癌		*BRCA1/2*、*HER2*、*c-Myc*、*Ki-67*、*STK15*、*Survivin*、*CyclinB1*、*MYBL2*、*MMP11*、*CTSL2*、*GRB7*、*HER2*、*PR*、*Bcl-2*、*SCUBE2*、*GSTM1*、*BAG1*、*CD68*
卵巢癌	卵巢浆液性癌	*TP53*、*KRAS*、*BRAF*、*BRCA1/2*、*RSF1*、*NOTCH3*、*CCNE1*、*NOTCH3*、*RSF1*、*AKT2*、*PIK3CA*
	卵巢子宫内膜样肿瘤	*CTNNB1*、*PTEN/PIK3CA*、*KRAS*、*BRAF*、*TP53*
	卵巢透明细胞癌	*PI3K/PTEN*、*PIK3CA*、*HNF1β*、*KRAS*、*BRAF*、*TP53*
宫颈癌		HPV-DNA、*CDH1*、*CDKN2A*

附表 2　个体化治疗中相应疾病及其基因检测指标

疾病分类	疾病	基因
感染性疾病	结核病	*NAT2*
	丙型病毒性肝炎	*IFNL3*
	获得性免疫缺陷综合征	*CYP2B6*、*CYP2A6*、*CYP3A4*、*CYP3A5*、*HLA-B*
肿瘤	胰腺癌	*RRM1*
	乳腺癌	*HER2*、*DPYD*
	非小细胞肺癌	*ERCC1*
	结直肠癌	*MSI*、*MMR*、*UGT1A1*、*DPYD*
	胃癌	*DPYD*
血液病	急性早幼粒细胞白血病	*PML-RARα*
消化系统疾病	炎症性肠病	*TPMT*
心血管疾病	原发性高血压	*KCNMB1*、*CYP2C9*
代谢性疾病	2 型糖尿病	*KCNJ11*、*ABCC8*
其他	器官移植	*CYP3A5*

附表 3　常见感染性疾病检测方法

检测方法	优点	缺点
显微镜观察和染色	检测特异、快速	检出率低
分离培养	临床鉴定"金标准"	培养周期长；阳性率低
抗原抗体检测	特异度高；可覆盖病毒、支原体	灵敏度有限；"窗口期"较长
普通 PCR、qPCR	灵敏度高、特异度高	
	快速	不能检测未知病原体
	PCR 被推荐为病毒检测"金标准"	
微流控检测	便捷、快速、自动化程度高、操作简便，实验室要求低	成本高，病原体检测种类受限
测序	覆盖病原体广，灵敏度高，可检测新发和未知病原体	国内无统一标准和指南
		以第三方送检为主
		无充分循证医学支持，假阳性率高

附表 4　不同基因检测方法及应用

应用	检测技术	临床 / 科研	示例
病原体鉴定	qPCR	临床	病毒：HIV、HBV、HCV、呼吸道病毒鉴定
	POCT	临床	细菌：Gene-Xpert 鉴定结核
			病毒：Cobas 检测甲型流感病毒、乙型流感病毒、呼吸道合胞病毒
			Filmarray 检测呼吸道、血流、胃肠道、脑膜炎
	宏基因组测序	科研	mNGS 协助确诊猪疱疹病毒的跨物种传播

续表

应用	检测技术	临床 / 科研	示例
新发感染	二代测序	科研	病毒：禽流感 H7N9 病毒全基因组测序
	三代测序	科研	在拉沙热疫情中进行病毒检测
	宏基因组测序	科研	病毒：新型冠状病毒发现
病原体核酸定量	qPCR	临床	病毒：HBV、HCV、HIV 的定量
	数字 PCR	科研	病毒：对 HIV 感染宿主体内低拷贝核酸定量
病原体基因分型	qPCR	临床	病毒：HCV 基因分型
	杂交	临床	病毒：HPV 基因分型
	MALDI-TOF MS	临床	细菌种属鉴定
	二代测序	科研	使用 Ampliseq 进行细菌 16S rRNA、真菌 18S rDNA 分型鉴定
耐药检测	qPCR	临床	细菌：金黄色葡萄球菌耐甲氧西林基因 *mecA* 检测；肠球菌对万古霉素的耐药基因 *vanA*、*vanB* 检测
	POCT	临床	Gene-Xpert 结核对利福平的耐药基因 *rpoB* 检测
	一代测序	临床	细菌：肺炎链球菌耐药基因检测； 病毒：HIV 耐药检测
	二代测序	临床 科研	使用 Ampliseq 检测结核耐药基因 *inhA*、*katG*、*rpoB*、*pncA*、*rpsL*、*embB* 等

附表 5　样本采集注意事项表

样本类型	体积	保存管	储存条件	运输条件
静脉血	成人：≥ 3ml 幼儿：≥ 1.5ml	保存管（DNA/RNA）	6~35℃	6~35℃
脑脊液	DNA：≥ 1ml	无菌	DNA 测序 -20℃保存不超过 7 天	1. 若标本在 24 小时内到达实验室并开始检测，可考虑冰袋低温运输
	DNA+RNA：≥ 2ml	干燥		2. 若运输时间在 24~72 小时内应干冰运输送
	（留取第 2 管以后样本）	洁净冻存管		3. 怀疑高致病性或新发突发传染病，应按国际通用生物安全标本转运要求包装及转运
肺泡灌洗液	≥ 3ml		RNA 测序应置 -80℃	
痰液	≥ 3ml		保存避免反复冻融	
房水	≥ 0.2ml		一般不超过 2~3 次	
骨髓	DNA：≥ 0.5ml DNA+RNA：≥ 1ml			
其他无菌体液	DNA：≥ 1ml DNA+RNA：≥ 2ml			

续表

样本类型	体积	保存管	储存条件	运输条件
粪便样本	黄豆粒新鲜样本 稀便 3~5ml			
组织	5~10mg 新鲜组织	液氮 0.5 小时或含组织保护液的无菌、干燥、洁净冻存管		

参考文献

[1] COLLINS F S, GALAS D. A new five-year plan for the U. S. Hunan Genome Project [J]. Science, 1993, 262 (5130): 43-46.

[2] KEER J T, BIRCH L. Molecular methods for the assessment of bacterial viability [J]. J Microbiol Methods, 2003, 53 (2): 175-183.

[3] WHITFELD P R. A method for the determination of nucleotide sequence in polyribonucleotides [J]. Biochemical Journal, 1954, 58 (3): 390-396.

[4] SANGER F, COULSON A R. A rapid method for determining sequences in DNA by primed synthesis with DNA polymerase [J]. Journal of Molecular Biology, 1975, 94 (3): 441-448.

[5] PROBER J M, TRAINOR G L, DAM R J, et al. A system for rapid DNA sequencing with fluorescent chain-terminating dideoxynucleotides [J]. Science, 1987, 238 (4825): 336-341.

[6] SMITH L M, SANDERS J Z, KAISER R J, et al. Fluorescence detection in automated DNA sequence analysis [J]. Nature, 1986, 321 (6071): 674-679.

[7] KAISER R J, MACKELLAR S L, VINAYAK R S, et al. Specific-primer-directed DNA sequencing using automated fluorescence detection [J]. Nucleic Acids Res, 1989, 17 (15): 6087-6102.

[8] SHENDURE J, BALASUBRAMANIAN S, CHURCH G M, et al. DNA sequencing at 40: past, present and future [J]. Nature, 2017, 550 (7676): 345-353.

[9] 陈浩峰. 新一代基因组测序技术 [M]. 北京: 科学出版社, 2016.

[10] 李艳, 李金明. 临床分子诊断分析前与分析后 [M]. 北京: 科学出版社, 2017.

[11] 马文丽. 基因芯片技术及应用 [M]. 北京: 化学工业出版社, 2016.

[12] DURNEY B C, CRIHFIELD C L, HOLLAND L A. Capillary electrophoresis applied to DNA: determining and harnessing sequence and structure to advance bioanalyses (2009—2014)[J]. Analytical & Bioanalytical Chemistry, 2015, 407 (23): 6923-6938.

[13] HEATHER J M, CHAIN B. The sequence of sequencers: the history of sequencing DNA [J]. Genomics, 2016, 107 (1): 1-8.

[14] MAMANOVA L, COFFEY A J, SCOTT C E, et al. Target-enrichment strategies for next-generation sequencing [J]. Nat Methods, 2010, 7 (2):

111-118.

[15] MORAES F, GÓES A. A decade of human genome project conclusion: Scientific diffusion about our genome knowledge [J]. Biochem Mol Biol Educ, 2016, 44 (3): 215-223.

[16] ZHAO Y X, CHEN F, LI Q, et al. Isothermal Amplification of Nucleic Acids [J]. Chemical Reviews, 2015, 115 (22): 12491-12545.

[17] YE S H, SIDDLE K J, PARK D J, et al. Benchmarking Metagenomics Tools for Taxonomic Classification [J]. Cell, 2019, 178 (4): 779-794.

[18] SCZYRBA A, HOFMANN P, BELMANN P, et al. Critical assessment of metagenome interpretation—a benchmark of metagenomics software [J]. Nature Methods, 2017, 14 (11): 1063-1071.

[19] 李洵桦, 陈定邦, 吴超. 浅谈神经系统遗传性疾病基因诊断策略及问题 [J]. 中国现代神经疾病杂志, 2017, 17 (7): 477-483.

[20] 闵浩巍, 王飞, 姜召芸, 等. 罕见病基因治疗的研究进展 [J]. 国际药学研究杂志, 2017, 44 (2): 123-126.

[21] 孙碧君, 孙金峤. 新生儿重症联合免疫缺陷病筛查研究进展 [J]. 中华儿科杂志, 2017, 55 (1): 70-73.

[22] 孙海欣, 王文志. 中国 60 万人群脑血管病流行病学抽样调查报告 [J]. 中国现代神经疾病杂志, 2018, 18 (2): 83-88.

[23] 袁杭, 曹鹏, 毛源, 等. 遗传因子和个性化分子检测在心血管疾病中的作用 [J]. 中华临床医师杂志, 2017, 11 (2): 273-278.

[24] FERNANDEZ-MARMIESSE A, GOUVEIA S, COUCE M L. NGS Technologies as a Turning Point in Rare Disease Research, Diagnosis and Treatment [J]. Curr Med Chem, 2018, 25 (3): 404-432.

[25] ARDUI S, AMEUR A, VERMEESCH J R, et al. Single molecule real-time (SMRT) sequencing comes of age: applications and utilities for medical diagnostics [J]. Nucleic Acids Res, 2018, 46 (5): 2159-2168.

[26] BACCHELLI C, WILLIAMS H J. Opportunities and technical challenges in next-generation sequencing for diagnosis of rare pediatric diseases [J]. Expert Rev Mol Diagn, 2016, 16 (10): 1073-1082.

[27] BOUSFIHA A, JEDDANE L, PICARD C, et al. Human Inborn Errors of Immunity: 2019 Update of the IUIS Phenotypical Classification [J]. J Clin Immunol, 2020, 40 (1): 66-81.

[28] BRANDT T, SACK L M, ARJONA D, et al. Adapting ACMG/AMP sequence variant classification guidelines for single-gene copy number variants [J]. Genet Med, 2020, 22 (2): 336-344.

[29] RIGGS E R, ANDERSEN E F, CHERRY A M, et al. Technical standards for the interpretation and reporting of constitutional copy-number variants: a joint consensus recommendation of the American College of Medical Genetics and Genomics (ACMG) and the Clinical Genome Resource (ClinGen)[J]. Genet Med, 2020, 22 (2): 245-257.

[30] HIRSCH T, ROTHOEFT T, TEIG N, et al. Regeneration of the entire human epidermis using transgenic stem cells [J]. Nature, 2017, 551 (7680): 327-332.

[31] ANIK A, ÇATLI G, ABACI A, et al. Maturity-onset diabetes of the young (MODY): an update [J]. J Pediatr Endocrinol Metab, 2015, 28 (3/4): 251-263.

[32] 黄叶飞, 杨克虎, 陈澍洪, 等. 高尿酸血症/痛风患者实践指南 [J]. 中华内科杂志, 2020, 59 (07): 519-527.

[33] 张秀娟, 李长贵. 原发性高尿酸血症及痛风易感基因研究进展 [J]. 中华内分泌代谢杂志, 2011, 27 (7): 611-613.

[34] 华敏慧, 谈文峰, 张缪佳. 东亚原发性高尿酸血症及痛风分子遗传学研究进展 [J]. 中华风湿病学杂志, 2015, 19 (3): 199-203.

[35] 中华医学会心血管病学分会精准心血管病学学组. 单基因遗传性心血管疾病基因诊断指南 [J]. 中华心血管病杂志, 2019, 47 (3): 175-196.

[36] WEI L K, AU A, TEH L K, et al. Recent Advances in the Genetics of Hypertension [J]. Adv Exp Med Biol, 2017, 956: 561-581.

[37] OLCZAK K J, TAYLOR-BATEMAN V, NICHOLLS H L, et al. Hypertension genetics past, present and future appli-

cations [J]. J Intern Med, 2021, 290 (6): 1130-1152.

[38] 中国心血管健康与疾病报告编写组. 中国心血管健康与疾病报告 2020 概要 [J]. 中国循环杂志, 2021, 36 (6): 521-545.

[39] CIVEIRA F, International Panel on Management of Familial H. Guidelines for the diagnosis and management of heterozygous familial hypercholesterolemia [J]. Atherosclerosis, 2004, 173 (1): 55-68.

[40] WANG H, YANG H, LIU Z, et al. Targeted Genetic Analysis in a Chinese Cohort of 208 Patients Related to Familial Hypercholesterolemia [J]. Atheroscler Thromb, 2020, 27 (12): 1288-1298.

[41] 中华医学会呼吸病学分会哮喘学组. 支气管哮喘防治指南 (2020 年版)[J]. 中华结核和呼吸杂志, 2020, 43 (12): 1023-1048.

[42] NTONTSI P, PHOTIADES A, ZERVASNTONTSI E, et al. Genetics and Epigenetics in Asthma [J]. Int J Mol Sci, 2021, 22 (5): 2412.

[43] EL-HUSSEINI Z W, GOSENS R, DEKKER FRANK, et al. The genetics of asthma and the promise of genomics-guided drug target discovery [J]. Lancet Respir Med, 2020 (8): 1045-1056.

[44] 陈蓉, 罗家明, 张丁丁. 类风湿关节炎的分子遗传学研究进展 [J]. 中华医学遗传学杂志, 2015, 32 (5): 728-733.

[45] HUSBY S, KOLETZKO S, KORPONAY-SZABO I R, et al. European Society for Pediatric Gastroenterology, Hepatology, and Nutrition guidelines for the diagnosis of coeliac disease [J]. J Pediatr Gastroenterol Nutr, 2012, 54 (1): 136-160.

[46] SELMI C, LU Q, HUMBLE M C. Heritability versus the role of the environment in autoimmunity [J]. J Autoimmun, 2012, 39 (4): 249-252.

[47] HUANG Y Q, WANG Y, WANG H, et al. Prevalence of mental disorders in China: a cross-sectional epidemiological study [J]. Lancet Psychiatry, 2019, 6 (3): 211-224.

[48] WRAY N R, RIPKE S, MATTHEISEN M, et al. Genome-wide association analyses identify 44 risk variants and refine the genetic architecture of major depression [J]. Nat Genet, 2018, 50 (5): 668-681.

[49] STAHL E A, BREEN G, FORSTNER A J, et al. Genome-wide association study identifies 30 loci associated with bipolar disorder [J]. Nat Genet, 2019, 51 (5): 793-803.

[50] LEGGE S E, SANTORO M L, PERIYASAMY S, et al. Genetic architecture of schizophrenia: a review of major advancements [J]. Psychol Med, 2021, 51 (13): 2168-2177.

[51] YUE W H, YU X, ZHANG D, et al. Progress in genome-wide association studies of schizophrenia in Han Chinese populations [J]. NPJ Schizophr, 2017, 3 (1): 24.

[52] IAKOUCHEVA L M, MUOTRI A R, SEBAT J. Getting to the Cores of Autism [J]. Cell, 2019, 178 (6): 1287-1298.

[53] DEMONTIS D, WALTERS R K, MARTIN J, et al. Discovery of the first genome-wide significant risk loci for attention deficit/hyperactivity disorder [J]. Nat Genet, 2019, 51 (1): 63-75.

[54] 白日兰, 郭寒菲, 崔久嵬. 肿瘤精准医学时代下精准检测技术的发展现状与临床应用 [J]. 中国肿瘤生物治疗杂志, 2020, 27 (2): 103-108.

[55] 韩森, 马旭. 非小细胞肺癌中 MET 抑制剂的耐药机制及应对策略研究进展 [J]. 中国肿瘤临床, 2020, 47 (10): 535-540.

[56]《基于下一代测序技术的 BRCA1/2 基因检测指南 (2019 版)》编写组. 基于下一代测序技术的 BRCA1/2 基因检测指南 (2019 版)[J]. 中华病理学杂志, 2019, 48 (9): 670-677.

[57]《基于下一代测序技术的 BRCA 基因检测流程中国专家共识》编写组. 基于下一代测序技术的 BRCA 基因检测流程中国专家共识 [J]. 中华病理学杂志, 2018, 47 (6): 401-406.

[58] 蔺楠, 任超, 蔡炯. HER2 在上皮性卵巢癌中的研究进展 [J]. 标记免疫分析与临床, 2019, 26 (8): 1418-1423.

[59] 邵宜, 钟殿胜. 基因融合介导 EGFR-TKI 获得性耐药 [J]. 中国肺癌杂志, 2020, 23 (5): 381-387.

[60] 中国医师协会精准治疗委员会乳腺癌专业委员会, 中华医学会肿瘤学分会乳腺肿瘤学组, 中国抗癌协会乳腺癌专业委员会. 中国乳腺癌患者 BRCA1/2 基因检测与临床应用专家共识 (2018 年版)[J]. 中国癌症杂志, 2018, 28 (10): 787-798.

[61] 中国脑胶质瘤协作组, 中国脑胶质瘤基因组图谱计划. 中国脑胶质瘤分子诊疗指南 [J]. 中华神经外科杂志, 2014, 30 (5): 435-444.

[62] CALDERARO J, ZIOL M, PARADIS V, et al. Molecular and histological correlations in liver cancer [J]. J Hepatol, 2019, 71 (3): 616-630.

[63] KIM D, XUE J Y, LITO P. Targeting KRAS (G12C): From inhibitory mechanism to modulation of antitumor effects in patients [J]. Cell, 2020, 183 (4): 850-859.

[64] ZUCMAN-ROSSI J, VILLANUEVA A, Nault J C, et al. Genetic landscape and biomarkers of hepatocellular carcinoma [J]. Gastroenterology, 2015, 149 (5): 1226-1239.

[65] 府伟灵. 临床精准分子诊断学 [M]. 上海: 上海交通大学出版社, 2020.

[66] KASPER D L, FAUCI A S. 哈里森感染病学 [M]. 胡必杰, 潘珏, 高晓东, 译. 上海: 上海科学技术出版社, 2019.

[67] 杨东亮, 唐红. 感染性疾病 [M]. 北京: 人民卫生出版社, 2016.

[68] CHIU C Y, MILLER S A. Clinical metagenomics [J]. Nature Reviews Genetics, 2019, 20 (6): 341-355.

[69] ECKHARDT M, HULTQUIST J F, KAAKE R M, et al. A systems approach to infectious disease [J]. Nature Reviews Genetics, 2020, 21 (6): 339-354.

[70] GU W, MILLER S, CHIU C Y. Clinical metagenomic next-generation sequencing for pathogen detection [J]. Annual Review of Pathology Mechanisms of Disease, 2019, 24 (14): 319-338.

[71] PROCTOR L M, CREASY H H, FETTWEIS J M, et al. The Integrative Human Microbiome Project [J]. Nature, 2019, 569 (7758): 641-648.

[72] SCHLABERG R, CHIU CY, MILLER S, et al. Validation of Metagenomic Next-Generation Sequencing Tests for Universal Pathogen Detection [J]. Archives of Pathology & Laboratory Medicine, 2017, 141 (6): 776-786.

[73] SIMNER P J, MILLER S, CARROLL K C. Understanding the Promises and Hurdles of Metagenomic Next-Generation Sequencing as a Diagnostic Tool for Infectious Diseases [J]. Clinical Infectious Diseases An Official Publication of the Infectious Diseases Society of America, 2018, 66 (5): 778-788.

[74] WILSON M R, SAMPLE H A, ZORN K C, et al. Clinical Metagenomic Sequencing for Diagnosis of Meningitis and Encephalitis [J]. New England Journal of Medicine, 2019, 380 (24): 2327-2340.

[75] 阳国平, 郭成贤. 药物基因组学与个体化治疗用药决策 [M]. 北京: 人民卫生出版社, 2016.

[76] 王拥军, 赵志刚. 精准医疗与药物治疗个体化实操手册 [M]. 北京: 北京科学技术出版社, 2017.

[77] 吴慧慧, 刘乃嘉, 李燕良, 等. 肥胖与 KCNJ11 基因多态性在中国汉族人群糖尿病视网膜病变发生中的作用 [J]. 复旦学报 (医学版), 2016, 43 (4): 409-413.

[78] 王立杰, 张文雯, 钱燕飞, 等. 新疆哈萨克族原发性高血压与 KCNMB1 基因多态性的关系 [J]. 西安交通大学学报 (医学版), 2016, 37 (1): 78-82.

[79] 武建, 张荣, 王乐, 等. CYP2B6 基因多态性对宫颈癌患者应用右美托咪定麻醉效果的影响 [J]. 广东医学, 2019, 40 (16): 2339-2344.

[80] 孙艳, 徐通达, 宣皓晨, 等. 高血压人群中 ACE、ADRB1 基因多态性与冠状动脉狭窄程度的相关性研究 [J]. 中国循证心血管医学杂志, 2020, 12 (1): 107-110.

[81] MORROW T. Novartis's kymriah: harnessing immune system comes with worry about reining in costs [J]. Manag Care, 2017, 26 (10): 28-30.

[82] ARABI F, TORABI-RAHVAR M, SHARIATI A, et al. Antigenic targets of CAR T cell therapy. A retrospective view on clinical trials [J]. Exp Cell Res, 2018, 369 (1): 1-10.

[83] PRADO D A, ACOSTA-ACERO M, MALDONADO R S. Gene therapy beyond luxturna: a new horizon of the treatment for inherited retinal disease [J]. Curr Opin Ophthalmol, 2020, 31 (3): 147-154.

[84] JIANG J, JING Y, COST G J, et al. Translating dosage compensation to trisomy 21 [J]. Nature, 2013, 500 (7462): 296-300.

中英文名词对照索引

B

C

D

E

F

G

H

J

K

L

N

Q

R

S

T

W

X

Y

Z